全国中医药行业高等教育"十三五"规划教材

全国高等中医药院校规划教材（第十版）

中成药学

（新世纪第二版）

（供中药学、中药制药、制药工程、医药营销、药学、护理等专业用）

主　编
张金莲（江西中医药大学）

副主编（以姓氏笔画为序）
毛晓健（云南中医药大学）　　　　　　邓　毅（甘肃中医药大学）
许汉林（湖北中医药大学）　　　　　　全世建（广州中医药大学）

编　委（以姓氏笔画为序）
王君明（河南中医药大学）　　　　　　叶喜德（江西中医药大学）
刘仁慧（首都医科大学）　　　　　　　李艳凤（黑龙江中医药大学）
杭爱武（南京中医药大学）　　　　　　金　华（天津中医药大学）
赵　琳（辽宁中医药大学）　　　　　　赵翡翠（新疆医科大学）
都广礼（上海中医药大学）　　　　　　郭秋红（河北中医学院）
梁　洁（广西中医药大学）　　　　　　廖　婉（成都中医药大学）

学术秘书
魏韶锋（江西中医药大学）

中国中医药出版社
· 北　京 ·

图书在版编目（CIP）数据

中成药学/张金莲主编．—2版．—北京：中国中医药出版社，2018.8（2022.11重印）

全国中医药行业高等教育"十三五"规划教材

ISBN 978-7-5132-4404-6

Ⅰ.①中… Ⅱ.①张… Ⅲ.①中成药–高等学校–教材 Ⅳ.①R286

中国版本图书馆 CIP 数据核字（2017）第 207946 号

中国中医药出版社出版

北京经济技术开发区科创十三街 31 号院二区 8 号楼

邮政编码 100176

传真 010–64405721

河北省武强县画业有限责任公司印刷

各地新华书店经销

开本 850×1168 1/16 印张 19.75 字数 492 千字

2018 年 8 月第 2 版 2022 年 11 月第 6 次印刷

书号 ISBN 978-7-5132-4404-6

定价 61.00 元

网址 www.cptcm.com

服 务 热 线 010-64405510

购 书 热 线 010-89535836

维 权 打 假 010-64405753

微信服务号 zgzyycbs

微商城网址 https://kdt.im/LIdUGr

官 方 微 博 http://e.weibo.com/cptcm

天猫旗舰店网址 https://zgzyycbs.tmall.com

如有印装质量问题请与本社出版部联系（010-64405510）

全国中医药行业高等教育"十三五"规划教材

全国高等中医药院校规划教材（第十版）

专家指导委员会

名誉主任委员

王国强（国家卫生计生委副主任　国家中医药管理局局长）

主 任 委 员

王志勇（国家中医药管理局副局长）

副主任委员

王永炎（中国中医科学院名誉院长　中国工程院院士）

张伯礼（教育部高等学校中医学类专业教学指导委员会主任委员
　　　　天津中医药大学校长）

卢国慧（国家中医药管理局人事教育司司长）

委　　　员（以姓氏笔画为序）

王省良（广州中医药大学校长）

王振宇（国家中医药管理局中医师资格认证中心主任）

方剑乔（浙江中医药大学校长）

左铮云（江西中医药大学校长）

石　岩（辽宁中医药大学校长）

石学敏（天津中医药大学教授　中国工程院院士）

卢国慧（全国中医药高等教育学会理事长）

匡海学（教育部高等学校中药学类专业教学指导委员会主任委员
　　　　黑龙江中医药大学教授）

吕文亮（湖北中医药大学校长）

刘　星（山西中医药大学校长）

刘兴德（贵州中医药大学校长）

刘振民（全国中医药高等教育学会顾问　北京中医药大学教授）

安冬青（新疆医科大学副校长）

许二平（河南中医药大学校长）

孙忠人（黑龙江中医药大学校长）

孙振霖（陕西中医药大学校长）

严世芸（上海中医药大学教授）

李灿东（福建中医药大学校长）

李金田（甘肃中医药大学校长）

余曙光（成都中医药大学校长）

宋柏林（长春中医药大学校长）

张欣霞（国家中医药管理局人事教育司师承继教处处长）

陈可冀（中国中医科学院研究员　中国科学院院士　国医大师）

范吉平（中国中医药出版社社长）

周仲瑛（南京中医药大学教授　国医大师）

周景玉（国家中医药管理局人事教育司综合协调处处长）

胡　刚（南京中医药大学校长）

徐安龙（北京中医药大学校长）

徐建光（上海中医药大学校长）

高树中（山东中医药大学校长）

高维娟（河北中医学院院长）

唐　农（广西中医药大学校长）

彭代银（安徽中医药大学校长）

路志正（中国中医科学院研究员　国医大师）

熊　磊（云南中医药大学校长）

戴爱国（湖南中医药大学校长）

秘　书　长

卢国慧（国家中医药管理局人事教育司司长）

范吉平（中国中医药出版社社长）

办公室主任

周景玉（国家中医药管理局人事教育司综合协调处处长）

李秀明（中国中医药出版社副社长）

李占永（中国中医药出版社副总编辑）

全国中医药行业高等教育"十三五"规划教材

编审专家组

组　长

王国强（国家卫生计生委副主任　国家中医药管理局局长）

副组长

张伯礼（中国工程院院士　天津中医药大学教授）

王志勇（国家中医药管理局副局长）

组　员

卢国慧（国家中医药管理局人事教育司司长）

严世芸（上海中医药大学教授）

吴勉华（南京中医药大学教授）

王之虹（长春中医药大学教授）

匡海学（黑龙江中医药大学教授）

刘红宁（江西中医药大学教授）

翟双庆（北京中医药大学教授）

胡鸿毅（上海中医药大学教授）

余曙光（成都中医药大学教授）

周桂桐（天津中医药大学教授）

石　岩（辽宁中医药大学教授）

黄必胜（湖北中医药大学教授）

前　言

　　为落实《国家中长期教育改革和发展规划纲要（2010-2020年）》《关于医教协同深化临床医学人才培养改革的意见》，适应新形势下我国中医药行业高等教育教学改革和中医药人才培养的需要，国家中医药管理局教材建设工作委员会办公室（以下简称"教材办"）、中国中医药出版社在国家中医药管理局领导下，在全国中医药行业高等教育规划教材专家指导委员会指导下，总结全国中医药行业历版教材特别是新世纪以来全国高等中医药院校规划教材建设的经验，制定了"'十三五'中医药教材改革工作方案"和"'十三五'中医药行业本科规划教材建设工作总体方案"，全面组织和规划了全国中医药行业高等教育"十三五"规划教材。鉴于由全国中医药行业主管部门主持编写的全国高等中医药院校规划教材目前已出版九版，为体现其系统性和传承性，本套教材在中医药教育史上称为第十版。

　　本套教材规划过程中，教材办认真听取了教育部中医学、中药学等专业教学指导委员会相关专家的意见，结合中医药教育教学一线教师的反馈意见，加强顶层设计和组织管理，在新世纪以来三版优秀教材的基础上，进一步明确了"正本清源，突出中医药特色，弘扬中医药优势，优化知识结构，做好基础课程和专业核心课程衔接"的建设目标，旨在适应新时期中医药教育事业发展和教学手段变革的需要，彰显现代中医药教育理念，在继承中创新，在发展中提高，打造符合中医药教育教学规律的经典教材。

　　本套教材建设过程中，教材办还聘请中医学、中药学、针灸推拿学三个专业德高望重的专家组成编审专家组，请他们参与主编确定，列席编写会议和定稿会议，对编写过程中遇到的问题提出指导性意见，参加教材间内容统筹、审读稿件等。

　　本套教材具有以下特点：

　　1. 加强顶层设计，强化中医经典地位

　　针对中医药人才成长的规律，正本清源，突出中医思维方式，体现中医药学科的人文特色和"读经典，做临床"的实践特点，突出中医理论在中医药教育教学和实践工作中的核心地位，与执业中医（药）师资格考试、中医住院医师规范化培训等工作对接，更具有针对性和实践性。

　　2. 精选编写队伍，汇集权威专家智慧

　　主编遴选严格按照程序进行，经过院校推荐、国家中医药管理局教材建设专家指导委员会专家评审、编审专家组认可后确定，确保公开、公平、公正。编委优先吸纳教学名师、学科带头人和一线优秀教师，集中了全国范围内各高等中医药院校的权威专家，确保了编写队伍的水平，体现了中医药行业规划教材的整体优势。

　　3. 突出精品意识，完善学科知识体系

　　结合教学实践环节的反馈意见，精心组织编写队伍进行编写大纲和样稿的讨论，要求每门教材立足专业需求，在保持内容稳定性、先进性、适用性的基础上，根据其在整个中医知识体系中的地位、学生知识结构和课程开设时间，突出本学科的教学重点，努力处理好继承与创新、理论与实践、基础与临床的关系。

4. 尝试形式创新，注重实践技能培养

为提升对学生实践技能的培养，配合高等中医药院校数字化教学的发展，更好地服务于中医药教学改革，本套教材在传承历版教材基本知识、基本理论、基本技能主体框架的基础上，将数字化作为重点建设目标，在中医药行业教育云平台的总体构架下，借助网络信息技术，为广大师生提供了丰富的教学资源和广阔的互动空间。

本套教材的建设，得到国家中医药管理局领导的指导与大力支持，凝聚了全国中医药行业高等教育工作者的集体智慧，体现了全国中医药行业齐心协力、求真务实的工作作风，代表了全国中医药行业为"十三五"期间中医药事业发展和人才培养所做的共同努力，谨向有关单位和个人致以衷心的感谢！希望本套教材的出版，能够对全国中医药行业高等教育教学的发展和中医药人才的培养产生积极的推动作用。

需要说明的是，尽管所有组织者与编写者竭尽心智，精益求精，本套教材仍有一定的提升空间，敬请各高等中医药院校广大师生提出宝贵意见和建议，以便今后修订和提高。

国家中医药管理局教材建设工作委员会办公室

中国中医药出版社

2016 年 6 月

编写说明

　　中成药历史悠久，内容丰富，是中医药的重要组成部分。中成药学是在中医药理论指导下，研究并阐述中成药的基本理论、组方原理、剂型工艺、质量标准、功能主治及临床应用等知识的一门学科。中成药学课程是全国高等医药院校中药学、中药制药、制药工程、药学、医药营销、护理等相关专业的必修课或限选的专业基础课程。

　　本教材是在国家中医药管理局统一规划、宏观指导下，由国家中医药管理局教材建设工作委员会组织编写的全国中医药行业高等教育"十三五"规划教材、新世纪全国高等中医药院校规划教材（第十版）。可供全国高等医药院校中药学类、药学类、医药营销、护理等相关专业使用，也可作为执业药师的必备参考用书。

　　本教材是在新世纪全国高等中医药院校规划教材《中成药学》（第一版）的基础上，结合高等教育的新形势、课程改革的新需求和国家执业药师考试大纲对中成药部分知识的要求，以提高读者的实际应用能力进行编写。本教材共30章。前4章为总论部分，主要介绍中成药的发展概况、命名分类、组方原则及合理应用，影响中成药药效的因素，中成药新药的研究开发等基本知识。后26章为各论部分，按中成药的功效与主治分章介绍选自《中国药典》（2015年版）、《卫生部药品标准中药成方制剂》《国家药品中药标准》中常用代表性中成药330多种，其中重点介绍200种，列表介绍130多种。各论每章概说部分主要介绍该章药物的概念、功效、适应范围、分类、使用注意等内容。每种中成药依次介绍来源、处方组成、方义简释、功效、应用、制法、剂型规格、用法用量、其他剂型、使用注意、不良反应和现代研究等。

　　本教材由16所高等中医药院校的17名专家组成编写委员会，共同承担编写工作。具体分工：第一章由张金莲编写；第二章由全世建编写；第三章、第四章由许汉林、赵翡翠编写；第五章由张金莲编写；第六章、第二十六章由杭爱武编写；第七章由梁洁编写；第八章、第九章由李艳凤编写；第十章、第十二章由邓毅编写；第十一章、第十三章由叶喜德编写；第十四章由廖婉编写；第十五章、第十六章、第十七章由王君明编写；第十八章由郭秋红编写；第十九章、第二十章由毛晓健编写；第二十一章、第二十二章由梁洁编写；第二十三章由赵琳编写；第二十四章、第二十五章、第二十八章由金华编写；第二十七章由都广礼编写；第二十九章、第三十章由刘仁慧编写；附录由学术秘书魏韶锋编写。

　　本教材数字化工作是在国家中医药管理局中医药教育教学改革研究项目的支持下，由中国中医药出版社资助展开的。该项目（编号 GJYJS116）由张金莲负责，编委会其他成员共同参与完成。

　　本教材的编写得到了中国中医药出版社及16所参编院校的大力支持和鼓励，许多同仁也对本书的编写工作提出了不少宝贵的意见和建议，在此一并致谢！同时也感谢上版教材的编者，为本教材的编写奠定了基础。

本教材主要供高等中医药院校相关专业学生使用，对其他从事中医药教学、科研、医疗、生产、经营及管理工作者亦有参考和使用价值。欢迎大家对本教材不足之处多提宝贵意见，以使新教材不断完善。

《中成药学》编委会

2018 年 7 月

目 录

第一章　中成药的起源与中成药学的发展　1

一、先秦时期（公元前 221 年以前）　1

二、两汉时期（公元前 206~公元 220 年）　2

三、两晋、南北朝时期（公元 265~581 年）　2

四、隋唐时期（公元 581~907 年）　2

五、宋、金元时期（公元 960~1368 年）　3

六、明朝时期（公元 1368~1644 年）　3

七、清朝时期（公元 1644~1911 年）　4

八、民国时期（公元 1912~1949 年）　4

九、当代（公元 1949 年以后）　4

第二章　中成药命名分类组成及合理应用　6

第一节　中成药命名分类与处方　6

一、中成药的命名　6

二、中成药的分类　7

三、中成药的处方　8

第二节　中成药合理应用的原则　9

一、合理辨证用药　9

二、合理配伍用药　11

第三节　中成药的用法与用量　13

一、中成药的使用方法　13

二、使用剂量　15

第四节　中成药的使用注意　15

一、证候禁忌　15

二、配伍禁忌　16

三、妊娠禁忌　16

四、饮食禁忌　17

第五节　中成药的不良反应　18

一、中成药不良反应的概念及类型　18

二、中成药不良反应的常见临床表现　19

三、引起中成药不良反应的原因　19

四、中成药不良反应的防范措施　22

第三章　影响中成药药效的主要因素　25

第一节　原药材对中成药药效的影响　25

一、品种　25

二、产地　25

三、采集　26

四、药用部位　26

五、加工炮制　26

六、贮藏保管　27

第二节　生产对中成药药效的影响　27

一、制备工艺　27

二、辅料　29

三、管理　30

第三节　剂型对中成药药效的影响　30

一、中成药常用剂型及特点　30

二、中成药剂型与药效的关系　33

第四节　贮藏保管对中成药药效的影响　33

第五节　临床应用对中成药药效的影响　34

一、辨证施治　34

二、服药剂量　34

三、配伍用药　34

四、服药时间　35

五、饮食　35

六、依从性　35

第四章　中成药新药的研发　37

第一节　中成药新药的概念与分类　37

一、概念　37

二、分类 37

第二节 中成药新药研发的程序与基本内容 … 39
　　一、中成药新药研发的程序 39
　　二、中成药新药研发的基本内容 39

第三节 中成药新药的药学研究 ………… 40
　　一、处方研究 40
　　二、工艺研究 41
　　三、质量标准研究 44
　　四、稳定性研究 45

第四节 中成药新药的药理学研究 ………… 47
　　一、药效学研究 48
　　二、毒理学研究 50

第五节 中成药新药的临床试验研究 ……… 52
　　一、临床试验的分期与设计 52
　　二、临床试验设计的原则 53
　　三、临床试验的监督管理 54

第六节 已上市中成药的变更与再评价 …… 55
　　一、已上市中成药变更 55
　　二、已上市中成药再评价 56

第五章 解表中成药 60

第一节 辛温解表类 ………………… 60
　　九味羌活颗粒 60
　　表实感冒颗粒 61
　　桂枝合剂 62
　　正柴胡饮颗粒 62

第二节 辛凉解表类 ………………… 63
　　银翘解毒片 63
　　桑菊感冒片 64
　　双黄连口服液 65
　　羚羊感冒片 66

第三节 扶正解表类 ………………… 67
　　参苏丸 67

第六章 清热中成药 70

第一节 清热泻火类 ………………… 70
　　牛黄上清胶囊 70
　　黄连上清丸 72
　　一清颗粒 73

第二节 清热解毒类 ………………… 74

牛黄解毒片 75
清热解毒口服液 76
清开灵口服液 76

第三节 清脏腑热类 ………………… 77
　　龙胆泻肝丸（水丸） 78
　　导赤丸 79
　　芩连片 80
　　清胃黄连丸（水丸） 81
　　黛蛤散 81

第四节 解毒消癥类 ………………… 82
　　西黄丸 82

第七章 表里双解中成药 85

防风通圣丸 85
双清口服液 86
葛根芩连片 87

第八章 祛暑中成药 89

六一散 89
藿香正气水 90
甘露消毒丸 91
六合定中丸 91
清暑益气丸 92

第九章 泻下中成药 94

第一节 寒下类 ………………… 94
　　九制大黄丸 94
　　当归龙荟丸 95

第二节 润下类 ………………… 96
　　麻仁丸 96
　　苁蓉通便口服液 97
　　增液颗粒 97

第三节 峻下类 ………………… 98
　　舟车丸 98
　　十枣丸 99

第四节 通腑降浊类 ………………… 99
　　尿毒清颗粒（无糖型） 99

第十章 温里中成药 102

第一节 温中祛寒类 ………………… 102

小建中合剂 102
理中丸 103
香砂养胃颗粒 104
第二节 回阳救逆类 …………………… 105
四逆汤 105

第十一章 祛痰中成药 107

第一节 燥湿化痰类 …………………… 107
二陈丸 107
第二节 清热化痰类 …………………… 108
礞石滚痰丸 108
清气化痰丸 109
橘红丸 110
第三节 化痰息风类 …………………… 111
半夏天麻丸 111
第四节 化痰散结类 …………………… 112
消瘿丸 112

第十二章 止咳平喘中成药 114

第一节 止咳类 …………………… 114
通宣理肺丸 114
杏苏止咳颗粒 115
清肺抑火丸 116
蛇胆川贝液 116
急支糖浆 117
养阴清肺膏 118
二母宁嗽丸 119
第二节 平喘类 …………………… 119
小青龙颗粒 120
止嗽定喘口服液 121
降气定喘丸 121
人参保肺丸 122
苏子降气丸 123
七味都气丸 123
固本咳喘片 124

第十三章 开窍中成药 127

第一节 凉开类 …………………… 127
安宫牛黄丸 127
紫雪散 129

局方至宝散 130
清开灵注射液 130
第二节 温开类 …………………… 132
苏合香丸 132

第十四章 补益中成药 134

第一节 补气类 …………………… 134
四君子丸 134
补中益气丸 135
参苓白术丸 136
启脾丸 137
第二节 补阳类 …………………… 138
桂附地黄丸 138
右归丸 139
济生肾气丸 140
五子衍宗丸 141
第三节 补血类 …………………… 142
当归补血口服液 142
四物合剂 143
第四节 补阴类 …………………… 144
六味地黄丸 144
左归丸 145
河车大造胶囊 146
知柏地黄丸 147
第五节 气血双补类 …………………… 147
八珍颗粒 148
归脾丸 148
十全大补丸 149
人参养荣丸 150
第六节 气阴双补类 …………………… 151
生脉饮 151
人参固本丸 152
消渴丸 153
第七节 阴阳并补类 …………………… 154
龟鹿二仙膏 154
第八节 精血双补类 …………………… 155
七宝美髯颗粒 155

第十五章 固涩中成药 159

第一节 固表止汗类 …………………… 159

玉屏风颗粒 159
第二节　固精缩尿类 160
金锁固精丸 160
缩泉丸 161
第三节　涩肠止泻类 161
四神丸 162
固本益肠片 162

第十六章　安神中成药　164

第一节　清火安神类 164
朱砂安神丸 164
第二节　补虚安神类 165
天王补心丸 165
柏子养心丸 166
第三节　解郁安神类 167
解郁安神颗粒 167

第十七章　和解中成药　169

小柴胡颗粒 169
逍遥丸 170
加味逍遥丸 171

第十八章　理气中成药　173

第一节　理气疏肝类 173
四逆散 173
左金丸 174
气滞胃痛颗粒 175
柴胡舒肝丸 175
第二节　理气和中类 176
木香顺气丸 176
越鞠丸 177

第十九章　活血中成药　180

第一节　活血化瘀类 180
复方丹参片 180
丹七片 181
血塞通颗粒 182
消栓通络胶囊 183
逐瘀通脉胶囊 184
第二节　活血行气类 184

血府逐瘀口服液 184
元胡止痛片 185
九气拈痛丸 186
第三节　益气活血类 187
麝香保心丸 187
消栓口服液 188
第四节　益气补阴活血类 189
稳心颗粒 189
参松养心胶囊 190
第五节　化瘀息风类 191
人参再造丸 191

第二十章　止血中成药　195

槐角丸 195
止血定痛片 196

第二十一章　消导中成药　198

保和丸 198
枳实导滞丸 199
健脾丸 200
开胃健脾丸 200

第二十二章　治风中成药　203

第一节　疏散外风类 203
川芎茶调丸 203
芎菊上清丸 204
正天丸 205
第二节　平息内风类 206
天麻钩藤颗粒 206
松龄血脉康胶囊 207
脑立清丸 208

第二十三章　祛湿中成药　210

第一节　清热利湿消肿类 210
肾炎四味片 210
肾炎康复片 211
第二节　清热利胆类 212
茵栀黄口服液 212
茵陈五苓丸 213
第三节　利湿通淋类 214

八正合剂　214

三金片　215

癃闭舒胶囊　216

第四节　祛湿止泻类　……………　216

香连丸　217

香连化滞丸　217

第五节　温化水湿类　……………　218

五苓散　218

萆薢分清丸　219

第二十四章　蠲痹中成药　221

第一节　祛寒通痹类　……………　221

小活络丸　221

木瓜丸　222

第二节　清热通痹类　……………　223

四妙丸　223

第三节　活血通痹类　……………　224

颈复康颗粒　224

第四节　补虚通痹类　……………　225

独活寄生合剂　225

天麻丸　226

第二十五章　外科、皮肤科常用中成药　228

第一节　治疮疡类　………………　228

连翘败毒丸　228

牛黄醒消丸　229

当归苦参丸　230

生肌玉红膏　231

第二节　治烧伤类　………………　231

京万红软膏　232

第三节　治瘰核乳癖类　…………　232

小金丸　233

乳癖消颗粒　234

第四节　治痔肿类　………………　235

地榆槐角丸　235

第五节　治痒疹类　………………　236

消银胶囊　236

第二十六章　妇科常用中成药　239

第一节　调经类　…………………　239

大黄䗪虫丸　240

七制香附丸　241

八珍益母胶囊　242

乌鸡白凤丸　242

少腹逐瘀丸　243

艾附暖宫丸　244

固经丸　245

更年安片　246

第二节　止带类　…………………　247

千金止带丸　247

白带丸　248

妇科千金片　249

第三节　产后康复类　……………　249

生化丸　250

通乳颗粒　250

第四节　活血消癥类　……………　251

桂枝茯苓丸　252

第二十七章　儿科常用中成药　256

第一节　解表类　…………………　256

小儿热速清口服液　256

解肌宁嗽丸　257

第二节　清热类　…………………　258

小儿咽扁颗粒　258

第三节　止泻类　…………………　259

小儿泻速停颗粒　259

止泻灵颗粒　260

第四节　消导类　…………………　261

小儿消食片　261

肥儿丸　262

第五节　止咳喘类　………………　262

小儿咳喘灵颗粒　263

清宣止咳颗粒　263

鹭鸶咯丸　264

第六节　补虚类　…………………　265

龙牡壮骨颗粒　265

第七节　镇惊息风类　……………　266

琥珀抱龙丸　　　　　　　266

第二十八章　眼科常用中成药　270

第一节　清热类 …………………… 270
　明目蒺藜丸　　　　　　　270
　八宝眼药　　　　　　　　271
第二节　扶正类 …………………… 272
　明目地黄丸　　　　　　　273
　石斛夜光丸　　　　　　　274

第二十九章　耳鼻喉、口腔科
常用中成药　276

第一节　治耳病类 ………………… 276
　耳聋丸　　　　　　　　　276
　耳聋左慈丸　　　　　　　277
第二节　治鼻病类 ………………… 278
　千柏鼻炎胶囊　　　　　　279
　藿胆丸　　　　　　　　　280
　辛芩颗粒　　　　　　　　280
第三节　治咽喉病类 ……………… 281

　冰硼散　　　　　　　　　282
　玄麦甘桔含片　　　　　　283
　六神丸　　　　　　　　　284
　黄氏响声丸　　　　　　　285
第四节　治口腔病类 ……………… 285
　口炎清颗粒　　　　　　　286
　口腔溃疡散　　　　　　　287

第三十章　骨伤科常用中成药　290

　接骨丸　　　　　　　　　290
　七厘散　　　　　　　　　291
　跌打丸　　　　　　　　　292
　活血止痛散　　　　　　　293

附录：临床常见病证用中成药
简介　295

主要参考文献　300

第一章　中成药的起源与中成药学的发展

　　中成药作为中医药的重要组成部分，是我国历代医药学家经过长期医疗实践创造、总结的有效方剂的精华。几千年来，为中华民族的繁衍昌盛做出了巨大的贡献。

　　中成药是指在中医药理论指导下，并获得国家药品管理部门的批准，以中医处方为依据，以中药饮片为原料，按照规定的生产工艺和质量标准制成一定剂型，质量可控，可直接供临床辨证使用的药品。常简称为成药。其处方既可是单方也可是复方，剂型有丸、散、膏、丹等传统剂型和胶囊剂、颗粒剂、片剂、气雾剂、注射剂等现代剂型。它具有明确的功能主治，严格的用法用量，便于贮存和携带等特点。国家规定中成药必须经国家食品药品监督管理部门批准，授以批准文号，才可生产和商品化。既可通过医生处方给患者用药，部分中成药（非处方药 OTC）也可由患者根据中医药基本知识直接购买应用。

　　中成药学是在中医药理论指导下，研究并阐述中成药的基本理论、组方原理、剂型工艺、质量标准、功能主治、药理毒理及临床应用等知识的一门学科。中成药的发展与中医临床的发展以及中药炮制、中药制剂技术的不断提高和不同历史时期疾病谱的发展演变是密不可分的。

一、先秦时期（公元前 221 年以前）

　　医药知识的起源与发展均离不开人类社会实践以及同疾病斗争的活动，中成药的起源是我国劳动人民长期生活实践和医疗实践的结果。随着人工酿酒和汤液的发明与应用，对医药学的发展起了巨大的促进作用。酒一方面直接发挥其"通血脉""行药势"的功效；另一方面利用其具有溶媒的性能，将其作为溶剂来提取药物有效成分，浸泡药物，制造药酒，这就是我国酒剂早期雏形。甲骨文中即有"鬯其酒"的记载，"鬯其酒"就是制造芳香的药酒之意。酒剂的使用对后世医药的发展产生了巨大的影响。殷商时期陶器在人们日常生活中的广泛使用，为汤液的发明创造了条件。为了更好地发挥药物的治疗作用和适应比较复杂的病情，人们开始用水作为溶剂将单味或几味药物经过煎煮后应用，这就是中药最早、最基本的剂型之一"汤剂"，最早的汤剂称为"汤液"，相传由商代伊尹所创制。汤剂的出现使中药制剂学取得了首次突破，以其操作简便、灵活实用而被广泛接受，一直流传至今。

　　中成药的制作与应用历史最早可追溯到春秋战国时期。在长沙马王堆汉墓出土的《五十二病方》是我国现存最古老的医方书。其用药达 240 余种之多，记载医方 280 多个，并记载有丸、散、膏、丹等中成药的传统剂型，此外尚有药浴剂、药熏剂、药熨剂、饼剂等 10 余种，其中丸剂又有酒制丸、油脂制丸、醋制丸之分；软膏方约 40 个，其中很多以猪脂为基质。另外，我国现存最早的医学典籍《黄帝内经》的成书，不仅总结了春秋战国以前的医疗成就和治疗经验，奠定了我国中医学发展的理论基础，而且为中药、方剂、中成药的发展提供了理论

NOTE

依据，该书收载成方13首，其中汤剂4首，其余9种成药，已具备了丸、散、膏、丹、酒等多种剂型。

二、两汉时期（公元前206~公元220年）

现存最早的本草专著《神农本草经》记载了中药的基本理论以及丸、散、膏、酒等多种成药剂型，为中成药制剂的发展发挥了积极的作用。

东汉末年，"医圣"张仲景针对当时肆虐的伤寒病，在继承《黄帝内经》《神农本草经》等古典医籍基本理论的基础上，总结临床经验，著成《伤寒杂病论》，该书后世改编成《伤寒论》和《金匮要略》两部书，确立了中医理、法、方、药的辨证论治体系。《伤寒论》收载成方113首，其中成药11种，《金匮要略》收载成方258首，其中成药50余种，其组方严谨、疗效确切。一些著名的中成药如五苓散、理中丸、肾气丸、乌梅丸、麻子仁丸、大黄䗪虫丸、鳖甲煎丸、三物备急丸、四逆散、茵陈五苓散等一直沿用至今，为临床所习用，并传扬至海外。其首次记载了用动物胶汁、炼蜜和淀粉糊为丸的赋形剂。记载成药剂型有丸剂（薯蓣丸）、散剂（瓜蒂散）、酒剂（红蓝花酒）、软膏剂（小儿疳虫蚀齿方）、滴耳剂（捣薤汁灌耳方）、洗剂（狼牙汤）、浴剂（矾石汤）、熏洗剂（苦参汤）、灌肠剂（猪胆汁方）、肛门栓剂（蜜煎导方）等10余种，几乎包括了现代中成药的常用剂型，同时对中成药的制法、服法、禁忌等也都有详细的说明。这对于临床安全、合理使用中成药发挥了积极作用，为中成药学的发展奠定了良好的基础。

三、两晋、南北朝时期（公元265~581年）

两晋南北朝时期，药物品种的丰富以及炮制方法的改进，全面推动了中成药的发展，尤其是中成药制剂学的发展。晋代葛洪所著的《肘后备急方》，首次提出"成药剂"概念，最先把成药列为专卷，称"丸散膏诸方"。该书收载成药数十种，对丸、散、膏剂的制备有较为详细的描述，并记载用鸡冠血、牛胆汁等作为丸剂的赋形剂。对水银软膏的应用和制备也已有较成熟的经验。开创了铅膏药的制备和应用，创制了干浸膏、蜡丸、浓缩丸、条剂、灸剂、尿道栓剂等多种新剂型，对推动中成药的剂型发展及临床应用做出了杰出的贡献。

南北朝刘宋时期雷敩所著的《雷公炮炙论》，为我国现存的第一部炮制学专著，该书系统地介绍了300种中药的炮制方法，提出药物经过炮制可以提高药效，降低毒性，便于贮存、调剂、制剂等。对后世中成药发展及中药炮制产生了极大的影响。

晋末刘涓子的《刘涓子鬼遗方》为我国现存的第一部外科专著。全书载治疗痈疽、疮疥、金疮的膏药方79种，其中软膏76种，多以猪脂为基质，并创用松香制作3种硬膏，其中具有清热解毒、止血、敛疮、止痛功效的软膏、膏药等外用成药目前仍在广泛应用。

四、隋唐时期（公元581~907年）

隋唐时期我国南北统一，经济文化繁荣。对外交流增多，外来药物不断传入，随着药物数量的增加，医学理论的日趋完善，为中成药临床的全面应用提供了丰富资源。唐代著名医家孙思邈所著《备急千金要方》和《千金翼方》所载方集唐以前之大成，其中著名的成药有磁朱丸、紫雪散、定志丸等至今沿用不衰，而且自创了多种中成药方，如世界上最早记载使用砷剂治疟的太乙神精丹（氧化砷）。此处还记载了一些制药使用的剂量工具如称、斗、升、合以及制剂工具如铁臼、木臼、绢罗、沙罗、马尾罗、刀砧、玉槌、瓷钵、釜、铁匙等，并创造了"丸散以瓷器贮，蜜蜡封之"的贮藏方法。王焘所著《外台秘要》记有蜡丸、醋丸、煎丸、砂糖丸等多种丸剂剂型，首创用蜡壳封装丸剂。其所载成药苏合香丸、七宝美髯丹等为现代临床所常用。

五、宋、金元时期（公元 960~1368 年）

宋代，火药、指南针、活字印刷术的发明，使医药学的传播更为昌盛，药品数量进一步增加，功效认识不断深化，炮制技术不断提高，成药应用更为广泛。国家药局的设立是北宋的一大创举，由国家经营的熟药所，其后发展为修合药所（后改名为"医药和剂局"）及出卖药所（后改名为"惠民局"），专门负责制售中成药。为保证用药安全有效，国家组织大量名医编撰了我国历史上第一部由国家颁布刊行的成药药典，也是我国历史上第一部中药制剂规范《太平惠民和剂局方》，对中成药制作、普及推广及应用做出了卓越贡献。该书收载中成药 788种，其中不少对后世影响很大，如纳气平喘的黑锡丹，开创了化学制剂的先例。又如清心开窍的至宝丹，舒肝解郁的逍遥散，解表化湿和中的藿香正气散等，至今仍在普遍应用。宋代儿科名医钱乙所著《小儿药证直诀》，收录儿科方剂 114 首。其中绝大多数都是成药配方，其研制的七味白术散、五味异功散、泻青丸、抱龙丸等，至今仍是儿科常用的著名成药，其还将《金匮要略》肾气丸化裁而成的六味地黄丸用于儿科病证，后世医家在六味地黄丸的基础上加味衍生出不少成药，如杞菊地黄丸、麦味地黄丸、归芍地黄丸、明目地黄丸、七味都气丸等。严用和著《济生方》收载的归脾丸、橘核丸、济生肾气丸等都是著名的中成药。许叔微的《普济本事方》载四神丸、玉真散沿用至今。

金元时期各具特色的医学流派的出现，开创了中医学发展的新局面，其中比较著名的就是"金元四大家"，不仅为中成药品种的丰富提供了大量有效方剂，而且创制了各具特色的中成药。如寒凉派的刘河间的强调"六气皆从火化"，治病善于使用寒凉药物，创制了防风通圣散、六一散、益元散等成药。攻下派的张从正认为"邪去而元气自复"，治病多选汗、下、吐之法，其创制木香槟榔丸至今还是治疗湿热壅滞所致痢疾等病证的常用药。补土派的李东垣认为"内伤脾胃，百病由生"。善用温补脾胃之法，创制补中益气丸、清暑益气丸、朱砂安神丸、橘皮枳术丸、半夏枳术丸、香砂枳术丸等著名成药，被百姓们所熟识。滋阴派的朱丹溪认为人体"阳常有余，阴常不足"，提倡多用滋阴降火之药，创制的大补阴丸疗效显著。

六、明朝时期（公元 1368~1644 年）

明代商品经济迅速发展，临床医学也飞速发展，名医、名家、名方层出不穷。李时珍所著《本草纲目》收载方剂 13000 余首，成药剂型有 40 余种。王肯堂所著的《证治准绳》，按证列方，载有小儿羌活丸、小儿健脾丸、五子衍宗丸、连翘败毒丸等成药至今使用。张介宾（景岳）所著《景岳全书》记载的右归丸、左归丸、女金丹、全鹿丸、天麻丸、河车大造丸、八珍益母丸等为当今临床常用的有效品种。陈实功著的《外科正宗》所载冰硼散、紫金锭、如意金黄散、生肌玉红青等均为外科、五官科的常用成药。再如龚信著《古今医鉴》载二母宁嗽丸、启脾丸等，龚云林著的《寿世保元》载五福化毒丹、艾附暖宫丸等均为后世常用。

NOTE

七、清朝时期（公元 1644~1911 年）

明末清初，温病流行促进人们对温病的认识更加深化，创造性地总结出了一套比较完整的辨证论治理论和方法，使温病学成为一个独立的学科体系，而卫气营血和三焦辨证论治体系是温病完整体系建立的标志。叶天士所著的《温热论》阐明了温病的发生发展规律，创立了卫气营血辨证论治理论，发展和丰富了温病的诊治方法，为后世研制治疗急性传染病及急性热病药物奠定了基础。吴鞠通在继承叶天士理论学说的基础上，创立三焦辨证理论，著《温病条辨》，创制了许多治疗温病的有效方。现代的中成药银翘解毒丸即是在银翘散的基础上研制而成，桑菊感冒片是在桑菊饮的基础上研制而成，其在万氏牛黄清心丸的基础上，加味而成的安宫牛黄丸，与至宝丹、紫雪散并称为"温病三宝"。此外，医家王孟英《温热经纬》载神犀丹、甘露消毒丹等，也沿用至今。清末出现的"同仁堂""万锦堂"等药店生产出售数百种中成药。

八、民国时期（公元 1912~1949 年）

民国时期，"改良中医药""中医科学化""中西医汇通"等的口号风行一时，形成了民国时期中医药学发展的一大特色。当时出现了中医药与西医药并存的局面，中医药的发展受到了一定的冲击，但其仍以顽强的生命力，在吸收西方国家的现代化大工业技术的基础上，依然继续向前发展，中成药开始前店后厂的生产模式，采用西药的制剂工艺，逐渐丰富中成药剂型品种，为促进近代中药制药产业的发展奠定了基石。

九、当代（公元 1949 年以后）

中华人民共和国成立以来，政府高度重视中医药事业的继承和发展，并制定了一系列相应的政策与措施。全国各地相继建立了中成药科研、生产、经营的专门机构，中成药的挖掘、整理和科研工作取得了许多成果。《中华人民共和国药典》（简称《中国药典》）1963 年版收载中成药 197 种，这标志着中成药的发展开始走上了标准化、规范化、法制化的道路；相继又出版了 1977 年版、1985 年版、1990 年版、1995 年版、2000 年版、2005 年版、2010 年版，现行2015 年版《中国药典》收载中成药达 1492 种。历版药典在不断增加收载品种数量的同时，检测方法和质量标准也在不断提高，功能与主治等也不断得到规范和修订。这对指导临床安全合理用药、对开展药品监督管理工作以及对促进我国医药工业的健康发展作用巨大。《中华人民共和国药典临床用药须知·中成药卷》为药典系列配套丛书之一，将中医学的"证"和相应西医学的"病"紧密联系起来，为临床中、西医师准确理解中成药的功能主治和合理用药提供了保证。1962 年出版的《全国中药成药处方集》收集中成药 2623 种，对我国各省市地区的中成药配方进行了第一次大范围的收集整理工作。1991 年出版的《实用中成药》收载了临床各科常用的 1400 余种中成药，在突出辨证用药规律的同时，首次全面系统地介绍了中成药的配伍规律。

随着我国市场经济的发展，中成药的研制与生产正逐步走向规范化、法制化。《新药审批办法》的颁布，中成药的研制得到规范，开始蓬勃发展。现代的中成药制剂的发展既保持传统制剂的优点特色，又吸收了现代制剂技术的先进工艺，不仅全面恢复了蜜丸、水丸、糊丸、蜡丸、散剂、煎膏剂、膏药、胶剂、油膏剂、乳膏剂等传统制剂的生产，而且还成功地研制了片剂、浓缩丸、滴丸、合剂、颗粒剂、硬胶囊、软胶囊、糖浆剂、口服液、袋泡剂、定释剂、缓释剂、橡胶硬膏剂、浸膏、流浸膏剂、酊剂、注射剂、气雾剂等现代制剂。

目前西药所有的现代制剂已经基本都引入到中成药之中，门类齐全的中成药制剂不仅满足了一般常见病多发病的临床治疗需要，而且用于治疗危重急症的注射剂、气雾剂及肛门栓剂、微型灌肠剂等新制剂的研制，也取得了可喜的成果，中成药剂型的日益丰富为中成药更好地用于临床各科疾病的防治提供了有力的支撑。经过多年的努力，与中成药相关的国家药品标准体系已初步建立，药品质量逐步提高，管理工作更加规范。中成药的研究和生产突飞猛进，品种丰富，为越来越多的人所青睐，在当代防治重大疾病中发挥越来越重要的作用。例如在急症抢救，心血管疾病、脑血管疾病、糖尿病、肿瘤及病毒感染性疾病等重大疾病防治上都取得了可喜的成果。

我国医药学源远流长，内容浩博，我们要综合发挥多学科的力量，进一步做好中成药的继承、发展和创新，使安全有效、质量可控的中成药逐步走出国门，面向世界，为世界人民的健康做出更大的贡献。

复习思考题

1. 复述中成药及中成药学的定义。

2. 简述《肘后备急方》《雷公炮炙论》《备急千金要方》《千金翼方》《太平惠民和剂局方》成书年代及主要学术成就。

NOTE

第二章　中成药命名分类组成及合理应用

第一节　中成药命名分类与处方

中成药的命名是对该药处方组成、功效或主治的高度集中概括，也与我国悠久的传统文化紧密相关。中成药的分类方法体现了历代医家对中成药认识的逐渐深入过程。了解中成药命名与分类的一般原则和方法，对于正确理解和更好使用中成药有一定帮助。合理应用中成药对搞好医疗保健十分必要。

一、中成药的命名

中成药的命名主要以处方来源、组成、主要功效、主治病证为依据，也有根据炮制方法及外观形状等命名的。

（一）以处方来源命名

以处方的原始出处为命名依据，这种命名方法便于查找中成药的处方来源。如局方牛黄清心丸、局方至宝丹（均源于《太平惠民和剂局方》）、金匮肾气丸（源于张仲景《金匮要略》）、济生肾气丸（源于《济生方》）。

（二）以处方组成命名

以处方组成命名包含以处方的主药、全部组成药物或药物组成数目为命名依据。主药是方中针对主病或主症起主要治疗作用的药物，所以明确了组方的主药即可了解该方的主要功效和主治，便于医生和患者临床选用。如银翘解毒片、百合固金丸、三七伤药片等，其中银花、连翘、百合、三七等都是方中的主药；以处方的全部组成药物为命名依据，这类成药多为单方制剂或药味较少的小复方。如穿心莲片由穿心莲一味药组成，益母草膏由益母草一味药组成，良附丸由高良姜、香附组成，香连丸由木香、黄连组成等等。还有就是以处方的药物组成数目为命名依据，如六味地黄丸、八正散、十灰散等。

（三）以主要功效命名

以该方的主要治疗作用为命名依据。如清火片主要功效为清热泻火、通便；通宣理肺片主要功效为解表散寒、宣肺止嗽；养血安神糖浆主要功效为滋阴养血、宁心安神等。还有一些是以间接方式表示功效的，如泻白散，肺属金色白，泻白散实指清泄肺热之功；舟车丸说明峻下逐水之功峻猛，有如顺水之舟、下坡之车。

（四）依据主治病证命名

以该方的主治的中、西病证名为命名依据。如白带丸主治带下病；流感茶预防和治疗流行性感冒；风湿骨痛酒主治风湿骨痛；百日咳片主治百日咳等。

（五）以其他方法命名

有以成药的性状命名的，如紫雪散，色紫，状如霜雪；碧玉散呈粉蓝色等。以组成药物采集时间命名的，如二至丸由女贞子和墨旱莲组成，女贞子冬至采收，墨旱莲夏至采收，故名二至丸。有的以服用剂量命名，如十滴水、九分散、五粒回春丹、七厘散等，系指一次服用的常用量，并提醒患者注意用量。以服用方法命名，如珠黄吹喉散（简称珠黄散）、川芎茶调散（原系用清茶调服）、牛黄噙化丸（口含使缓化咽下）等。以制剂创造人为命名依据，如史国公药酒、白敬宇眼药、季德胜蛇药、王氏保赤丸、马应龙麝香痔疮膏等；依产地或厂家为命名依据，如云南白药、山东东阿阿胶、镇江膏药、沈阳红药、天津感冒片、凤阳大补膏、都梁丸等。依古代哲理命名的，如戊己丸，主要药物有黄连、芍药及吴茱萸。戊己是天干的第五、六味数，配合五行则属土，脾胃按五行划分属土方中芍药能伐肝泻木，使木不克土而命名"戊己丸"。左金丸、两仪膏、定坤丸等均属此列。依寓意或夸张而命名的如失笑散，治血瘀腹痛，药至病除，病者不禁欣然失笑；缩泉丸，治遗尿及尿频，喻尿为泉，有缩尿之功；逍遥丸，治肝郁气滞，胁胀烦闷等，服之病去，有逍遥之乐。此外，还有青娥丸、青春宝、男宝、女宝等。

二、中成药的分类

中成药分类方法较多，包括以组成药物数量、种类、剂型、功效及主治病证等。其中以功效为依据的分类方法对中成药的学习有较大的价值，在历代医药著作中均有不同形式的反映，其中最值得推崇的是北宋徐之才首创的"十剂"和清代汪昂著述的《医方集解》。前者将中成药分"十剂"，即宣可去壅，通可去滞，补可去弱，泄可去闭，轻可去实，重可去怯，涩可去脱，滑可去著，燥可去湿，湿可去枯。后者则以临床应用为基础，将方剂分为二十一类，即补养之剂、发表之剂、涌吐之剂、攻里之剂、表里之剂、和解之剂、理气之剂、理血之剂、祛风之剂、祛寒之剂、消暑之剂、利湿之剂、润燥之剂、泻火之剂、除痰之剂、消导之剂、收涩之剂、杀虫之剂、明目之剂、痈疡之剂、经产之剂。《全国中成药产品目录》则将中成药按内、外、妇、儿、五官及其他分为六科，每科又以主要的主治病证为依据进行分类。目前中成药分类主要有下述几种。

（一）按剂型分类

中成药按剂型分类系将制备工艺相仿、制剂形式相似的中成药归为一类，也是药剂学常用的分类方法，有利于制剂生产。中成药现有剂型约60余种，可分为液体、固体（含半固体）及气体等类及其主要作用分类。液体剂型中内服的有汤剂、合剂、酊剂、酒剂、露剂、糖浆剂、乳剂、流浸膏剂等；外用及五官科制剂有洗剂、搽剂、浴剂、灌肠剂、滴（洗）眼剂，滴鼻（耳）剂、涂膜剂、含漱剂等；注射给药的有中药小针剂、粉针剂、输液剂等。固体或半固体剂型内服的有散剂、丸剂、片剂、胶囊剂、颗粒剂、胶剂、煎膏剂、茶剂、锭剂、膜剂、曲剂等；外用及五官科用的有软膏剂、糊剂、膏药、栓剂、外用散剂等。气体剂型有气雾剂、吸入剂等。

（二） 按主治病证分类

按其作用范围及主要作用分为不同的专科中成药，一般分为内科中成药、外科中成药、妇科中成药、儿科中成药及五官科中成药等，这种分类法便于问病售药、医师处方用药及药店经营。

（三） 按功效分类

中成药按功效分为解表中成药、清热中成药、祛暑中成药、温里中成药、泻下中成药、理气中成药、开窍中成药、祛痰中成药、活血化瘀中成药等，这种分类方法符合中医理法方药特点，利于临床辨证选药。

除此以外，根据临床、管理、检索等的不同需求，还有如下以下几种分类方法：按管理分类，如处方药、非处方药、国家基本药物、国家基本医疗保险药物，便于医疗行政部门监管，规范临床医师用药行为，指导患者安全合理用药；按笔画、拼音分类，便于查阅。如《中华人民共和国药典》。

三、中成药的处方

（一） 处方来源

1. 古典名方　是指古典医籍中方证明确，组方严谨，疗效可靠的著名方剂。这类古方主要包括秦汉至清代以前文献所载之名方，如《伤寒论》《金匮要略》《千金要方》《太平惠民和剂局方》《温病条辨》等著名方书所载之方，为传统精品中成药的主要来源。

2. 名医验方　是指由中医临床各科中长期从事临床实践，经验丰富的著名医生所开具的处方，这类处方多是名医针对各自的专长病证而设，以反复的临床实践证明，疗效确切的经验方，是新药研发可以借鉴的方剂来源。

3. 医院处方　是指医院以名医的经验方或针对临床常见病、多发病、疑难杂证，由中医名家集体拟定处方，制成的医院内部制剂，这类处方有较好的临床基础，功效主治都比较明确，重复性好，是新药研发重要的方剂来源。

4. 民间验方　是指流传在民间的大量秘方、验方，这类处方具有与中医常规处方不同、药味精专、药效奇特的特点，是中医处方的特色之一，是研发药少力专新药的基础。

5. 科研处方　是指某些单位承担的科研课题中所研究的处方。科研课题大多以现代的科技手段探讨药物的活性成分、药物作用及机制以及安全性等内容。具有实验方法先进，科研设计合理，科技含量高的特点，是研发中药现代化制剂的重要依据。

（二） 处方组成

中成药的处方是固定的，其结构和方剂一样，不是简单的药物随意堆砌，而是在辨证论治的思想指导下，根据病情，在辨证立法的基础上选择合适的药物，但在组织不同作用的药物时，依照严密的组方基本结构，即"君、臣、佐、使"的组方形式，妥善配伍而成。这样才能做到主次分明，全面兼顾，扬长避短，提高疗效。关于"君、臣、佐、使"组方基本结构的理论，最早见于《黄帝内经》，在《素问·至真要大论》中说："主病之为君，佐君之为臣，应臣之为使。"

君药：即针对主病或主症起主要治疗作用的药物。

臣药：有两种意义。①辅助君药加强治疗主病或主症作用的药物；②针对重要的兼病或兼症起主要治疗作用的药物。

佐药：有三种意义。①佐助药，即配合君、臣药以加强治疗作用，或直接治疗次要兼症的药物；②佐制药，即用以消除或减弱君、臣药的毒性，或能制约君、臣药峻烈之性的药物；③反佐药，即病重邪甚，可能拒药时，配用与君药性味相反而又能在治疗中起相成作用的药物，以防止药病格拒。

使药：有两种意义。①引经药，即能引领方中诸药至特定病所的药物；②调和药，即具有调和方中诸药作用的药物。

综上所述，一个方剂中药物的君、臣、佐、使，主要是以药物在方中所起作用的主次地位为依据。除君药外，臣、佐、使药都具两种以上的意义。在遣药组方时并没有固定的模式，既不是每一种意义的臣、佐、使药都必须具备，也不是每味药只任一职。每一成药处方的具体药味多少，以及君、臣、佐、使是否齐备，全视具体病情及治疗要求的不同，以及所选药物的功能来决定。但是，任何中成药方的组成中，君药不可缺少。一般来说，君药的药味较少，而且不论何药作为君药时其用量比臣、佐、使药应用时要大。这是一般情况下对组方基本结构的要求。至于有些药味繁多的大方，或多个基础方剂组合而成的"复方"，这类方剂的组成主要是根据治疗法则的需要，由不同功效的药物分类组成同样也能体现组方结构与治疗法则的内在联系，分析时只需按其组成方药的功用归类，分清主次即可。

第二节　中成药合理应用的原则

中成药是中医药宝库的重要组成部分，其历史悠久，有完整的理论体系，几千年来为中华民族的繁衍昌盛做出了巨大的贡献。近些年来，中成药的品种日益丰富，剂型不断创新，因其便于携带，使用方便，毒副作用小，疗效确切而深受广大医患欢迎。然而，人们却忽视了其临床使用的安全性，随着越来越多关于中成药不良反应的报道，中成药使用的安全性问题日益受到关注。因此合理使用中成药，对发展中医药的医疗保健事业是十分必要的。

一、合理辨证用药

（一）辨证论治

药证相符，效若桴鼓。辨证论治是中医诊断和治疗疾病的基本原则，是中医学的精华。中成药作为治疗疾病的重要武器之一，它必须在辨证论治思想的指导下才能有的放矢，正确使用。

中医认为疾病的产生是由于邪正相争造成人体脏腑、气血、阴阳失去平衡的结果，疾病的本质和属性，往往是通过"证"的形式表现，需通过辨证去认识疾病的本质。所谓辨证，就是将望、闻、问、切四诊所收集的资料、症状和体征，通过分析、综合，辨清疾病的病因、性质、部位以及邪正之间的关系，概括、判断为某种性质的证。辨证使用中成药就是根据病人的临床表现，从多种症状的综合分析中确立证候属性，进而立法、处方、用药。

辨证论治作为指导临床诊治疾病的基本法则，既要看到同一种疾病由于发病的时间、地区以及患者体质不同，或者是处于不同的发展阶段，可以见到几种不同的证，又要看到不同的疾病在发展过程中可以出现相同的证，因而在临床治疗时，在辨证论治的原则指导下，可以采用"同病异治"或"异病同治"的方法辨证使用中成药。

1. 同病异治　中医学认为感冒由于四时受邪不同，有外感风寒、外感风热、夹湿的区分，虚人外感又有气虚、血虚、阴虚、阳虚的不同，小儿外感又有感冒夹食、夹惊的不同特点，因此在选用中成药时必须辨证选药，才能取得良好的治疗效果。如风寒感冒者，治宜发汗解表、疏散风寒，可选用荆防败毒散、桂枝合剂、川芎茶调散等；若属风热感冒者，治宜疏散风热、清热解毒，可选用桑菊感冒片、银翘解毒片、板蓝根合剂等；若属感冒夹湿者，治宜解表祛湿，可选用九味羌活颗粒、柴连口服液等；若属感冒夹暑者，治宜解表化湿祛暑，可选用藿香正气丸、保济丸等；若属气虚外感者，治宜益气解表，可选用参苏胶囊等。

2. 异病同治　六味地黄丸出自宋代钱乙所著的《小儿药证直诀》，是滋补肾阴，治疗肾阴亏虚的基础方，具有广泛的临床用途。如糖尿病及其并发症、高血压、慢性肾炎、月经不调、更年期综合征、黄褐斑、前列腺增生、口腔溃疡、肿瘤等不同系统和科别的疾病，出现潮热盗汗、手足心热、口燥咽干、头晕耳鸣、腰膝酸软、遗精滑泄、舌红少苔、脉细数等肾阴虚证，均可选用六味地黄丸治疗。药理研究也表明六味地黄丸具有降血糖、调节血脂、降血压、保肾、保肝、增强免疫功能、抗肿瘤及抗化疗药物毒副作用的功能，为六味地黄丸的"异病同治"提供了科学的支撑。

简而言之，同病异治即指同为一种疾病，由于病因病机、证候属性不同，则治疗方法不同；异病同治系指虽为不同的疾病，却有相同的病因病机、证候属性，因此治疗方法相同。归根结底，还是同证同治。

（二）辨证辨病相结合

临床实践中，辨证论治与辨病论治灵活结合，往往能取得更满意的临床效果。目前上市的不少中成药的应用在西医病名基础上增加了中医证候属性，对此类药物可采用辨证辨病相结合的方法，合理使用。

例如冠心病心绞痛属于中医的胸痹范畴，主要病机是心脉痹阻，常虚实夹杂，属实多为气滞、血瘀、寒凝，属虚多为气虚、阳虚、阴虚、血虚，故常分为气滞血瘀、瘀血阻络、寒凝心脉、心气不足、气阴两虚等证候类型。

1. 瘀血阻络证　多因瘀血闭阻心脉所致，症见胸部刺痛，痛有定处，心悸失眠，舌质紫黯，脉沉涩。可选用地奥心血康胶囊、丹参颗粒（片）、银杏叶胶囊（口服液、片）、心达康胶囊（片）、血塞通颗粒（片、注射液）、灯盏花素片等活血化瘀、通络止痛的药物治疗。

2. 气滞血瘀证　多因气滞血瘀闭阻心脉所致，症见胸部憋闷，刺痛，心悸失眠，舌见瘀斑，脉沉弦等。可选用速效救心丸、复方丹参滴丸（片）、心可舒胶囊（片）等行气活血、通络止痛的药物治疗。

3. 寒凝心脉证　多因寒凝血瘀、心脉闭阻所致，症见胸闷、心痛，形寒肢冷，舌质淡、有瘀斑。可选用冠心苏合滴丸、宽胸气雾剂等药物治疗。

4. 心气不足证　多因心气不足、气虚血滞、心脉闭阻所致，症见胸闷憋气、心前区刺痛，心悸自汗，气短乏力，少气懒言，舌质淡有瘀斑，脉细涩或结代。可选用通心络胶囊、诺迪康胶囊、补心气口服液、舒心口服液等。

5. 气阴两血证　多因气阴不足、心脉瘀阻所致，症见心悸气短、胸闷心痛，神疲倦怠，五心烦热、夜眠不安，舌红少苔、脉细数。可选用黄芪生脉饮、滋心阴口服液（颗粒）、康尔心胶囊等。

（三）辨病论治

在临床实践中，常见的一些疾病，中医认为发病机制比较单一，证候属性区分度不强，因此可以采用辨病论治的方法，按照西医的疾病名称、病理状态或理化检查结果来使用中成药，即属于辨病用药的范畴。例如糖尿病，按照中医的证候分型，95%以上是气阴不足证，因此已经上市的中成药品种中多是针对气阴不足而设的，那么对于Ⅱ型糖尿病均可选用此类中成药，如消渴片、消渴平片、渴乐宁胶囊等；再如高脂血症的治疗，中医虽无"高脂血症"的病名，但可归属于"痰浊""瘀血"的范畴，所以主要是采用化瘀、降浊、活血的方法治疗，因此具有上述功能的中成为均可用于治疗高脂血症，如血脂康胶囊、脂必妥胶囊、绞股蓝总苷胶囊（片）、通脉降脂片等。

二、合理配伍用药

每种中成药都有一定的适应范围，而临床疾病的表现往往错综复杂，如表里同病，虚实并见，寒热错杂，脾肾同病，肝肺同病等，往往使用一种中成药难以达到理想的疗效，甚至有的中成药使用日久，会导致不良反应的发生。故在中成药应用过程中，为了增强疗效，适合复杂的病情需要、避免产生不良反应，须在辨证论治原则指导下配伍使用，包括中成药之间的配伍、中成药与药引的配伍、中成药与汤药的配伍及中成药与西药的配伍等。因此，安全、有效、合理地使用中成药，必须掌握中成药的配伍规律。

（一）中成药之间的配伍应用

中成药之间的配伍应用为明清以来的历代医家所广泛采用，如明代薛己用补中益气丸配六味地黄丸治疗气阴不足之证；清代叶天士用大补阴丸、水陆二仙丹、牡蛎金樱膏同用，治疗阴虚火旺致淋浊、早泄之证；近代临床采用朱砂安神丸、天王补心丹合用，治疗心肾不交的失眠重证，都获得了满意的疗效。可见中成药之间的配伍应用，自古以来就是临床应用中成药的主要形式之一。

中成药之间配伍应用也基本上符合"七情"配伍用药规律。如将两种功效相似的中成药同用，以起到增强药效的作用，为"相须"配伍，例如用附子理中丸与四神丸合用，可以明显增强温肾运脾、补火助阳、涩肠止泻的功效，治疗脾肾阳虚、五更泄泻。功效不同的中成药配伍，一药为主，一药为辅，辅药能够提高主药功效，即所谓"相使"的配伍，如治疗口舌生疮、胃火牙痛，常以清胃散为主药，配合一清胶囊同用，以引火下行，可明显增强清胃散的清胃泻火、消肿止痛的功效。

中成药之间的配伍应用有的是为了适应复杂病情的需要。如肺病久咳，痰湿滞留，影响到脾失运化，出现了脾肺两虚的病机，根据咳痰性质投以二陈丸燥湿化痰止咳，以治其标，配伍参苓白术散补脾益肺以治其本，一旦脾胃健运后，既可化湿除痰，又可生化有源，补益肺气，必将促进肺病的恢复。这就是根据五行生克"培土生金"的机理。

中成药之间的配伍应用有的是为了适应治法的特殊需要。对某些特殊疾病，常常需要采用内服与外用相结合的治疗方法，因此需要具有不同用法的中成药配伍使用。如筋骨折伤，可内服跌打丸，外敷七厘散，合奏活血伸筋、疗伤止痛之效；痔疮肿痛，当内服槐角丸，局部外敷九华软膏，共奏清肠泻火、凉血消痔之效；火毒上攻，咽喉肿痛，可内服六神丸、喉症丸，外用冰硼散吹喉，共奏清热解毒、消肿利咽之效。

（二）中成药与汤剂的配伍应用

中成药与汤剂的配伍应用，其配伍应用形式主要有三种：

1. 中成药与汤剂同服　即根据病情的需要辨证施治，遣药组方，并选用所需的中成药，用煎好的汤剂来送服选定的中成药的配伍应用方法。一般这类中成药多含有贵重药材，汤剂饮片无法供应；或是含有挥发成分，不能入汤剂煎煮；或是所含药味太多，汤剂处方无法概括，如安宫牛黄丸、局方至宝丹、紫雪散、再造丸等。如肝阳暴涨，阳升风动，气血上逆，痰火上蒙所致中风昏迷，治宜凉肝息风、辛凉开窍，常以羚羊角汤加减以清肝息风，育阴潜阳，同时灌服安宫牛黄丸或局方至宝丹，以清热解毒，凉开宣窍。

2. 中成药与汤剂交替使用　一般以汤剂为主要手段以解决主要矛盾，交替使用一些成药，作为辅助治疗手段，或以照顾兼症，或以扶正固本。如肝阳眩晕兼见大便秘结者，常用天麻钩藤饮加减煎服，以平肝潜阳，滋养肝肾，并可交替使用当归芦荟丸以泄肝通腑，照顾兼症。又如治疗癥瘕积聚，常投以大黄、䗪虫、水蛭、桃仁等破血消癥药物组成的汤剂煎服，同时交替服用人参养荣丸或十全大补丸，以补益气血，扶正祛邪。

3. 中成药混入汤剂中包煎同用　这种配伍方式同样具有提高药效，照顾兼症，扶正祛邪等多种作用。如治疗暑热烦渴，常于益气生津、清热解暑之剂中加入六一散或益元散 6~9g 包煎，以增强清热泻火，解暑除烦之功；治痰火咳嗽，吐痰黄稠，常于清气化痰之剂中加入黛蛤散 10g 包煎，以增强清肺凉肝、化痰止咳之效。

（三）中成药与药引的配伍应用

所谓药引子又称引药，是指根据病情的需要、剂型的不同特点，要求患者按医生指定自备的中药饮片或辅料，经过煎煮后配合成药或成方使用的物质。药引子的正确应用对引药入经，直达病所，提高药效，照顾兼症，扶助正气，调和药性，降低毒性，矫味矫臭，便于服用等都有着重要作用。如《医学读书记》云："兵无向导，则不达贼境。药无引使，则不通病所。"《资蒙医经》总结了药引的作用："酒入药为引者，取其活血行经；姜入药为引者，取其发表；小枣入药为引者，取其消散开胃；大枣入药为引者，取其补血健脾；龙眼入药为引者，取其得睡神归；灯心入药为引者，取其宁心利水；葱白入药为引者，取其发散诸邪勿住；莲实入药为引者，取其清心养胃和脾。"

明清以来药引应用颇为盛行，故旧时在中成药说明书多有引药的选择及用法的详细说明。然而近年来逐渐减少，有被忽略的趋势，这是值得注意并应予纠正的。临床常用的药引子有生姜、姜汁、葱白、苏叶、荆芥、薄荷、菊花、芦根、西瓜、竹叶、灯心草、藕汁、萝卜汁、生地黄、白茅根、玉米须、赤小豆、木瓜、金银花、红花、橘皮、牛膝、大黄、小茴香、地龙、菖蒲、琥珀、酸枣仁、乌梅、人参、大枣、蜂蜜、盐、酒、醋、米汤、红糖、饴糖、梨汁、甘蔗汁、荸荠汁、麦冬汁、竹沥等，举不胜举。

临床选用药引，主要根据中成药的功效主治、药性特点，结合病变部位、病情变化、病程长短、体质强弱、发病时间季节的不同以及药引子的自身功效而酌定，但必须以提高药效，降低毒副作用，照顾兼症兼病，顾护正气，便于服用，尽快治愈疾病为目的。

除此之外，比较常用的中成药配伍形式还有中成药与西药的配伍应用，中成药与西药联合应用既可以协同增效，也可能产生拮抗，降低疗效，甚至可能产生不良反应。因此，在临床实践中，对于中成药与西药联合应用宜有所选择，即选择具有协同增效或配伍减毒的中成药与西药同用。如板蓝根颗粒合用磺胺，抗菌消炎作用增强；异烟肼、利福平合用灵芝颗粒，抗结核杆菌作用增强，且结核杆菌不易产生耐药性；参附注射液，可增强多巴胺升压作用，减轻对升压药物的依赖性等。有的西药与中成药合用可减少毒性及不良反应。如小柴胡颗粒可减轻丝裂霉素的骨髓抑制作用；十全大补丸、附子理中丸可预防、治疗锑剂引起的胃肠道反应和白细胞减少症。由于中成药的成分复杂，中成药与西药配伍应用的方法、规律等科学研究目前尚不充分，因此，一般应尽量避免中成药与西药的配伍使用。中成药与西药可以联合应用，给药途径相同的，建议应间隔使用，副作用相同和有不良相互作用的中西药应避免联用，以避免不良反应的发生。

第三节　中成药的用法与用量

中成药剂型多样，药性各异，主治病证各不相同，用法用量亦各不相同，正确地掌握中成药的使用方法，对保证安全有效地使用中成药具有十分重要的意义。

一、中成药的使用方法

主要有内服法、外用法、注射法等多种不同的使用方法。

（一）内服法

中成药内服法占绝大多数，但由于剂型、药性、功效、主治的不同，具体的内服方法也各异。

1. 直接吞服法　合剂、乳剂、酒剂、酊剂、糖浆剂、流浸膏剂、口服液等液体制剂，均可采用直接吞服的服用方法。

2. 开水送服法　蜜丸剂、水丸剂、糊丸剂、蜡丸剂、浓缩丸、滴丸剂、散剂、丹剂、片剂等多种固体制剂，均可采用温开水或凉开水送服方法。

3. 沸水冲服法　茶剂须用沸水泡汁代茶饮，颗粒剂、膏滋剂或流浸膏剂也可用沸水冲泡溶化稀释后服用。

4. 药汁送服法　一些丸剂、散剂、丹剂、片剂等还须用药汁送服，如淡盐水、醋、黄酒、白酒、蜜水、竹沥汁、姜汁等送服。

5. 煎服法　茶剂中的午时茶等还须用水煎煮去滓取汁服用，实际上可视为固定处方的汤剂。

6. 调服法　这是儿童常用的服药法，即用乳汁或糖水将散剂调成稀糊状喂服的一种服法，这样既可矫味又不致呛喉，此法也可用于吞咽困难者。丸剂也可掰开加水研成稀糊状服用，与调服法相似，但习惯称研服法。

7. 噙化法　又叫含化法，是将药物含于口中缓缓溶解，再慢慢吞下，使其在口腔局部发挥治疗作用，多用治咽痛喉痹、乳蛾、口糜、牙痛等疾患，如牛黄噙化丸、六神丸、喉症丸等。

8. 炖服法　中成药中的胶剂如鹿角胶、龟板胶、鳖甲胶、阿胶等单服时均可加黄酒或糖、水，隔水加热使之溶化（又叫烊化）后服下。

9. 吸入法　气雾剂，就是将药物雾化后，让患者直接吸入的给药方法。此外一些开窍醒神、辟秽化浊的散剂如通关散、避瘟散等也可直接吸入鼻窍中。一些止咳平喘的烟剂，一些辟秽解毒的香剂如苍术艾叶香等也都是燃后取烟吸入用药的。

10. 鼻饲法　是针对一些神志昏迷或因口腔疾患不能口服，采用将药物稀释后通过鼻饲管注入胃中的一种给药方法，如常用于治疗中风痰迷热病神昏、小儿惊风等急重病证的安宫牛黄丸、紫雪散、局方至宝丹等可用鼻饲法给药。

（二）外用法

中成药外用药中除少数药物如七厘散、玉真散可内服外用外，绝大多数外用药均不能内服，尤其含有汞、铅、砷等有毒成分的外用药。中成药外用药同样因剂型、药性、功效、主治的不同而采用不同的外用法。

1. 撒敷法　外用散剂多采用此法，即将药粉直接均匀地撒布患处，可用消毒敷料或外贴膏固定，以奏消肿解毒、祛腐拔脓、生肌敛疮之效，如生肌散、珍珠散等。

2. 调敷法　将外用散剂或锭剂用适当的液体调成或研成糊状敷于患处的一种常用外治法，如用茶水调敷如意金黄散，取茶叶解毒消肿之效；用黄酒或白酒调敷七厘散、九分散、五虎丹等，取酒活血通经，疗伤止痛之效；用花椒油调敷青蛤散，以取花椒燥湿止痒之功；也有用香油或蛋清调敷的，则取其有润肤的保护作用。

3. 涂敷法　油膏剂、水剂等多采用将药物直接涂敷于患处的方法，如紫草膏、生肌玉红膏等。

4. 吹敷法　是指将一些外用中成药散剂装入硬纸筒中，吹到患处的治疗方法，为五官科常用的治疗方法。如用锡类散吹喉治咽喉肿痛；用冰硼散吹敷治口腔糜烂、牙龈肿痛。

5. 点入法　是指将眼用散剂用所附的消毒玻璃棒蘸水点于眼角内，如拨云散，还可用眼用锭剂蘸水点于眼角内，如瓜子眼药；眼膏剂则可用点眼棒直接将药物点于眼内，如明目眼药膏，因容易附着眼黏膜内，较前的三种药物有较好的吸收渗透作用，是眼科比较常用的点入法剂型。滴眼剂又称眼药水，是专供直接点入眼内的制剂，治疗各种眼部疾患，和眼膏剂一样亦为眼科最常用的点入法剂型。此外耳鼻喉科所用的滴鼻剂、滴耳剂也是点入法的常用制剂。

6. 贴敷法　是指将中成药外用黑膏药加热烘软后贴敷患处的方法，如狗皮膏；而橡胶膏剂则不用加热烘软可直接贴敷患处，均是治疗风寒痹痛、跌仆损伤有效的贴敷疗法。此外，中成药膜剂，用于贴敷口腔黏膜、眼结膜、阴道黏膜等患处表面。可使药物在局部或全身发挥治疗作用，如万年青苷膜，是贴敷法的新剂型。

此外，洗剂煎汤熏洗患处，如骨伤科洗药；线剂结扎痔核，钉剂插入痔核枯痔，条剂用于痈疽化脓引流；栓剂、坐药将药物置于肛门或阴道中待药物溶化吸收后在局部或全身发挥治疗作用，如苦参栓、野菊花栓等。

（三）注射法

中药注射法给药主要分为皮下、肌内、静脉、穴位及患处局部等不同给药方法。其中静脉注射又分推注和点滴两种，注射法的无菌操作要求和西药注射剂完全相同。穴位注射法给药是选用中西药物注入有关穴位以治疗疾病的一种方法，是传统针灸疗法和现代医学肌内注射方法相结合的产物。病灶局部注射给药，系指如消痔灵注射液用于痔核内注射的枯痔疗法，莪术注射液用于宫颈肿痛或皮肤肿痛的局部注射等的用法。

二、使用剂量

上市中成药的说明书中已明确规定使用剂量，其剂量是按国家研发规定严格制定的，有科学可信的试验数据支撑，无论医生临床用药或患者自行购用都应按照说明书的规定剂量用药。然而临床用药是千变万化的，由于病情轻重、病势缓急、病程长短、病人体质强弱、发病季节不同，医生可以酌情增减用量。但剂量的确定要适中，剂量过小，病重药轻达不到治疗目的；剂量过大，则损伤正气或造成不必要的浪费，总之以安全有效为目的。

由于中成药大多数由中药饮片制成，毒性低，安全系数大，剂量要求也不像西药制剂那样严格，这是中成药的一大优点。然而我们绝不能因此就忽略中成药的使用剂量，特别是近年来中成药已逐渐用于治疗危重急症，如中风痰迷、热病神昏、小儿急惊风、肺热喘咳、风湿顽痹、麻木瘫痪、胸痹心痛、肿瘤等，并显示了良好的效果，使用药物范围也逐渐扩大，一些含有毒成分的中成药也被临床广泛应用，如剂量掌握不当，常可引起药物不良反应事件发生。临床有由于医生用量过大，或患者自行服药，或长期连续用药而引起中成药的不良反应，甚至于引起中毒死亡的病例报告。因此，对含有砷、汞、铅及斑蝥、蟾酥、马钱子、乌头、巴豆等有毒成分的中成药一定要严格控制使用剂量，中病即止，不可过服，且不可连续长期用药，以免引起过量或蓄积中毒事故的发生；再如破血消癥的大黄䗪虫丸、鳖甲煎丸，破气导滞的开胸顺气丸、峻下逐水的舟车丸、十枣丸等也都属于作用猛烈、容易损伤正气的中成药，也要严格控制使用剂量，用之不当或过量使用，也会损害机体引起毒副反应。总之，对待中成药的使用剂量必须持以科学的态度，既要看到大多数中成药毒副作用小，安全系数大的一面，又要看到部分中成药确实具有毒性，用之不当，将引起中毒事故发生的一面，要因病、因药、因人、因时而宜，恰当准确地确定中成药的使用剂量，才能取得良好的治疗效果，达到安全有效的用药目的。

小儿用药剂量要适当减少，一般情况下 3 岁以内服 1/4 成人量，3~5 岁的可服 1/3 成人量，5~10 岁的可服 1/2 成人量，10 岁以上可与成人量相差不大即可。

第四节　中成药的使用注意

大部分中成药除主要供医生临床使用外，广大患者也可自行购用，因此如何正确地使用中成药，达到安全有效的用药目的，还必须掌握中成药的使用注意事项。

一、证候禁忌

每种中成药都有其特定的功效和适用范围，主治相应的病证，因此临床用药亦有所禁忌。如安宫牛黄丸，功能清热解毒、豁痰开窍。属于凉开宣窍醒神救急之品，主治中风、热厥、小儿急惊风证，用于心肝有热、风痰阻窍所致的高热烦躁、面赤气粗、两拳固握、牙关紧闭、舌绛脉数的热闭神昏证；若见面青身凉，苔白脉迟．属于寒闭神昏者，当用苏合香丸以温开，则

NOTE

当禁用本药。再如二陈丸、二冬膏、清气化痰丸都是治疗咳嗽有痰的中成药，但功效不同，主治各异。二陈丸以燥湿化痰为功，主治痰白成块，湿痰咳嗽；二冬膏养阴润肺，主治干咳痰黏，燥痰咳嗽；清气化痰丸清热化痰，主治痰黄黏稠，热痰咳嗽。各有专攻，不能混淆。因此，不仅临床医生要严守病机，审因论治，辨证用药，患者自行购用中成药时，也必须搞清药物功效、主治病证、禁忌病证后，才能购用，必要时须在医生指导下用药。由此可见，正确使用中成药必须坚持辨证用药原则，注意证候禁忌。

二、配伍禁忌

所谓配伍禁忌，就是指某些药物合用会产生剧烈的毒副作用或降低和破坏药效，因而应该避免配合应用，这就是《神农本草经》所谓"勿用相恶、相反者"，历来把这些药物视为配伍禁忌药，并具体概括为"十八反"和"十九畏"。"十八反"即：乌头（川乌、附子、草乌）反贝母（川贝、浙贝）、瓜蒌（全瓜蒌、瓜蒌皮、瓜蒌仁、天花粉）、半夏、白及、白蔹；甘草反甘遂、大戟、海藻、芫花；藜芦反人参、丹参、玄参、沙参、细辛、芍药（赤芍、白芍）。"十九畏"即：硫黄畏朴硝；水银畏砒霜；狼毒畏密陀僧；巴豆畏牵牛；丁香畏郁金；川乌、草乌畏犀角；牙硝畏三棱；官桂畏赤石脂；人参畏五灵脂。

自《神农本草经》提出配伍禁忌药后，反药能否同用，历代医家众说纷纭。一些医家认为反药同用会增强毒性、损害机体，因而强调反药不可同用。古代也有不少反药同用的文献记载，故对十八反、十九畏的科学研究还要做长期艰苦、深入、细致的工作，去伪存真，才能得出准确的结论。但目前在尚未搞清反药是否能同用的情况下，临床用药应采取慎重从事的态度，对于其中一些反药若无充分把握，最好不使用，以免发生意外。就中成药配伍应用而言，无论中成药之间的配伍应用、中成药与药引子的配伍应用和中成药与汤剂配伍应用，也尽量避免出现反药同用。此外，近年来，中西药联合应用的情况越来越普遍，中成药和西药合用出现疗效降低或毒副作用的情况也常有报道。如六神丸与华素片同用，六神丸中的朱砂与华素片中的碘反应形成碘化汞，导致药物性肠炎。因此，对已知合用可以引起疗效降低、毒性增强的中西药物，应避免同用。对于合用情况不明者，不可轻率联合使用。

三、妊娠禁忌

妇女妊娠期治疗用药的禁忌，即某些药物具有损害胎元以致堕胎的副作用，应作为妊娠禁忌的药物。根据药物对于胎元损害程度的不同，一般可分为慎用与禁用二大类。慎用的药物包括通经去瘀，行气破滞及辛热滑利之品，如桃仁、红花、牛膝、大黄、枳实、附子、肉桂、干姜、木通、冬葵子、瞿麦等；而禁用的药物是指毒性较强或药性猛烈的药物，如巴豆、牵牛、大戟、商陆、麝香、三棱、莪术、水蛭、斑蝥、雄黄、砒霜等。

含有上述成分的中成药，也就相应被视为妊娠禁用药和妊娠慎用药，如禁用的品种有舟车丸（含大量峻下逐水，行气破滞之品）、牛黄解毒胶囊（片、丸、软胶囊）（含有毒泻下之品）、抗癌平丸（含有蟾酥）、艾迪注射液（含有斑蝥）、平消胶囊（含有硝石、马钱子、干漆等）、安宫牛黄丸、紫金锭（含有麝香、朱砂、雄黄）、血府逐瘀口服液（胶囊）（含有活血行气之品）等等；慎用的品种有羚羊清肺颗粒（含有大黄）、香砂枳术丸（含有枳实）、龙胆泻肝丸（含有活血、淡渗利湿之品）、温胃舒胶囊（含有辛热燥烈之品）、防风通圣丸（含泻下渗利之品），牛黄上清丸（含有大黄）等等。

禁用药妊娠期间绝对不能使用，慎用药可根据孕妇体质及病情需要审慎使用，如《金匮要略》以桂枝茯苓丸治妊娠瘀病；吴又可用承气汤治孕妇时疫见阳明腑实证。但是，必须强调的是，除非必用时，一般应尽量避免应用妊娠禁忌药，以免发生医疗事故。同时应深信，伴随着对妊娠禁忌药进行广泛深入的毒理学研究，通过对妊娠禁忌药的致癌、致畸、致突变的筛选，中成药中的妊娠禁忌药也会更加科学化、客观化、标准化。

四、饮食禁忌

在服用中成药治疗疾病期间，对饮食的宜忌，也有一定的要求。是指服药期间对某些食物的禁忌，又简称食忌，也就是通常所说的忌口。《本草经集注》说："服药不可多食生胡荽及蒜、鸡、生菜，又不可诸滑物果实等，又不可多食肥猪、油腻、鱼、腥臊等物。"指出了在服药期间，一般应忌食生冷、油腻、腥膻、有刺激性的食物。此外，根据病情的不同，饮食禁忌也有区别。如热性病，应忌食辛辣、油腻、煎炸性食物；寒性病，应忌食生冷食物、清凉饮料等；胸痹患者应忌食肥肉、脂肪、动物内脏及烟、酒等；肝阳上亢头晕目眩、烦躁易怒等应忌食胡椒、辣椒、大蒜、白酒等辛热助阳之品；黄疸胁痛应忌食动物脂肪及辛辣烟酒刺激物品；脾胃虚弱者应忌食油炸黏腻、寒冷固硬、不易消化的食物；肾病水肿应忌食盐、碱过多的和酸辣太过的刺激食品；疮疡、皮肤病患者，应忌食鱼、虾、蟹等腥膻发物及辛辣刺激性食品。此外，古代文献记载甘草、黄连、桔梗、乌梅忌猪肉；鳖甲忌苋菜；常山忌葱；地黄、何首乌忌葱、蒜、萝卜；丹参、茯苓、茯神忌醋；土茯苓、使君子忌茶；薄荷忌蟹肉以及蜜反生葱、柿反蟹等等，也应作为服药禁忌的参考。

在注意饮食禁忌的同时，根据病性、药性、食性的不同特点，恰当地选择食物，对提高药效，促进康复，都有重要的意义。如风寒感冒者，宜食生姜、胡荽、葱白等，以助散寒解表；如风热感冒者，宜食淡豆豉、菊花、茶叶等，以助疏散风热；如中暑发热者，宜食西瓜、西瓜翠衣、冬瓜、黄瓜、白扁豆、荷叶等，以助清热祛暑；如寒痰湿痰，咳嗽气喘者，宜食杏仁、甜杏仁、柿子、橘子、乌梅、胡桃仁、生姜等。以助燥湿化痰、宣肺化饮、止咳平喘；若热痰燥痰，咳嗽气喘者，宜食鸭梨、橘子、生莲藕、白萝卜、百合、罗汉果、鹿角菜等以助清肺润燥化痰、止咳平喘。由此可见，做好服药期间的饮食忌宜，对减少不良反应，增强药效，促进康复，都是有所裨益的。

此外，中成药的使用注意事项还包括除孕妇外的一些特殊人群，如儿童、老年人、运动员等用药时的注意事项。其中儿童、老人由于生理、心理不同于成年人，药物在吸收、分布、代谢、排泄的过程与成人有差异，进而影响到用药的安全性、有效性。因此在用药时需要额外注意。儿童应根据体重或年龄计算用药剂量和给药途径，避免滥用滋补类药物和注射液，尽量避免使用含有毒性成分的中成药，根据中成药治疗效果，尽量缩短儿童用药疗程，及时减量或停药。老人因机体组织器官衰老，对药物的吸收、代谢速度减慢，避免使用对肝脏、肾脏等药物代谢器官有损害的药物，也应避免对心脏、血管等组织有损害的药物。

运动员因其职业特殊性，对含有兴奋性成分的药物应避免使用。国家食品药品监督管理局2009 年公布了"含兴奋剂目录所列物质的中药品种名单"，有相应物质的中成药品种的说明书中均已标明"运动员慎用"的警示语，对这些中成药品种应避免使用。

第五节　中成药的不良反应

中成药因其便于携带，使用方便，毒副作用小，疗效确切而深受广大医患欢迎。然而，由于中成药自身原因及认识不足与使用不当，忽视了其临床使用的安全性，相关中成药的不良反应/事件的报道随之而来。中成药使用的安全性问题日益受到关注。

中成药不良反应发生率虽然较化学药物低，但是近年鱼腥草注射液、刺五加注射液、仙灵骨葆胶囊、复方青黛制剂等不良反应事件频发，导致中成药的安全性引起社会的广泛关注。有资料显示使用中成药的主体约80%是非中医医务人员，造成中成药使用缺少辨证施治，不能正确使用中成药。再者，临床中存在中成药与中药汤药、中成药与西药的不合理联用，中成药滥用乱用等问题，出现相关安全问题，中成药不良反应发生率呈上升趋势。

一、中成药不良反应的概念及类型

世界卫生组织国际药物监测合作中心对药品不良反应的定义是：为了预防、诊断或治疗人的疾病、改善人的生理功能，而给予正常剂量的药品时所出现的任何有害且非预期的反应。

我国《药品临床试验管理规范（GCP）》中将药品不良反应定义为：在按规定剂量正常应用药品的过程中产生有害而非预期的且与药品有因果关系的反应。在一种新药（或发掘药品新用途）的临床试验中，其治疗剂量尚未确定时，所有有害而非预期的且与药品有因果关系的反应，也应视为药品不良反应。

我国《药品不良反应监测管理办法》中药品不良反应的含义为：合格药品在正常用法用量下出现的与用药目的无关的或意外的有害反应。对于已上市的医药产品，药品不良反应是指用正常剂量在预防、诊断及治疗疾病或调节人体生理功能时发生的有害或不期望的药物反应。药品不良反应主要包括副作用、毒性作用、后遗效应、变态反应、继发反应、特异质反应、药物依赖性、致癌、致突变、致畸作用等。

中成药的不良反应就是指在正常用法用量下出现的与用药目的无关的或意外的有害反应，不包括因药物滥用、超量误用、不按规定方法使用药品及中成药本身质量问题等情况所引起的有害反应。因此，由于误用，医生不合理用药、药物质量等问题导致的不良事件，不能称为中成药的不良反应。

中药的不良反应按其发生的原因和临床表现可分为A、B、C、D四种基本类型。

1. A型药物不良反应　是可以预知的药物不良反应，是由药物已知药理、毒理导致的临床反应和表现，是由于药物本身固有成分或代谢产物所致，占所有不良反应的70%~80%。常是药物固有作用增强或持续发展的结果，也可认为是由于药理作用增强所引起的。A型药物不良反应的程度呈剂量依赖性，多能预知，易于预测，发生率高而死亡率低。主要包括：①作用增强型，是由于药物本身固有的作用增强和放大而导致的，如消渴丸可引起低血糖反应；②副作用型，是指在治疗剂量时出现的一些与防治目的无关的作用；③毒性型，主要指药物在正常剂量、用法以及用药时间过长、用药剂量过大引起的毒性反应；④继发型，是指由于药物作用诱发一些新的病症；④首剂综合征，是指首次应用某些药物时所发生的不可耐受的强烈反应，如首次应用罗布麻降血压，导致血压急剧下降而出现低血压昏迷；⑥撤药综合征，是指突然停用某种药物后出现的症状反跳现象。

2. B型药物不良反应 B型药物不良反应与药物与患者的异常性有关，特别是与人体神经系统、内分泌系统、免疫系统异常有关。此不良反应的特点与药物的固有作用、用药剂量、用药时间无关，是药物不可预测的不良反应。主要包括：①不耐受性不良反应，是因为患者个体差异而表现出来的对药物毒理作用的耐受低下，低于常量时就可发生的不良反应；②特异质不良反应，与患者的遗传背景有关，多由机体生物化学的异常引起，发生率较低。如葡萄糖-6-磷酸脱氢酶（G-6-PD）缺乏的患者，应用黄连及其制剂出现溶血性黄疸；③变态反应性不良反应，是患者被药物致敏，再次用药时诱发的一种免疫反应。

3. C型药物不良反应 一般在长期用药后出现，用药与反应的发生没有明确的时间关系，潜伏期较长，反应不可重现（如致癌、致畸胎），机制不清，难以预测，影响因素较多，较难归因。

4. D型药物不良反应 主要是指与配伍有关的中药不良反应。包括中药与中药配伍、中药与化学药物配伍两种情况。

二、中成药不良反应的常见临床表现

由于中成药品种繁多，相关安全问题的临床表现多样，可见于各个系统器官。因中成药的种类与性质、剂型与给药方式、用法用量、病人病情、年龄、性别与体质等因素，其安全问题的临床表现与程度有很大差别。

1. 神经系统受损 主要的临床表现有头晕、头痛、嗜睡、口唇麻木、言语不清、肌肉震颤、肌体抽搐、角弓反张、神志昏迷等。

2. 循环系统受损 主要的临床表现有胸闷、心悸、面色苍白、血压下降、心律不齐、心率过快，甚者可引起心脏骤停、心源性休克等。

3. 呼吸系统受损 主要的临床表现有口唇色紫、声音嘶哑、呼吸急促、咳嗽气喘、呼吸困难，严重者可抑制呼吸中枢，导致呼吸衰竭而引起死亡。

4. 消化系统受损 主要的临床表现有恶心呕吐、吐血、腹胀、腹痛、腹泻、食欲下降、便秘，严重者可出现出血性坏死性肠炎以及肝功能异常、中毒性肝炎、肝硬化、肝昏迷等。

5. 泌尿系统受损 主要的临床表现有尿量减少，甚至尿闭，或尿频而量多、蛋白尿、管型尿、血尿、腰痛或肾区叩击痛、浮肿，严重者可出现肾功能衰竭、尿毒症等。

6. 血液系统受损 主要的临床表现有急性白细胞减少，粒细胞缺乏、血小板减少、皮肤出现瘀斑瘀点、牙龈出血或鼻衄出血时间延长，严重者可出现溶血性贫血、再生障碍贫血等。

7. 过敏反应 过敏反应是机体与某些特定的抗原物质所发生的剧烈特异反应。与过敏体质有关。这类反应最为常见于皮肤瘙痒和各类皮疹，严重的可引起过敏性休克。

三、引起中成药不良反应的原因

中成药品种繁多，不同品种安全问题产生的原因不同。主要有药物自身因素、患者机体状态因素及使用因素。

NOTE

（一）　药物自身因素

1. 药物所含成分　药物所含成分是发生安全问题的物质基础。中成药多数是复方制剂成分复杂，部分中成药含有毒性药物中成药、含西药成分中成药、含配伍禁忌药物及含兴奋剂目录所列成分中成药，使用不当容易导致不良反应。①含毒性成分：含有毒性药材中成药，使用不当容易导致中毒反应。如含有乌头碱类成分的小活络丸、三七伤药片、附子理中丸、金匮肾气丸、正天丸、右归丸等使用不当容易导致心脏毒性；含砷的雄黄及其制剂牛黄解毒片、安宫牛黄丸、梅花点舌丹、六神丸等容易导致砷中毒。②含西药成分：某些含西药成分的中成药品种也容易引起不良反应。我国《新编国家中成药》收录至少有 160 余种含有西药成分，涉及的剂型包括丸剂、颗粒剂、糖浆剂、片剂、胶囊、气雾剂、针剂以及外用剂型等，所含西药主要有马来酸氯苯那敏、对乙酰氨基酚、麻黄碱、苯海拉明、维生素 C 等。部分品种的说明书中并未注明所的含西药成分和含量，或对所含西药成分与其他药物相互作用的提示较少。如维 C 银翘片含马来酸氯苯那敏及对乙酰氨基酚可导致嗜睡、疲劳乏力及肝损害；消渴丸含格列本脲，使用不当容易导致低血糖；含有盐酸麻黄碱中成药对于前列腺肥大者可引起排尿困难，大剂量或长期应用可引起震颤、焦虑、失眠、头痛、心悸、心动过速等不良反应。③组方中含配伍禁忌药物：中成药处方以复方配伍居多，有些中成药处方中含有中医传统理论认为的配伍禁忌"十八反、十九畏"。有学者统计，《全国中成药处方集》中含十八反的处方有 45 个，含十九畏的处方有 125 个。如内消瘰疬丸中含甘草、海藻；女金丹中含肉桂、赤石脂等。尽管这些含有"十八反、十九畏"的中成药品种有些尚未表现出严重的不良反应，但其潜在风险应引起足够重视。④含兴奋剂目录所列物质：国家食品药品监督管理局发布的《关于公布含有兴奋剂目录所列物质药品名单的通知》中列出 1200 余种中成药品种，包括 1 种含羟甲淀粉（右旋糖苷），6 种含克仑特罗，9 种含氢氯噻嗪，104 种含吗啡，174 种含士的宁，400 种含麻黄碱，533 种含普拉睾酮。这些含兴奋剂目录所列物质的中成药不仅专业运动员应当禁用，即使是普通患者也应审慎选用，以防出现不良反应。

2. 产品质量不稳定　中成药因其药材品种、药材质量、炮制方法和制剂过程中工艺参数不同等原因，使提取物中所含有效成分也会大不相同，这样可能造成不同厂家或同一厂家不同批次生产的同一成药的产品质量不稳定。质量不稳定容易引起不良反应，特别是组方中含有毒成分，质量不稳定导致有毒成分含量有差异，在临床应用时，对于敏感体质或耐受性差的病人，易发生不良反应。

3. 产品说明书不规范　药品说明书是指导医生和患者临床合理用药的主要依据，应该包括药品的安全性和有效性等重要科学数据、结论及其他相关信息。而某些中成药说明书过于简单或缺项也是造成药物安全隐患的一大原因。

①说明书缺项。很少列出中成药的毒副作用，或有关不良反应的研究资料不全。一些临床必须了解的项目，如"不良反应""禁忌""药理作用"项尚不明确，而"注意事项""药物相互作用"项也只是简单地、泛泛地描述，可供临床参考的信息很有限，使临床处于盲目状态，对患者容易形成误导，存在安全风险。

②说明书缺乏中医辨证信息不够明确。尤其是中药注射剂及含西药成分中成药说明书。中药注射剂多数是参照西药研发的标准，对中药注射剂的组方特点、药性特征往往点到为止，功能主治介绍多为西医的病症名称，容易导致医师在选药上发生疏忽，忽视中医理论，缺乏辩证

思维。部分含西药成分中成药既缺乏中医药理论支持，也缺乏试验研究证明其组方的合理性，而且说明书中功能主治、适应证的表述与纯中药制剂无差别，如维 C 银翘片（功能主治：疏风解表，清热解毒。用于外感风热所致的流行病感冒，症见发热、头痛、咳嗽、口干、咽喉疼痛），对所含化学药品的适应证、药理作用、不良反应等描述很少，甚至只字不提，使人误认为是纯中药制剂。

（二）患者机体因素

患者因年龄、性别、病理状态、个体差异、特异体质、精神心理状态、种族与所处环境均会影响药物不良反应。

如患者过敏体质是导致中药注射剂不良反应发生的重要原因。中药注射剂不良反应中过敏反应比例较高，临床表现包括过敏性休克、皮肤损害、过敏性哮喘等。统计显示，过敏体质的患者发生过敏反应的概率较无过敏史的患者高出 4~10 倍，属于不良反应高危人群，用药时当特别注意。此外，不良反应的发生还与患者伴发疾病有关，特别是肝肾疾病，可能影响药物的代谢，降低患者对药物的耐受能力，增加不良反应发生的可能性。

（三）用药因素

1. 用药时间过长 中成药被认为副作用少，起效缓慢；而且多用于慢性病治疗，服用疗程不明确，因此容易造成患者服用时间过长。某些毒性的药物，短期应用尚不致有害，用药时间过长会蓄积中毒。一些治疗慢性病的中成药，由于病程较长，长时间用药易使药物发生蓄积作用。如长期服用壮骨关节丸，造成肝功能损害。个别药物长期服用还可致依赖性。

2. 药物间不合理联用 临床上常常针对不同患者的症状和病情，采用联合用药的方式，包括中成药之间的联用和中西药之间的联用。

两种或两种以上药理活性相似的中成药，如果不注意调整剂量，易导致用药过度，引起不良反应。例如，银杏叶制剂与阿司匹林合用治疗脑血管疾病时，由于阿司匹林有抗血小板聚集作用，而银杏叶中银杏内酯是血小板活化因子（PAF）的抑制物，两者合用可造成出血。

若两种中成药均含有某一有毒成分，联用时会因剂量的增加和毒性成分的蓄积而造成不良反应。如朱砂安神丸和天王补心丹（两者均含朱砂）合用，增加了有毒药物的服用量，加大出现中毒的可能性。

中西药合用不当，不仅不能发挥增效作用，反而会产生有毒化合物或增强药物的毒副作用。例如，含汞（如朱砂）中药与溴化物、碘化物等同服，产生有毒的溴化汞或碘化汞等沉淀物，导致药源性肠炎或赤痢样大便；乌梅、山楂、五味子等含有机酸中药与磺胺类抗菌药物同用时，前者酸化尿液，可增加磺胺类药物对肾脏的毒性，引起尿血、急性肾衰等；六神丸与地高辛合用易引起频发性室性期前收缩等中毒反应。可见，不合理的中西药合用，可产生毒性成分或使药物毒性增加，引起不良反应或药源性疾病，甚至死亡。

3. 患者依从性差，滥用误用中成药 中成药由于携带、保存与服用方便，广大患者的接受度较高。然而部分患者对中医药治疗理念和药品说明书不了解，加之求医心切，容易听从别人介绍或擅自更换药物，依从性较差。有资料显示患者服用中成药的不依从率在 13%~93% 之间，30%~50% 的患者用药依从性较差。导致服用剂量、疗程、服用方法不当，使药品效用降低，甚至发生安全问题。

而且，有患者对中成药存在不少误解，滥用误用中成药时有发生。如有患者将中成药当成

"保健品"随便服用；也有患者服用西药后，认为再吃点中成药巩固疗效；还有患者仅凭药名盲目选购，甚至为尽快治愈随意增大用药量或随意联合应用中成药。特别是非处方中成药（OTC），患者可自行购买使用，滥用误用现象更为严重。滥用误用中成药既不利于病情恢复，而且适得其反，长时间滥用误用还可能导致不良反应，对身体造成损害。

4. 不辨证应用中成药　中成药是在中医理论指导下生产的中药制剂，辨证论治仍是中成药使用的原则。不辨证或因辨证不当使用中成药是导致不良反应发生的重要原因之一。如茵栀黄注射液功能清热、解毒、利湿、退黄，用于肝胆湿热黄疸，有误用茵栀黄注射液治新生儿溶血性黄疸而引起过敏反应致1例患儿死亡病例报告；再如龙胆泻肝丸主要用治肝经实火，肝胆湿热引起的目赤、头痛、黄疸、胁痛、湿热带下、淋病涩痛等证，临床误用于减肥，长期超量服用，从而导致肝肾功能损害等。

另外，对于OTC类药物，病人可自行到药店购买使用，而目前我国的药店的驻店药师业务水平参差不齐，很难承担起根据中医辨证来指导患者合理用药的责任，个别药师像是担当起推销药品的角色，这种行为实难保证用药的科学性和安全性。

四、中成药不良反应的防范措施

（一）加强管理，保证质量

保证药品质量是预防中成药不良反应发生的基本条件，药品管理部门应加强对于中成药的申报、生产、储存和销售，规范中成药的生产控制和储存条件，保证药品质量。凡与药品品质有关的各环节，都应严格地科学管理，饮片的来源、炮制、加工、配制、制剂应有具体的规程。特别是中药注射剂必须达到安全、有效、可靠、稳定的要求，其生产工艺必须具有严格的技术控制条件和质量控制标准，使临床用药安全得到保证。同时按照国务院《医疗用毒性药品管理办法》的有关规定，切实加强有毒中药的收购、经营、加工、使用及保管工作。

（二）加强上市后再评价与中成药不良反应风险管控

药品上市后再评价是指采用药物流行病学、药物经济学、药理学、临床药学等知识，对已批准上市的药品在社会人群中的疗效、不良反应、安全性、稳定性等进行的科学评估和研究，是药物研究和合理用药的重要组成部分。由于药品上市前研究具有的局限性以及低频率、迟发型不良反应的存在，药品上市后研究对于规范药物使用和防治不良反应意义重大。对于中成药来讲，虽然组方配伍较为成熟，有些经典复方甚至已经在临床使用超过几百年，但由于药材质量、用法用量等原因，仍需要开展严谨的上市后再评价研究，观察药物的安全性。

（三）规范药品说明书

药品说明书是患者选药用药的直接指导，患者能否准确认识药品、理解药品主治并采取合适的用法用量，大部分取决于药品说明书的科学性和可读性，用语应当科学、规范、易懂，便于选择和使用。避免功能主治项的描述不清、中西医术语描述混淆；用法用量项的用法介绍过于简单、用量范围悬殊；不良反应项缺失，或含混不清、避重就轻；禁忌表述过于专业、晦涩难懂等。

（四）提高安全与合理用药意识

1. 避免盲目用药　受传统养生保健观念和现实药品营销手段的影响，许多中成药的临床使用存在随意用药的情形。这主要有三个方面：其一，大多数人认为中药没有毒副作用，可以久服，而作为中药现代剂型药品的中成药自然也具有这样的属性；其二，与传统饮片煎煮的形式相比，中成药现代剂型具有选用直接、服用方便、口感良好等特点，方便中成药服药方式的同时，也为随意用药提供了潜在的便捷途径。其三，部分药厂为了扩大药品销售额，在广告中夸大产品功效、无理由拓展适应证范围，努力迎合人们养生保健需求，诱导随意用药。患者应理性地看待中药的功效，避免对于疾病和亚健康状态的盲目治疗，尽可能地在医师或药师的指导下购买中成药，不随意用药。

2. 注意中成药"同名异药""似名异药"现象　目前上市的部分中成药品种药品名称往往根据其药物的不同特点而确定。有的药品根据其功效主治命名，例如补中益气丸、活血通脉胶囊等；有的药品根据所含药物命名，例如藿香正气水、参苓白术散等。选用过程中，不要单凭主观认识而盲目地根据中成药品种的名称进行选用，而应详细阅读理解药品的功效主治，有任何疑问，应咨询医师或药师。另外，中成药含有许多名称相似甚至相同，而功效不同的品种，在选择使用时尤其需要注意。例如，牛黄上清片、牛黄解毒片等含有牛黄的中成药需要注意区分其不同药效侧重点。又如，活血通脉片和活血通脉胶囊，表面看仅是剂型的差别，而实际的药物组成和功能主治则相去甚远，应严格区别使用。

3. 养成查阅药品标签与说明书信息的习惯　中成药经由食品药品监督管理局批准上市，其标签上具有批准文号、注册商标、生产企业、有效期等信息。患者在药品销售机构选药时应注意核对药品的注册商标、批准文号等，必要时可登录国家食品药品监督管理总局网站进行查询。同时，同一批准文号的中成药会有多个不同生产企业的药品，选购时可以选择口碑好的生产企业，并同时注意药品包装是否完好、生产日期和有效期等信息，避免购买近效期的药品，以确保药品质量。

另外，中成药药品说明书中部分中医药学术语不易理解，造成选药与用药的困难。因此，中成药使用前需仔细阅读说明书，并尽可能向医师或药师咨询意见，在阅读说明书遇到困惑的时候更应如此。

4. 遵照适应证范围用药　适应证是决定是否用药的最重要指征，中成药应严格在适应证范围内使用，不得超适应证用药。一般情况下，适应证范围标注于说明书的功能主治项下，中成药的适应证通常以"功效＋证型＋症状"三部分内容组成。另外，医师开具中成药处方时须考虑功效和证型的情况，而从中医病因病机理论上遵照适应证用药。

5. 严格遵守用药剂量和用药次数　中成药的使用要遵守药品说明书中关于用药剂量、用药时间和用药疗程的规定。不可随意增加或减少剂量，或是自行增加或减少服药次数。医师和药师可以根据患者个体情况合理选择药物剂量，并适时调整。一般情况下，2 种及以上中成药联合用药时剂量宜小不宜大。青壮年气血旺盛，服药剂量可适当增加；老年人气血亏虚，肝肾功能和免疫功能有所退化，服药剂量需减小；儿童身体发育未健全，应当按照不同年龄段或体重确定剂量。妇女用药应根据经、带等不同的生理期选择合适的服药剂量，并避免服用含有毒性成分的药品。另外，药性平和的中成药，服药剂量可适当增加；药性峻烈的中成药，要遵循"中病即止"的原则，避免长时间或大剂量服用；而含有毒性饮片的中成药，须严格按照说明书规定剂量使用。

6. 选择合适的服药时间　根据中医药理论选择最佳的服药时间，有助于提高疗效。一般情况下，对胃肠道具有刺激作用或是含有苦寒败胃中药的中成药，均宜在饭后服用，以减少对胃肠道的刺激。安神的药物宜在睡前 1~2 小时服用，以借药势帮助睡眠。病在上焦、中焦和下焦时，可以分别于饭后、两餐之间和空腹时服用。补阳益气、行气活血之品可以晨起顿服，而收敛固涩、重镇安神之品则可以傍晚顿服。

7. 注意药物禁忌 首先中药配伍禁忌是合理用药的重要内容。从中医药传统理论角度出发，"十八反""十九畏"是最重要的配伍禁忌。其次中西药物之间也存在配伍禁忌。中西药联用及含有化学药成分的中成药在使用时需格外注意，避免联用相同成分西药，以防造成超剂量使用。第三，注意服药期间的饮食、活动禁忌。中医非常重视患者服药期间的禁忌，包括饮食禁忌（忌口）、活动禁忌等。一般情况下，服药期间忌食生冷、油腻、辛辣、腥臭之物，即高热量、高脂肪、刺激性和易致敏性的食物。同时，根据患者体质和病情，也有相应的禁忌。

（五） 加强自我观察与及时就医

对于患者来讲，了解将要使用药品的不良反应，学会观察不良反应并知道怎样处理是十分必要和重要的。就目前情况来看，许多患者在选药服药时并不关注药品的不良反应，甚至根本不阅读说明书中的注意事项；而目前医疗机构也缺少针对中成药不良反应及合理用药的药学教育服务和用药告知规范。这就导致在不良反应发生时，患者不了解副作用的表现，要么过于在乎合理的用药反应，要么过于疏忽不合理的用药反应，阻碍了有效医疗活动的开展。

因此，患者应通过阅读说明书和查阅资料等手段，了解药品的不良反应，并在用药后密切关注症状变化，如出现皮疹瘙痒、心慌惊悸等过敏反应表现，应及时就医诊治。

总之，中成药不良反应的表现和原因都是复杂多样的，而解决中成药不良反应也是一个十分复杂的系统工程，关系到中成药的产、购、供、销、用、管等多个环节。在今后的工作中，我们应认真贯彻执行国家有关中药管理方面的现行法规及建立配套的具体实施方法，加强对医疗单位，特别是基层医疗单位的进药渠道的管理，对基层中医药人员进行严格业务考核，提高中医药人员整体素质，提高安全合理使用药物的水平，才能最大限度降低和减少中成药不良反应的发生，以确保我国人民安全有效合理地用药。

复习思考题

1. 简述合理用药的定义、中成药合理应用的原则。正确选用中成药时需注意什么？

2. 什么是中成药的不良反应？中成药不良反应的常见临床表现有哪些？引起中成药不良反应的原因有哪些？

第三章　影响中成药药效的主要因素

　　以中药饮片制成的中成药，其有效成分的种类及含量是临床疗效的物质基础。诸多的因素都可对其产生影响，如：原药材的品质，中成药的剂型、辅料及制备工艺，贮藏运输和临床应用等。通过对这些影响因素的分析，认识中成药药效优劣的原因所在，有利于保证中成药的质量和药效。

第一节　原药材对中成药药效的影响

　　原药材的品种、产地、采集、加工炮制、贮藏保管等因素均可对中成药药效产生影响。由于原药材的质量直接影响到中成药的作用，《药品注册管理办法》中要求，新的中药注册申请需明确药材基原、产地；对改剂型和仿制药的注册申请强调要与原剂型、被仿制品的药材基原一致，从"源头控制"成品质量，保证中成药的药效。

一、品种

　　中药材来源于植物、动物、矿物等，资源分布广泛。中药品种繁多，品种繁多已成为影响中成药药效的一个重要因素。由于历史原因，很多药材存在一药多源、同名异物、同物异名等现象。如《中国药典》中规定白附子是天南星科植物独角莲的干燥块茎，商品名"禹白附"，黑龙江、吉林、上海、广东等地使用毛茛科植物黄花乌头的块根，药材称"关白附"，毒性比禹白附大。又如青蒿，《中国药典》中规定是菊科植物黄花蒿，含青蒿素，有抗疟作用；而还有一种习用品种青蒿，虽然也是菊科植物，但不含青蒿素，无抗疟作用。

　　由此可见，中药材品种是影响中成药功效的重要因素，使用时应首先保证正品入药，对于不同基原的代用品要谨慎使用，并且必须遵循相关法规法规的规定，不得滥用。

二、产地

　　我国幅员辽阔，各地区生态环境如土壤、水质、气候、雨量、光照、温度及海拔高度等差别很大。同一品种的中药，不同产地，化学成分含量有别，如远志祛痰止咳的药效成分主要是所含的皂苷，吉林产含量最高，其次为山西运城产，而陕西产含量最低，不及吉林的一半。由于生境的差异，质量各有差异，疗效亦有不同，故历史上形成了"道地药材"的概念。所谓"道地药材"系指在特定环境和气候等因素的综合作用下，所形成的品种优良、产量高、炮制考究、疗效突出、带有地域性特点、生产相对集中而产量较大的药材。道地药材对保证中成药的功效有着非常重要的价值。四川的川黄连、川贝母、川附子；广东的陈皮、藿香；东北的人参，辽细辛、辽五味子；河南的怀地黄、怀菊花、怀牛膝、怀山药；浙江的杭菊花、浙贝母、郁金、白术等都是享有盛名的道地药材。以上述道地药材生产的中成药的质量高，疗效也会相应增强；反之，以非道地药材生产的中成药的质量和疗效都会受到不同程度的影响，故根据传统经验和现代研究成果，扩大道地药材的生产，尽量使用道地药材生产中成药，是保证中成药疗效的重要条件之一。

三、采集

药材的采集年限和季节也是影响中成药功效的重要因素。"三月茵陈四月蒿"，是说中药的药效和采集时间有着密切的关系。在不同的生长发育阶段，植物根、茎、果实、皮壳等各部分所含化学成分及功效成分的含量均不一样，如槐米和槐花来源于同一植物，槐米为花蕾，其中芦丁含量为23.50%，槐花为已开放的花朵，芦丁含量仅为13.00%；甘草的主要有效成分是甘草酸，一年采摘者含量为5.49%，两年采摘者含量为6.76%，三年采摘者为9.84%，四年采摘者为10.52%，有效成分差异较大；种植年限超过5年的人参对心脏的影响更为明显，5年以下的种植人参为新资源食品，若作药用则效力不足。合理的采收在保证中药质量的同时，还需兼顾产量和生产成本，考虑生态环境的保护以及中药资源的可持续利用。

四、药用部位

原药材的药用部位与其功效密切相关。某些药材不同药用部位分别具有不同的功效，如来源于同一植物，部位不同，其功效有别。这在中药中很常见，如麻黄、麻黄根，桂枝、肉桂，苏叶、苏子等。现在已经认识到药用植物的药用部位不同，其化学成分可能有较大差异，如黄连中主要功效成分小檗碱在根茎中含量为6.63%，在根须中含量为4.89%，在叶中含量为2.93%，而在茎中不含有。因此，必须按规定品种的药用部位入药，以保证中成药的内在质量；如果入药部位混乱，以三七叶代替三七，以连翘叶代替连翘，势必影响中成药的质量，降低中成药的疗效。

五、加工炮制

中药材需要加工炮制成饮片才作为中成药生产的原料，通过加工炮制可以除去中药材杂质和非药用部位，并能提高疗效，或改变药性，或减轻毒性或副作用，加工炮制对中成药的药效和安全均有较大的影响，正如前人所说"不及则功效难求，太过则性味反失"，强调炮制贵在"适中"。炮制是否得当，直接关系到药效，而少数毒性和烈性药物的合理炮制，更是确保用药安全的重要措施。

净制，是中药材加工炮制的第一道工序，其目的是选取药材的药用部分，除去杂质和非药用部分，使药材达到一定的洁净标准。如杜仲刮去栓皮，山茱萸去果核等，通过去皮、去核的洁净处理，就能保证杜仲、山茱萸处方中药物剂量的准确和有效成分含量，有利于保证中成药的疗效。

加工切制前往往需要泡、润等软化操作，适宜的操作有利于保留药材的有效成分，有利于中成药药效的发挥。有研究表明，大黄浸泡软化，有效成分损耗可达13%~15%，故中药软化操作宜"少泡多润""药透水尽"。

饮片干燥是加工炮制的重要环节，对中药有效成分含量影响较大。如西红花，阴干干燥的方法其有效成分西红花总苷含量为 7.83%，而用 42℃ 干燥能使其总苷含量达到 28.82%；槟榔饮片曝晒比阴干多损失醚溶性生物碱 23.4%，且外观颜色变深，驱虫效力也随之降低；含挥发油类药材，如高温干燥，会导致挥发性成分损失；部分含苷类药材，若不及时干燥杀酶，则因水解、酶解而破坏，导致药材有效成分含量降低，影响中成药的疗效。

在中成药处方有明确规定饮片炮制规格的，如蜜炙黄芪、酒炒川芎、醋制香附、巴豆霜等，则需遵循传统炮制经验，结合现代研究成果，"依法炮制"，以保证中成药疗效。

六、贮藏保管

贮藏保管条件对中药质量的优劣有着直接的影响，进而影响中成药的疗效。贮藏保管不当，药材及中药饮片受外界因素和自身因素的影响，质量不断发生变化，质变后的中药，质量低劣，有效成分损失，可致疗效降低，失去药用价值，甚至产生不良反应，危害人体健康。中药质变的主要表现有虫蛀、霉腐、泛油和泛糖、色泽变化、气味变化、质地变化、形态变化、融化与潮解、风化等。导致中药变质的原因很多，空气、日光、温度、湿度、生物污染、人为污染和时间因素等。生物污染是微生物、害虫、老鼠等分泌异物，排泄粪便，残体腐败等对中药造成的污染，都会带入病毒、毒素等污染物。人为污染，一般是使用化学药剂养护中药，使药材颜色发生变化，或有残毒存留。中药变质后，不仅外观差，质量降低，影响疗效，甚至还会危害人体。如霉变的中药，有的霉菌毒素量大、毒性强，如黄曲霉菌，食用可引起消化、循环等多系统病变，严重可致癌症；走油的药材服用后，易出现头痛、呕吐、发烧、腹痛等症状。

绝大多数药材、饮片随贮存时间延长，所含有效成分往往因氧化、分解等原因而含量降低，影响其质量。如益母草中所含的有效成分主要为生物碱，贮存一年后，其总生物碱含量明显下降，可由 1% 以下降至 0.4% 以下。故药物一般不宜贮存太久，用药宜"新"。但是，根据前人经验，有一部分药物"用药宜陈"，即贮存时间不宜过短，如陈皮、半夏等。

第二节　生产对中成药药效的影响

中成药生产制备工艺应在中医药理论指导下，运用现代科学技术，将处方中能反映功能主治的有效物质最大限度地提取出来，并分离除去杂质，最终制成一定剂型的制剂，应用于临床。中成药生产工艺科学与否关系到有效成分的浸出率，制剂的稳定性、有效性、安全性及经济性。除原药材全粉末制剂外，中成药生产通常需经过浸提、浓缩、精制、干燥等工艺过程，生产过程中的各个环节对中成药的质量都有较大的影响。

一、制备工艺

（一）浸提

中药主要是以植物、动物、矿物，或者以其中某类有效成分作为原料的，大多数剂型的制备需要选用适当的溶剂和浸提方法，从原料药中将有效成分浸提出来，然后，直接或进一步调配，制成各种不同的制剂。不同的中药，所含活性成分的理化性质有差异，对溶剂和浸提方法的使用有一定的要求，适宜的溶剂和浸提方法有利于保留中药的有效成分，保证中成药的疗效。反之，可降低中成药的疗效。

选用适宜的溶媒可最大限度地溶出有效成分，最低限度地浸出无效成分，安全无毒，价廉易得。浸提常用的溶媒有水（饮用水、蒸馏水、去离子水）、乙醇及脂肪油等，以水和乙醇最为常用。如复方夏枯草膏以夏枯草为君药，夏枯草中所含有效成分为齐墩果酸，因该成分难溶于水，易溶于醇，故采用 70% ~ 80% 的乙醇回流提取。若制备时将夏枯草与其他药物用水共煎，则该成分难以溶出，大大影响制剂疗效。

中药浸提有煎煮、浸渍、渗漉、回流、水蒸气蒸馏、超临界流体萃取等多种提取方法，不同方法，对中药材有效成分提取的种类、效果、含量会产生影响。如冠心丹参片以丹参、三七、降香油三味药物组成，主要用于气滞血瘀所致的胸闷、胸痹、心悸气短及冠心病见上述证候者的治疗。考虑到丹参、三七既含有脂溶性有效成分，又含有水溶性有效成分，故制备时需先将三七粉碎成细粉，丹参粉碎成中粉，用 90% 乙醇作溶剂进行渗漉，再将药渣加水煎煮二次，以保证药效。因此，应选择适宜的浸提方法，可保证目标成分的提取率，从而提高中成药质量。

（二）分离

中成药的浸出液尤其是水煎液大多是多种成分的混合物，其中既含有有效成分，也有无效固体杂质。通过分离过程，可将提取液中的杂质（如无效成分、微粒、药渣碎片等）全部除去或大部分除去。分离工艺也是保障中成药的内在质量、临床疗效的重要因素之一。常用的分离方法主要有滤过法、离心法、沉降虹吸法等。

（三）精制

经分离除杂处理的提取液往往还需精制纯化，以进一步富集有效成分，除去无效成分和毒性成分。精制过程中，常伴随应用溶剂转换如醇沉、水沉、萃取等制剂技术。精制方法合理，则能去除杂质，保留有效成分；精制方法不合理，在去除杂质的同时，有效成分也大量损失，会直接影响中成药质量与临床疗效。如朱砂安神丸中朱砂，其杂质主要是游离汞和可溶性汞盐，采用传统精制工艺水飞法可使朱砂中毒性成分汞的含量下降，亦可降低铅等重金属的含量，而对其有效成分含量基本无影响。

（四）浓缩

提取液往往浓度很低，达不到临床需要的剂量要求，合理的浓缩能提高中成药有效成分的相对含量，减少提取液的体积，便于患者服用。浓缩也是影响中成药疗效的重要制剂步骤。蒸发浓缩大都需要利用热能来完成，且多采用沸腾蒸发的方式。在蒸发浓缩过程中，中药提取液经高温、长时间处理，有效成分易被破坏而损失。因此，为提高中成药质量、减少或避免有效成分的损失，在蒸发浓缩过程中应尽量避免高温、长时间的处理，尽量采用减压浓缩、薄膜浓缩、离心薄膜浓缩等浓缩新技术、新工艺。如三黄泻心汤煎液经常压浓缩后，所含有效成分大黄素、小檗碱有 50% 以上分解，而采用减压浓缩，有效成分的损失则大大减少。

（五）干燥

干燥系指通过汽化除去固体物质中所含的水分或其他液体溶剂，获得干燥物品的工艺操作。干燥后药材或提取物含水量降低，不易腐蚀变质，有利于固体制剂的储备，是保证中成药功效的重要步骤。干燥方法及其工艺参数都可能对中成药中的有效成分产生影响，从而影响中成药的临床疗效。目前中成药生产中常采用真空干燥、喷雾干燥、沸腾干燥、冷冻干燥、远红外干燥、微波干燥等，适应范围各有不同，应根据中成药的剂型特点及其所含有效成分性质而恰当选用。如心可舒片中丹参一药，其醇提液分别采用60℃常压干燥、60℃真空干燥、喷雾干燥的方法，其有效成分丹参酮ⅡA的损失率分别为95.01%、85.11%、24.67%，在常压浓缩的条件下，丹参酮ⅡA几乎全部分解，而喷雾干燥的方法，由于受热时间极短，从而使丹参酮ⅡA的损失大大降低。

（六）灭菌

中成药是直接被患者使用的，因此对其洁净度的要求较高。细菌或致病病菌的大量存在会加快药物的腐蚀变质，不利于药物的稳定性与长期使用，甚至给患者带来严重的不良反应。因此，灭菌对中成药的质量、疗效关系密切。中成药中间品、成品的灭菌方法很多，如热压灭菌、微波灭菌、过滤灭菌、辐射灭菌、化学灭菌等。选择灭菌方法，既要达到灭菌的目的，又要保持药品的稳定性。防风通圣丸的灭菌研究表明，辐射灭菌对其所含成分均有一定影响，因此，中成药灭菌方法的选择宜慎重。

二、辅料

在中药饮片加工成中成药时，通常都要加入一些辅料。辅料指药物制剂中除原料药外的其余组分，包括多种赋形剂与添加剂。辅料在制剂中有赋形、提高稳定性、增溶、缓控释等重要功能，对成药的安全性、有效性、质量可控性具有非常重要的影响。

对于某些难溶的药物，选用适宜的辅料将其制成盐、复盐、酯、络合物等固体药物制剂或固体分散制剂，或使用增溶剂，能提高药物的溶解度。如吐温类增溶剂可用于挥发油、薄荷脑、脂溶性维生素及某些生物碱等药物的溶解。此外，对中药注射液澄明度的改善也有较好效果。但若使用不当，非但达不到上述目的，有时反而会降低其溶解度以致使药效下降。如含酚性有效成分的中药注射液，可因吐温-80与羟基缔合而失去原有药效。增溶剂的用量亦应严格掌握，过少影响增溶效果，而过多又可能影响进入胶团内部药物分子的释放，从而影响药效。

药物从制剂到使用往往有一定的时间，这期间会受到复杂的内外环境因素影响，如处方各药之间、主药与辅料之间的影响，外界环境条件如包装材料、光线、空气、水分、湿度、各种机械推动力，以及微生物等对它们产生作用，这些因素有的能促使它们之间发生变化，如凝聚、沉降、络合、聚合、水解、氧化、复分解等。因此，制剂时需使用辅料来阻隔外界诸因素的干扰，防止内部各成分之间相互作用，以保证产品的色、嗅、味、形无异变，有效成分稳定，不产生毒副作用，从而保证临床使用的安全、有效。常用的辅料有防腐剂、抗氧剂、表面活性剂、软化剂、防老剂等。

药物的吸收对功效有重要影响，而辅料与药物的吸收率和吸收量有着密切的联系。同一药物，采用不同的辅料制成不同的剂型，可直接影响药物的给药途径或作用方式。通过选择包衣材料和设计包衣处方，可以使药物达到恒释、缓释、速释的目的。

我国传统中成药剂型丸剂就是以加入辅料来影响药物吸收的典型例子。如以水或酒、醋等为辅料制成的水丸，服用后较易溶散、吸收、显效快，如藿香正气丸。以炼蜜为辅料制成的蜜丸，可在胃肠道中逐渐溶散，故作用持久，如济生肾气丸。以米糊或面糊等为辅料制成的糊丸，古人云："稠面糊为丸取其迟化。"糊丸干燥后较坚硬，在胃内溶散迟缓，吸收速度降低，延长药效，如小金丸。以蜂蜡为辅料制成的蜡丸，古人云："蜡丸取其难化而旋旋取效也。"蜡丸在体内释放药物极慢，使药效延长，如三黄宝蜡丸。

综上所述，通过对辅料的合理选用、科学应用，可以增加中药有效成分的溶出度，可增加药物的疗效，矫正不良气味，增加药物的稳定性，便于贮存、使用等。因此，对中成药辅料的开发研究，特别是对新辅料的开发对提高中成药功效有重要的意义。

三、管理

生产是中药饮片加工为成药产品的过程，其中每一道工序都会对中成药产品的药效产生影响，因此，严格按工艺流程操作是保证中成药质量的重要条件。如果炮制不当、提取时间不当、干燥温度过高等生产操作不规范，均可影响中成药半成品、成品有效成分含量，进而影响其药效。为保证中成药质量，每一道工序，都应建立相应的质量管理目标，确保工艺流程的严格实施及每一道工序达到规定的质量要求。所以生产工艺管理规范化，是保证中成药疗效的重要环节。

目前，我国国家食品药品监督管理总局在药品生产企业强制实施《药品生产质量管理规范》（GMP）管理。GMP 是一个动态管理的过程，药品生产企业必须严格按照 GMP 要求开展生产，才能确保药品安全、有效、质量均一、稳定可控。实践表明，GMP 制度是行之有效的科学化、系统化的管理制度，也是保证药品质量的根本措施。

第三节　剂型对中成药药效的影响

中成药剂型与中成药药效直接相关，相同的中药成方，由于剂型的不同，产生的药效、持续时间等可能出现较大的差异。"汤者荡也，去大病用之。散者散也，去急病用之。丸者缓也，不能速去之。"即充分说明了剂型选择对药效的重要作用。同一中成药处方可以制备成多种剂型，但不同剂型可能产生不同的治疗效果，只有采用适宜的剂型才可以使药物发挥良好的疗效。

一、中成药常用剂型及特点

（一）合剂
系指饮片用水或其他溶剂，采用适宜方法提取制成的口服液体制剂（单剂量灌装者也可称"口服液"）。合剂是在汤剂的基础上改进和发展起来的新剂型。与汤剂相比，既保持了汤剂吸收快、奏效迅速的特点，又克服了汤剂临用时煎煮麻烦的缺点。具有体积小，便于携带、服用和保存的优点，但合剂不能随症加减。

（二）糖浆剂
系指含有提取物的浓蔗糖水溶液。糖浆剂含糖量高，有些又含有芳香的辅料，可以掩盖某些药物的不良嗅味，改善口感，易于服用，尤其深受儿童欢迎。

（三）　酒剂与酊剂

酒剂系指饮片用蒸馏酒提取制成的澄清液体制剂。酒剂多供内服，也可外用，必要时加糖或蜂蜜矫味和着色。酒能通血脉，行药势，散寒，气味醇香特异，是一种良好的浸提溶剂。常用于祛风寒湿、温肾助阳、活血散瘀等功效成药的制备。酒剂制备简便，服用剂量较小，服用方便，且不易霉变，易于保存。但儿童、孕妇、心脏病及高血压患者不宜服用。

酊剂系指饮片用规定浓度的乙醇提取制成的澄清液体制剂，也可用流浸膏稀释制成。酊剂不加糖或蜂蜜矫味和着色，多供内服，少数外用。选用适宜浓度的乙醇提取，可以达到浸出的药液内杂质较少，有效成分的含量较高。酊剂具有剂量小、服用方便、不易生霉的特点。

（四）　煎膏剂（膏滋）

系指饮片用水煎煮，取煎煮液浓缩，加炼蜜或糖（或转化糖）制成的半流体制剂，俗称膏滋。通常将加糖的称糖膏，加蜂蜜的称蜜膏。由于煎膏剂经浓缩并含有较多的糖或蜜等辅料，故具有药物浓度高，体积小，稳定性好，口感好，服用方便，微生物不易生长等优点。但含热敏性及挥发性成分的中药不宜制成煎膏剂。煎膏剂多以滋补为主，常用于慢性疾病的治疗。

（五）　注射剂

中药注射剂系指饮片经提取、纯化后制成的供注入体内的溶液、乳状液及供临用前配制成溶液的粉末或浓溶液的无菌制剂。中药注射剂的原液成分复杂，杂质难以除尽，质量较难控制，因此，应改进注射剂的制备工艺，提高其质量及标准，以确保中药注射剂的安全、有效、稳定、质量可控。

（六）　散剂

系指饮片或提取物经粉碎、均匀混合制成的粉末状制剂，散剂为传统剂型之一。分为内服散剂和外用散剂，散剂容易分散，起效快，外用散剂的覆盖面积大，可同时发挥保护和收敛作用。散剂制备工艺简单，剂量易于控制。刺激性强、易吸潮变质的药物一般不宜制成散剂。

（七）　颗粒剂

系指饮片提取物与适宜的辅料或饮片细粉制成的颗粒状制剂。按溶解性能和溶解状态的不同，可分为可溶性颗粒剂、混悬性颗粒剂及泡腾性颗粒剂；根据辅料不同，可分为无糖颗粒剂和有糖颗粒剂。颗粒剂既保持了汤剂作用迅速的特点，又克服了汤剂临时煎煮不便的缺点，且口味较好，体积小。

（八）　胶囊剂

系指药材用适宜方法加工后，加入适宜辅料填充于空心胶囊或密封于软质囊材中的制剂。分为硬胶囊、软胶囊（胶丸）等，主要供口服。硬胶囊剂系指将一定量的中药提取物与药粉或辅料制成均匀的粉末或颗粒，或将药材粉末直接分装于空心胶囊而成。软胶囊剂系指将一定量的中药提取物密封于球形或椭圆形的软质囊材中，或用滴制法或压制法制备。胶囊剂除可掩盖药物的不良气味、提高药物的稳定性外，如对药物颗粒进行不同的包衣，还能达到定时定位释放药物的目的。

（九）　片剂

系指中药提取物、提取物加饮片细粉或饮片细粉与适宜辅料混匀压制成的圆片状或异形片状的制剂。主要供内服，也有外用或其他特殊用途者。按药材的处理方法的不同可分为全粉末

NOTE

片、半浸膏片、浸膏片、提纯片；按使用方式可分为口服普通片、含片、咀嚼片、泡腾片等。其剂量准确，质量较稳定，便于携带和使用。

（十）丸剂

系指药材细粉或药材提取物加适宜的黏合剂或其他辅料制成的球形或类球形制剂。分为蜜丸、水蜜丸、水丸、糊丸、浓缩丸、蜡丸等类型。蜜丸系指药物细粉以炼蜜为黏合剂制成的丸剂，分为大蜜丸和小蜜丸两类。水蜜丸系指药材细粉以蜂蜜和水为黏合剂制成的丸剂。水蜜丸的特点与蜜丸相似，一般适用于补益类中成药的制备。水丸系指药材细粉以水（或根据制法用黄酒、醋、药汁等）为黏合剂制成的丸剂。水丸一般适用于解表、清热、消导等中成药制备。浓缩丸系指药材或部分药材提取的清膏或浸膏，与适宜的辅料或药物细粉，以水、蜂蜜或蜂蜜和水为赋形剂制成的丸剂，浓缩丸古称"药膏丸"，服用剂量相对较小。糊丸系指药物细粉用米糊或面糊为黏合剂制成的丸剂。蜡丸系指药物细粉以蜂蜡为黏合剂制成的丸剂，成丸后在体内释药较糊丸更为缓慢，有缓释长效作用，并可减少毒剧药物或刺激性药物的不良反应。丸剂小儿服用困难，如以原粉入药，易染菌。

（十一）栓剂

系指饮片提取物或饮片细粉与适宜基质制成供腔道给药的制剂。栓剂在常温下为固体，塞入人体腔道后，在体温下能融化、软化或溶化，逐渐释放药物而产生局部或全身作用。由于直肠吸收生物利用度优于口服，对胃的刺激性和肝的副作用小，对不能或不愿吞服药物的患者（如儿童、呕吐症状的患者）宜选用此剂型。

（十二）外用膏剂

系指将中药提取物或化学药物与适宜的基质和基材制成的供皮肤贴敷，可产生局部或全身作用的一类外用制剂。常分为橡胶膏剂、凝胶膏剂和贴剂等。贴膏剂使用简便，兼有外治和内治的功能。凝胶膏剂是以水溶性高分子材料为主要基质，加入药物制成的外用制剂，和传统的贴膏剂相比，具有快速持久地透皮释放基质中所包含的有效成分、给药剂量较准确、血药浓度较稳定、透气性好、使用舒适方便等优点。

（十三）气雾剂

系指提取物、药材细粉与适宜的抛射剂共同封装在具有特制阀门装置的耐压容器中，使用时借助抛射剂的压力将内容物喷出呈雾状、泡沫状或其他形态的制剂。可用于呼吸道吸入、皮肤、黏膜或腔道给药。具有速效和定位作用、制剂的稳定性好、使用方便等优点。

（十四）膜剂

系指由中药提取物或药物细粉与适宜的成膜材料经加工制成的膜状制剂。膜剂按结构类型可分为单层、多层和夹心膜剂；按给药途径可分为口服膜剂、口腔用膜剂（包括口含膜、口腔贴膜等）、眼用膜剂、鼻用膜剂、阴道用膜剂、植入膜剂和皮肤外用膜剂等。可用于口腔科、眼科、耳鼻喉科、创伤科、烧伤科、皮肤科及妇科等，作用时间长，对创口具有保护作用。

（十五）锭剂

系指药物细粉与适量黏合剂制成规定形状的固体制剂。常用的黏合剂有糯米糊、蜂蜜或处方中具有黏性的药物如蟾酥、胆汁等。锭剂外观形态有长方形、纺锤形、圆柱形、圆锥形、圆片形等。应用时，内服可吞服或研细后用水、黄酒化服，外用多为研细用醋调敷，少数为内外兼用。

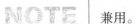

其他固体剂型还有茶剂、糕剂、熨剂、条剂、钉剂、线剂、曲剂、棒剂、灸剂、烟剂等；液体制剂还有乳剂、露剂、搽剂、洗剂、油剂等。

综上所述，剂型对于药物，对于病证均有一定的适应范围。一种中成药剂型的确定，既需要适合这种剂型的药物，又要适应所治病证的需要。药、剂、治的有机统一，是中成药剂型的特色。

近年来，中成药剂型有很大的改进和创新，在保持中成药传统疗效的基础上，使剂量更小，疗效更高，使用更为方便。随着中成药学的发展，将会不断有中成药新剂型问世。不论选用何种剂型，均要重视剂型对药效的影响，应通过恰当的剂型，凝聚中药精华，并使中药的治疗效应充分发挥出来。

二、中成药剂型与药效的关系

相同的处方，由于选用剂型不同，使用后产生的药效的持续时间、作用特点都可能出现较大的差异。

1. 剂型改变中成药药效性质　改变剂型的制剂可以使药物药效作用性质发生改变，其功能主治亦发生改变。如枳实煎剂具行气宽中、消食化痰的作用，将其改制成枳实注射液，则具有升压、抗休克的作用。

2. 剂型改变中成药的作用速度　对于起全身作用的药物来说，只有药物被吸收之后才能发挥药效。由于剂型不同，药物在机体内被吸收的情况也不同，体内常用的几类剂型按其吸收速率由慢到快顺序为：丸剂<片剂<散剂<栓剂<汤剂<酒剂<皮下注射剂<肌内注射剂、气雾剂<静脉注射剂。其中丸剂因所用赋形剂不同，其崩解速度也不同。按其崩解速度由快到慢排列为：水丸>蜜丸>糊丸>蜡丸。

3. 剂型影响中成药的血药浓度　剂型物质结构不同、载药形式不同、释放药物方式与速度不同，它们在体内运转过程及其血药浓度与时间关系明显不同。如口服的汤、散、丸、片、胶囊、液体制剂药物，有效成分经过肝"首过效应"进行代谢，将有一部分损失；栓剂、灌肠剂可从直肠下静脉进入血液，不经过肝脏，避免了肝脏"首过效应"对药物的代谢；外用膏剂经透皮吸收，有效成分进入组织；而静脉注射给药则直接进入血液。

第四节　贮藏保管对中成药药效的影响

做好中成药的贮藏、保管，使之避免发生虫蛀、发霉、泛油、变色、气味散失及沉淀、混浊、酸腐等变质现象，不仅能减少损失、避免浪费，更重要的是保证药品质量，保障患者用药的安全性和有效性。

由于中成药多采用复方配伍形式，加一定辅料加工而成，故成分复杂。往往包含有植物药、动物药、矿物药，有的可能是无机物与有机物的复合体，加之剂型多样，包装不同，给中成药的贮藏保管带来了困难，原料性质、制作方法、剂型干燥程度及包装物料等都是影响中成药变质的因素，因此要搞好中成药的贮藏保管工作，除了库房要清洁、干燥、通风、避光、防潮外，还必须根据中成药的组成、剂型、包装等不同特点，采取相应的有针对性的保管方法，才能取得良好的效果。中成药均有其有效期，超过有效期，为失效药品。因此，在有效期内使用是保证中成药药效的重要条件。

第五节　临床应用对中成药药效的影响

中成药由于其疗效确切，携带、使用方便，深得广大医患欢迎。但是，现在有不少人受"中成药无副作用，比西药安全，有病治病，无病健身"这种错误观点的影响，不适当地应用和滥用中成药，导致达不到应有的疗效，延误甚至加重病情，甚或产生毒副作用。因此，能否合理正确应用中成药可直接影响其药效。

一、辨证施治

辨证施治是影响中成药药效的关键。中成药是在中医药理论指导下生产的中药制剂，辨证施治仍是中成药使用的原则。同一疾病，由于病因、病势以及患者个体差异等原因，服用同一种药物，疗效各有差异。在临床应用时，应以中医药理论为指导，辨证施治，方能发挥中成药的最佳疗效。

如用于治疗感冒的中成药种类很多，但有的用于风热感冒，有的则用于风寒感冒。若使用不当，不仅不能治病，而且会加重病情。一般来说对恶寒发热，鼻塞流清涕，肢节酸痛等风寒表证，用风寒感冒颗粒、正柴胡饮颗粒较好；而感冒发热、鼻塞、咽喉肿痛等风热表证，用西羚解毒丸效果较好；当风热表证出现身热口渴，气逆咳嗽时可用桑菊感冒片；而流感则用羚羊感冒片、连花清瘟胶囊。

二、服药剂量

中成药必须按规定剂量正确服用，用量过小，药力不足，不能起到治疗作用；用量过大，则药力过猛，有可能对身体造成损害。一般情况下应按常规量服用，尤其是药性猛烈的，或含有毒性成分的，其药量使用更应慎重。

中成药的用量还要根据患者的年龄、体质、病程、发病季节等具体情况全面考虑。老年人一般气血渐衰，对药物耐受力较弱，特别是作用峻烈的药物易伤正气，应适当低于成人量。小儿剂量宜小，体弱患者不宜用较大剂量，久病者应低于新病者的剂量。老人及身体极度衰弱者用补药时，开始剂量宜小，逐渐增加，否则因药力过猛而使病者虚不受补。病势重者药量宜大，以增强疗效；病势轻者用药量宜小，以免伤正气。此外，在确定用药量时，对南北方水土不同、生活习惯及职业等因素都应予以考虑。

三、配伍用药

中成药组方固定，其功效主治也固定，为了治疗复杂病证的需要常常采用配伍的用药形式，包括中成药与中成药、中成药与汤药、中成药与西药等，配伍用药后可治疾病的主症乃至兼症，从而提高中成药疗效，扩大其治疗范围。如在治疗肝肾不足，气血俱亏，表现为心悸失眠，头晕乏力，不欲饮，五心烦热，腰膝酸软等症时，以归脾丸配伍六味地黄丸药效较好，二药合用，既补气血之不足，又滋肝肾之亏损，相辅相成。

但须注意的是，中成药之间的配伍应借鉴中药相须、相使、相畏、相杀、相恶、相反的"七情理论"及方剂的组方原则进行。某些中成药合用后可能出现"十八反""十九畏"，为配伍禁忌，因此不能同时服用。此外，近年的临床应用研究表明，许多中成药与西药之间存在配伍禁忌，使用不当就会降低原有的功效，甚至产生毒副作用。如珍珠、龙骨、牡蛎、石决明等含有大量钙的中成药与强心苷类西药合用，可引起强心苷类药物毒副作用增强。再如中成药舒肝丸与西药甲氧氯普胺（胃复安）合用，因舒肝丸中含芍药苷，有解痉、镇痛作用，而甲氧氯普胺则能加强胃的收缩，二者合用作用相反，会互相减低药效。

四、服药时间

不同的疾病，有着不同的服药时间，只有适时服药，才能发挥其最大治疗作用，否则会降低药效，甚至无效。如临床上常用的胃痛宁、三九胃泰是用于治疗胃酸过多及表面性溃疡的中成药，该类药只有在饭前服用，才能中和胃酸起到缓解疼痛的效果，若饭后服用，疗效大为减弱，甚至无效。

一般来说，多数药物宜在饭前1小时服用，但对肠胃有刺激或欲使药力停留上焦较久的药物宜在饭后服。滋补药，尤其是膏滋类，饭前空腹时服用有利于消化吸收。驱虫药，亦宜空腹服，有利于驱除寄生虫。抗疟药，则应在发作前2小时服。安神药宜在睡前服。对于呕吐病人应采取少量多次服用。调经药宜在临近经期前数日服用。祛痰药宜饭前服。用于消食导滞的药宜饭后服。用于治疗慢性病的丸剂、酒剂等，则应每日定时服用。

五、饮食

饮食对中药及中成药药效的影响，前人已认识到并明确指出了服药时的饮食禁忌。即使用中成药有时必须忌食某些食物，以免药物与食物之间产生相互作用而影响功效，也称为"忌口"。如服用含人参的中成药不宜吃萝卜，服用含铁的中成药（磁朱丸、紫雪）不宜喝茶、吃柿子，胃功能差的人，膏滋类成药油腻碍胃，非其所宜。

一般来说，服药期间宜少食豆类、肉类、生冷及其他不易消化的食物，以免增加患者的消化负担，脾胃虚弱的患者更应如此。对于起效时间及其有效性受胃排空速率影响的药物，则应注意服药时间及饮食时间的调整。

某些性能基本相同或相似的药食相互配合，可以增强功效。如平素体质虚寒、四肢不温、畏寒、面色苍白的人在药物治疗的同时应多食甘味补益热性食物，以温中散寒、壮阳补气；腹泻者多食酸味收敛固涩之品等都能最大程度地增强药物的疗效。

六、依从性

依从性也称顺从性、顺应性，是指病人按医生规定进行治疗、与医嘱一致的行为，这包括准确的服药时间、剂量和复诊时间，以及遵守个别药物的饮食限制等。病人不遵医嘱，不吃、少吃，或者多吃药物，都会影响药物治疗效果。

影响病人用药依从性差的原因主要有药物本身、医务人员、患者自身。药品种类繁多，包装缺乏统一性，使用说明过于专业，药品气味、口感较差，特别容易使儿童的依从性降低。医

NOTE

师、药师未能给患者进行药品使用的详细解释，或简单的解释而造成了误解。患者及其家人擅自停药或加药，都会对药物疗效产生影响。

复习思考题

举例说明影响中成药药效的主要因素有哪些？

第四章　中成药新药的研发

中成药是中医药的重要组成部分，有着悠久的历史，应用广泛，在防病、治病、保障人民群众健康方面发挥了重要作用。随着 21 世纪全球医疗模式的变化，立足于传统中医药理论的中成药已经逐渐被广泛认识并接受。为了扩大传统中成药的应用范围，增加用药的疗效和安全性，满足临床医疗的需要，中成药新药的研究开发扮演着越来越重要的角色。

第一节　中成药新药的概念与分类

一、概念

根据 2007 年 10 月 1 日国家食品药品监督管理局（SFDA）颁布实施的《药品注册管理办法》对新药的定义，新药系指未曾在中国境内上市销售的药品。对已上市药品改变剂型、改变给药途径、增加新适应证的药品注册按照新药申请的程序申报。仿制生产已上市的中成药，改变、增加或者取消原批准事项或者内容均需注册。

二、分类

根据《药品注册管理办法》《中药、天然药物注册分类及申报资料要求》，中成药新药分为以下几类：

（一）　未在国内上市销售的从植物、动物、矿物等物质中提取的有效成分及其制剂

指国家药品标准中未收载的从植物、动物、矿物等物质中提取得到的天然的单一成分及其制剂，其单一成分的含量应当占总提取物的 90% 以上。此单　成分作为中成药的原料需经按 1 类新药进行注册申报，其制剂作为 1 类新中成药。如氧化苦参碱注射是从豆科植物苦豆子及苦参根中提取的有效成分氧化苦参碱制成的中成药。

（二）　新发现的药材及其制剂

指未被国家药品标准或省、自治区、直辖市地方药材规范（统称"法定标准"）收载的药材及其制剂。如龙血竭胶囊，为剑叶龙血树的含脂木材经提取得到的树脂，再进一步加工制成胶囊剂。

（三）　新的中药材代用品

指替代国家药品标准中药成方制剂处方中的毒性药材或处于濒危状态药材的未被法定标准收载的药用物质。如人工牛黄、人工麝香、虫草菌丝体等。

NOTE

（四）　药材新的药用部位及其制剂

指具有法定标准药材的原动、植物新的药用部位及其制剂。如人参传统的药用部位为根，人参的果实也含有人参皂苷，将人参果实开发成新的药用部位，就属于此类，振源胶囊就是由人参果实中提取的总皂苷制成的中成药。

（五）　未在国内上市销售的从植物、动物、矿物等物质中提取的有效部位及其制剂

指国家药品标准中未收载的从单一植物、动物、矿物等物质中提取的一类或数类成分组成的有效部位及其制剂，其有效部位含量应占提取物的50%以上。指提取具有一定生物活性和纯度的混合物，非单一成分。如总黄酮、总生物碱、总皂苷或几类成分的混合物。如葛根总黄酮制成的葛根片为此类。

（六）　未在国内上市销售的中药、天然药物复方制剂

包括中药复方制剂，天然药物复方制剂，中药、天然药物和化学药品组成的复方制剂三类。

1. 中药复方制剂　即复方中成药，应在中医药理论指导下组方，其处方组成可包括中药饮片（药材）、提取物、有效部位及有效成分。此类中成药分为来源于古代经典名方的中药复方制剂，为目前仍广泛应用，疗效确切，具有明显特色与优势的清代及清代以前医籍所记载的方剂；主治为证候的中药复方制剂，此类指在中医药理论指导下，用于治疗中医证候的中药复方制剂，包括治疗中医学的病或症状的中药复方制剂；主治为病证结合的中药复方制剂，此类中的"病"是指现代医学的疾病，"证"是指中医的证候，其功能用中医专业术语表述、主治以现代医学疾病与中医证候相结合的方式表述。

2. 天然药物复方制剂

这类制剂应在现代医药理论指导下组方，其适应证用现代医学术语表述。此类制剂不属于中成药范畴。

3. 中药、天然药物和化学药品组成的复方制剂

这类复方制剂包括中药和化学药品、天然药物和化学药品，以及中药、天然药物和化学药品三者组成的复方制剂。

（七）　改变国内已上市销售中药、天然药物给药途径的制剂

指不同给药途径或吸收部位之间相互改变的制剂。

（八）　改变国内已上市销售中药、天然药物剂型的制剂

指在给药途径不变的情况下改变剂型的制剂。对已上市药品改变剂型但不改变给药途径的注册申请，应提供充分依据说明其科学合理性，应当说明新制剂的优势和特点。新中成药的功能主治或适应证应与原中成药相同，其中无法通过药效或临床试验证实的，应当提供相应的资料，应当采用新技术以提高药品的质量和安全性，且与原剂型比较有明显的临床应用优势。

（九）　仿制药

指注册申请我国已批准上市销售的中药或天然药物。注册申请我国已批准上市销售的中成药，应与被仿制药品的处方组成、药材基源、生产工艺（包括药材前处理、提取、分离、纯化等）及工艺参数、制剂处方保持一致，质量可控性不得低于被仿制药品。如不能确定具体工艺参数、制剂处方等与被仿制药品一致的，应进行对比研究，以保证与被仿制药品质量的一致性，并进行病例数不少于100对的临床试验或人体生物等效性研究。

第二节　中成药新药研发的程序与基本内容

一、中成药新药研发的程序

中成药新药研究的程序一般包括：选题→预试→药学非临床研究→申请临床研究→临床研究→申请新药证书。

中药新药的研究应本着"继承是基础，现代科学是手段，发扬是目的，临床是后盾，现代化是目标"的指导思想，从传统中医药理论出发，坚持科学性、创新性、可行性和效益性的指导原则，研究的新药以达到疗效高、剂量小、毒副作用小、储存、携带、使用方便的目的，其产出应以社会效益和经济效益为主要标志。

中药新药研究与化学合成药物研究的不同之处，在于前者进行药学、药理学等试验研究前，大多在安全性和有效性方面已具有一定的临床、药效、毒理等方面的研究基础，认真研究、总结和分析已有的研究基础，是中药新药研发工作的重要研究内容。选题应该遵循的基本程序是：课题调查→课题筛选→课题的构思创意→创意筛选→课题开发方案的建立→课题开发方案论证→立项。

课题调查是选题的基本工作，故在选题时，必须集中一定时间进行文件检索，准确及时地掌握与研究领域理论，实验技术有关的科技成果及研究动态。此外，中成药新药的研制，还必须进行市场前景调查或预测及专家咨询等，收集、汇总各方面信息，通过积累、交流经验，获得提示。可以根据中医药学术特点和优势、世界性人口谱及疾病谱、国内外医药市场需求信息、世界性新药研究动态、国内中药研究动态等进行选题。可从常见病、多发病、病毒感染性疾病、流行病、疑难病、功能紊乱病、机体免疫性疾病及老年病等范围选题。

选题确定后，应进行预试。预试，即预备试验。这种预试也称为启动阶段。其目的是按设计要求，初步验证实验方案的可行性，以便建立科学方法，为正式实验做准备。同时，又对实验步骤、选用设备、人力、经费及技术问题进行充分预测，对关键性技术问题提出补充和修正。中药新制剂的预试，往往是对处方的剂型工艺首先进行预试，当验证剂型工艺可行后，可提供小样进行药理、毒理研究。

二、中成药新药研发的基本内容

中成药新药研究主要是依据国家对中药新药申报资料项目的要求来进行的，中药新药申报需准备综述、药学、药理、毒理及临床等部分的研究资料。

（一）综述资料

综述资料包括：药品名称，证明性文件，立题目的与依据，对主要研究结果的总结及评价，药品说明书样稿，起草说明及最新参考文献，包装、标签设计样稿等内容。

（二）药学研究资料

药学研究资料包括：药学研究资料综述；药材来源及鉴定依据；药材生态环境、生长特征、形态描述、栽培或培植（培育）技术、产地加工和炮制方法等；药材标准草案及起草说明，并提供药品标准物质及有关资料；提供植物、矿物标本，植物标本应当包括花、果实、种子等；生产工艺的研究资料、工艺验证资料及文献资料，辅料来源及质量标准；化学成分研究的试验资料及文献资料；质量研究工作的试验资料及文献资料；药品标准草案及起草说明，并提供药品标准物质及有关资料；样品检验报告书；药物稳定性研究的试验资料及文献资料；直接接触药品的包装材料和容器的选择依据及质量标准等内容。

（三）药理毒理研究资料

药理毒理研究资料包括：药理毒理研究资料综述，主要药效学试验资料及文献资料，一般药理研究的试验资料及文献资料，急性毒性试验资料及文献资料，长期毒性试验资料及文献资料，过敏性（局部、全身和光敏毒性）、溶血性和局部（血管、皮肤、黏膜、肌肉等）刺激性、依赖性等主要与局部、全身给药相关的特殊安全性试验资料和文献资料，遗传毒性试验资料及文献资料，生殖毒性试验资料及文献资料，致癌试验资料及文献资料，动物药代动力学试验资料及文献资料等内容。

（四）临床研究资料

临床研究资料包括：临床研究资料综述，临床研究计划与方案，临床研究者手册，知情同意书样稿、伦理委员会批准文件，临床研究报告等内容。

第三节   中成药新药的药学研究

药学研究是中成药新药研究中重要的研究内容，决定新药的安全性、有效性、质量可控性和制剂的稳定性。根据新药注册类别的不同，研究内容有所区别，但总体可分为处方研究、工艺的研究、质量标准的研究及制剂稳定性的考察。

一、处方研究

中成药新药的研究与开发是复杂的系统工程，除增添功效、改变剂型的中药新药外，组方选药是研究的重要环节，是新药研究的起始，是决定主治功效及相关实验研究的前提。中药处方的创新性是中药新药的新工艺、新制剂、新疗效的前提，关系到研究的成败，关系到其临床疗效及市场开发前景的关键因素。

中成药新药的组方应以中医辨证用药理论为指导，遵循以整体观念为主体的理、法、方、药协调统一的中医理论来研究，必须突出中医辨证辨病论治的特色，不应与西医西药混为一谈。

中成药新药一般来源于传统古方、名老中医临床验方、民间验方等经方中的某一种类。首先，应明确处方来源。其次，在明确处方来源的基础上对处方研究。研究应既要遵循原方，又不应拘泥于原方，应在坚持中医药理论指导和保证疗效的前提下，按照中成药新药研制的要求进行适当的筛选，基本有以下几个方面的内容：

1. 药味的筛选   药味筛选中成药组方既应精练、严谨，又要求具一般规律性。即使是古方、验方，也应将方中作用类同、次要，或配伍不当的药物去掉，以保留其精华部分，筛选出最基本的结构。做到剂量小，药味少，以利于制剂工艺研究、剂型选择和质量标准制定。

（1）筛去作用不明显或与功能主治不符的药物：如用于引产的天花粉注射剂，即由民间验方筛选而来。原方共八味，通过筛选，发现真正具有较强引产作用的只有方中的天花粉和牙皂。将此二味制成天皂合剂有效，但作用太慢，后改为注射剂，又因牙皂有效成分具有较强溶血作用，故将其去掉。用特殊工艺提取天花粉蛋白，配成注射剂，引产作用确切可靠。

（2）筛去制备过程中发生化学变化、降低有效成分含量的药物：如黄芩和黄连复方、在煎煮过程中，小檗碱与黄芩苷发生反应产生沉淀，有效成分损失很多，应根据处方功效，择其一。

2. 稳定原料　优质的药材原料是确保成药药效的物质基础。首先，应固定药材的品种和产地，注重道地药材的应用。其次，除了药用部位、产地、采收和加工可能影响药材质量外，更重要的是药材的真伪与地区习惯用药品的鉴别与应用。

3. 用药量的精选　理想的用药量应该保证中成药有最好的疗效和安全性。剂量太少达不到治疗的效果，剂量加大到某一程度可能会引起"中毒"的现象。故应在中医药基础研究与临床疗效研究的基础上，确定中成药处方的剂量。如"参芪五味子片"中五味子一药，中药药效学试验实验表明，1 倍治疗量五味子与 2 倍、4 倍治疗量五味子对家兔的呼吸兴奋作用没有差别，因此对五味子用药量做删减。

二、工艺研究

中成药新药的工艺研究主要包括剂型设计、制备工艺（提取、分离纯化、浓缩干燥、制剂成型）和中试研究以及研究资料的整理等几个方面。

（一）剂型设计

剂型设计是研究中成药新药的重要内容之一，因为中成药的剂型影响着中成药的稳定性、给药途径、有效成分的溶出和吸收、在体内显效的快慢强弱，其与新药的质量直接相关。中成药新药剂型的设计应该根据临床防治疾病的需要，以药物性质，用药对象，剂量等为依据，达到疗效高、剂量小、毒副作用小、贮存、携带、使用方便的目的。在中成药新药设计剂型时，具体可从以下几点入手：

1. 在中医药理论的指导下，根据防治疾病需要设计剂型　中成药剂型的选择应遵循重视传统组方、用药理论与经验，满足医疗、预防的需要。由于病有缓急，证有表里，中成药剂型应从防治疾病角度选择剂型。发挥速效作用的药物一般可制成口服液剂、合剂、气雾剂、灌肠剂及注射剂等；欲使作用缓慢持久者可将药物制成蜜丸、缓释片剂等；外用药可制成软膏、外用膜剂、橡胶膏剂、涂膜剂等；局部用药可选用栓剂、膜剂等。

2. 结合中药本身的特点，根据其性质设计剂型　剂型的要求也要从药物本身不同的性质入手。不同处方、不同药物、不同的有效成分应选择各自相适宜的剂型。若根据所选剂型要求制定的工艺路线不能使药物的有效成分最大限度地被提取出来，并保留于成品中，则所选剂型不合理。如天花粉蛋白是从中药天花粉中提取、精制而得到的一种结晶物，用于中期妊娠、死胎、过期流产等的引产，该中药只有经提取精制，深部肌内注射一定剂量才显效，若制成水煎液口服就不能发挥引产的功效。

3. 根据原方不同剂型的生物药剂学和药动学特性选择剂型　不同处方、不同药物、不同有效成分应选择各自相适宜的剂型。新研制的药品，可将此处方药物制成符合临床用药目的和药物理化性质的两种以上不同剂型的药剂，通过体内药代动力学、药理效应法、体外溶出度法等的研究，反映药物不同剂型生物利用度的差异，从中优选出生物利用度较高的剂型。如以绿原酸为检测指标，通过测定银翘解毒丸、片（糖衣片、素片）和黄连上清丸、片（糖衣片、素片）的体外溶出度，结果表明，银翘解毒糖衣片中有效成分溶出50%所需的时间是素片的6倍，是蜜丸的3倍；黄连上清糖衣片是蜜丸的2倍多，提示由传统的蜜丸剂改为糖衣片，并不符合临床迅速发挥药效的基本要求。

4. 根据制药工业技术水平和生产条件设计剂型　新药最终是要通过中药制药企业等单位制成成品上市销售的。而不同的制药企业所用设备、技术水平、生产的条件皆不相同。对剂型的设计要符合现实的条件，在不影响功效的情况下，应选择成本低廉、制备工艺简单、与技术水平要求相匹配的剂型。

5. 科学对待中药缓、控释制剂等现代制药剂型　近30年来，以中药为原料药物的缓、控释制剂在设计原理、辅料、成型工艺、生物药剂学特性等方面有了长足的进展，已有大量成熟产品应用于临床。但开发中药缓、控释制剂应有充分的立题依据，提供必要的有效成分或指标成分的理化参数、药代动力学参数等，并从临床用途、剂量、安全性与有效性等方面说明研究的必要性、可行性和科学性，不能单纯追求剂型的新颖而忽视中成药制剂的特点和现有的研究或生产技术水平。

总之，药物本身的疗效固然是主要的，而恰当的剂型对药物疗效的发挥，起到积极作用。因此，在创制、改进、选择剂型时，除了满足医疗、预防和诊断的需要外，同时对药物的性质、制剂的稳定性、生物利用度、质量控制，以及服用、生产、运输等均应全面考虑，力求药物剂型符合三效（高效、速效、长效），三小（剂量小、毒性小、副作用小），五方便（服用方便、携带方便、生产方便、运输方便、贮藏方便）的要求。

（二）制备工艺

1. 提取　提取过程直接决定产品质量，因此是需要严格控制的过程之一。影响提取效果的因素有：①所提物料的粒径；②提取溶剂量；③提取温度；④提取时间；⑤提取次数等。

对于提取效果的评价，不宜将评价指标简单定为浸膏中总固体量，总固体量的高低不代表提取效果的优劣，可采用处方内某个药味的指标成分作为评价指标。例如小柴胡汤由柴胡、黄芩、人参、半夏、甘草、生姜、大枣七味药组成，以七味药的粒径（黄豆大，3~10日），提取水量（15倍量、20倍量），提取温度（75℃、85℃），提取时间（1小时、2小时）等4因素2水平用正交设计安排，以其中柴胡皂苷在干浸膏中的含量为指标。经过试验，得出最佳工艺为药材粉碎成黄豆大，加水15倍量，85℃提取2小时所得的效果最佳。

为了避免单一指标的片面性和局限性，可以根据处方组成，指定多成分的提取效果和浸出物的综合评价为指标，以主要药效指标结合有效成分来评价提取效果。

2. 固液分离　提取结束后分离药渣与提取液，可以采用沉淀、过滤和离心等方法。如将药渣通过低速离心，可挤出药渣内所吸附的药液，有利于提高浸膏得率。所得药液通过振动筛滤过或超速离心机进一步除去药液中的混悬物，提高药液的澄清度。

3. 浓缩　浓缩方式、浓缩温度和受热时间均为影响浓缩液质量的关键因素。浓缩方法主要有常压浓缩、减压浓缩、薄膜浓缩（离心式、外循环式、强制循环式）等。浓缩过程中过高温度或流动药液少等因素将严重影响浓缩液质量。常使用测定浓缩液中水不溶物量占总固体量比例高低作为浓缩液质量评价，此外，还有相对密度、总固体量、指标成分含量等质量评价指标。

4. 精制　根据剂型要求及药物有效成分或有效部位的理化性质选择不同精制方法，从而实现进一步分离精制，如萃取、沉淀、树脂吸附、膜分离技术等。常用精制方法有水提醇沉法、醇提水沉法、盐析法等。

（1）水提醇沉法：水提醇沉法（水醇法）系指在中药水提浓缩液中，加入乙醇使达不同含醇量，某些药物成分在醇溶液中溶解度降低析出沉淀，固液分离后使水提液得以精制的方法。沉淀采用乙醇（浓度与药液中的乙醇浓度相同）洗涤可减少有效成分在沉淀中的包裹损失。

（2）醇提水沉法：醇提水沉法（醇水法）系指先以适宜浓度的乙醇提取药材成分，将提取液回收乙醇后，加适量水搅匀，静置冷藏一定时间，沉淀完全后滤除的方法。应用此方法要慎重，避免醇溶性有效成分因水溶性差而被一起沉淀除去。

（3）盐析法：盐析法系指在药物溶液中加入大量的无机盐，使某些高分子物质的溶解度降低，沉淀析出，而与其他成分分离的方法。盐析法主要用于蛋白质的分离纯化。此外，该法还可用于挥发油的提取与分离。

5. 干燥　由于被干燥物料的形态、性质各异，对干燥产品的要求也各不相同，故应根据被干燥物料性质、产品要求选择适宜的干燥方法与设备。

（1）常压干燥：即烘干，指在常压下，将物料置于干燥盘中，利用干热气流进行干燥的方法，干燥设备为烘箱和烘房。由于物料处于静止状态，因此干燥速度较慢。该法适用于对热稳定的含湿固体物料，如药材、固体粉末、湿颗粒及丸粒等多用此法干燥。

（2）减压干燥：又称真空干燥，指将物料置于干燥盘内，放在密闭的干燥箱中抽真空并进行加热干燥的一种方法。该法适用于稠浸膏及热敏性或高温下易氧化物料的干燥。

（3）流化干燥：①沸腾干燥：又称流化床干燥。热空气以一定的速度通过干燥室，湿物料在热气流中呈悬浮流化状态被干燥。物料与气流间接触面积大，强化了传热与传质，干燥速度快，产品质量好。该法可连续生产，适用于湿粒性物料的干燥，如湿颗粒、丸粒的干燥；但不适用于含水量高、易黏结成团的物料。②喷雾干燥：利用雾化器将药物溶液或混悬液喷雾于干燥室内，雾滴与干燥室内的热气流进行热交换，溶剂蒸发后得到干燥的粉末或细颗粒。喷雾干燥具有瞬间干燥的特点，尤适用于含热敏性成分的药液。该法可连续生产，干燥产品为疏松的粉末或细颗粒，溶解性能好。喷雾干燥是目前中成药制药中最佳的干燥技术之一。

（4）微波干燥：是微波进入物料并被吸收后，其能量在物料介质内部转换成热能，使水的温度升高而离开物料，从而使物料得到干燥。在传统的干燥工艺中，为提高干燥速度，需升高外部温度，加大温差梯度，然而随之容易产生物料外焦内生的现象。但采用微波加热时，不论物料形状如何，热量都能均匀渗透，并可产生膨化效果，利于粉碎。

（5）冷冻干燥：先将被干燥液体物料降温至冰点以下，冻结成固态，再在真空条件下使冰升华为水蒸气除去，得到干燥产品，又称升华干燥。冷冻干燥尤适用于热敏性物料（如血清、抗生素等生物制品），可用于制备注射用无菌粉末。

6. 辅料选择　随着高分子材料的发展，中药新剂型层出不穷，制剂工艺、设备不断改进，中药药用辅料也随之迅速发展。药用辅料可以帮助药物满足以下要求：改善复方有效成分的溶

NOTE

解度及生物利用度；提高复方有效成分在制剂中的稳定性；维持复方有效成分在制剂中的理化特性（如多晶形态或构型）；维持固体或液体药物制剂的 pH 值或渗透压；可用于片剂中作为黏合剂、崩解剂或液体制剂的抗氧剂、乳化剂和气雾剂里的抛射剂；预防制剂中蛋白质类成分或多糖类成分发生凝聚反应或解聚反应；改善药物产生免疫反应及其他类似反应。中药药用辅料分为传统辅料及新型辅料。

（1）传统辅料：指应用于汤剂、散剂、丸剂和膏剂等传统剂型中的辅料。①液体制剂用辅料：酒、麻油、蜂蜡、面糊、米糊。②固体制剂用辅料：蜂蜜、水面糊、蜂蜡。③固液制剂用辅料：白砂糖、冰糖、红糖、硫黄。④炮制用辅料：液体辅料（蜂蜜、酒、醋、食盐水、药汁）、固体辅料（麦麸、米、白矾、豆腐、灶心土、砂）。

（2）新型辅料：①固体分散制剂用辅料：微晶纤维素、药用硫酸钙等。②薄膜包衣工艺技术制剂（包括片剂、胶囊、微丸和颗粒等）用辅料：醋酸纤维素、羟丙基甲基纤维素、聚醚 F68。③直接压片混合辅料：丙烯酸树脂、预胶化淀粉、泊洛沙姆等。④缓控释制剂（微球微囊、速释制剂等）辅料：如薄膜包衣技术及材料、药物载体及其材料、速释技术及材料、表面活性材料、凝胶高分子材料、透皮吸收材料、黏膜给药材料等。⑤靶向定位给药系统辅料：肠溶材料、脂质体材料、乳剂材料、微球材料等。⑥公用辅料：食用铝色淀、药用二氧化钛、甜菊苷、二肽糖、促透剂氮酮等。

（三）中试研究

根据实验室工艺路线和操作要点，选择相应的工业化设备，在符合 GMP 要求的工厂车间进行制剂处方量 10 倍以上的放大试验。通过中试放大，对实验室工艺的合理性进一步验证和完善，稳定工艺并增强其可行性，探索和积累工艺参数，修订、完善制备工艺，使之适合工业化生产。药厂应进行至少 3 批中试生产，统计整理相关中试数据，包括投料量、辅料用量、成品量、成品率、半成品量、质量指标等。按制剂通则要求进行质量检查，包括一般质量检查、微生物限度检查和含量测定。供药效学试验、毒理试验、临床研究、质量标准研究以及稳定性研究用样品应是经过中试研究并且使用成熟工艺制备而成的。

总之，在进行工艺条件研究时，先优选出最佳实验室工艺条件，其应能满足中试生产规模要求。在各项条件达标后，实验室才可进行质量标准的实验设计。

三、质量标准研究

中成药质量标准研究的目的在于保证临床试验药品和上市药品的质量有效、安全、稳定、可靠。质量标准中的各项试验数据要求准确可靠，各项标准均应符合最新版药典要求，以保证药品质量的可控性和重现性。在新药取得批准文号上市以后，其他研究资料如功效、毒理、临床研究资料已完成历史使命，存档备用，而质量标准将一直伴随产品生产、销售、使用各个环节。

中药制剂质量标准应确实反映和控制最终产品质量。质量标准的内容一般包括"名称、汉语拼音、处方、制法、性状、鉴别、检查、浸出物、含量测定、功能与主治、用法与用量、注意、规格、贮藏、有效期"等项目，质量标准的书写格式应参照《中国药典》（现行版）。

1. 原料（饮片）及辅料的质量标准　处方中的组分应符合《新药审批办法》分类与申报资料的说明要求。

2. 制剂的质量标准

（1）名称、汉语拼音：按中药命名原则的要求制订。

（2）处方：处方应列出全部药味和用量（以 g 或 mL 为单位），全处方量应以制成 1000 个制剂单位的成品量为准。药味的排列顺序应根据组方原则排列，炮制品需注明。

（3）制法：中成药制剂的制法与质量有密切的关系，必须写明制剂工艺的过程（包括辅料用量等），列出关键工艺的技术条件及要求。

（4）性状：系指剂型及除去包装后的色泽、形态、气味等的描述。

（5）鉴别：鉴别是对处方中药材存在的确定。理论上应对中成药处方中所有的药材建立可行的鉴别方法，但是由于有些药材难以找到其特征参数，而使其鉴别较为困难。因此对药味较多，难以对全部药材建立鉴别方法的制剂，可优先鉴别处方中的君臣药、贵重药与毒性药。

鉴别方法包括显微鉴别、理化鉴别、光谱鉴别、色谱鉴别等，要求专属性强、灵敏度高、重现性较好。显微鉴别应突出描述易察见的特征。理化、光谱、色谱鉴别，叙述应准确，术语、计量单位应规范。色谱法鉴别应选定适宜的对照品或对照药材做对照试验。

（6）检查：参照《中国药典》（现行版）附录各有关制剂通则项下规定的检查项目和必要的其他检查项目进行检查，并制订相应的限量范围。药典未收载的剂型可另行制订。对制剂中的重金属、砷盐等应予以考察，必要时应列入规定项目。

（7）浸出物测定：根据剂型的需要，参照《中国药典》（现行版）附录浸出物测定的有关规定，选择适当的溶剂进行测定。

（8）含量测定：含量测定是对制剂中药材投入量的控制。它是制剂按确定工艺生产的见证，也是制剂质量稳定的评价指标，更是制剂稳定性考察的重要依据。新药均应研究建立含量测定方法，若不能对制剂中所有药材建立含量测定方法，则应选择对制剂的安全性、有效性有重要影响的药材建立含量测定方法。一般多选择君药（主药）、贵重药、毒性药制定含量测定项目。如果所指定含量控制指标低于万分之一，应增加另一个含量测定指标或与制剂作用相关的浸出物测定。测定方法应按《中国药典》（现行版）附录中"中药质量标准方法学验证指导原则"进行验证。

（9）功能与主治、用法与用量、注意及有效期：均根据该药的研究结果制订。

（10）规格：应制定制剂单位的重量、装量、含量或一次服用量。

四、稳定性研究

依据《中药、天然药物稳定性研究技术指导原则》中规定，中药、天然药物的稳定性是指中药、天然药物（原料或制剂）的化学、物理及生物学特性发生变化的程度。通过稳定性试验，考察中药、天然药物在不同环境条件（如温度、湿度、光线等）下药品特性随时间变化的规律，以认识和预测药品的稳定趋势，为药品生产、包装、贮存、运输条件的确定和有效期的建立提供科学依据。药品的稳定性是其质量的重要评价指标之一，同时也是考察直接接触药品包装材料的合理性重要内容，在药品的研究、开发和注册管理中占有重要地位。稳定性研究内容可分为影响因素试验、加速试验和长期试验等。

（一）稳定性研究实验设计

稳定性研究实验设计应根据不同的研究目的，结合原料药的理化性质、剂型的特点和具体的处方及工艺条件进行。

1. 样品的批次和规模　影响因素试验可采用一批小试规模样品进行；加速试验和长期试验应采用 3 批中试以上规模样品进行。

2. 包装及放置条件　加速试验和长期试验所用包装材料和封装条件应与拟上市包装一致。稳定性试验要求在一定的温度、湿度、光照等条件下进行，这些放置条件的设置应充分考虑到药品在贮存、运输及使用过程中可能遇到的环境因素。稳定性研究中所用控温、控湿、光照等设备应能较好地对试验要求的环境条件进行控制和监测，如应能控制温度±2℃，相对湿度±5%，照度±500lx 等，并能对真实温度、湿度与照度进行监测。

3. 考察时间点　稳定性研究中需要设置多个时间点。考察时间点的设置应基于对药品理化性质的认识、稳定性变化趋势而设置。如长期试验中，总体考察时间应涵盖所预期的有效期，中间取样点的设置要考虑药品的稳定特性和剂型特点。对某些环境因素敏感的药品，应适当增加考察时间点。

4. 考察项目　一般情况下，考察项目可分为物理、化学和生物学等几个方面。

稳定性研究的考察项目（或指标）应根据所含成分或制剂特性、质量要求设置，应选择在药品保存期间易于变化，可能会影响到药品的质量、安全性和有效性的项目，以便客观、全面地评价药品的稳定性。一般以质量标准及《中国药典》制剂通则中与稳定性相关的指标为考察项目，必要时，应超出质量标准的范围选择稳定性考察指标。

5. 分析方法　稳定性试验研究应采用专属性强、准确、精密、灵敏的分析方法，并对方法进行验证，以保证稳定性检测结果的可靠性。

（二）稳定性研究试验方法

1. 影响因素试验　影响因素试验一般包括高温、高湿、强光照射试验。将原料置适宜的容器中（称量瓶或培养皿），摊成≤5mm 厚的薄层，疏松原料药摊成≤10mm 厚的薄层进行试验。对于固体制剂产品，采用除去内包装的最小制剂单位，分散为单层置适宜的条件下进行。如试验结果不明确，应加试 2 个批号的样品。

（1）高温试验：供试品置密封洁净容器中，在 60℃ 条件下放置 10 天，于 5、10 天取样，按稳定性重点考察项目进行检测。若供试品含量低于规定限度，则在 40℃ 下同法进行试验。如 60℃ 无显著变化，则不必进行 40℃ 试验。

（2）高湿试验：供试品置恒湿设备中，于 25℃、相对湿度 90%±5% 条件下放置 10 天，在 5、10 天取样按稳定性重点考察项目要求检测，同时准确称量试验前后供试品的重量，以考察供试品的吸湿潮解性能。若吸湿增重在 5% 以上，则应在 25℃、相对湿度 75%±5% 下同法进行试验；若吸湿增重在 5% 以下，且其他考察项目符合要求，则不再进行此项试验。恒湿条件可以通过恒温恒湿箱或在密闭容器中放置饱和盐溶液来实现。根据不同的湿度要求，选择 NaCl 饱和溶液（15.5~60℃，相对湿度 75%±1%）或 KNO_3 饱和溶液（25℃，相对湿度 92.5%）。液体制剂可不进行此项试验。

（3）光照试验：供试品开口置装有日光灯的光照箱或其他适宜的光照容器内，于照度为 4500lx±500lx 条件下放置 10 天，在 0、5、10 天取样检测。试验中应注意控制温度，与室温保持一致，并注意观察供试品的外观变化。

此外，根据药物的性质必要时应设计其他试验，探讨 pH 值、氧、低温等对药物质量的影响。

2. 加速试验　加速试验一般应在40℃±2℃、相对湿度75%±5%条件下进行试验，在试验期间第1、2、3、6个月末取样检测考查指标。若供试品经检测不符合质量标准要求或发生显著变化，则应在中间条件下，即在30℃±2℃、相对湿度65%±5%条件下（可用Na_2CrO_4饱和溶液，30℃，相对湿度64.8%）进行试验。

对采用不可透过性包装的液体制剂，如合剂、乳剂、注射液等的稳定性研究中可不要求相对湿度。对采用半通透性的容器包装的液体制剂，如多层共挤PVC软袋装注射液、塑料瓶装滴眼液、滴鼻液等，加速试验应在40℃±2℃、相对湿度20%±5%的条件下进行。对膏药、胶剂、软膏剂、凝胶剂、眼膏剂、栓剂、气雾剂等制剂可直接采用30℃±2℃、相对湿度65%±5%的条件进行试验。对温度敏感药物（需在4~8℃冷藏保存）的加速试验可在25℃±2℃、相对湿度60%±5%条件下同法进行。需要冷冻保存的药品可不进行加速试验。

3. 长期试验　长期试验是在接近药品的实际贮存条件下进行的稳定性试验，建议在25℃±2℃、相对湿度60%±10%条件下，分别于0、3、6、9、12个月取样检测，12个月以后，仍需继续考察，分别于18个月、24个月、36个月，取样进行检测。将结果与0个月比较，以确定药物的有效期。也可在常温条件下进行。对温度特别敏感药物的长期试验可在6℃±2℃条件下进行试验，取样时间点同上。

4. 药品上市后的稳定性考察　药品注册申请单位应在药品获准生产上市后，采用实际生产规模的药品进行留样观察，以考察上市药品的稳定性。根据考察结果，对包装、贮存条件进行进一步的确认或改进，并进一步确定有效期。

（三）　稳定性研究要求与结果评价

1. 稳定性研究要求　对于申报临床研究的新药，应提供符合临床研究要求的稳定性研究资料，一般情况下，应提供至少6个月的长期试验考察资料和6个月的加速试验资料。有效成分及其制剂还需提供影响因素试验资料。对于申请生产的新药，应提供全部已完成的长期试验数据，一般情况下，应包括加速试验6个月和长期试验18个月以上的研究数据，以确定申报注册药品的实际有效期。

2. 稳定性研究结果评价　药品稳定性的评价是对有关试验（如影响因素、加速试验、长期试验）的结果进行的系统分析和判断。其相关检测结果不应有明显变化。

（1）贮存条件的确定：新药应综合加速试验和长期试验的结果，同时结合药品在流通过程中可能遇到的情况进行综合分析。选定的贮存条件应按照规范术语描述。

（2）包装材料/容器的确定：一般先根据影响因素试验结果，初步确定包装材料或容器，结合稳定性研究结果，进一步验证采用的包装材料和容器的合理性。

（3）有效期的确定：药品的有效期应根据加速试验和长期试验的结果分析确定，一般情况下，以长期试验的结果为依据，取长期试验中与0月数据相比无明显改变的最长时间点为有效期。

第四节　中成药新药的药理学研究

中成药新药的药理学研究，应在中医药理论的指导下，运用现代科学技术，制订出具有中

NOTE

医药特点的试验计划，根据新药的功能主治，选用或建立与中医"病"或"证"相符或相近的动物模型以及实验方法，对新药的有效性做出科学的评价。

一、药效学研究

（一）药效学研究的意义

1. 是中成药新药研究的必经之路　与临床汤剂比较，目前研制的中成药新药，通过采用提取、纯化等现代工业化方法，从中药复方或单味药中提取出有效成分或有效部位（群），这就使得其与原方的化学成分、剂量用法以及毒副作用等，均会有相应的变化。通过采用现代药理学的方法研究新药对机体的作用及其作用机制，评价药物的时效、量效、不同给药途径对疗效的不同影响以及对同种药品之间进行疗效的对比，为新药的临床研究提供剂量、疗程等数据参考。

2. 指导新药的制备工艺优化　通过药效学研究，对治疗某一疾病的有效成分或有效部位（群）及其之间的相互作用，进行有效的评价，可以避免同一处方不同制备工艺制得的中成药其临床疗效大不相同的问题，使中成药新药的有效性更加明显。

3. 为新药的临床研究奠定基础　在不了解新药安全性、有效性的情况下，进行人体内试验和临床研究，有可能对试用者造成危害，甚至发生意外。因此，在新药用于人体之前，先对其进行动物试验，以了解其药理及毒理作用，为临床研究提供科学的、可靠的依据，确保受试人的安全。

（二）药效学研究基本要求和方法

1. 药效学研究基本要求　试验主要负责人应具有药理毒理专业高级技术职称和有较高的理论水平、工作经验与资历；确保试验设计合理，数据可靠，结果可信，结论判断准确。试验报告应有试验负责人签字及单位盖章。研究单位应具有较高的科研水平、技术力量及组织管理能力，且具有良好的客观条件，如实验室、仪器设备等。从事新药安全性研究的实验室应符合国家药品监督管理局《药品非临床研究质量管理规范》（Good Laboratory ，Practice，GLP）的要求，药理研究也可参照实行。实验记录应符合国家药品监督管理局《药品研究实验记录暂行规定》的要求，实验记录应真实、完整、规范，对实验中出现的问题及特殊现象均应写明情况，防止漏记和随意涂改。描记和形态学检查应有相应的记录图或照片。不得伪造、编造数据。

2. 药效学试验方法的选择　常分为体外实验与体内实验两种。

（1）体外实验：又称离体实验，是在体外进行的实验观察方法，包括离体器官、离体组织、细胞体外培养及试管内试验等。体外试验具有重复性好、用药量少、节省动物等优点，并且不受体内神经、体液等因素的干扰，结果容易分析，常用于作用机制的研究等分析实验。但是中药一般为粗制品，其中含有的杂质性成分较多，药物直接作用于离体器官或组织，很容易引起一些副作用的产生，影响实验结果。而且体外实验并不能完全和体内试验相等同。

（2）体内实验：又称在体实验，是用整体动物进行药效实验的方法。根据实验需要选用病理模型动物，按照实验的周期可以分为急性实验和慢性实验。急性实验一般指观察一次给药后机体在短时间内出现的反应，如麻醉动物血压实验等。慢性实验指观察机体在较长时间内多次给药出现的反应。在体实验更接近于临床状态，尤其符合中药多成分、多靶点、多系统的调节作用，并可弥补离体实验的局限性。

3. 受试药物及阳性对照药的要求 受试药物应符合《药品注册管理办法》中相关规定。阳性对照药物可选用药典收藏或正式批准生产的中药或者西药，选用的药物应尽可能与新药的功能主治、剂型及给药途径相似，若有困难，也可在功能、剂型上略有差异。在注射给药或离体试验时应注意药物中的杂质、无机离子及酸碱度等因素对试验的干扰。

4. 药效学试验剂量的确定及给药途径的选择 剂量确定方法一般采用以下几种方法来确定剂量：①根据临床等效剂量：即根据体表面积折算法换算的在同等体表面积（m^2，cm^2）单位时的剂量；②根据临床用量的体重计算：已经明确人体使用剂量的前提下，根据人用剂量按体重来折算。用量一般以计算单位内所含生药量（mg 或 g）表示，以体重（g 或 kg）计算用量。人与几种常用实验动物的粗略等效倍数为 1（人）、3（狗、猴）、5（猫、兔）、7（大鼠、豚鼠）、10~11（小鼠）；③根据文献报道来估计剂量：通过阅读大量的有关文献，参考其剂量的选择，若处方及提取工艺基本相似，则可以估计出供试药的剂量范围；④根据半数致死量（LD_{50}）计算：凡能测出 LD_{50} 的新药，尤其是一类和二类，可用 LD_{50} 的 1/10、1/20、1/30、1/40 等相近剂量来探索药效试验的高、中、低剂量组；⑤通过预实验来测定剂量：在通过上述方法计算或估计出药效实验剂量后，均应通过预实验来摸索药效实验的剂量范围，然后才能确定最终的药效实验剂量。实验动物给药量一般按 mg/kg 体重或 g/kg 体重计算，应用时需通过已知药液的浓度换算出相当于每千克体重所需的药量。给药途径一般要求采用与临床相当，如确有困难，也可选用其他给药途径，并说明理由。

5. 实验分组 一般应设 3 个剂量组（等效剂量组、低剂量组和高剂量组），以便迅速获得与药物作用相关的完整资料。大动物（猴、狗等）或在特殊情况下，可设 1 个剂量组。每组动物的基本例数要求小动物（小鼠、大鼠等）每组 10~30 只，中等动物（兔、豚鼠等）每组 8~20 只，大动物（狗、猴等）每组 5~15 只。按照随机的原则进行分组，可以采用完全随机的方法，也可采用"均衡随机"的方法。

6. 实验动物 实验动物是医药学、生命科学研究的基础和重要支撑条件，其选择的合理与否，直接关系到整个药效学实验的成败，在选择动物时应从以下几个方面综合考虑。

（1）种属：选择动物既要考虑对药效学设置检测指标的敏感性，更要注意与临床患者反应的一致性。尽量选择与人的机能、代谢、结构、疾病特点和机能反应相近似的实验动物。另外，不同种属动物对药物的反应也有差异，如大鼠、小鼠、豚鼠和家兔对催吐药不产生呕吐反应，而猫、狗、鸽子则容易产生呕吐。

（2）品系：实验动物由于遗传变异和自然选择的作用，即使同一种属的动物，也有不同的品系。不同系列的动物对药物的敏感性不一，这也是普遍存在的现象。

（3）实验动物等级和健康：实验动物应选用符合等级要求的健康动物，并附有供应单位的合格证书。实验动物分为以下 4 类：①普通级动物（conventional animal，CV）：不携带所规定的人兽共患病病原和动物烈性传染病的病原。②清洁动物（clean animal，CL）：除普通动物应排除的病原外，不携带对动物危害大和对科学研究干扰大的病原。③无特定病原体动物（specific pathogen free animal，SPF）：除清洁动物应排除的病原外，不携带主要潜在感染或条件致病和对科学实验干扰大的病原。④无菌动物（germ free animal，GF）：无可检出的一切生命体。

（4）年龄和性别：动物的解剖生理特征和反应性随年龄而有明显的变化，一般幼年动物

NOTE

比成年动物的敏感性要高，这可能与抗体发育不健全，解毒排泄的酶系尚未完全发育有关，所以一般认为幼年动物不能完全取代成年动物。老年动物的代谢功能低下，反应不灵敏，不是特别需要一般不选用。必要时，可根据试验要求，选用特定年龄、性别的动物。不同性别的动物对同一药物的敏感性差异较大。特定的实验，如为了观察药物的避孕作用、保胎作用以及对生殖期或围产期的毒性等，则应选用雌性动物。

7. 药效学试验指标的选择　选择客观可靠的观测指标，才能准确无误地反映药物对实验对象的影响。观测指标选择的总的原则是应选用特异性强、敏感性高、重现性好、客观、定量或半定量的指标进行观测。

（1）特异性：新药药效学研究主要针对其功能与主治，所选用的试验方法和观测指标一定要用专属性好，特异性强，能反映治疗疾病本质的主要药效学方法及观测指标。

（2）敏感性：选择观测指标应注意是否敏感性高，是否具有检测可操作性和可靠性。任何疾病，尤其在经过药物防治后，均有不同的变化，疾病的许多病理、生理指标都可能出现不同的变化。一定要在某项观测指标变化最明显时，用最先进的观测手段（仪器）将其变化记录下来。

（3）重现性：选择的实验观测指标应稳定、重现性好，结果才可靠；若重现性差，应分析其原因。

（4）客观性：选择的观测指标应能客观反映药物的药效作用，尽量不用主观的、似是而非的指标。尤其在观测动物生理功能（如心率、呼吸频率、清醒动物血压、尿量等）指标时，易受实验环境、条件等许多因素的影响，更应注意假性结果的出现。

（5）定量或半定量的观测指标：在评价药物作用和疗效的观测指标时，应尽量选择能定量或半定量的观测指标。应用先进的科研仪器，能客观定量地记录实验指标的变化。

8. 中成药新药的一般药理学研究　一般药理学试验是为了观察主要药效以外的其他作用是否对维持生命的重要系统产生不良影响，试验中所采用的受试物应与药效学中的相同，设定组别时注意设立合理的空白组，必要时可以设立阳性对照组。主要观察中枢神经系统、心血管系统、呼吸系统三方面。中枢神经系统需仔细观察给药前后动物的活动情况和行为变化，包括一般行为表现、姿势、步态、有无流涎、肌颤及瞳孔变化。心血管系统需观察给药前后动物血压、心率、心电图等的变化。呼吸系统需观测给药前后动物呼吸频率、节律及深度的变化等。

9. 药代动力学研究　即药物代谢动力学，是定量研究药物在生物体内吸收、分布、代谢和排泄的规律，并运用数学原理和方法阐述血药浓度随时间变化规律的一门学科。随着药物化学的发展及人类健康水平的不断提高，对药物药代动力学性质的要求越来越高。判断一个药物的应用前景，特别是市场前景，不单纯是要疗效强，毒副作用小，更要具备良好的药代动力学性质。因此，可以根据药物的药代动力学进行中成药新药设计和剂型改进。

二、毒理学研究

毒理学研究是保证药物安全性评价的重要环节，既是临床需要，又是适应国际对中药新药安全性评价的要求。其主要目的是排除不安全药物进入临床试验，为临床安全用药提供导向，为临床确定治疗剂量提供依据，为确定临床禁忌证提供参考等。

（一）急性毒性试验

急性毒性是指动物一次或 24 小时内多次接受一定剂量的受试物，在一定时间内出现的毒性反应。主要观察给药后动物毒性反应出现的情况。根据《中华人民共和国药品管理法》，急性毒性试验必须执行《药物非临床研究质量管理规范》。另外，受试药物、实验动物、实验分组、给药途径、给药剂量、观察期限、观察指标以及结果的分析均应严格按照《中药、天然药物急性毒性研究技术指导原则》的要求进行。根据药物毒性特点，可选择以下方法进行急性毒性试验。

1. 半数致死量（LD$_{50}$）　半数致死量是指引起一群受试对象 50% 个体死亡所需的剂量。也可指统计学上获得的，预计引起动物半数死亡的单一剂量。LD$_{50}$ 是毒理中最常用于表示药物毒性分级的指标，常作为衡量药物毒性程度的主要指标，药物的 LD$_{50}$ 越小，说明药物的毒性越大。

2. 最大耐受量（MTD）　最大耐受量指动物能够耐受的而不引起动物死亡的最高剂量。当受试物毒性较低，测不出 LD$_{50}$ 时，可以动物能耐受的最大浓度、最大体积的药量做 1 次或 1 日内连续 2~3 次给予动物，连续观察 7 天，详细记录动物反应情况，计算出总给药量，并推算出相当于临床用药量的倍数。最大耐受量测定，也可反映受试物的毒性情况。

（二）长期毒性试验

长期毒性试验是观察动物因连续用药而产生的毒性反应和严重程度，以及停药后的发展和恢复情况，为临床研究提供依据。

1. 试验动物　一般需用两种动物（啮齿类和非啮齿类）进行，雌雄各半，啮齿类常用大白鼠，每组 10~30 只。非啮齿类常用犬或猴，可为雌、雄各 3~6 只。

2. 剂量　一般应设 3 个剂量组。原则上，低剂量应略高于药效研究的有效剂量，此剂量下动物应不出现毒性反应，高剂量力求部分动物出现明显毒性反应。

3. 给药途径与频率　给药途径应与推荐临床试验的途径相一致。如选择其他的给药途径，应说明理由。原则上每天给药，且每天给药时间相同。试验周期 3 个月或以上者，也可采取每周给药 6 天。特殊类型的受试物应根据具体药物的特点设计给药频率。

4. 试验周期　长期毒性试验给药期限的长短，通常与拟定的临床疗程长短、临床适应证、用药人群相关，应充分考虑预期临床的实际疗程。给药时间一般为临床试验用药期的 2~3 倍，最长半年。如临床疗程单次给药者，长期毒性试验为 2 周；临床疗程 2 周以内者，长期毒性试验应为 1 个月。

5. 观察指标　长期毒性试验常规需观察的指标有：①一般状况观察：包括对动物外观体征、行为活动、腺体分泌、呼吸、粪便、摄食量、体重、给药局部反应等的观察。②血液学指标：至少应观察红细胞计数、血红蛋白、白细胞计数及其分类、血小板、网织红细胞计数、凝血酶原时间等。当受试物可能对造血系统有影响时，应进一步进行骨髓的检查。③血液生化指标：主要测定天门冬氨酸转氨酶、丙氨酸转氨酶、碱性磷酸酶、γ-谷氨酸转移酶（非啮齿类动物）、尿素氮、肌酐、总蛋白、白蛋白、血糖、总胆红素等指标。④体温、眼科检查、尿液检查、心电图检查：非啮齿类动物应进行体温、眼科检查、尿液检查、心电图检查等。⑤组织病理学检查：计算脑、心脏、肝脏、脾脏等各脏器系数，此外，当所用动物为非啮齿类动物时，因动物数较少，应对所有剂量组、所有动物的器官和组织进行组织病理学检查。

6. 观察时间和次数　　原则上应尽早、及时的发现出现的毒性反应，在确定观察指标和次数时，应充分考虑试验期限的长短和受试物的特点。试验前，啮齿类动物至少应进行适应性观察5天，非啮齿类至少应驯养观察1~2周，并观察受试动物的外观体征、行为活动、摄食量以及检查体重，非啮齿类动物还至少应进行2次体温、心电图、有关血液学和血液生化学指标的检测。此外，试验动物相关指标的历史数据在长期毒性试验中也具有重要的参考意义。试验期间一般状况和症状的观察，应每天观察一次，饲料消耗和体重应每周记录一次。大鼠体重应雌雄分开进行计算。试验结束时应进行一次全面的检测。当给药期限较长时，应根据受试物的特点选择合适的时间进行中期阶段性检测。

长期毒性试验应在给药结束时留存部分动物进行恢复期观察，以了解毒性反应的可逆程度和可能出现的延迟性毒性反应。应根据受试物的代谢动力学特点、靶器官或靶组织的毒性反应和恢复情况确定恢复期的长短。在试验期间，对濒死或死亡动物应及时检查并分析原因。

（三）　其他毒理学试验

如果处方含有无法定标准的药材，或来源于无法定标准药材的有效部位，以及用于育龄人群并可能对生殖系统产生影响的新药，需进行遗传毒性试验。用于育龄人群并可能对生殖系统产生影响的新药，应进行生殖毒性研究。若新药结构与已知致癌物质有关，代谢产物与已知致癌物质相似，在长期毒性试验中发现有细胞毒副作用或对某些脏器、组织细胞生长有异常显著促进作用的新药，致突变试验结果为阳性的新药，须进行致癌试验。

第五节　中成药新药的临床试验研究

临床研究与前期的药效毒理学研究相辅相成，对新药的安全性、有效性评价起到了关键的作用，是新药研究整个过程中最重要的环节之一。新药的临床研究必须经过国家食品药品监督管理局批准，且必须遵守《药物临床试验质量管理规范》（GCP）的有关规定。通过临床试验可以为国家药品监督管理局批准新药生产提供科学依据，指导医生和患者合理用药，还可能发现中药新药潜在的临床应用价值。因此，药物的临床试验对中药新药的研制和开发具有重要意义。

一、临床试验的分期与设计

中药新药临床研究根据不同的试验目的和内容共分为4期。不同注册类别的中药新药，需要进行的临床试验也有所不同，具体需按照《中药、天然药物注册分类及申报资料要求》的相关规定进行临床试验。试验设计由申请人和研究者共同商定，必须由有经验的合格的医师及相关学科的专业技术人员根据中医药理论，结合临床实际进行设计。

（一）　I期临床试验

I期临床试验是初步的临床药理学及人体安全性评价试验，包括人体耐受性试验和药物代谢动力学试验，为制定给药方案提供依据。中药的I期临床试验主要是人体耐受性试验。

进入临床试验的受试者必须满足的条件，如年龄范围、性别、体重、体格检查及对器官功能的要求等，I期临床试验的受试例数最低20~30例。选择18~50岁的健康志愿者，男女例数最好相等。给药剂量常选用临床常用剂量或习惯用量。试验从低剂量至高剂量逐个剂量依次进行。每个受试者只能接受一个剂量的试验。

对于试验中出现的不良反应要认真分析，仔细鉴别，在试验中出现的任何异常症状、体征、实验室检查结果或其他特殊检查结果都应随访，及时向当地省级药品监督管理部门和国家药品监督管理局报告。根据试验结果客观详细地进行总结，对试验数据进行统计学处理，确定临床给药的安全范围，提出Ⅱ期临床试验给药方案的建议。

（二）　Ⅱ期临床试验

Ⅱ期临床试验是对新药有效性和安全性的初步评价，并为Ⅲ期临床试验推荐临床用药剂量。此阶段的研究设计可以根据具体的研究目的，采用多种形式，包括随机盲法对照临床试验。

受试对象不少于100例，主要病证不少于60例。应采取多中心临床试验，每个中心所观察的例数不少于20例。试验组与对照组病例数均等。病名诊断、证候诊断的标准应遵照现行公认标准执行，病例的纳入标准必须符合病名诊断、证候诊断的标准。

（三）　Ⅲ期临床试验

Ⅲ期临床试验是为了进一步评价新药的疗效和安全性，是扩大的多中心临床试验。可进一步验证药物对目标适应证患者是安全、有效的，并为受益与风险评价以及药物注册申请的审查提供充分的依据。试验一般应为具有足够样本量的随机盲法对照试验。

受试对象一般不少于300例，主要病证不少于100例。病例的选择参照Ⅱ期临床试验设计，视具体情况适当扩大受试对象范围。试验方案可设计不同的用药剂量、次数和疗程。临床试验的用药剂量可依据Ⅱ期临床试验结果予以确定。

（四）　Ⅳ期临床试验

Ⅳ期临床试验为新药上市后由申请人自主进行的应用研究阶段。是在临床广泛使用的条件下考查药物的疗效和不良反应，评价在普通或者特殊人群中使用的利益与风险关系以及改进给药剂量等。本期的病例数不少于2000例，病例选择、试验方案等与Ⅲ期临床试验基本相同。一般可不设对照组。

疗效判断应按照现行公认标准执行。综合疗效评定一般分为：临床痊愈、显效、进步、无效4级，主要判定统计"显效"以上的疗效。若无临床痊愈可能，则分为临床控制、显效、进步、无效4级。疗效评定标准需重视规定疗效评定的指标参数，对于受试的每个病例，都应严格地按照疗效标准加以判定，不能随意降低或提高标准。对于不良反应、禁忌、注意等考察，应详细记录不良反应的表现（包括症状、体征、实验室检查），并统计发生率。

二、临床试验设计的原则

为了避免或减少由于主观或客观的干扰因素给临床研究造成误差，确保临床研究结果的真实性和可靠性。在临床研究中，除严格样本外，还必须遵循对照研究、随机分配、盲法治疗与盲法分析的原则。

1. 对照原则　临床试验中必须实行将研究对象分组对比研究。合理的均衡对照可使两组处于相等状态，才能尽可能减少各种干扰因素造成误差，研究结果才比较可靠。对照方法有分组对照（空白对照、安慰对照、有效对照、交叉对照、相互对照）、自身前后对照、复合处理对照、复方（替代）对照等几种。研究中所选的阳性药应充分考虑阳性药的功能主治、中医证候分型等因素，并应充分参考以往临床研究的基础数据，择优选择公认的阳性对照药。

2. 随机原则   为了避免或减少来自医生或患者的人为因素，以及可能尚未被人们察觉的某些客观因素造成研究发生偏差，应采取随机分配的方法，将被研究对象分配到对照组或试验组而进行研究，以使研究的结果比较符合实际，结论比较可靠。随机分配方法有简单随机（抛硬币随机、抽签随机、随机数字表、计算机数字键等）、配对随机、分层随机、半随机化等。

三、临床试验的监督管理

药品临床试验管理规范（GCP）是临床试验全过程的标准规定，包括方案设计、组织、实施、监督、稽查、记录、分析总结和报告。制定 GCP 是为了保证试验过程的规范，试验结果的科学可靠，使试验合乎伦理学要求，保护受试者权益。

（一）我国 GCP 简述

为适应我国医药事业迅速发展的要求，我国医药管理部门对药品临床试验的科学性和伦理问题，给予了高度重视。1992 年政府派专家诸骏仁教授参加了世界卫生组织 GCP 定稿会，并着手起草我国的 GCP 的准备工作。卫生部于 1998 年 3 月颁布了我国第一部《药品临床试验管理规范（试行）》。随着我国行政改革的发展，国家药品监督管理局于 1999 年 9 月 1 日颁布了经进一步修订的《药品临床试验管理规范》。这一规范的颁布、实施，对促进我国药品临床试验水平的提高，推动中国药品走向世界，将起到重要的作用。

新颁布的 GCP 共 13 章，66 条款。具体为第一章总则，第二章临床试验前的准备与必要条件，第三章受试者的权益保障，第四章试验方案，第五章研究者的职责，第六章申办者的职责，第七章监查员的职责，第八章记录与报告，第九章统计分析与数据处理，第十章试验用药品的管理，第十一章质量保证，第十二章多中心试验，第十三章附则。

我国颁布的 GCP 是在充分考虑中国的国情及与国际接轨的原则上制定的，它明确申述了受试者权益，基于赫尔辛基宣言原则，强调了药品临床试验必须遵循的伦理道德规范，它明确了临床试验必须遵守的法治化要求；它通过明确研究者、申办者、监视员、管理部门的职责及相互关系、行为方式，规范了临床试验的科学过程，它通过对临床方案、数据管理，分析与统计、试验药品管理、质量控制、记录与报告等涉及试验质量的重要环节的规定，保障临床试验的科学性、可靠性。GCP 的颁布与实施，对于保障受试者权益、提高临床试验质量，将起到重要的推进作用。

（二）临床试验的重要环节

临床试验的重要环节包括：试验方案的制定；标准操作规程的制定；支持系统和工具的制定；试验信息记录文件的制定和批准；试验场所的选择，以及合格的、经过训练的、富有经验的研究者和研究人员的选择；伦理委员会审查和批准方案；行政管理当局的审查和批准；研究受试者的纳入；试验药物的质量、管理和清点；试验数据的采集；安全性管理和报告；试验的监查；试验数据的管理；试验实施和数据的质量保证；试验报告。

（三）临床试验总结与评价

临床试验总结是反映药物临床试验研究设计、实施过程，并对试验结果作出分析、评价的总结性文件，是正确评价药物是否具有临床实用价值（有效性和安全性）的重要依据，是药品注册所需的重要技术资料。

1. 临床试验总结　临床试验结束后，各临床试验中心都应写出分总结报告，由临床负责单位写出总结报告。临床试验总结必须突出中医药特色，客观、全面、准确地反映全部试验过程和结果。论据要充分，论证要有逻辑性，需经统计学分析，文字简练，结论准确。总结报告的主要内容应包括：题目，摘要，目的，病例选择，试验方法，疗效判断，一般资料，试验结果，典型病例，对剔除、脱落或发生严重不良事件病例的分析和说明，讨论，疗效和安全性结论。最后列出试验设计者、临床总结者、各临床负责人员的姓名、专业、职称及课题主要研究者签字、日期、各临床研究单位盖章等。

2. 综合评价　在总结报告的讨论中应当根据本次试验结果，对新药的功能主治、适应范围、给药方案、疗程、疗效、安全性、不良反应（包括处理方法）、禁忌、注意等进行结论。并根据其临床意义及数理统计结果，对新药的特点进行客观评价。

第六节　已上市中成药的变更与再评价

一、已上市中成药变更

根据 SFDA 颁布的《已上市中药变更研究技术指导原则（一）》（简称指导原则）要求，已上市中成药变更是指中成药变更药品规格或包装规格、变更药品处方中已有药用要求的辅料、变更生产工艺、变更药品有效期或贮藏条件、变更药品的包装材料和容器、变更药品生产场地等，申请人应当根据其变更对药品安全性、有效性和质量可控性的影响，进行相应的技术研究工作，在完成相关工作后，向药品监督管理部门提出补充申请。需要进行临床试验研究的变更申请，其临床试验研究应经过批准后实施。对于其他变更，应根据其具体情况，按照本指导原则的基本原则进行相应工作。

（一）变更的分类

根据变更对药用物质基础或药物吸收、利用的影响程度，将所述及的变更划分为三类：Ⅰ类变更属于微小变更，其变更不会引起药用物质基础的改变，对药物的吸收、利用不会产生明显影响，不会引起安全性、有效性的明显改变；Ⅱ类变更属于中度变更，其变更对药用物质基础或对药物的吸收、利用有影响，但变化不大；Ⅲ类变更属于重大变更，其变更会引起药用物质基础的明显改变，或对药物的吸收、利用可能产生明显影响。

类别划分的目的是帮助申请人便于确定变更研究的内容，有效地开展变更研究，进行评估和申报。但在具体研究中，类别界限可能不是很明显，则需根据具体情况及其研究结果确定类别。由于中药注射剂的特殊性，已上市中药注射剂的变更研究指导原则另行规定。

（二）变更研究的基本原则

1. 必要、科学、合理的原则　已上市中药变更应体现变更的必要性、科学性、合理性。变更的提出与研究是基于对拟变更药品的了解，是以既往药品注册阶段以及实际生产过程中的研究和数据积累为基础的。注册阶段及其前期的研究工作越系统、深入，生产过程中积累的数据越充分，对上市后的变更研究越有帮助。因此，变更申请的研究结果应是基于对拟变更产品

NOTE

的了解，对变更的原因、程度、必要性应当明确，并对变更前后产品质量、稳定性、生物学性质等方面进行全面的研究，对研究结果进行全面的分析，针对变更对药品安全性、有效性及其质量可控性的影响进行全面评估，并与变更内容相比较而得到科学合理判断，说明变更的必要性、科学性和合理性。

2. 安全、有效及质量可控的原则 已上市中药变更应保证其安全、有效及质量可控。通过一定的研究工作考察和评估变更对药品安全性、有效性及质量可控性的影响，具体研究工作宜根据变更的具体情况确定。如果质量标准对于药品质量的可控性低，难以评估变更的影响，应开展质量及质量标准研究工作，提高质量标准对药品质量的可控性。对已上市中药的变更要充分考虑可能带来的风险，任一环节的疏漏或缺失，均可能对药品的安全、有效及质量控制产生不良影响，应加强系统研究和评估。

（三） 变更研究的基本要求

1. 样品要求 已上市中药变更的研究验证应采用中试以上规模样品，工艺有重大改变等的变更研究应采用生产规模样品。变更前后药品质量比较研究，一般采用变更前 3 批生产规模样品和变更后 3 批样品进行。变更后样品稳定性试验，一般采用 3 批样品进行 3~6 个月加速实验和长期稳定性考察，并与变更前 3 批生产规模样品稳定性数据进行比较。

2. 关联变更的要求 变更申请可能只涉及某一种情况的变更，也可能涉及多种情况的变更。如药品规格的变更可能伴随辅料的变更，或同时伴随药品包装材料的变更等，故将一项变更伴随或引发的其他变更称之为关联变更。对于关联变更，研究工作应按照《指导原则》中各项变更研究工作的基本思路综合考虑，并进行相关研究。由于这些变更对药品质量、安全性、有效性影响程度可能不同，故总体上需按照技术要求较高的变更类别进行研究。

3. 含毒性药材制剂的要求 对于处方中含有毒性药材制剂的变更，应关注变更对药品安全性的影响，尤其应关注以下几类制剂变更的安全性，开展相关研究。包括：①含大毒（剧毒）药材的制剂；②含有现代研究发现有严重毒性的药材的制剂；③含有分类为有毒药材，且为儿科用药、妊娠期和哺乳期妇女用药的制剂；④含有孕妇禁用或慎用的药材，且功能主治为妊娠期和哺乳期妇女用药的制剂。

二、已上市中成药再评价

中成药上市后的再评价是运用最新中医药技术成果，从临床医学、中医理论、中药临床药理学、药剂学、药物流行病学、药物经济学、中成药质量控制等方面对已批准上市的中成药在临床应用中的疗效、不良反应、用药方案、稳定性及费用效益等是否符合安全、有效、经济的原则做出科学评价，以促进临床合理用药。目前，为建立国家基本药物制度和药品再注册制度，中成药上市后的再评价已成为一项十分紧迫的工作。为显现中成药的疗效优势与特点，应该从多个关键技术领域及其相关关系中来深化再评价研究。中药上市后再评价有利于提高中成药临床用药的安全性和有效性，减少恶性竞争，促进中药市场良性发展，提高药品的监督管理水平。中药上市后再评价也是中药进入医保、基本药物目录的重要支撑，更是建立中药的药物再注册制度不可或缺的环节。

（一） 发展历程

减毒增效是中药上市后再评价的关注重点之一，2001 年，药品上市后需开展再评价以法律的形式予以规定。根据《中华人民共和国药品管理法》第三十三条规定："国务院药品监督管理部门组织药学、医学和其他技术人员，对新药进行审评，对已经批准生产的药品进行再评价。"这是中药上市后再评价最根本的法律依据。

2009 年发布的《中药注射剂安全性再评价工作方案》规定："按照'全面评价、分步实施、客观公正、确保安全'的原则，全面开展中药注射剂安全性再评价工作，通过开展中药注射剂生产工艺和处方核查、全面排查分析评价、有关评价性抽验、不良反应监测、药品再评价和再注册等工作，进一步规范中药注射剂的研制、生产、经营、使用秩序，消除中药注射剂安全隐患，确保公众用药安全。"这是专门针对中药注射剂上市后再评价的法规，再评价作为中约注射剂安全性保障的最重要环节之一被提出并以法规的方式确定下米。同年发布的《中药注射剂安全性再评价质量控制要点》还对安全性再评价的主要方面进行了规定："对涉及中药注射剂生产使用的原料、辅料及包装材料、生产工艺、质量检测和稳定性考察等五个方面提出要求，以保证中药注射剂质量的稳定均一。"2010 年发布的《中药注射剂安全性再评价基本技术要求》更是从原料、辅料及包装材料、生产工艺、质量研究、质量标准、稳定性研究、一般药理学试验、急性毒性试验、长期毒性试验、制剂安全性试验、遗传毒性试验、生殖毒性试验、致癌试验、广泛使用条件下不良反应、广泛使用条件下对特殊人群的影响、安全性干预性临床试验、有效性临床试验、基于药品说明书的临床研究、药品风险控制计划及对本品的研究综述等方面详细规定了再评价的内容和方法。

2010 年出版的《中药上市后临床再评价关键技术》是第一部中药上市后再评价的专著，该书详尽地讨论了中药上市后再评价的概念、范围、沿革、原则、内容、方法等，完善了中药上市后再评价的框架，并使之可操作化，对推动上市后再评价的开展起到了积极作用。2012年出版的《中药上市后临床再评价设计方法与实施》，从实践的角度出发，突出实用性和操作性，系统介绍了中药上市后再评价的方案设计及实施操作。2013 年出版《中药注射剂临床安全性评价技术指南》全面介绍了中药上市后再评价的开展，并附有真实案例。

（二） 中成药再评价相关关键技术领域

1. 临床比较药理学 中成药临床应用历史悠久，但作为注册的中成药临床使用时间不长，中成药在人群中的有效率、长期效应、安全性及其疗效的受到诸多因素影响，如患者年龄、性别、合并用药、经济等，均需进一步明确。通过中药临床比较药理学研究，中成药上市后的有效性再评价可充分补充完善上市前研究的不足，并根据具体情况采取相应措施，如调整说明书的适应证、剂量或疗程设置。通过比较药理学研究，进一步确定其临床应用的比较优势。如在晚期肿瘤的治疗中，如以世界卫生组织实体瘤疗效评价标准进行疗效评价，则中医的治疗效果不佳，甚至无效，但加上生存时间、生存质量、证候缓解率和肿瘤缓解率等标准后，中医的治疗优势和特色就能得以体现。一个药品不可能对所有的人群都有满意的疗效，如何克服上市前人群选择的局限性，寻找尽可能合理的适宜人群是中成药临床比较药理学研究的主要内容之一。儿童、孕妇和老龄人是一个特殊用药群体，多数中成药上市前的临床研究将其排除，儿童用药应单独建立一套儿童用药群的安全评价体系。如何确定不同适应证和不同人群所对应的不同剂量亦是上市后再评价的重要内容。疗程是中成药研究中一个薄弱的环节，上市前的疗程确定常常依据临床经验，如何依据中成药的时效关系来确定不同适应证合理的疗程是上市后再评价应该解决的问题。

2. 药物流行病学　采用药物流行病学中的真实世界研究，对中成药上市后在广大人群中发生的各种不良反应以及影响因素（机体、剂型、给药方法、药物相互作用等）做出科学客观的评价，深化中成药不良反应/事件研究，形成规范的药品不良反应/事件报告系统，加强上市后中成药安全信号的识别与评价，制定相应的防治措施，建立与健全中成药风险管理系统。例如，壮骨关节丸的注意事项为："本品未发现明显的不良反应，但肝功能不良者慎用。"经过检索1981~1999年间有关壮骨关节丸不良反应的期刊报道，搜集到不良反应病例198例，其中对肝脏损害的病例占81%，由此可见，药品说明书应做相应的修改。

3. 药物经济学　药物经济学从药物利用和社会角度出发，运用经济学的理论与方法，通过对成本和相应结果两方面进行比较，研究最佳的给药方案，最大限度做到高效、安全、经济地利用现有的医疗卫生资源，使中成药实现其最佳的治疗效果和最大的经济效益。

4. 药材环境生态学　药材的"道地性"反映了环境对药材生长和品质的影响，不同产地的药材不仅在药效物质上存在差异，在毒性物质上亦有变化。深入研究药材环境因素对药材含量的影响，是中成药上市后再评价的重要内容之一，是再评价工作的起点和临床再评价的基础，若药材的来源不清，质量欠稳定将直接影响对临床疗效的评价与分析。

5. 中药生产过程质量控制与管理　由于中成药成分复杂，有必要对中成药的质量标准进行进一步研究，不断地提高药效含量指标检测的灵敏度与特异性，不断提高与完善质量标准，增加可控性。如中药注射剂的生产过程质量控制与管理，国家食品药品监督管理局2007年12月6日发布了《中药、天然药物注射剂基本技术要求》；目前我国对中药注射剂的要求检查的项目已达10多个，并提出了与国际接轨的指纹图谱要求，以提高技术含量，增加安全性。一些企业已开始建立生产工艺的在线质量控制，动态监测含量变化，并进行多项指标含量的上下限控制，大大提高了中成药的质量控制水平。

（三）再评价关键技术之间的关系

中成药上市后再评价是对药物有效性、经济性、安全性的研究，是一个系统工程，涉及至少以下比较药理学、环境生态学、药物流行病学、药物经济学、质量控制等领域，其相互影响，缺一不可，因此必须处理好关键技术之间的关系

1. 上市前后关键技术的衔接与延续　理论上讲，中成药上市后再评价是上市前评价的延续，是在真实世界中对中成药安全性、有效性和经济性的进一步研究，但对中成药而言，其有效性的再评价是一个值得思考和认真对待的问题，必须在一个疗效评价体系不断完善的过程中衔接上市前后的中成药质量控制技术、剂量优选技术等，建立与完善上市后中成药再评价技术与方法。

2. 临床是中成药再评价的起点和终点　中成药的疗效是再评价的基础，有效、安全和可控是中成药得以持续发展的保障，因此疗效与安全性的研究必须在临床实践中体现和验证。数千年的临床实践和经验是临床再评价的起点和基础，所有研究的终点和目标必须为临床服务，换言之，再评价的源泉在临床，终点亦在临床。如中药基础研究，含药效物质研究，药理机制研究以及临床基础等相关学科的研究都应该围绕中成药的临床再评价而开展。

3. 群体药效学与个体药效学的目的的差异性　中医药临床研究的目的不仅是确定或验证一个中成药的有效性，发现或明确其不良反应，而且要明确其有效性与安全性的适宜人群。中医药临床的目的是追求个体药效学的效应，而中成药的临床试验是明确在目标人群中的群体药

效，目的的差异性决定了方法与手段的不同，深刻理解个体药效学与群体药效学的差异有利于中成药上市后再评价工作的进行。

4. 靶点药理学与功效药理学的机制差异性 建立在构效基础上的靶点药理学适宜于化合物的药理机制分析，但面对复杂性疾病所对应的多结局时却日现其局限性，突破"一个基因，一种疾病"的疾病模式已成为必然。以功效为核心的中成药从人体系统出发，重视动态干预，强调药物之间的相互关系与配伍，在药理机制研究中与单靶点药理学存在明显差异，一个组分即可显著影响多个靶点的表达因此两者药效机制的评价理应有所区别。

5. 风险与受益关系 随着对中药不良反应认识的逐步深入，除存在临床不合理用药以及药物之间的影响外，一些中成药本身亦会出现不良反应。因此，开展药品安全性再评价的关键是对上市药品进行风险管理，通过利益与风险的分析评估，保障公众安全合理用药。同时，中成药上市后再评价有利于生产企业的长期利益，有利于及早发现不良反应及其影响因素，制定相应措施以有效规避风险。

复习思考题

1. 中药复方制剂为几类中成药新药？它与天然药物复方制剂和中药、天然药物和化学药品组成的复方制剂有何不同？

2. 中成药新药研究的基本程序包括哪几个部分？

3. 中成药新药研究的内容包括哪几个部分？

4. 中成药新药的药学研究内容包含哪几项内容？

5. 中成药新药药效学与毒理学研究各包含哪几项内容？

6. 中成药临床研究设计的原则有哪些？临床研究的分类及要求是什么？

第五章　解表中成药

凡以解表药为主组成，具有发散表邪等作用，常用以治疗表证的成药，称为解表中成药。

表证是指外感六淫邪气经肌表、口鼻入侵时所产生的证候。临床表现为恶寒发热、头身疼痛、无汗或有汗不畅、脉浮等。因六淫之邪有寒热之分，体质有虚实之别，故本类成药常分为辛温解表、辛凉解表、扶正解表等类别。

解表中成药大多辛香发散，有耗气伤津之弊，故忌过汗，以免伤正；体虚多汗及热病后期津液亏耗者慎用；疮疡日久、淋证、失血者，也应慎用。为保证发散表邪的药效，临床以口服颗粒剂、片剂、合剂及胶囊剂为解表中成药的常用剂型。现代研究表明解表中成药具有发汗、解热、镇痛、抑菌、抗炎、抗病毒及祛痰、镇咳、平喘、利尿等作用。

西医学的普通感冒、咽喉炎、扁桃体炎、急性支气管炎、流感等，临床上可结合辨证选用相应的解表中成药治疗。

第一节　辛温解表类

辛温解表类中成药主要具有发汗解表、祛风散寒作用，适用于外感风寒表证。症见恶寒发热，鼻塞，流清涕，头项强痛、肢体疼痛，舌淡苔白，脉浮等。其处方组成以麻黄、桂枝、荆芥、防风、紫苏叶等发散风寒药为主。代表成药有九味羌活颗粒、表实感冒颗粒、桂枝合剂、正柴胡饮颗粒等。

九味羌活颗粒

Jiuwei Qianghuo Keli《中国药典》2015 年版一部

【处方】羌活 150g　防风 150g　苍术 150g　细辛 50g　川芎 100g　白芷 100g　黄芩 100g　甘草 100g　地黄 100g

【方义简释】方中羌活辛温苦燥，善散风寒，祛风湿，止痛，为君药。防风辛甘微温，善祛风发表、胜湿止痛；苍术辛苦温燥，善祛风湿、解表，二药助羌活散风寒湿解表、止痛之力，合为臣药。细辛、白芷辛温，祛风散寒，通窍止痛；川芎辛温，善祛风活血止痛，三药助君臣药散寒祛湿止痛；黄芩、地黄性寒，清泄里热，地黄可防诸辛温燥烈之品伤津之弊，共为佐药。甘草调和诸药，故为使药。全方配伍，既能疏散风寒湿邪，又兼清里热，故善治外感风寒夹湿所致感冒，或原患风湿痹痛又感风寒，并兼里热者。

【功效】疏风解表，散寒除湿。

【应用】风寒夹湿感冒。

1. 感冒　外感风寒湿邪所致。症见恶寒发热，肌表无汗，头痛项强，肢体酸楚疼痛，口苦而涩。上呼吸道感染见上述证候者。

2. 痹证　风寒湿邪所致。症见关节疼痛，腰膝沉痛。风湿、类风湿性关节炎见上述证候者。

【制法】以上九味，白芷粉碎成粗粉，以 70% 乙醇为溶剂，用渗漉法提取；羌活、防风、苍术、细辛、川芎采用水蒸气蒸馏提取挥发油，药渣与其余药物用水提醇沉法精制，取上清液与白芷渗滤液合并，回收乙醇后浓缩成清膏。依法加入蔗糖粉、糊精，制成颗粒，干燥，喷入羌活等挥发油，混匀，即得棕黄色颗粒。气香，味甜、微苦。

【剂型规格】颗粒剂，每袋装 15g。

【用法用量】姜汤或开水冲服，1 次 1 袋，1 日 2~3 次。

【其他剂型】本品还有丸剂、口服液、片剂、胶囊剂、喷雾剂等剂型。

【使用注意】湿热证及阴虚气弱者慎用。

【现代研究】本品主要有解热、镇痛、抗炎、镇静等作用。《中国药典》规定本品每袋含黄芩以黄芩苷（$C_{21}H_{18}O_{11}$）计，不得少于 1.5mg。

【方歌】九味羌活用防风，细辛苍芷与川芎，黄芩甘草同生地，解表除湿兼清里。

表实感冒颗粒

Biaoshi Ganmao Keli《中国药典》2015 年版一部

【处方】紫苏叶 150g　葛根 150g　白芷 100g　麻黄 100g　防风 150g　桔梗 100g　桂枝 150g　甘草 100g　陈皮 100g　生姜 83.3g　炒苦杏仁 100g

【方义简释】方中麻黄性味辛苦温，发汗解表以散风寒，宣利肺气以平咳喘；桂枝性味辛甘温，解肌发表，温经散寒，同为君药。防风、白芷、紫苏叶祛风散寒止痛，助君药解表之力，为臣药。葛根解肌发表，生姜解表散寒，化痰止咳；陈皮理气化痰，桔梗、苦杏仁宣降肺气，五药相合，既助君臣药发表散寒，又宣降肺气而止咳，还解肌而治头项强痛，共为佐药。甘草既能止咳，又能调和诸药，故为使药。诸药相合，共奏发汗解表，祛风散寒之功。故善治感冒风寒表实证或上呼吸道感染见上述证候者。

【功效】发汗解表，祛风散寒。

【应用】感冒风寒表实证。

感冒　因外感风寒，卫阳被郁所致。症见恶寒重，发热轻，无汗，头项强痛，鼻流清涕，咳嗽，痰白稀，舌质淡，苔薄白，脉浮紧。上呼吸道感染见上述证候者。

【制法】以上十一味，加水煎煮二次，合并煎液，滤过，滤液静置，取上清液，浓缩成清膏，加入糊精、蔗糖粉适量，制成颗粒，干燥，即得 1000g，浅棕色至深棕色的颗粒，味甜；或加入糊精、阿斯帕坦适量，制成颗粒，干燥，即得 500g 黄棕色至深棕色的颗粒。味甜，微苦。

【剂型规格】颗粒剂。每袋装 10g；每袋装 5g（无蔗糖）。

【用法用量】开水冲服，1 次 1~2 袋，1 日 3 次；儿童酌减。

【使用注意】因含麻黄，故高血压、心脏病患者慎服；风热感冒及寒郁化热明显者忌用。服药期间，可食用热粥，以助汗出。

【现代研究】本品主要有解热、镇痛、抗炎等作用。《中国药典》规定本品每袋含麻黄以盐酸麻黄碱（$C_{10}H_{15}NO \cdot HCl$）计，不得少于1.5mg。

【方歌】表实感冒用麻桂，防风白芷苏叶齐，葛姜陈杏桔甘草，风寒表实无汗除。

桂枝合剂

Guizhi Heji《卫生部药品标准中药成方制剂》第五册

【处方】桂枝215g　白芍215g　生姜215g　甘草143g　大枣215g

【方义简释】方中桂枝辛温发散，甘温助阳，善散风寒、助阳而解肌发表，故为君药。白芍微寒甘补酸敛，善益阴血，敛固外泄之营阴。与桂枝同用，散收并举，调和营卫，故为臣药。二药同用，一散一收，调和营卫。生姜辛微温发散，既发表散寒，又温胃止呕，助桂枝以散表邪；大枣甘温补虚，既补中益气，又养血益营，助白芍以和营卫。二药相合，既助桂芍解肌发表、调和营卫，又温胃止呕，故为佐药。甘草甘平，既益气和中，合桂枝以解肌，合芍药以益营；又调和诸药，故为佐使药。全方配伍，辛甘发散，酸甘和营，散收并举，共奏解肌发表、调和营卫之功，善治外感风邪，头痛发热，鼻塞干呕，汗出恶风。

【功效】解肌发表，调和营卫。

【应用】感冒风寒表虚证。

感冒　风寒袭表，表虚不固所致。症见头痛，发热，汗出恶风，鼻塞，干呕，苔白，脉浮缓。上呼吸道感染见上述证候者。

【制法】以上五味，桂枝蒸馏提取挥发油，药渣与甘草、大枣加水提取，滤液与提取挥发油后的水液合并，浓缩至约900mL；白芍与生姜采用渗漉法提取，渗漉液回收乙醇，与浓缩液合并，静置，滤过，滤液浓缩至约1000mL，加入苯甲酸钠3g，放冷后加入桂枝挥发油，加水至1000mL，搅匀，即得棕黄色的澄清液体；气香，味辛、微甜。

【剂型规格】合剂，每瓶装100mL。

【用法用量】口服。1次10~15mL，1日3次。

【其他剂型】本品还有颗粒剂等剂型。

【使用注意】表实无汗者或温病内热口渴者忌用。服药后多饮热开水或热粥，覆被保暖，取微汗为度。

【现代研究】本品主要有调节汗腺分泌、调节体温、调节免疫功能、抗病毒、抗炎等作用。《卫生部药品标准中药成方制剂》规定本品相对密度应不低于1.035。

【方歌】桂枝合剂桂枝君，白芍为臣姜枣草，解肌发表调营卫，表虚有汗此为功。

正柴胡饮颗粒

Zhengchaihuyin Keli《中国药典》2015年版一部

【处方】柴胡100g　陈皮100g　防风80g　甘草40g　赤芍150g　生姜70g

【方义简释】方中柴胡苦泄辛散微寒，善解表退热，故为君药。防风辛甘微温而发散，善祛风发表、胜湿止痛；生姜辛温发散，善发汗解表、温肺止咳，二药相合，既发散风寒而助君药解除表邪，又温肺止咳、胜湿止痛，故为臣药。赤芍苦泄而微寒，清热散瘀止痛；陈皮辛散苦燥而温，理气化痰，二药相合，助君臣药解热止痛，化痰止咳，故为佐药。甘草甘平，既止咳，又调和诸药，故为使药。全方配伍，共奏发散风寒、解热止痛之功。

【功效】发散风寒，解热止痛。

【应用】外感风寒所致感冒。

感冒　外感风寒初起所致。发热恶寒，头痛，身痛，鼻塞流涕，喷嚏，无汗，咽痒，咳嗽，四肢酸痛，舌质淡红，苔薄白，脉浮或浮紧。流感初起、轻度上呼吸道感染见上述证候者。

此外，正柴胡饮颗粒还可治疗肿瘤发热和骨折发热。

【制法】以上六味，加水煎煮 2 次，滤液浓缩，加乙醇使含醇量达 50%，搅拌，静置过夜，滤过，滤液回收乙醇，浓缩至清膏，取清膏 1 份，蔗糖 2 份，糊精 1.5 份，混匀，制成颗粒，80℃以下干燥后整粒，即得黄棕色至红棕色的颗粒；味甜、微苦。或回收乙醇，浓缩成清膏，减压干燥，粉碎，取干膏粉 1 份，糊精 1.5 份，以适量乙醇制粒，80℃以下干燥后整粒，即得无蔗糖颗粒，为黄棕色至红棕色的颗粒；味微苦。

【剂型规格】颗粒剂。每袋装 10g；每袋装 3g（无蔗糖）。

【用法用量】开水冲服，1 次 10g 或 3g（无蔗糖），1 日 3 次，小儿酌减或遵医嘱。

【其他剂型】本品还有合剂、胶囊剂等剂型。

【使用注意】风热感冒者慎用。

【现代研究】本品主要有解热、镇静、镇痛、抗炎、抗病毒（副流感病毒、合胞病毒、肠道孤儿病毒、柯萨奇 B 族病毒等）、抗过敏等作用。《中国药典》规定本品每袋含赤芍以芍药苷（$C_{23}H_{28}O_{11}$）计，不得少于 28mg。

【方歌】正柴胡饮用陈皮，防风芍药姜草齐，发散风寒解热痛，风寒初起此药宜。

第二节　辛凉解表类

辛凉解表类中成药主要具有疏散风热作用，适用于外感风热表证或温病初起。症见发热，头痛，微恶风寒，有汗或汗出不畅，口渴咽干，咳嗽，舌边尖红苔薄黄，脉浮数等。其处方组成以金银花、连翘、薄荷、桑叶、菊花、板蓝根、大青叶、黄芩等疏散风热或清热解毒药物为主。代表成药有银翘解毒片、桑菊感冒片、双黄连口服液、羚羊感冒片等。

银翘解毒片

Yinqiao Jiedu Pian《中国药典》2015 年版一部

【处方】金银花 200g　薄荷 120g　淡豆豉 100g　桔梗 120g　甘草 100g　连翘 200g　荆芥 80g　牛蒡子（炒）120g　淡竹叶 80g

【方义简释】方中金银花、连翘辛凉，两者相须为用，既疏散风热、清热解毒，又散结，切中温热病邪易蕴结成毒之病机，用量最重，故为君药。薄荷芳香辛凉，疏散风热、清利头目而利咽开音；炒牛蒡子辛散苦寒，散风清热、宣肺祛痰、解毒消肿、利咽；荆芥辛香微温，散风发表；淡豆豉疏散表邪，四药同用，既助君药疏风解表、清热解毒，又宣肺止咳、消肿利咽，故共为臣药。其中淡豆豉、荆芥虽为辛温解表之品，但温而不燥，又与金银花、连翘同用，温性被制约，而增强其疏散清热之力。淡竹叶凉散上焦风热；桔梗宣肺祛痰、止咳利咽；甘草生用甘平而偏凉，能泻火解毒、调和诸药，三药合用，既增强君臣药的疏风清热、解毒利咽之效，又能宣肺祛痰止咳，还能调和诸药，故为佐使药。全方配伍，疏散与清解并举，共奏疏风解表、清热解毒之功。

【功效】疏风解表，清热解毒。

【应用】风热感冒。

感冒　外感风热所致发热，微恶风寒，鼻塞，流黄浊涕，身热，无汗，头痛，咳嗽，口干，咽喉疼痛，舌苔薄黄，脉浮数。上呼吸道感染见上述证候者。

【制法】以上九味，金银花、桔梗分别粉碎成细粉，过筛薄荷、荆芥提取挥发油，收集蒸馏后的水溶液；药渣与连翘、牛蒡子、淡竹叶、甘草加水煎煮二次，滤过，合并滤液；淡豆豉加水煮沸后温浸二次，合并浸出液，滤过。合并以上各药液，浓缩成稠膏，加入金银花、桔梗细粉及淀粉或滑石粉适量，混匀，制成颗粒，干燥，放冷，加入硬脂酸镁，喷入薄荷、荆芥挥发油，混匀，压制成1000片，或包薄膜衣，即得浅棕色至棕褐色的片或薄膜衣片，除去包衣后显浅棕色至棕褐色；气芳香，味苦、辛。

【剂型规格】素片，每片重0.5g；薄膜衣片，每片重0.52g。

【用法用量】口服。1次4片，1日2~3次。

【其他剂型】本品还有丸剂（浓缩丸、蜜丸）、颗粒剂、合剂、口服液、胶囊及软胶囊剂等剂型。

【使用注意】风寒感冒者慎用；孕妇慎用。

【不良反应】目前未检索到银翘解毒片不良反应报道，但有文献报道银翘解毒丸有心慌、胸闷、憋气、呼吸困难、大汗淋漓、面色苍白、眼前发黑、恶心呕吐的过敏性反应及过敏性休克的报道。

【现代研究】本品主要有解热、抗炎、抗病原微生物、镇痛等作用。《中国药典》规定本品每片含金银花以绿原酸（$C_{16}H_{18}O_9$）计，不得少于2.7 mg；每片含连翘以连翘苷（$C_{27}H_{34}O_{11}$）计，不得少于0.10mg。

【方歌】银翘片主上焦疴，淡竹荆牛豉薄荷，甘草桔梗凉解法，风热感冒此方佳。

桑菊感冒片

Sangju Ganmao Pian《中国药典》2015年版一部

【处方】桑叶465g　菊花185g　连翘280g　薄荷素油1mL　苦杏仁370g　桔梗370g　甘草150g　芦根370g

【方义简释】方中桑叶苦寒清泄，善疏散上焦风热，清润肺气而止咳嗽；菊花甘苦微寒轻浮，善疏散风热、清热解毒，相须为用，疏散风热、清解热毒、润肺止咳，故为君药。薄荷素油辛香凉散，能疏风散热止痛；桔梗辛开苦泄性平，善宣肺祛痰、止咳利咽；苦杏仁降气平喘，三者相合，疏散与宣降并施，既助君药疏散上焦风热，又复肺之宣降功能而止咳，故为臣药。连翘疏散风热、清热解毒、散结利尿；芦根清热生津利尿，二药相合，既助君臣药清透上焦热邪，又防热伤津液，还能导热邪从小便出，故为佐药。甘草配伍桔梗能宣肺祛痰、清利咽喉，并调和诸药，故为使药。全方配伍，辛凉清散，兼辛苦宣降，共奏疏风清热、宣肺止咳之功。

【功效】疏风清热，宣肺止咳。

【应用】风热感冒，咳嗽。

1. 感冒 外感风热所致。症见感冒初起，头痛，咳嗽，口干，咽痛，舌红，苔黄，脉浮数。上呼吸道感染见上述证候者。

2. 咳嗽 风热客肺，肺气不宣所致。症见咳嗽，口干，咽干或痛，舌红，苔薄黄，脉浮数。上呼吸道感染、急性支气管炎见上述证候者。

【制法】以上八味，除薄荷素油外，桔梗粉碎成细粉；连翘提取挥发油；药渣与其余桑叶等五味加水煎煮二次（苦杏仁压榨去油后，在水沸时加入），每次2小时，合并煎液，滤过，滤液浓缩成稠膏，加入桔梗细粉及适量辅料，混匀，制成颗粒，干燥，放冷，喷入薄荷素油和连翘挥发油，混匀，压制成1000片，或包糖衣或薄膜衣，即得浅棕色至棕褐色的片；或为糖衣片或薄膜衣片，除去包衣后显浅棕色至棕褐色；气微香，味微苦。

【剂型规格】素片；糖衣片；薄膜衣片，每片重0.62g。

【用法用量】口服。1次4~8片，1日2~3次。

【其他剂型】本品还有丸剂、颗粒剂、合剂、糖浆剂等剂型。

【使用注意】风寒外感者慎用。

【现代研究】本品主要有发汗、解热、抗炎等作用。《中国药典》规定本品每片含连翘以连翘苷（$C_{27}H_{34}O_{11}$）计，不得少于0.10mg。

【方歌】桑菊片中桔杏翘，芦根甘草薄荷饶，清疏肺卫轻宣剂，风温咳嗽服之消。

双黄连口服液

Shuanghuanglian Koufuye《中国药典》2015年版一部

【处方】金银花375g 黄芩375g 连翘750g

【方义简释】方中金银花性味甘寒，芳香疏散，善于散肺经热邪，又可清解心胃之热毒，故为君药。黄芩苦寒，长于清肺热，并能清热燥湿，泻火解毒；连翘味苦，性微寒，既能清热解毒，又能透散表邪，长于清心火而散上焦之热，二药助君药清热解毒、疏散风热，共为臣药。全方配合，药少而力专，共奏疏风解表，清热解毒之功。

【功效】疏风解表，清热解毒。

【应用】风热感冒。

感冒 外感风热所致。症见发热，微恶风，汗泄不畅，头胀痛，鼻塞，流黄浊涕，咳嗽，舌红苔薄黄，脉浮数。上呼吸道感染见上述证候者。

　　此外，双黄连口服液还可治疗流感、支气管炎、肺炎、扁桃体炎、咽炎，及热毒壅盛引起的口腔炎、舌叶状乳头炎、小儿肺炎。双黄连口服液外敷还可用于治疗烧烫伤感染。

　　【制法】以上三味，黄芩加水煎煮 3 次，合并煎液，滤过，滤液浓缩并在 80℃时加入 2mol/L 盐酸溶液适量调节 pH 值至 1.0~2.0，保温静置，滤过，沉淀加 6~8 倍量水，用 40%氢氧化钠溶液调节 pH 值至 7.0，再加等量乙醇，搅拌使溶解，滤过，滤液用 2mol/L 盐酸溶液调节 pH 值至 2.0，保温，静置，滤过，沉淀用乙醇洗至 pH 值为 7.0，回收乙醇备用；金银花、连翘加水温浸后煎煮 2 次，合并煎液，滤过，滤液浓缩至清膏，冷至 40℃时加入乙醇，使含醇量达 75%，充分搅拌，静置，滤取上清液，残渣加 75%乙醇适量，搅匀，静置 12 小时，滤过，合并乙醇液，回收乙醇至无醇味，加入上述黄芩提取物，并加水适量，以 40%氢氧化钠溶液调节 pH 值至 7.0，搅匀，冷藏，滤过，滤液加入蔗糖 300g，搅拌使溶解，或再加入香精适量，调节 pH 值，加水制成 1000mL，搅匀静置，滤过，灌装，灭菌，即得棕红色的澄清液体；味甜，微苦（规格 1、2）。或加水制成 500mL，搅匀静置，滤过，灌装，灭菌，即得深棕色的澄清液体；味苦、微甜（规格 3）。

　　【剂型规格】口服液。每支装 10mL（规格 1）或 20mL（规格 2），每 1mL 相当于饮片 1.5g；每支装 10mL（规格 3），每 1mL 相当于饮片 3.0g。

　　【用法用量】口服。1 次 20mL（规格 1、规格 2）或 10mL（规格 3），1 日 3 次；小儿酌减或遵医嘱。

　　【其他剂型】本品还有合剂、滴丸、片剂（含片、咀嚼片、泡腾片）、颗粒剂、胶囊剂、软胶囊剂、糖浆剂、栓剂、注射剂等剂型。

　　【使用注意】风寒感冒慎用。

　　【不良反应】目前有文献报道，服用本品可出现全身皮肤瘙痒、皮疹等不良反应报道。

　　【现代研究】本品主要有解热、抗炎和抗病原微生物等作用。《中国药典》规定本品每 1mL 含黄芩以黄芩苷（$C_{21}H_{18}O_{11}$）计，不得少于 10.0mg（规格 1、2）或 20.0mg（规格 3），每 1mL 含金银花以绿原酸（$C_{16}H_{18}O_9$）计，不得少于 0.60mg（规格 1、2）或 1.20mg（规格 3）；每 1mL 含连翘以连翘苷（$C_{27}H_{34}O_{11}$）计，不得少于 0.30mg（规格 1、2）或 0.60mg（规格 3）。

　　【方歌】双黄连主风热感，双花为君芩翘臣，疏风解表兼清热，表证毒盛最为宜。

羚羊感冒片

Lingyang Ganmao Pian《中国药典》2015 年版一部

　　【处方】羚羊角 3.4g　牛蒡子 109g　淡豆豉 68g　金银花 164g　荆芥 82g　连翘 164g　淡竹叶 82g　桔梗 109g　薄荷素油 0.68mL　甘草 68g

　　【方义简释】方中羚羊角咸寒清泄质重，善清热解毒；金银花、连翘善疏散风热，清解热毒，三药配伍，既清热解毒，又疏散风热，故为君药。牛蒡子疏散风热、解毒利咽；荆芥散风发表；淡豆豉宣散郁热，三药合用，助君药透表散热，故为臣药。桔梗宣肺祛痰，止咳利咽，载药上行，以利于头面部与肺经风热火毒的疏散与清解；淡竹叶清中兼透，凉散上焦风热；薄荷素油芳香，疏风利咽，三药合用，助君臣药清热透表，故为佐药。甘草既止咳，又调和诸药，故为使药。全方配伍，辛凉清透，共奏清热解表之功。

【功效】清热解表。

【应用】外感风热感冒。

感冒　流行性感冒属风热所致。症见发热，恶风，头痛，头晕，咳嗽，胸闷，咽干或肿痛，舌红，苔黄，脉浮数。上呼吸道感染见上述证候者。

【制法】以上十味，羚羊角锉研成细粉；桔梗及金银花82g粉碎，过筛，与羚羊角粉配研混匀；荆芥、连翘提取挥发油，药渣与淡竹叶、牛蒡子、甘草、淡豆豉加水提取，滤液加入荆芥、连翘提取挥发油后的水溶液，浓缩；剩余金银花热浸提取，滤液浓缩后与上述浓缩液合并，继续浓缩成稠膏，加入羚羊角、桔梗等细粉及辅料适量，混匀，制粒，干燥；或将合并后的浓缩液喷雾干燥成干膏粉，加入羚羊角、桔梗等细粉及辅料适量，混匀，制成颗粒。喷入薄荷素油及上述挥发油，混匀，压制成1000片，包糖衣或薄膜衣，即得糖衣片或薄膜衣片，除去包衣后，显黄棕色至棕褐色；气香，味甜。

【剂型规格】糖衣片；薄膜衣片，每片重0.32g、0.36g。

【用法用量】口服。1次4~6片，1日2次。

【其他剂型】本品还有胶囊剂、颗粒剂、软胶囊、口服液等剂型。

【使用注意】风寒感冒慎用。

【现代研究】本品主要有解热、抗病毒、抗炎、止咳等作用。《中国药典》规定本品每片含牛蒡子以牛蒡苷（$C_{27}H_{34}O_{11}$）计，不得少于1.52mg。

【方歌】羚羊感冒银翘豉，荆芥薄荷牛蒡子，桔梗甘草淡竹叶，清热解表效甚佳。

第三节　扶正解表类

扶正解表类中成药主要具有益气解表作用，适用于体虚感冒。症见身体素虚，反复外感，恶寒发热，鼻塞，头痛，咳嗽，倦怠无力，气短懒言，舌淡苔白，脉弱等。其处方组成以解表药与补气药组合而成，补气药常用人参、党参、茯苓等，解表药以发散风寒药为主。代表成药有参苏丸、人参败毒胶囊等。

参苏丸
Shensu Wan《中国药典》2015年版一部

【处方】党参75g　紫苏叶75g　葛根75g　前胡75g　茯苓75g　半夏（制）75g　陈皮50g　枳壳（炒）50g　桔梗50g　甘草50g　木香50g

【方义简释】方中紫苏叶、葛根发散风寒，解肌透表，为君药。前胡、半夏、桔梗止咳化痰，宣肺降气；陈皮、枳壳理气宽胸，燥湿化痰，以上五味共为臣药。党参益气健脾，扶正祛邪；茯苓健脾补中，渗湿化痰；木香行气疏通，调中宣滞，共为佐药。甘草补气安中，调和诸药，为使药。全方配伍，共收益气解表，疏风散寒，祛痰止咳之功。

【功效】益气解表，疏风散寒，祛痰止咳。

【应用】虚人感冒。

感冒 身体素虚，复感风寒所致恶寒发热，头痛，鼻塞，咳嗽痰多，胸闷。呕逆，乏力，气短，舌胖淡，苔薄白，脉虚；反复上呼吸道感染见上述证候者。

【制法】以上十一味，粉碎成细粉，过筛，混匀。另取生姜30g、大枣30g，分次加水煎煮，滤过。取上述粉末，用煎液泛丸，干燥，即得棕褐色的水丸；气微，味微苦。

【剂型规格】水丸。

【用法用量】口服。1次6~9g，1日2~3次。

【其他剂型】本品还有片剂、口服液、胶囊等剂型。

【使用注意】风热感冒者慎用；孕妇慎用。

【现代研究】本品主要有解热、抗炎和镇咳等作用。《中国药典》规定本品每1g含葛根以葛根素（$C_{21}H_{20}O_9$）计，不得少于0.3mg。

【方歌】参苏丸内用陈皮，枳壳前胡半夏齐，葛根木香甘桔茯，气虚外感最相宜。

表 5-1　其他解表中成药

名称	组成	功能	主治	用法用量	使用注意
感冒清热颗粒	荆芥穗、薄荷、防风、柴胡、紫苏叶、葛根、桔梗、苦杏仁、白芷、苦地丁、芦根	疏风散寒，解表清热	用于外感风寒或内有郁热所致感冒，症见头痛发热，恶寒身痛，鼻流清涕，咳嗽，咽干，舌红，苔薄白或薄黄，脉浮	开水冲服。1次1袋，1日2次	与环孢素A同用，可能引起环孢素A血药浓度升高
风寒感冒颗粒	麻黄、桂枝、白芷、防风、紫苏叶、葛根、陈皮、干姜、桔梗、苦杏仁、甘草	发汗解表，疏风散寒	用于因外感风寒，卫阳被郁所致感冒，症见恶寒发热、鼻流清涕、头痛、咳嗽、舌淡、苔白、脉浮	开水冲服。1次8g，1日3次。可食用热粥，以助汗出	高血压、心脏病慎用
荆防合剂	荆芥、防风、羌活、独活、川芎、柴胡、前胡、桔梗、茯苓、枳壳、甘草	解表散寒，祛风胜湿	用于外感风寒夹湿所致的感冒，症见头痛身疼痛，恶寒无汗，鼻塞流涕，咳嗽，痰白，舌淡，苔白	口服。1次10~20mL，1日3次。用时摇匀	风热感冒或湿热证者慎用
午时茶颗粒	广藿香、紫苏叶、苍术、陈皮、厚朴、白芷、川芎、羌活、防风、山楂、炒麦芽、六神曲（炒）、枳实、柴胡、连翘、桔梗、前胡、红茶、甘草	祛风解表，化湿和中	外感风寒、内伤食积证，症见恶寒发热，头痛身楚，胸脘满闷，食欲不振，恶心呕吐，腹痛，腹泻，泻下清稀而臭秽不甚，口淡不渴，舌苔白厚或腻，脉濡滑或濡缓，胃肠型感冒见上述证候者	开水冲服。1次6g，1日1~2次	风热感冒者慎用；孕妇慎用
连花清瘟胶囊	连翘、金银花、炙麻黄、炒苦杏仁、石膏、板蓝根、绵马贯众、鱼腥草、薄荷脑、广藿香、大黄、红景天、甘草	清瘟解毒，宣肺泄热	用于流行性感冒热毒袭肺证，症见发热，恶寒，肌肉酸痛。鼻塞流涕，咳嗽，头痛，咽干咽痛，舌偏红，苔黄或黄腻	口服，1次4粒，1日3次	风寒感冒者慎用
人参败毒胶囊	独活、羌活、川芎、柴胡、枳壳、桔梗、前胡、茯苓、甘草、生姜、薄荷、人参	益气解表，散寒祛湿	用于气虚外感风寒湿邪所致恶寒，发热，无汗，口不渴，头痛，肢体酸痛沉重，乏力，咳嗽，鼻塞流清涕，舌苔白腻，脉浮无力	口服，1次3粒，1日3次。儿童酌减，或遵医嘱	偶见口干、恶心及轻度鼻出血

复习思考题

1. 简述解表中成药的分类及主要适应病证。

2. 简述九味羌活颗粒、表实感冒颗粒、桂枝合剂、正柴胡饮颗粒、银翘解毒片、双黄连口服液、羚羊感冒片、参苏丸的功效及临床应用。

3. 患者，女，16岁。来诊时自诉下午稍有恶寒，头痛，全身不适，晚饭不能进食，继而发热，头痛加剧，周身骨痛，无汗，咽痛，鼻塞，舌尖红，苔薄黄，脉浮数。中医辨证后处方银翘解毒片。请结合银翘解毒片的功效、主治说明选药是否合理？

4. 患者，男，23岁，因外出遇雨而感冒，症见恶风发热，无汗，头痛项强，四肢全身肌肉酸痛，口苦微渴，舌苔白或微黄，脉浮紧。诊为外感风寒湿邪，内有蕴热证。请判断诊断是否正确？应选用哪种中成药？并说明选药的依据是什么？

5. 患者，女，感冒后出现恶风发热，汗出，头痛，鼻塞干呕，苔白不渴，诊断为外感风寒，营卫不和证，处方桂枝合剂。请从配伍组成的角度说明处方桂枝合剂是否合理？

第六章　清热中成药

　　凡以清热药物为主组成，具有清热、泻火、凉血、解毒等作用，常用以治疗里热证的成药，称为清热中成药。

　　里热证由外感六淫和内伤五脏所致。外感六淫者，由温、热、火邪入里化热而见热象；内伤五脏者，多由五志过极，脏腑偏胜化火。根据病因和临床表现，里热证有虚、实之分、所在脏腑之别。因此，本类成药常分为清热泻火、清热解毒、清脏腑热、解毒消癥等类别。

　　清热中成药一般在表证已解，里热正盛，或里热虽盛尚未结实的情况下使用。如邪热在表，当先解表，否则会引邪入里；如里热成实，则应采用攻下中成药；表邪未解，里热已实，则宜表里双解。本类成药大多为苦寒之品，易伤人体阳气，脾胃虚寒和阳虚者不宜使用；服药期间忌食辛辣、油腻食物；一般情况下，里热证可用口服制剂治疗，对高热、癌症，可使用注射剂；口服制剂以颗粒、丸、片、胶囊、合剂、口服液等常用，本类注射剂在应用时，不宜与其他药物同时滴注，需注意药敏反应；如果用在昏迷、抽搐，应配合其他疗法。

　　现代研究表明清热中成药具有解热、抗菌、抗炎、抗病毒、镇痛、利胆、抗肿瘤等作用。西医学的急性结膜炎、急性口炎、口疮、急性咽炎、急性扁桃体炎、牙周炎、上呼吸道感染、支气管肺炎、泌尿系感染、皮肤化脓性炎症、蜂窝组织炎、细菌性痢疾、乳腺炎、腮腺炎、病毒性肝炎、慢性胃炎、癌症等证属里热者，临床上可根据里热所在病位和性质辨别选用。

第一节　清热泻火类

　　清热泻火类中成药主要具有清热泻火的作用，适用于各种疾病所见火热内盛的里热证。症见身热、烦躁、口疮、目赤肿痛、咽喉肿痛、牙龈肿痛、便秘、淋涩、各种急性出血等。其处方组成以石膏、大黄、黄芩、黄连、栀子等清热泻火药为主。代表中成药有牛黄上清胶囊、黄连上清丸、一清颗粒等。

牛黄上清胶囊

Niuhuang Shangqing Jiaonang《中国药典》2015 年版一部

　　【处方】人工牛黄 2.9g　薄荷 44.1g　菊花 58.8g　荆芥穗 23.5g　白芷 23.5g　川芎 23.5g　栀子 73.5g　黄连 23.5g　黄柏 14.7g　黄芩 73.5g　大黄 117.7g　连翘 73.5g　赤芍 23.5g　当归 73.5g　地黄 94.1g　桔梗 23.5g　甘草 14.7g　石膏 117.7g　冰片 14.7g

【方义简释】方中人工牛黄性凉，功能清热解毒，消肿止痛，为君药。黄芩、黄连、黄柏、大黄、栀子苦寒，清热燥湿，解毒泻火，凉血消肿，能清泻三焦实火；石膏清解阳明经实热火邪，共为臣药。菊花、连翘凉散风热，清热解毒；荆芥穗、白芷解表散风，消肿止痛；薄荷疏风清热，解毒利咽，诸药均能发散火邪，赤芍、地黄、当归、川芎凉血活血，上行头目，祛风止痛；冰片疏散郁火，通关开窍，清利咽喉，以助清解上焦热邪，透发火郁，共为佐药。桔梗轻清上浮，载药上行；甘草调和诸药，共为使药。全方配伍，共奏清热泻火，散风止痛之功。善治热毒内盛、风火上攻所致的头痛眩晕、目赤耳鸣、咽喉肿痛、口舌生疮、牙龈肿痛、大便燥结。

【功效】清热泻火，散风止痛。

【应用】热毒内盛、风火上攻所致的头痛、眩晕、暴风客热、喉痹、口疮、口糜、牙宣、牙痈。

1. 头痛 多因热毒内盛，风火上攻所致。症见头痛，伴有头晕，面红目赤，口干口苦。原发性高血压、血管神经性头痛见上述证候者。

2. 眩晕 因热毒内盛，风火上攻所致。症见眩晕，面红，目赤，耳鸣，耳聋。原发性高血压见上述证候者。

3. 暴风客热 因热毒内盛，风火上攻，引动肝火，上攻头目所致。症见眼内刺痒交作，羞明流泪，眵多，白睛红赤，头痛，身热，口渴，尿赤，舌苔黄，脉浮数。急性结膜炎见上述证候者。

4. 喉痹 因热毒内盛，蕴热生火相结，循经上蒸咽喉所致。症见咽喉红肿疼痛，头痛，身热，尿黄，便干，舌苔黄，脉弦数。急性咽炎见上述证候者。

5. 口疮、口糜 因热毒内盛，风火上攻，结聚口腔所致。症见黏膜充血发红，水肿破溃，渗出疼痛，口干口渴，身痛，乏力，便干，尿黄，舌红苔黄，脉弦洪数。急性口炎、复发性口疮见上述证候者。

6. 牙宣 由热毒内盛，风火上攻牙龈所致。症见牙龈红肿，出血渗出疼痛，口干口渴，口臭口热，便秘，尿黄，舌苔黄，脉浮弦数。急性牙龈（周）炎见上述证候者。

7. 牙痈 由热毒内盛，蕴热化火结毒，循经上犯冠周牙龈所致。症见牙龈充血肿胀，渗出化脓，疼痛剧烈，口热口臭，张口可受限，便秘，尿黄，舌苔黄厚，脉弦实数。急性智齿冠周炎见上述证候者。

【制法】以上十九味，大黄、冰片、人工牛黄分别粉碎成细粉备用；薄荷、荆芥穗、白芷、川芎、当归、菊花、连翘蒸馏提取挥发油，药渣与栀子等九味加水煎煮二次，滤液与上述蒸馏后的水溶液合并，浓缩的稠膏，加入大黄粉干燥，粉碎过筛，用配研法加入人工牛黄、冰片，喷入乙醇溶解的挥发油，混匀，装入胶囊，制成 1000 粒，即得内容物为棕黄色至深棕色的粉末的硬胶囊；气香，味苦。

【剂型规格】硬胶囊，每粒装 0.3g。

【用法用量】口服。1 次 3 粒，1 日 2 次。

【其他剂型】本品还有片剂、丸剂、软胶囊等剂型。

【使用注意】孕妇禁用；哺乳期妇女慎用；老人、儿童、素体脾胃虚寒者慎用；阴虚火旺所致的头痛、眩晕、牙痛、咽痛慎用。治疗喉痹、口疮、口糜、牙宣、牙痛时，可配合使用外用药物。

【不良反应】文献报道本品有药疹及过敏性休克的不良反应。

【现代研究】本品主要有镇痛、抗炎、通便、解热等作用。《中国药典》规定本品每粒含黄芩以黄芩苷（$C_{21}H_{18}O_{11}$）计，不得少于 1.5mg；含栀子以栀子苷（$C_{17}H_{24}O_{10}$）计，不得少于 0.60mg；含大黄以大黄素（$C_{15}H_{10}O_5$）计，不得少于 0.22mg；含冰片以龙脑（$C_{10}H_{18}O$）计，不得少于 6.2mg。

【方歌】牛黄上清胶囊剂，薄菊荆芎归白芷，大黄芩连柏翘栀，地芍膏桔冰草齐。

黄连上清丸

Huanglian Shangqing Wan《中国药典》2015 年版一部

【处方】黄连 10g　栀子（姜制）80g　连翘 80g　炒蔓荆子 80g　防风 40g　荆芥穗 80g　白芷 80g　黄芩 80g　菊花 160g　薄荷 40g　酒大黄 320g　黄柏（酒炒）40g　桔梗 80g　川芎 40g　石膏 40g　旋覆花 20g　甘草 40g

【方义简释】方中黄连、黄芩、黄柏清热泻火、燥湿解毒；石膏、栀子功偏上焦，清热泻火，祛肺胃实热；酒大黄清热凉血解毒、泻热攻积，可引热毒从二便而出，以上六药清热泻火共为君药。连翘、菊花、荆芥穗、白芷、蔓荆子、川芎、防风、薄荷辛凉疏散风热，共为臣药。桔梗清热利咽排脓，载药上行，其性偏升；旋覆花降气化痰、降逆止呕，偏入胃经，二药升降结合，以复肺胃气机升降，共为佐药。甘草清热解毒，调和诸药，为使药。诸药合用，清中有散，降中有升，共奏散风清热，泻火止痛之功。故善治风热上攻，肺胃热盛所致头晕目眩，暴发火眼，牙齿疼痛，口舌生疮，咽喉肿痛，耳痛耳鸣，大便秘结，小便短赤。

【功效】散风清热，泻火止痛。

【应用】风热上攻、肺胃热盛所致的暴风客热、脓耳、口疮、牙宣、尽牙痛、喉痹。

1. 暴风客热　风热上攻，肺胃热盛，引动肝火上蒸头目所致。症见眼内刺痒交作，羞明流泪，眵多，白睛红赤，头痛，身热，口渴，尿赤，舌苔黄，脉浮数。急性结膜炎见上述证候者。

2. 脓耳　风热邪毒上犯，并肺胃热盛，毒热结聚，循经上蒸耳窍，气血相搏，化腐成脓所致。症见耳痛显著，眩晕流脓，重听耳鸣，头痛，发热，鼻塞流涕，舌红苔薄黄，脉浮数。急性中耳炎见上述证候者。

3. 口疮　风热邪毒内侵，或肺胃热盛，循经上攻于口所致。症见口腔黏膜充血发红，水肿破溃，渗出疼痛，口热口臭，身痛，口干口渴，便干，尿黄，舌红苔黄，脉浮滑数。急性口炎、复发性口疮见上述证候者。

4. 牙宣　肺胃火盛，风热内侵，火热蕴郁，循经上蒸于龈所致。症见牙龈红肿，出血渗出，疼痛，口干口渴，口臭口黏，便秘，尿黄，舌苔黄，脉浮弦数。急性牙龈（周）炎见上述证候者。

5. 尽牙痛　风热邪毒侵袭，并有肺胃火盛，蕴热化火结毒，循经郁结牙龈冠周所致。症见冠周牙龈充血肿胀，渗出化脓，疼痛剧烈，口热口臭，口渴口干，张口可受限，便秘，尿黄，舌苔黄厚，脉弦实数。急性智齿冠周炎见上述证候者。

6. 喉痹　风热邪毒内侵，并有肺胃热盛，蕴热生火相结，循经上蒸咽喉所致。症见咽喉红肿疼痛，头痛，身热，尿黄，便干，舌苔黄，脉弦数。急性咽炎见上述证候者。

【制法】以上十七味，粉碎成细粉，过筛，混匀。用水制丸，干燥，制成水丸；或每100g粉末用炼蜜30~40g加适量的水制丸，干燥，制成水蜜丸；或每100g粉末加炼蜜150~170g制成大蜜丸或小蜜丸；即得暗黄色至黄褐色的水丸、黄棕色至棕褐色的水蜜丸或黑褐色的大蜜丸或小蜜丸；气芳香，味苦。

【剂型规格】水丸，每袋装6g；水蜜丸，每40丸重3g；小蜜丸每100丸重20g；大蜜丸，每丸重6g。

【用法用量】口服。水丸或水蜜丸1次3~6g，小蜜丸1次6~12g（30~60丸），大蜜丸1次1~2丸；1日2次。

【其他剂型】本品还有片剂、胶囊剂、颗粒剂等剂型。

【使用注意】脾胃虚寒者禁用。孕妇、老人、儿童、阴虚火旺者慎用。

【不良反应】目前有报道服用本药后可发生急性肝损害的不良反应。

【现代研究】本品具有解热、抗炎、抗病毒、镇痛等作用。《中国药典》规定本品含黄连、黄柏以盐酸小檗碱（$C_{20}H_{17}NO_4 \cdot HCl$）计，水丸每1g不得少于0.26mg；水蜜丸每1g不得少于0.19mg；大蜜丸每丸不得少于0.60mg，小蜜丸每1g不得少于0.10mg。含酒大黄以总大黄酚（$C_{15}H_{10}O_4$）和总大黄素（$C_{15}H_{10}O_5$）的总量计，水丸每1g不得少于1.8mg，水蜜丸每1g不得少于1.3mg，大蜜丸每丸不得少于4.0mg，小蜜丸每1g不得少于0.67mg；以结合蒽醌中的大黄酚（$C_{15}H_{10}O_4$）和大黄素（$C_{15}H_{10}O_5$）的总量计，水丸每1g不得少于0.7mg，水蜜丸每1g不得少于0.5mg，大蜜丸每丸不得少于1.5mg，小蜜丸每1g不得少于0.25mg。

【方歌】黄连上清三黄全，薄荷芷菊蔓荆宣，荆防旋覆翘草桔，石膏芎栀大黄齐。

一清颗粒

Yiqing Keli《中国药典》2015年版一部

【处方】黄连165g　大黄500g　黄芩250g

【方义简释】方中大黄苦寒，既可清热泻火解毒，化瘀凉血止血，又攻下通便，导热毒从大便而出，故为君药。黄芩苦寒泻肺胃之火解毒，清热凉血止血；黄连苦寒泻心胃之火，解热毒，两药辅助大黄清热泻火解毒、凉血止血，共为臣药。三药合用，使火毒去而疮肿消、血热清则出血止，共奏清热泻火解毒，化瘀凉血止血之功。善治火毒血热所致的身热烦躁、目赤口疮、咽喉牙龈肿痛、大便秘结、吐血、咯血、衄血、痔血等。

【功效】清热泻火解毒，化瘀凉血止血。

【应用】火毒血热所致的暴风客热、口疮、喉痹、乳蛾、便秘、牙宣、吐血、咯血、衄血、便血。

1. 暴风客热　火毒血热上攻于目所致。症见目赤肿痛，口渴咽干，大便秘结，小便黄赤，舌红苔黄，脉数。急性结膜炎见上述证候者。

2. 口疮　心脾火毒熏蒸口舌所致。症见口舌发红，起小疱或溃烂，疼痛，灼热，口臭，便秘，舌红苔黄，脉数。急性口炎、口疮见上述证候者。

3. 喉痹　肺胃火毒客于咽喉所致。症见咽喉红肿疼痛，声音嘶哑，口干喜饮，便秘，尿赤，舌红苔黄，脉数。急性咽炎见上述证候者。

4. 乳蛾　肺胃火毒熏灼咽核所致。症见咽核红肿疼痛，吞咽时疼痛加重，口干喜饮，便秘，尿赤，舌红苔黄，脉数。急性扁桃体炎见上述证候者。

5. 便秘　火毒内热结于胃肠所致。症见大便干燥，小便黄赤，烦躁，兼有腹胀，腹痛，口干口臭，舌红苔黄燥，脉滑数。

6. 牙宣　胃火炽盛，熏蒸牙龈所致。症见牙龈红肿疼痛，烦渴多饮，口臭，便秘，尿黄，舌红苔黄，脉数。牙龈（周）炎见上述证候者。

7. 吐血　火毒血热灼伤胃络所致。症见吐血，血色鲜红，夹有食物残渣，身热烦躁，牙龈肿痛，便秘，尿赤，舌红苔黄，脉数有力。胃及十二指肠溃疡出血见上述证候者。

8. 咯血　火毒血热灼伤肺络所致。症见咯血，血色鲜红，夹有痰涎，咽痒，咳嗽，舌红苔黄，脉数有力。支气管扩张见上述证候者。

9. 衄血　肺胃热盛，灼伤络脉所致。症见鼻出血，齿龈或牙缝出血，血色鲜红，身热，烦躁，口鼻干燥，牙龈肿痛，大便秘结，小便黄赤，舌红苔黄，脉数有力。干燥性鼻炎、萎缩性鼻炎、牙周炎见上述证候者。

10. 便血　火热壅遏肠道，灼伤络脉所致。症见大便带血，血色鲜红，肛门肿胀，舌红苔黄，脉数。胃及十二指肠溃疡出血、痔疮、肛裂出血见上述证候者。

【制法】以上三味，分别加水煎煮二次，第一次 1.5 小时，第二次 1 小时，合并煎液，滤过，滤液减压浓缩，喷雾干燥成干浸膏粉。将上述三种浸膏粉合并，加入适量蔗糖与糊精，混匀，制成颗粒，干燥，分装成 125 袋，即得黄褐色的颗粒；味微甜、苦。

【剂型规格】颗粒剂，每袋装 7.5g。

【用法用量】开水冲服。1 次 1 袋，1 日 3~4 次。

【其他剂型】本品还有胶囊剂（硬胶囊、软胶囊）、片剂、滴丸剂等型。

【使用注意】孕妇禁用；阴虚火旺者慎用；体弱年迈者慎服。应中病即止，不可过量、久服。服药期间除忌食辛辣、油腻食物外，宜戒烟酒。出现腹泻时，可酌情减量。出血量多者，应采取综合急救措施。

【现代研究】具有解热、抗炎、抗病毒、镇痛等作用。《中国药典》规定本品每袋含黄芩以黄芩苷（$C_{21}H_{18}O_{11}$）计，不得少于 21mg。

【方歌】一清颗粒泻火毒，黄连黄芩大黄同，火毒血热身燥热，清热凉血宜选择。

第二节　清热解毒类

清热解毒类中成药主要具有清热解毒作用，适用于三焦火毒、热毒、温毒炽盛所致瘟疫、疮疡疗毒等证。症见身热、面赤、胸膈烦热、口舌生疮、吐衄、发斑、疗毒痈疮、便秘、尿赤等。其处方组成以黄芩、黄连、连翘、金银花、鱼腥草、蒲公英、紫花地丁等清热解毒药为主。代表成药有牛黄解毒片、清热解毒口服液、清开灵口服液等。

牛黄解毒片

Niuhuang Jiedu Pian《中国药典》2015 年版一部

【处方】人工牛黄 5g 雄黄 50g 石膏 200g 大黄 200g 黄芩 150g 桔梗 100g 冰片 25g 甘草 50g

【方义简释】方中人工牛黄苦凉入心、肝经，善清心泻火解毒，为君药。石膏辛甘大寒，清胃泻火，除烦止渴；黄芩苦寒，清热燥湿，泻火解毒；大黄苦寒沉降，泻火通便，凉血解毒，导热外出，共为臣药；冰片、雄黄清热解毒，消肿止痛；桔梗宣肺利咽，共为佐药。甘草清热解毒，调和诸药，为使药。诸药相配，共奏清热解毒之功，治火热内盛所致咽喉肿痛，牙龈肿痛，口舌生疮，目赤肿痛。

【功效】清热解毒。

【应用】火热内盛所导致的口疮、牙痛、喉痹。

1. 口疮 胃火亢盛所致。症见口舌生疮，疼痛剧烈，反复发作，口干喜饮，大便秘结，舌质红苔黄，脉沉实有力。口腔炎、口腔溃疡见上述证候者。

2. 牙痛 三焦火盛所致。症见牙龈红肿疼痛，发热，甚则牵引头痛，日轻夜重，口渴喜饮，大便燥结，小便黄赤，或面颊红肿，颌下瘰疬疼痛，苔黄，脉滑数有力；急性牙周炎、牙龈炎见上述证候者。

3. 喉痹 火热内盛，火热上攻所致。症见咽痛红肿，壮热，烦渴，大便秘结，腹胀，胸满，小便黄赤，舌红苔黄，脉滑数有力。急性咽炎见上述证候者。

【制法】以上八味，雄黄水飞成极细粉；大黄粉碎成细粉；人工牛黄、冰片研细；其余黄芩等四味加水煎煮二次，每次 2 小时，合并滤液，滤液浓缩成稠膏或干燥成干浸膏，加入大黄、雄黄粉末，制粒，干燥，再加入人工牛黄、冰片粉末，混匀，压制成 1000 片（大片）或1500 片（小片），或包糖衣或薄膜衣，即得呈棕黄色的素片、去包衣后显棕黄色的糖衣或薄膜衣片；有冰片香气，味微苦、辛。

【剂型规格】素片；糖衣片；薄膜衣片。

【用法用量】口服。小片 1 次 3 片，大片 1 次 2 片；1 日 2~3 次。

【其他剂型】本品还有丸剂（大蜜丸、水蜜丸）、胶囊剂（硬胶囊剂、软胶囊剂）等剂型。

【使用注意】孕妇禁用。不宜与四环素、磷酸盐及硫酸盐类药物同用。虚火上炎所致的口疮、牙痛、喉痹慎用。脾胃虚弱者慎用。因含有雄黄，故不宜过量、久服。

【不良反应】有文献报告 1 例因大量服用牛黄解毒片所致的慢性砷中毒和全身皮肤黑色素（黑皮病）沉着。防风通圣丸和牛黄解毒片联用出现中毒症状。另有报告服牛黄解毒片致尿血、便血 1 例，患者平素无过敏体质。近年来，服用牛黄解毒片引起的不良反应涉及神经、循环、泌尿、消化、呼吸、血液等系统，呈现出皮肤药疹、过敏休克、肝脏损害、砷中毒等症状。牛黄解毒片诱发引起不良反应的因素是多方面的，如病人的个体差异，服用方法不当，中西药配伍，多种药同时服用，长期大剂量使用等，都是发生不良反应的原因。

【现代研究】本品有抑菌、抗炎、镇痛、解热等作用。《中国药典》规定本品每片含黄芩以黄芩苷（$C_{21}H_{18}O_{11}$）计，小片不得少于 3.0mg；大片不得少于 4.5mg。

【方歌】牛黄解毒大黄雄，石膏黄芩冰片同，再加桔梗与甘草，清热解毒建奇功。

清热解毒口服液

QingreJiedu Koufuye《中国药典》2015 年版一部

【处方】石膏 670g　金银花 134g　玄参 107g　地黄 80g　连翘 67g　栀子 67g　甜地丁 67g　黄芩 67g　龙胆 67g　板蓝根 67g　知母 54g　麦冬 54g

【方义简释】方中金银花、连翘相须为用，疏散风热、清热解毒力强，共为君药。石膏辛甘大寒，清热泻火，除烦止渴；知母清热泻火，滋阴润燥；黄芩清热燥湿，泻火解毒；栀子泻火除烦，清热利尿；甜地丁清热解毒；龙胆清泄肝胆之火；板蓝根清热泻火，凉血解毒，七药相合，助君药清热解毒，故为臣药。麦冬清热养阴、清心除烦；地黄清热凉血、养阴生津；玄参清热凉血，滋阴降火，三药相合，既助君臣药清热泻火，凉血解毒，又顾护阴液以防火热之邪伤阴劫液，共为佐药。全方配伍，共奏清热解毒之功，善治热毒壅盛所致的发热面赤、烦躁口渴、咽喉肿痛。

【功效】清热解毒。

【应用】热毒壅盛所致感冒、时行感冒。

1. 感冒　风热犯表，入里化热，热毒壅盛所致。症见发热恶寒，咽喉疼痛，咽燥口渴，咳嗽痰黏或黄，舌苔薄黄，脉浮数。上呼吸道感染见上述证候者。

2. 时行感冒　风热毒邪结于腮颊所致。症见壮热，头痛，无汗，口渴咽干，四肢酸痛，脉浮数。时行感冒见上述证候者。

【制法】以上十二味，除金银花、黄芩外，其余石膏等十味加水温浸 1 小时，煎煮（待煮沸后，再加入金银花和黄芩）二次，滤过，合并滤液，滤液浓缩，加入乙醇纯化，滤过，滤液回收乙醇，加矫味剂适量，加入适量活性炭过滤，加水至 1000mL，再滤过，灌封，灭菌，即得棕红色的液体；味甜、微苦。

【剂型规格】口服液，每支装 10mL。

【用法用量】口服。1 次 10~20 mL，1 日 3 次；儿童酌减，或遵医嘱。

【其他剂型】本品还有片剂。

【使用注意】风寒感冒者慎用。

【现代研究】本品有抑菌、抗病毒、镇痛、解热等作用。《中国药典》规定本品含黄芩以黄芩苷（$C_{21}H_{18}O_{11}$）计，不得少于 1.0mg。

【方歌】清热解毒石金黄，生地玄参连栀忙，地丁龙胆冬知母，蓝根解毒功效强。

清开灵口服液

Qingkailing Koufuye《中国药典》2015 年版一部

【处方】胆酸　珍珠母　猪去氧胆酸　栀子　水牛角　板蓝根　黄芩苷　金银花

【方义简释】方中胆酸、猪去氧胆酸清热解毒，化痰开窍，凉肝息风；黄芩苷清热解毒；水牛角、金银花、栀子、板蓝根相伍，清热泻火，凉血解毒；珍珠母平肝潜阳，镇惊安神。诸药相配，共奏清热解毒，镇静安神之功。用于外感风热时毒、火毒内盛所致高热不退、烦躁不安、咽喉肿痛等。

【功效】清热解毒，镇静安神。

【应用】外感风热时毒、火毒内盛所致的感冒、乳蛾、喉痹、咳嗽。

1. 感冒　外感风热之邪所致。症见发热，微恶风，或高热不退，烦躁不安，咳嗽痰黄，咽喉肿痛，大便秘结，小便短赤，舌红绛苔黄，脉浮数。上呼吸道感染见上述证候者。

2. 乳蛾　外感风热，肺胃热盛所致。症见咽喉肿痛，喉核红肿，发热。急性化脓性扁桃体炎见上述证候者。

3. 喉痹　外感风热时毒，火毒内盛所致。症见咽喉红肿疼痛，发热。急性咽炎见上述证候者。

4. 咳嗽　感受风热，肺失宣肃，痰热阻肺所致。症见咳嗽，胸闷，痰多色黄。急性支气管炎见上述证候者。

【制法】以上八味，水牛角磨粉；板蓝根、栀子、金银花加水煎煮二次，合并煎液，浓缩成清膏，加适量乙醇纯化，取滤液回收乙醇，加水适量，静置。将水牛角粉、珍珠母加硫酸适量，水解，滤过，滤液调节 pH 值至 4，取滤液浓缩，加适量乙醇纯化，过滤，滤液回收乙醇，加水适量，静置。胆酸、猪去氧胆酸加乙醇适量溶解。将上述药材提取液与水解液合并混匀，加至胆酸、猪去氧胆酸乙醇液中，加适量乙醇纯化，滤液回收乙醇后加水适量，静置，加入黄芩苷，调节 pH 值使溶解，加入矫味剂适量，并加水至 1000mL，调节 pH 值为 7.2~7.5，搅匀，静置，滤过，即得棕红色液体；味甜、微苦。

【剂型规格】口服液，每支装 10mL。

【用法用量】口服。1 次 20~30mL，1 日 2 次；儿童酌减。

【其他剂型】本品还有胶囊剂（硬胶囊、软胶囊）、注射液、颗粒剂、滴丸、薄膜衣片、泡腾片、分散片等剂型。

【使用注意】久病体虚患者如出现腹泻时慎用。脾虚便溏者慎用，风寒感冒患者不适用。孕妇禁用。

【现代研究】本品具有解热、提高免疫功能的作用。《中国药典》规定本品每 1mL 含胆酸（$C_{24}H_{40}O_5$）应为 1.50~3.50mg；每 1mL 含栀子以栀子苷（$C_{17}H_{24}O_{10}$）计，不得少于 0.20mg；每 1mL 含黄芩苷（$C_{21}H_{18}O_{11}$）不得少于 3.5mg；每 1mL 含总氮（N）应为 2.2~3.0mg。

【方歌】清开灵中黄芩苷，银花栀子板蓝根，胆酸以及猪去氧，牛角珠母神志安。

第三节　清脏腑热类

清脏腑热类中成药主要具有清泻脏腑火热的作用，适用于热邪偏盛于某一脏腑所产生的火热病证。脏腑火热证临床表现因热邪所在脏腑不同而有各自特点。如热在肺，症见发热、咳嗽、喘促、痰黄黏稠，舌红苔黄、脉滑数；热在胃，症见口舌生疮、胃脘痛、反酸、便秘，舌红苔黄腻，脉数；热在肝胆，症见发热、身目俱黄、胁肋胀痛、脘腹胀闷、口干而苦，舌边尖红苔腻、脉弦数等。本类中成药的组成药物也因热邪所在脏腑不同而有所区别。如肺热，用黄芩、桑白皮、石膏、知母等清泻肺热；胃热，用大黄、石膏、黄连等清泻胃热；肝胆火热，用龙胆草、夏枯草、青黛等清泻肝胆火热。常用的中成药有龙胆泻肝丸、导赤丸、芩连片、清胃

NOTE

黄连丸、黛蛤散等。

龙胆泻肝丸（水丸）

Longdan Xiegan Wan《中国药典》2015 年版一部

【处方】龙胆 120g 柴胡 120g 黄芩 60g 栀子（炒）60g 泽泻 120g 木通 60g 盐车前子 60g 酒当归 60g 地黄 120g 炙甘草 60g

【方义简释】方中龙胆大苦大寒，上清肝胆实火，下泻肝胆湿热，泻火除湿，故为君药。黄芩、栀子苦寒，清热泻火除湿，加强君药清热除湿之力，为臣药。车前子、泽泻、木通清热利水，导湿热下行，使湿热之邪从小便而解；肝体阴，肝有热则易伤阴血，而苦寒清热与利水祛湿又容易损伤阴血，故配当归、生地养血滋阴，使邪去而不伤正；苦寒之药又易郁遏肝木，配柴胡舒畅肝胆，以上六味为佐药。甘草清热缓急，调和诸药，为使药。诸药相合，共奏清肝胆，利湿热之功。善治肝胆湿热之头晕目赤，耳鸣耳聋，耳肿疼痛，胁痛口苦，尿赤涩痛，湿热带下。

【功效】清肝胆，利湿热。

【应用】肝胆湿热所致的眩晕头痛、暴风客热、耳鸣、耳聋、脓耳、耳疖、胁痛、淋证、带下阴痒。

1. 眩晕头痛 因肝胆实火上炎而致。症见头痛，眩晕，面红，目赤，烦躁易怒，口干而苦，耳鸣耳聋，舌红苔黄，脉弦数。原发性高血压病、神经性头痛、偏头痛见上述证候者。

2. 暴风客热 因外感风热，客入肝经，上攻头目而致。症见目赤肿痛，头痛，口苦，烦躁易怒，小便黄赤，大便秘结，舌红苔黄，脉弦数。急性结膜炎见上述证候者。

3. 耳鸣耳聋 因情志所伤，肝郁化火，上扰耳窍而致。症见耳鸣如风雷声，耳聋时轻时重，每于郁怒之后加重，头痛，眩晕，心烦易怒，舌红苔黄，脉弦数。神经性耳聋见上述证候者。

4. 脓耳 因肝胆湿热，蕴结耳窍所致。症见耳内流脓，色黄而稠，耳内疼痛，听力减退，舌红苔黄，脉弦数。化脓性中耳炎见上述证候者。

5. 耳疖 多因肝胆湿热，上结耳道，郁结肌肤经络，气滞血瘀而致。症见耳肿疼痛，口苦咽干，小便黄赤，大便秘结，舌红苔黄，脉弦数。外耳道疖肿见上述证候者。

6. 胁痛 因肝胆湿热，肝失疏泄，经络不通而致。症见胁痛，口苦，胸闷纳呆，恶心呕吐，目赤或目黄身黄，小便黄赤，舌红苔黄，脉弦滑数。急性黄疸性肝炎、急性胆囊炎、带状疱疹见上述证候者。

7. 淋证 因肝胆湿热下注，膀胱气化失司而致。症见小便赤涩热痛，淋漓不畅，小腹急满，口苦而干，舌红苔黄腻，脉弦滑数。急性肾盂肾炎、急性膀胱炎、尿道炎、急性前列腺炎见上述证候者。

8. 带下阴痒 因肝胆湿热下注而致。症见带下色黄，稠黏臭秽，外阴瘙痒难忍，阴汗腥臭，口苦口干，舌红苔黄腻，脉弦数。外阴炎、阴道炎、急性盆腔炎见上述证候者。

【制法】以上十味，粉碎成细粉，过筛，混匀，用水泛丸，干燥，即得暗黄色的水丸；味苦。

【剂型规格】水丸。

【用法用量】口服。1 次 3~6g，1 日 2 次。

【其他剂型】本品还有大蜜丸、浓缩丸、片剂、颗粒剂、口服液、胶囊剂等剂型。

【使用注意】本品性味苦寒，久服易伤脾胃，故凡脾胃虚弱者，不宜久服，孕妇慎用。体弱年老者慎用，对于体质壮实者，亦应中病即止。高血压剧烈头痛，服药后头痛不见减轻，伴有呕吐、神志不清，或口眼歪斜、瞳仁不等症状的高血压危象者，应立即停药并采取相应急救措施。用本品治疗急性结膜炎时，可配合外滴眼药；治疗化脓性中耳炎时，服药期间宜配合清洗耳道；治疗阴道炎时，亦可使用清洗剂清洗阴道。

【不良反应】目前尚未检索到关木通改为川木通的龙胆泻肝丸的不良反应报道。

【现代研究】具有抗菌、抗炎、增强免疫、抗过敏及利尿作用。《中国药典》规定本品每 1g 含龙胆以龙胆苦苷（$C_{16}H_{20}O_9$）计，不得少于 0.80mg；含栀子以栀子苷（$C_{17}H_{24}O_{10}$）计，不得少于 1.30mg；含黄芩以黄芩苷（$C_{21}H_{18}O_{11}$）计，不得少于 3.80mg。

【方歌】龙胆泻肝栀芩柴，生地泽泻车前偕，木通当归甘草合，肝胆湿热力能排。

导赤丸

Daochi Wan《中国药典》2015 年版一部

【处方】连翘 120g　黄连 60g　栀子（姜炒）120g　木通 60g　玄参 120g　天花粉 120g　赤芍 60g　大黄 60g　黄芩 120g　滑石 120g

【方义简释】方中黄连、栀子、黄芩苦寒，清心、肺、三焦之火热，为君药。连翘、木通上清心肺之热，下清小肠之火，通淋止痛，大黄既泻心之火，又泻胃肠之火，三药合用，利水通淋，泻下通便，以助君药清热泻火之效；玄参、赤芍清热凉血，解毒消肿，共为臣药。滑石利水通淋，天花粉清热生津，以防火热伤津，共为佐药。诸药相合，共奏清热泻火，利尿通便之功，善治火热内盛所致口舌生疮、咽喉肿痛、小便短赤、大便秘结等。

【功效】清热泻火，利尿通便。

【应用】火热内盛所致的口疮、喉痹、便秘、淋痛。

1. 口疮　多因心经热盛，心火循经上炎而致。症见口舌生疮或糜烂，疼痛，灼热，口渴喜饮，便秘，尿赤，舌红苔黄，脉数；口腔炎、口腔溃疡、复发性口疮、小儿鹅口疮、舌炎见上述证候者。

2. 喉痹　肺胃火毒客于咽喉所致。症见咽喉红肿疼痛，口干喜饮，便秘，尿赤，舌红，苔黄，脉数；急性咽炎见上述证候者。

3. 便秘　多因热结阳明而致。症见大便干燥，脘腹胀痛，小便短赤，身热，烦躁，舌红苔黄厚，脉数有力。

4. 淋痛　因下焦湿热而致。症见心胸烦热，小便短赤，尿道灼热，时有小腹刺痛，舌尖红赤，苔薄黄，脉数；尿路感染见上述证候者。

【制法】以上十味，粉碎成细粉，过筛，混匀。每 100g 粉末加炼蜜 50~60g 及适量的水制丸，干燥，制成水蜜丸；或加炼蜜 120~140g 制成大蜜丸，即得黑褐色的水蜜丸或大蜜丸；味甘、苦。

NOTE

【剂型规格】水蜜丸，每10粒重1g；大蜜丸，每丸重3g。

【用法用量】口服。水蜜丸1次2g，大蜜丸1次1丸；1日2次。1岁以内小儿酌减。

【使用注意】孕妇禁用；脾虚便溏及体弱年迈者慎用。治疗口腔炎，口疮溃疡时，可配合使用外用药。

【现代研究】具有抗菌、抗炎、镇痛、利尿、解热、止血等作用。《中国药典》规定本品含黄连以盐酸小檗碱（$C_{20}H_{17}NO_4 \cdot HCl$）计，水蜜丸每1g不得少于1.5mg，大蜜丸每丸不得少于3.0mg。

【方歌】导赤连栀通玄参，三黄花粉滑石清，心火内盛口生疮，清热利尿功效强。

芩连片

Qinlian Pian《中国药典》2015年版一部

【处方】黄芩213g 连翘213g 黄连85g 黄柏340g 赤芍213g 甘草85g

【方义简释】方中黄连善清中焦之火，并能燥湿解毒，为君药。黄芩清上焦之火，黄柏清下焦之火，与黄连合用，清泻三焦之火，合为臣药。连翘清热解毒，消痈散结；赤芍清热凉血，祛瘀止痛，共为佐药。甘草清热解毒，缓急止痛，调和诸药，为使药。诸药合用，共奏清热解毒，消肿止痛之效。善治脏腑蕴热所致的头痛目赤、口鼻生疮、热痢腹痛、湿热带下、疮疖肿痛等。

【功效】清热解毒，消肿止痛。

【应用】脏腑蕴热所致的口疮、痢疾、疮疡。

1. 口疮 胃火亢盛所致。症见口舌生疮，头痛，目赤，大便干，小便短赤，舌红苔黄，脉滑数；口腔溃疡见上述证候者。

2. 痢疾 湿热下注所致。症见腹痛，里急后重，下痢脓血，肛门灼热，小便短赤，苔腻微黄，脉滑数。细菌性痢疾见上述证候者。

3. 疮疡 脏腑蕴热，外发疮疡，红肿热痛，面红，目赤，小便黄，大便干，苔黄，脉滑数。毛囊炎、蜂窝组织炎见上述证候者。

【制法】以上六味，赤芍、黄连粉碎成细粉；其余黄芩等四味加水煎煮三次，合并煎液，滤过，滤液浓缩至适量，加入赤芍和黄连的细粉，混匀，干燥，粉碎成细粉，加入适量的辅料，混匀，制成颗粒，干燥，压制成1000片，即得黄色至棕黄色的片；气微香，味苦。

【剂型规格】片剂，每片重0.55g。

【用法用量】口服。1次4片，1日2~3次。

【其他剂型】本品还有胶囊剂、丸剂、颗粒剂等剂型。

【使用注意】孕妇、中焦虚寒、阴虚者及素体虚弱者慎用。服药后大便次数每日2~3次者，应减量。

【现代研究】本品主要有解热、抑菌、抗炎、抗病毒等作用。《中国药典》规定本品每片含黄芩以黄芩苷（$C_{21}H_{18}O_{11}$）计，不得少于5.5mg。

【方歌】芩连片中加连翘，黄柏赤芍甘草尝，脏腑热毒口生疮，解毒消肿效果张。

清胃黄连丸（水丸）

Qingwei Huanglian Wan《中国药典》2015 年版一部

【处方】黄连 80g　石膏 80g　桔梗 80g　甘草 40g　知母 80g　玄参 80g　地黄 80g　牡丹皮 80g　天花粉 80g　连翘 80g　栀子 200g　黄柏 200g　黄芩 200g　赤芍 80g

【方义简释】方中黄连苦寒清泄；石膏辛甘大寒，善清泻胃火，共为君药。黄芩、栀子苦寒清泄，清热泻火解毒消肿，共为臣药。连翘清热解毒、散结消肿；知母清热泻火、滋阴润燥；黄柏清热降火坚阴；玄参清热凉血、滋阴降火、散结解毒；地黄清热凉血、养阴生津；牡丹皮、赤芍清热凉血、活血化化瘀；天花粉清热泻火、消肿生津，八药合用，既助君臣药清泻胃火、解毒消肿，又防苦燥伤阴，共为佐药。桔梗开宣肺气、祛痰利咽，甘草生用清热解毒利咽，共为使药。诸药相合，共奏清胃泻火，解毒消肿之功。善治肺胃火盛所致的口舌生疮，齿龈、咽喉肿痛。

【功效】清胃泻火，解毒消肿。

【应用】肺胃火盛所致的口疮、喉痹、牙宣。

1. 口疮　由肺胃火盛，上蒸循经于口所致。症见口腔黏膜充血发红，水肿破溃，口热口干，口黏口臭，大便秘结，小便短赤，舌苔黄，脉弦实数；复发性口疮，急性口炎见上述证候者。

2. 喉痹　因肺胃火盛，外感风热，引动实火上蒸于咽，咽腭弓黏膜充血发红水肿，咽干咽痛，便秘，尿黄，舌红苔黄，脉弦实数。急性咽炎见于上述证候者。

3. 牙宣　因肺胃火盛，上蒸牙龈所致。牙龈充血发红肿胀，可见渗血，口臭，便秘，尿黄，舌苔黄，脉弦实数。急性牙龈（周）炎见上述证候者。

【制法】以上十四味，粉碎成细粉，过筛，混匀，用水泛丸，干燥，即得黄色至深黄色的水丸；味微苦。

【剂型规格】水丸，每袋装 9g。

【用法用量】口服。1 次 9g，1 日 2 次。

【其他剂型】本品还有片剂、大蜜丸等剂型。

【使用注意】孕妇慎用。脾胃虚寒者及风寒牙痛、虚火牙痛龈肿出血者禁用。

【现代研究】本品具有解热、抗炎、抗病毒等作用。《中国药典》规定本品每 1g 含黄连、黄柏以盐酸小檗碱（$C_{20}H_{17}NO_4 \cdot HCl$）计，不得少于 5.3mg。

【方歌】清胃黄连膏知玄，桔草地黄丹皮全，花粉连翘栀赤芍，芩柏泻火解毒卓。

黛蛤散

Daige San《中国药典》2015 年版一部

【处方】青黛 30g　蛤壳 300g

【方义简释】方中青黛咸寒，入肝、肺、胃经，清肝火、泻肺热；蛤壳苦咸寒，入肺、胃经，清肺热、化痰浊，两药合用，共奏清肝利肺，降逆除烦之功。善治肝火犯肺所致的头晕耳鸣、咳嗽吐衄、痰多黄稠、咽隔不利、口渴心烦等。

NOTE

【功效】清肝利肺，降逆除烦。

【应用】肝火犯肺所致的咳嗽。

咳嗽 肝火犯肺所致。症见咳嗽，咳痰，气逆阵作，咳时胸胁引痛，痰黄质黏难出，甚则咳血，伴头晕，耳鸣，咽膈不利，口渴，心烦，舌红苔黄，脉弦数。急、慢性支气管炎见上述证候者。

【制法】以上二味，粉碎成细粉，过筛，混匀，即得灰蓝色的粉末；味淡。

【剂型规格】散剂，每袋装 12g。

【用法用量】口服。1 次 6g，1 日 1 次，或随处方入煎剂。

【使用注意】孕妇慎用。阳气虚弱者慎用。

【现代研究】本品具有抑菌、抗炎、祛痰等作用。《中国药典》规定本品应符合散剂项下各项规定。

【方歌】黛蛤青黛蛤壳配，专方清肝且利肺。咳痰黄稠脉弦数，肝火犯肺是主因。

第四节　解毒消癥类

解毒消癥类成药主要具有解毒消肿、散瘀止痛作用，适用于热毒瘀血壅结所致的痈疽疔毒、瘰疬、流注、癥肿等。其处方组成以马钱子粉、鸦胆子、斑蝥、蟾酥、半枝莲、苦参、白花蛇舌草、干漆、三棱、莪术等解毒消肿、软坚散结、破血消癥药为主。代表成药西黄丸等。

西黄丸

Xihuang Wan《中国药典》2015 年版一部

【处方】牛黄或体外培育牛黄 15g　麝香或人工麝香 15g　醋乳香 550g　醋没药 550g

【方义简释】方中牛黄苦凉，入心肝经，清热解毒、消肿止痛，为君药。乳香、没药活血化瘀、散结止痛，为臣药。麝香辛香走窜，既能活血通经，行血分之滞，又能消肿止痛，为佐药。诸药相合，苦泄辛散香窜，共奏清热解毒，消肿散结之功。故善治热毒壅结所致的痈疽疔毒、瘰疬、流注、癥肿。

【功效】清热解毒，消肿散结。

【应用】热毒壅结所致的痈肿疮疖、疔疮、肿瘤。

1. 痈肿疮疖 热毒内壅所致。症见局部皮肤红肿热痛，或溃破渗液，伴口干口苦，大便干燥，小便黄赤，或见恶寒发热，舌红苔黄，脉数。

2. 疔疮 热毒壅盛所致。症见局部皮肤有粟米样小疮或脓头，或麻或痒，红肿热痛，伴口苦咽干或痛，大便干燥，小便黄赤，或见恶寒发热，舌红苔黄，脉数。

3. 肿瘤 热毒内结，经络不通所致。症见局部肿块，不痛不痒，或伴红肿热痛，烦躁不安，口干口苦，便秘，尿黄，舌红苔黄，脉数。

此外，还有用本品治疗耳疖的报道。

【制法】以上四味，牛黄或体外培育牛黄、麝香或人工麝香研细，另取黄米 350g，蒸熟烘干，与醋乳香、醋没药粉碎成细粉，过筛，再与牛黄或体外培育牛黄、麝香或人工麝香粉末配研，过筛，混匀，用水制丸，阴干，即得棕褐色至黑褐色的糊丸；气芳香，味微苦。

【剂型规格】水丸，每20丸重1g。

【用法用量】口服。1次3g，1日2次。

【其他剂型】本品还有胶囊剂。

【使用注意】孕妇禁用，脾胃虚寒者慎用。本品含蟾酥有毒，不可过量、久用。

【现代研究】本品有抑制肿瘤、抗乳腺增生作用。《中国药典》规定本品每1g含牛黄或体外培育牛黄以胆红素（$C_{33}H_{36}N_4O_6$）计，不得少于1.9mg。

【方歌】西黄丸中用牛黄，乳香没药与麝香，清热解毒散结肿，痈疽疔疖肿瘤消。

表6-1　其他清热中成药

名称	组成	功能	主治	用法用量	使用注意
三黄片	大黄、盐酸小檗碱、黄芩浸膏	清热解毒，泻火通便	三焦热盛所致的目赤肿痛、口鼻生疮、咽喉肿痛、牙龈肿痛、心烦口渴、尿黄、便秘；舌红苔黄，脉数或滑数；亦用于急性胃肠炎、痢疾	口服。小片1次4片，大片1次2片，1日2次；小儿酌减	孕妇慎用。冷积便秘、寒湿泻痢、虚火口疮、喉痹慎用
清火片	大青叶、大黄、石膏、薄荷脑	清热泻火，通便	火热壅盛所致的咽喉肿痛、牙痛、头眩目晕、口鼻生疮、目赤肿痛、大便不通	口服。1次6片，1日2次	孕妇禁用。虚火喉痹、牙痛和虚秘者慎用
牛黄至宝丸	连翘、栀子、大黄、芒硝、石膏、青蒿、陈皮、木香、广藿香、人工牛黄、冰片、雄黄	清热解毒，泻火通便	胃肠积热，津伤液耗，肠失濡润所致大便干结，头痛、眩晕、目赤、耳鸣、口燥咽干、口臭，舌红，苔黄燥，脉滑数；功能性便秘见上述证候者	口服。1次1~2丸，1日2次	孕妇忌服。冷秘者慎用。不宜久用
板蓝根颗粒	板蓝根	清热解毒，凉血利咽	肺胃热盛所致的咽喉肿痛、口咽干燥、腮部肿胀，发热，舌红苔黄，脉数；急性扁桃体炎、腮腺炎见上述证候者	开水冲服。1次5~10g（含糖型），或1次1~2袋（无糖型）	阴虚火旺者、老人及素体脾胃虚弱者慎用
新雪颗粒	磁石、石膏、滑石、南寒水石、硝石、芒硝、栀子、竹心、广升麻、穿心莲、珍珠层粉、沉香、人工牛黄、冰片	清热解毒	外感热病、热毒壅盛证，证见高热、烦躁不安、咳嗽或咽喉肿痛，舌红，苔黄，脉数；扁桃体炎、上呼吸道感染、气管炎、感冒见上述证候者	口服。1次1袋（瓶），1日2次	孕妇禁用。外感风寒证慎用
抗癌平丸	半枝莲、珍珠菜、杏茶菜、藤梨根、肿节风、蛇莓、白花蛇舌草、石上柏、兰香草、蟾酥	清热解毒，散瘀止痛	热毒瘀血壅滞所致的胃癌、食道癌、贲门癌、直肠癌等消化道肿瘤	口服。1次0.5~1g，1日3次。饭后半小时服，或遵医嘱	孕妇禁用。脾胃虚寒者慎用。服药期间忌食辛辣、油腻、生冷食物。本品含蟾酥有毒，不可过量、久服

复习思考题

1. 简述清热中成药的分类及主要适应病证？

2. 应用清热中成药应注意什么？

3. 简述牛黄上清胶囊、黄连上清丸、一清颗粒、牛黄解毒片、清热解毒口服液、清开灵口服液、龙胆泻肝丸、导赤丸、芩连片、清胃黄连丸、黛蛤散、西黄丸的功效及临床应用。

4. 患者，男。连日来胁痛，口苦，胸闷纳呆，恶心呕吐，目赤或目黄身黄，小便黄赤，舌红苔黄，脉弦滑数。诊为肝胆湿热，肝失疏泄，经络不通。请判断诊断是否正确？应选用哪种中成药？并说明选药的依据是什么？

5. 患者，女。自诉口舌糜烂，疼痛，灼热，口渴喜饮，小便黄赤，便秘，舌红苔黄，脉数。中医辨证后处方导赤丸。请结合导赤丸的功效、主治说明选药是否合理？

第七章　表里双解中成药

以解表药与清里热药或通里攻下药组合而成，具有解表、清里、攻里等作用，治疗表里同病所致病证的成药，称为表里双解中成药。

本类中成药适用于表证未解、里证又急之证。按本类成药功效与适用范围不同，又常分为解表清里、解表攻里二类。解表清里类成药主要以发散风寒或发散风热药结合清里药研制而成，具有发散表邪、清除里热之功。适用于外感表证未解，又见里热证。症见恶寒发热、咳嗽、痰黄、头痛、口渴、舌红苔黄或黄白苔相兼、脉浮滑或脉数；或身热、泄泻腹痛、便黄而黏、肛门灼热，苔黄脉数等。代表成药有葛根芩连片，双清口服液等。解表攻里类成药主要由解表药与通里攻下药组合而成，具有疏风解表、泻热通便之功，适用于表热里实证。症见恶寒壮热，头痛咽干，小便短赤，大便秘结，舌红苔黄厚，脉浮紧或弦数。代表成药有防风通圣丸。

本类中成药主治表里同病证，又因表证有风寒、风热之别，里证有在肺在胃、在经在腑之异，故当区别对待，应合理选用相关成药。此外，表里双解类成药大多辛散兼清热，或兼攻下，有耗气伤津伤阳之弊，故气虚津伤者慎用。现代研究表明该类中成药具有抗菌、抗病毒、解热、降血脂、降血压等作用，临床上可以结合辨证用于治疗感冒、习惯性便秘、急性细菌性痢疾、单纯性肥胖、流行性腮腺炎、上呼吸道感染等。

防风通圣丸

Fangfeng Tongsheng Wan《中国药典》2015 年版一部

【处方】防风 50g　荆芥穗 25g　薄荷 50g　麻黄 50g　大黄 50g　芒硝 50g　栀子 25g　滑石 300g　桔梗 100g　石膏 100g　川芎 50g　当归 50g　白芍 50g　黄芩 100g　连翘 50g　甘草 200g　白术（炒）25g

【方义简释】麻黄、荆芥穗、防风、薄荷疏风解表，使外邪从汗而解，共为君药。大黄、芒硝泄热通便；滑石、栀子清热利湿，使里热从二便分消；石膏、黄芩、连翘、桔梗清热泻火解毒，共为臣药。当归、白芍、川芎养血和血；白术健脾燥湿，为佐药。甘草益气和中，调和诸药，为使药。诸药合用，汗、下、清、利四法具备，共奏解表通里，清热解毒之功，善治外寒内热，表里俱实证。

【功效】解表通里，清热解毒。

【应用】外寒内热，表里俱实证。

1. 感冒　外感风寒、内有蕴热所致。症见恶寒壮热，头痛，咽干，小便短赤，大便秘结，舌红苔黄厚，脉浮紧或弦数。上呼吸道感染见上述证候者。

2. 风疹湿疮　内蕴湿热、复感风邪所致。症见恶寒发热，头痛，咽干，小便短赤，大便秘结，丹斑隐疹，瘙痒难忍或湿疮。荨麻疹、湿疹见上述证候者。

3. 瘰疬 颈部一侧或两侧见结块肿大如豆；兼见恶寒发热，小便短赤，大便秘结。淋巴结结核早期见上述证候者。

此外，还有用于治疗扁平疣、三叉神经痛、肥胖症、急性细菌性痢疾、副鼻窦炎等见风热证的报道。

【制法】以上十七味，滑石粉碎成极细粉；其余防风等十六味粉碎成细粉，过筛，混匀，用水制丸，干燥，用滑石粉包衣，打光，干燥，即包衣的水丸。或以上十七味，粉碎成细粉，过筛，混匀，用水制丸，干燥，即得不包衣水丸。丸芯颜色为浅棕色至黑褐色；味甘，咸，微苦。

【剂型规格】包衣的水丸或不包衣水丸，每20丸重1g。

【用法用量】口服。1次6g，1日2次。

【其他剂型】本品还有浓缩丸、颗粒剂等剂型。

【使用注意】虚寒证及孕妇慎用。

【不良反应】有文献报道本品可致过敏性皮疹。

【现代研究】本品主要有通便、解热、抗炎、抗菌等作用，还可降低高脂饮食所致大鼠血清总胆固醇及低密度脂蛋白胆固醇含量、提高血清高密度脂蛋白胆固醇等作用。《中国药典》规定本品每1g含黄芩以黄芩苷（$C_{21}H_{18}O_{11}$）计，不得少于6.1mg。

【方歌】防风通圣荆翘麻，归芎芍栀硝黄滑，甘石薄术芩梗宜，解表通里解毒奇。

双清口服液
Shuangqing Koufuye 《新药转正标准》二十二册

【处方】金银花　连翘　郁金　大青叶　石膏　广藿香　知母　地黄　桔梗　甘草　蜂蜜

【方义简释】方中金银花、连翘二药均善清热解毒，疏散风热，相须为用药力更强，故为君药。郁金、大青叶清热凉血利咽；石膏善清气分热，略兼透散，三药相合，助君药清热解毒，共为臣药。广藿香解表，化湿和中；知母、地黄清热凉血，养阴生津；桔梗宣肺利咽，载药上行，四药助君臣药疏表，清热解毒，又滋阴生津而顾护阴液，共为佐药。甘草、蜂蜜均可解毒，且甘草调和诸药，蜂蜜润肺止咳，共为使药。诸药相合，共奏疏透表邪，清热解毒之效。故善治风温肺热、卫气同病证。

【功效】疏透表邪，清热解毒。

【应用】风温肺热、卫气同病证。

风温肺热 外感风热，卫气同病所致。症见发热，身热较高，微恶风寒，咳嗽，痰黄，头痛，口渴思饮，舌红苔黄或黄白苔相兼，脉浮滑或浮数。急性支气管炎见上述证候者。

【制法】依法制成红棕色或深棕色的液体，表面有油状物；气芳香，味甜、微苦。

【剂型规格】口服液，每支装10mL。

【用法用量】口服。1次20mL，1日3次。

【使用注意】风寒感冒、脾胃虚寒者及孕妇慎用；肝肾功能不全者慎用。

【现代研究】本品具有明显的抗病毒、解热、抗炎作用。《新药转正标准》规定本品含大青叶以靛玉红（$C_{16}H_{10}N_2O_2$）计，每 10mL 中不得少于 11μg。

【方歌】双花连翘祛风热，石知地广梗郁青。甘草蜂蜜调药性，风温与肺热双清。

葛根芩连片

Gegenqinlian Pian《中国药典》2015 年版一部

【处方】葛根 1000g　黄芩 375g　黄连 375g　炙甘草 250g

【方义简释】葛根甘辛性凉，入脾、胃经，既解表清热，又升发脾胃清阳之气而治泄泻，故为君药。黄芩、黄连苦寒清泄，善清热解毒、燥湿止痢，二者相须为用，助君药清热解毒而止泄泻，故为臣药。炙甘草甘平，既解毒、缓急和中，又调和诸药，为佐使药。全方配伍，外疏内清，表里同治，共奏解肌透表、清热解毒、利湿止泻之功。故善治湿热蕴结所致的泄泻腹痛、便黄而黏、肛门灼热，以及风热感冒所致的发热恶风、头痛身痛。

【功效】解肌清热，止泻止痢。

【应用】湿热蕴结所致痢疾、泄泻。

1. 痢疾　饮食不洁，湿热邪毒壅滞大肠所致。症见脓血样大便，腹痛里急，肛门重坠，身热，烦渴。急性细菌性痢疾见上述证候者。

2. 泄泻　胃肠湿热所致。症见下痢臭秽，次数明显增加，气味酸腐臭，身热，烦渴；伴腹痛，恶心呕吐，不思饮食，口干渴。溃疡性结肠炎、急慢性肠炎见上述证候者。

【制法】以上四味，取葛根 225g，粉碎成细粉，剩余的葛根与炙甘草加水煎煮二次，煎液过滤后浓缩；黄芩、黄连分别用 50% 乙醇渗漉法提取，回收乙醇，与上述浓缩液合并，浓缩成稠膏，加入葛根细粉和辅料适量，混匀，制成颗粒，干燥，压制成 1000 片，或包糖衣或薄膜衣，即得黄棕色至棕色的片或糖衣片、薄膜衣片，除去包衣后显黄棕色至棕色；气微，味苦。

【剂型规格】素片，每片重 0.3g、0.5g；糖衣片，片心重 0.3g；薄膜衣片，每片重 0.3g。

【用法用量】口服。1 次 3~4 片，1 日 3 次。

【其他剂型】本品还有丸剂（微丸）、胶囊剂、颗粒剂、口服液等剂型。。

【使用注意】脾胃虚寒腹泻，慢性虚寒性痢疾慎用；本药不可过量、久用；严重脱水者，应采取相应的治疗措施。

【现代研究】本品主要有抗菌、止泻、解热、降血糖和抗氧化等作用。《中国药典》规定本品每片含葛根以葛根素（$C_{21}H_{20}O_9$）计，不得少于 9.6mg；含黄连以盐酸小檗碱（$C_{20}H_{17}NO_4 \cdot HCl$）计，不得少于 2.7mg；含黄芩以黄芩苷（$C_{21}H_{18}O_{11}$）计，不得少于 2.5mg。

【方歌】葛根芩连加甘草，湿热下利泄泻宝。清热生津解表里，葛根用好湿热跑。

复习思考题

1. 表里双解类中成药的分类及主要适应病证是什么？

2. 请简述防风通圣丸的配伍要点。

3. 患者，男，19 岁。感冒 5 天，服羚羊感冒片不见缓解，症见恶寒壮热，头痛咽干，小便短赤，大便秘结，证属外寒内热、表里俱实。请判断诊断是否正确？应选用哪种中成药？并说明选药的依据是什么？

NOTE

4. 患者，女，33 岁。感冒 3 天，服用桂枝合剂症状不见减轻，症见头痛、发热，微恶风寒，并伴有咳嗽，证属风温肺热，卫气同病。请判断诊断是否正确？应选用哪种中成药？并说明选药的依据是什么？

5. 患者，男，70 岁。前日饮食不慎，患腹痛泄泻，便黄而黏，肛门灼热；以及风热感冒所致的发热恶风、头痛身痛。舌苔薄白，脉象弦数。中医诊断证因伤寒表证书未解，邪陷阳明所致湿热下利证，请判断诊断是否正确？应选用哪种中成药？并说明选药的依据是什么？

第八章 祛暑中成药

凡以清热祛暑、芳香化湿、淡渗利湿药为主组成，具有祛除暑邪等作用，常用以治疗暑热证的成药，称为祛暑中成药。

暑热证是指夏日淫雨连绵，天暑下迫，地湿蒸腾，湿热蕴结，缠绵相加所产生的证候。临床表现为身热、烦渴、头重如裹、恶心、呕吐、倦怠、身重、脘腹痞闷、小便不利、泄泻等。因暑热证夹杂病邪之不同，故本类成药常分为祛暑除湿、祛暑辟秽、祛暑和中、祛暑解表等类别。

祛暑中成药大多辛香温燥，易伤阴津，故阴虚血燥者慎用。而祛暑辟秽类中成药辛香走窜，含有毒药物，故孕妇忌用，不宜过量、久服。为保证祛除暑邪的药效，临床以散剂、丸剂、片剂、颗粒剂及胶囊剂为祛暑中成药的常用剂型。

现代研究表明祛暑中成药具有解热、抑菌、抗炎等作用，部分祛暑中成药还具有改善胃肠功能、止吐止泻、保肝利胆、解痉、镇痛、调节免疫等作用。西医学的暑季感冒、胃肠型感冒、急性胃肠炎、中暑、晕动症等，临床上可结合辨证选用不同类型的祛暑中成药治疗。

六一散

Liuyi San《中国药典》2015 年版第一部

【处方】滑石粉 600g　甘草 100g

【方义简释】方中滑石味淡体滑，能清热利小便，使三焦湿热从小便而出，为君药。甘草生用，清热和中，又同滑石合成甘寒生津之用，使小便利而津液不伤，为臣药。全方配伍，清暑利湿，故善治感受暑湿所致的发热身倦，口渴，泄泻，小便黄少。

【功效】清暑利湿。

【应用】暑湿、痱子。

1. 暑湿　感受暑湿之邪所致。症见发热，身倦，口渴，泄泻，小便黄少。

2. 痱子　暑湿之邪所致。症见周身刺痒。

【制法】以上二味，甘草粉碎成细粉，与滑石粉混匀，过筛，即得浅黄白色粉末。具甘草甜味，手捻有润滑感。

【剂型规格】散剂。

【用法用量】调服或包煎服。1 次 6~9g，1 日 1~2 次；外用，扑撒患处。

【使用注意】小便清长者慎用。孕妇慎用。服药期间忌食辛辣食物。

【现代研究】本品具有抑菌、消炎、解热、镇静等作用。《中国药典》规定本品 1g 含甘草以甘草酸（$C_{42}H_{62}O_{16}$）计，不得少于 2.8mg。

【方歌】六一散用滑石草，清暑利湿功效好，发热口渴身倦怠，外治痱子可期待。

藿香正气水

Huoxiang Zhengqi Shui《中国药典》2015 年版第一部

【处方】苍术 160g　陈皮 160g　厚朴（姜制）160g　白芷 240g　茯苓 240g　大腹皮 240g　生半夏 160g　甘草浸膏 20g　广藿香油 1.6mL　紫苏叶油 0.8mL

【方义简释】方中藿香味辛，性微温，既可解表散寒，又芳香化湿浊，且辟秽和中，升清降浊，为君药。紫苏、白芷二药辛温发散，助藿香外散风寒，芳化湿浊，为臣药。厚朴、大腹皮行气燥湿、除满消胀；半夏、陈皮燥湿和胃，降逆止呕；苍术、茯苓燥湿健脾，和中止泻，共为佐药。甘草调和脾胃与药性，为使药。全方配伍，既能解表化湿，又兼理气和中，故善治外感风寒、内伤湿滞或夏伤暑湿所致的感冒。

【功效】解表化湿，理气和中。

【应用】外感风寒、内伤湿滞或夏伤暑湿所致的感冒、呕吐、泄泻、中暑。

1. 感冒　外感风寒、内伤湿滞所致。症见恶寒发热，头身困重疼痛，胸脘满闷，恶心纳呆，舌质淡红，舌苔白腻，脉浮缓。胃肠型感冒见上述证候者。

2. 呕吐　湿阻中焦所致。症见呕吐，脘腹胀痛，伴发热恶寒，周身酸困，头身疼痛。胃肠型感冒见上述证候者。

3. 泄泻　湿阻气机所致。症见泄泻暴作，便下清稀，肠鸣，腹痛，脘闷，纳呆，伴见恶寒发热，周身酸楚。胃肠型感冒见上述证候者。

4. 中暑　外感暑湿、气机受阻所致。症见突然恶寒发热，头晕昏沉，胸脘满闷，恶心欲呕，甚则昏仆，舌苔白厚腻。

【制法】以上十味，苍术、陈皮、厚朴、白芷分别用 60% 乙醇浸渍，渗漉，收集渗漉液。茯苓煎煮温浸取汁；生半夏冷水浸泡至透心，加干姜 13.5g 水煎煮；大腹皮水煎煮，甘草浸膏水煮化开；合并提取液，滤过。广藿香油、紫苏叶油用乙醇溶解。合并以上溶液，混匀，调整乙醇含量至全量为 2050mL，静置，滤过，灌装，即得深棕色澄清液体。味辛、苦。

【剂型规格】口服液，每支装 10mL。

【用法用量】口服。1 次 5~10mL，1 日 2 次，用时摇匀。

【其他剂型】本品还有颗粒剂、片剂、合剂、滴丸、硬胶囊、软胶囊等剂型。

【使用注意】风热感冒者慎用，孕妇慎用。服药期间饮食宜清淡。

【不良反应】据文献报道藿香正气水有药疹、紫癜、休克等过敏反应及肠梗阻、上消化道出血、小儿低血糖等不良反应。

【现代研究】本品主要有调节肠蠕动、保护肠屏障功能、抗过敏、镇吐、镇痛、抑菌等作用。《中国药典》规定本品乙醇含量为 40%~50%；每 1mL 含厚朴以厚朴酚（$C_{18}H_{18}O_2$）及和厚朴酚（$C_{18}H_{18}O_2$）总量计，不得少于 0.58mg；每 1mL 含陈皮以橙皮苷（$C_{28}H_{34}O_{15}$）计，不得少于 0.18mg。

【方歌】藿香正气腹皮苏，白芷陈苓甘厚朴，半夏生用加苍术，外感风寒内湿除。

甘露消毒丸

Ganlu Xiaodu Wan 《中国药典》2015 年版第一部

【处方】 滑石 300g 茵陈 220g 石菖蒲 120g 木通 100g 射干 80g 豆蔻 80g 连翘 80g 黄芩 200g 川贝母 100g 藿香 80g 薄荷 80g

【方义简释】 方中滑石清热利湿解暑为君药。茵陈清热利湿，黄芩清热燥湿，共为臣药。以石菖蒲、豆蔻、藿香、薄荷芳香化浊，行气醒脾；射干、川贝母化痰利咽，降肺止咳；木通清利湿热；连翘清热解毒，合为佐药。全方配伍，既能芳香化湿，又兼清热解毒，故善治暑湿蕴结所致的身热肢酸，胸闷腹胀，尿赤黄疸。

【功效】 芳香化湿，清热解毒。

【应用】 暑湿蕴结所致湿温。

湿温 湿温初起，邪在气分，湿热并重。症见身热肢酸，胸闷，腹胀，咽痛，尿赤或身目发黄，舌苔黄腻或厚腻。

【制法】 以上十一味，滑石水飞或粉碎成极细粉；其余茵陈等十味粉碎成细粉，与上述滑石粉配研，过筛，混匀，用水泛丸或制丸，干燥，即得灰黄色的水丸。气微香，味苦、微辛。

【剂型规格】 水丸，每 50 粒重约 3g。

【用法用量】 口服。1 次 6~9g，1 日 2 次。

【使用注意】 寒湿内阻者慎用，孕妇禁用。服药期间忌食辛辣、生冷、油腻食物。

【现代研究】 本品具有抗病毒作用。《中国药典》规定本品每 1g 含黄芩以黄芩苷（$C_{21}H_{18}O_{11}$）计，不得少于 10.6mg。

【方歌】 甘露消毒蔻藿香，茵陈滑石木通菖，芩翘贝母射干薄，湿温时疫是主方。

六合定中丸

Liuhe Dingzhong Wan 《中国药典》2015 年版第一部

【处方】 广藿香 16g 紫苏叶 16g 香薷 16g 木香 36g 檀香 36g 姜厚朴 48g 陈皮 48g 枳壳（炒）48g 桔梗 48g 甘草 48g 茯苓 48g 木瓜 48g 炒白扁豆 16g 六神曲（炒）192g 炒山楂 48g 炒麦芽 192g 炒稻芽 192g

【方义简释】 方中广藿香外祛风寒以解表，内化湿浊以止泻；香薷解表散寒，用于暑月之寒湿外感，共为君药。陈皮、厚朴、枳壳温中行气，化湿和胃；木香、檀香行气止痛，共为臣药。山楂、六神曲、麦芽、稻芽消食和胃；茯苓、木瓜、白扁豆健脾和中，消暑化湿；紫苏叶、桔梗散寒解表，化湿调气，共为佐药。甘草健脾和胃，调和药性，为使药。全方配伍，既能祛暑除湿，又兼和中消食，故善治夏伤暑湿，宿食停滞，寒热头痛，胸闷恶心，吐泻腹痛。

【功效】 祛暑除湿，和中消食。

【应用】 寒湿饮食停滞所致泄泻、食积、胃痛。

1. 泄泻 内伤湿滞，复感外寒所致。症见腹泻，呕吐，腹痛，胸闷，恶心，不思饮食，恶寒发热，头痛。胃肠型感冒见上述证候者。

2. 食积　脾胃寒湿，饮食停积所致。症见胃脘部饱胀不适，呃逆，嗳腐吞酸，或有隐痛，或腹泻酸臭，不欲饮食。消化不良见上述证候者。

3. 胃痛　脾胃寒湿，饮食不化所致。症见胃脘部疼痛，得寒则甚，食少，腹胀，便溏，或伴恶心呕吐。急慢性胃炎、胃及十二指肠溃疡见上述证候者。

【制法】以上十七味，粉碎成细粉，过筛，混匀。用水泛丸，干燥，即得黄褐色的水丸。气微香，味微酸、苦。

【剂型规格】水丸。

【用法用量】口服。1 次 3~6g，1 日 2~3 次。

【使用注意】湿热泄泻、实热积滞胃痛者慎用。服药期间忌食辛辣油腻食物；肠炎脱水严重患者应配合适当补液。

【现代研究】本品具有抑制胃肠功能、解痉等作用。《中国药典》规定本品每 1g 含枳壳以柚皮苷（$C_{27}H_{32}O_{14}$）计，不得少于 1.6mg。

【方歌】六合定中藿苏薷，木香檀扁枳厚朴，陈草苓瓜神曲桔，山楂二芽祛湿暑。

清暑益气丸

Qingshu Yiqi Wan《中国药典》2015 年版第一部

【处方】人参36g　黄芪（蜜炙）150g　炒白术360g　苍术（米泔炙）144g　麦冬72g　泽泻60g　醋五味子36g　当归48g　黄柏60g　葛根348g　醋青皮72g　陈皮72g　六神曲（麸炒）84g　升麻60g　甘草120g

【方义简释】方中炙黄芪益气健脾，固表止汗，为君药。人参、白术益气健脾；葛根、苍术、升麻燥湿健脾，解肌升阳，共为臣药。当归、麦冬、醋五味子养血生津敛汗；泽泻、黄柏清热利湿；陈皮、醋青皮、六神曲理气健脾，消食化滞，共为佐药。甘草益气和中，调和诸药，为使药。全方配伍，既能祛暑利湿，又兼补气生津，故善治中暑受热，气津两伤所致头昏头晕、身热肢倦。

【功效】祛暑利湿，补气生津。

【应用】

中暑　感受暑湿，暑热伤气所致。症见头晕，身热，微恶风，汗出不畅，头昏重胀痛，四肢倦怠，自汗，心烦，咽干，口渴，口中黏腻，胸闷，小便短赤，舌苔薄白微黄，脉虚数。

【制法】以上十五味，粉碎成细粉，过筛，混匀。每100g 粉末加炼蜜120~130g，制成大蜜丸，即得黄褐色至棕褐色大蜜丸。气微香，味甜。

【剂型规格】大蜜丸，每丸重9g。

【用法用量】姜汤或温开水送服。1 次 1 丸，1 日 2 次。

【使用注意】孕妇慎用。服药期间忌食辛辣、油腻之品。

【现代研究】本品具有增强机体免疫功能、抗炎、抑菌、改善胃肠功能等作用。《中国药典》规定本品每丸含葛根以葛根素（$C_{21}H_{20}O_9$）计，不得少于 16.0mg。

【方歌】清暑益气参黄芪，葛归黄柏与青皮，陈曲二术麦五味，升麻甘草泽泻宜。

表8-1 其他祛暑中成药

名称	组成	功能	主治	用法用量	使用注意
紫金锭	山慈菇、千金子霜、人工麝香、雄黄、红大戟、五倍子、朱砂	辟瘟解毒,消肿止痛	用于中暑,脘腹胀痛,恶心呕吐,痢疾泄泻,小儿痰厥;外治疔疮疖肿,痄腮,丹毒,喉风	口服。1次0.6~1.5g,1日2次。外用,醋磨调敷患处	孕妇忌服
保济丸	钩藤、菊花、蒺藜、厚朴、木香、苍术、天花粉、广藿香、葛根、化橘红、白芷、薏苡仁、稻芽、薄荷、茯苓、广东神曲	解表,祛湿,和中	用于暑湿感冒,症见发热头痛、腹痛腹泻、恶心呕吐、肠胃不适;亦可用于晕车晕船	口服。1次1.85~3.7g,1日3次	外感燥热者不宜服用
十滴水	樟脑、干姜、大黄、小茴香、肉桂、辣椒、桉油	健胃,祛暑	用于因中暑而引起的头晕、恶心、腹痛、胃肠不适	口服。1次2~5mL;儿童酌减	孕妇忌服。驾驶员和高空作业者慎用

复习思考题

1. 简述祛暑中成药主要适用范围。

2. 藿香正气水、甘露消毒丸的功用、主治及使用注意各是什么?

3. 患者,女,47岁。主诉因夏天天气热,昨晚食剩菜后,感到胃脘不适,恶心嘈杂。夜间忽呕吐大量胃内容物及清水,继之腹痛腹泻,泻下稀粪清水。四肢清冷,胃脘胀闷。舌苔白腻,脉沉细无力。根据患者临床表现,辨证为寒湿秽浊之气壅滞中焦所致急性胃肠炎。请判断诊断是否正确?应选用哪种中成药?并说明选药依据。

NOTE

第九章　泻下中成药

凡以泻下药为主组成，具有通便、泻热、攻积、逐水等作用，常用以治疗里实病证的成药，称为泻下中成药。

里实证是指胃肠积滞、实热壅盛、肠燥津亏或肾虚津亏、水饮停聚所产生的证候。临床表现为大便秘结，腹痛拒按，腹胀纳呆，口干口苦，牙龈肿痛，小便短赤，舌红苔黄，脉弦滑数，或大便干结难下，兼见口渴咽干、口唇干燥、腹胀满、小便短赤、舌红苔黄或少津，或舌淡苔少、脉滑数或细数，或蓄水腹胀、四肢浮肿、胸腹胀满、停饮喘急、大便秘结、小便短少、舌淡红或边红、苔白滑或黄腻、脉沉数或滑数，或少气乏力、腰膝酸软、恶心呕吐、肢体浮肿、面色萎黄、舌淡苔腻、脉弱或弦等。因里实证有寒热之分，体质有虚实之别，故本类成药常分为寒下、润下、峻下、通腑降浊等类别。

泻下中成药大多苦寒降泄，易伤正气及脾胃，或有滑胎之弊，故久病体弱、脾胃虚弱者慎用，孕妇慎用或忌用。使用泻下中成药当得效即止，不可过量使用。为保证泻下通便的药效，临床以丸剂、颗粒剂及胶囊剂为泻下中成药的常用剂型。

现代研究表明泻下中成药具有泻下、利尿、利胆、抗感染、抗病毒、抗炎、抗肿瘤等作用。西医学的习惯性便秘、老年人便秘、痔疮便秘、肝硬化腹水、血吸虫病腹水、慢性肾功能衰竭、尿毒症等，临床上可结合辨证选用不同类型的泻下中成药治疗。

第一节　寒下类

寒下类泻下中成药主要具有泻下、清热作用，适用于实热壅盛、胃肠积滞等。症见大便秘结、腹痛拒按、腹胀纳呆、口干口苦、牙龈肿痛、小便短赤、舌红苔黄、脉弦滑数等。其处方组成以大黄、芒硝、番泻叶等泻火通便药为主。代表成药有九制大黄丸、当归龙荟丸、通便宁片、复方芦荟胶囊等。

九制大黄丸

Jiuzhi Dahuang Wan《中国药典》2015 年版一部

【处方】大黄 500g

【方义简释】方中大黄性味苦寒，功能泻热通便，因用黄酒蒸制，虽有攻积导滞之功，但药力缓和，不伤正气。功能泻下导滞，故善治胃肠积滞所致的便秘、湿热下痢、口渴、停食停水、胸热心烦、小便赤黄。

【功效】泻下导滞。

【应用】胃肠积滞所致的食积、便秘。

1. 食积 饮食不当，食停中焦，郁结胃肠，升降不利所致。症见呕吐酸腐，纳呆厌食，脘腹胀满，烦躁不安，大便秽臭，小便短赤，舌苔厚腻，脉弦滑。消化不良见上述证候者。

2. 便秘 肠胃炽热，耗伤津液所致。症见大便干结，数日一次，排便困难，伴腹胀痛，甚则疼痛，口臭，面赤，睡眠不安，小便短赤，舌苔黄燥，脉滑实。习惯性便秘见上述证候者。

【制法】取大黄酌予碎断，加入黄酒250g与水适量，加盖密闭，高压或隔水加热炖至黄酒基本蒸尽，取出，干燥，粉碎成细粉，过筛，混匀，用水泛丸，干燥，即得棕褐色至黑褐色的水丸。味微苦。

【剂型规格】水丸，每袋装6g。

【用法用量】口服。1次6g，1日1次。

【使用注意】孕妇禁服。久病体弱者慎服。不宜久服。

【现代研究】本品主要有通便作用。《中国药典》规定本品每1g含大黄以芦荟大黄素（$C_{15}H_{10}O_5$）、大黄酸（$C_{15}H_8O_6$）、大黄素（$C_{15}H_{10}O_5$）、大黄酚（$C_{15}H_{10}O_4$）和大黄素甲醚（$C_{16}H_{12}O_5$）的总量计，不得少于12.0mg。

【方歌】九制大黄黄酒炖，泻下导滞通便良，胃肠积滞食积消，久病体弱孕妇慎。

当归龙荟丸

Danggui Longhui Wan《中国药典》2015 年版一部

【处方】酒当归100g 龙胆（酒炙）100g 芦荟50g 青黛50g 栀子100g 酒黄连100g 酒黄芩100g 盐黄柏100g 酒大黄50g 木香25g 人工麝香5g

【方义简释】方中龙胆直入肝经，清肝泻火；大黄、芦荟凉肝泻火，攻逐通便，共为君药。黄连、黄芩、黄柏、栀子、青黛清泻肝火，为臣药。当归和血养肝，润肠通便；木香、麝香芳香走窜，行气止痛，共为佐药。全方配伍，泻火通便。故善治肝胆火旺，心烦不宁，头晕目眩，耳鸣耳聋，胁肋疼痛，脘腹胀痛，大便秘结。

【功效】泻火通便。

【应用】肝胆火旺所致便秘、眩晕。

1. 便秘 胃肠炽热所致。症见大便秘结，口干口苦，牙龈肿痛，小便赤黄，舌红苔黄，脉数。习惯性便秘见上述证候者。

2. 眩晕 肝经火盛，上扰清窍所致。症见头目眩晕，耳鸣，口苦，胁痛，目赤肿痛，心中烦热，大便燥结，小便黄赤，舌苔黄，脉弦数。原发性高血压见上述证候者。

【制法】以上十一味，除人工麝香外，其余当归等十味粉碎成细粉，将人工麝香研细，与上述粉末配研，过筛，混匀，用水泛丸，低温干燥，即得黄绿色至深褐色的水丸。气微，味苦。

【剂型规格】丸剂，每100粒重6g。

【用法用量】口服。1次6g，1日2次。

【其他剂型】本品还有片剂。

【使用注意】孕妇禁用。冷积、冷秘、素体脾虚及年迈体弱者慎用。服药期间，忌食辛辣、油腻食物。

【现代研究】本品主要有通便作用。

【方歌】当归龙荟用四黄，栀子青黛与木香，水泛为丸加麝香，肝胆实火悉能攘。

第二节　润下类

润下类泻下中成药主要具有润肠通便作用，主治肠燥津亏或年老体虚所致的大便秘结，症见大便干结难下、兼见口渴咽干、口唇干燥、身热、心烦、腹胀满、小便短赤，或兼见面色㿠白、周身倦怠、舌红苔黄，或舌红少津，或舌淡苔少，脉滑数或细数。其处方组成以当归、何首乌、郁李仁、桃仁、杏仁、决明子等润肠通便药为主。代表成药有麻仁丸、苁蓉通便口服液、增液颗粒、通便灵胶囊等。

麻仁丸
Maren Wan《中国药典》2015 年版一部

【处方】火麻仁 200g　苦杏仁 100g　大黄 200g　枳实（炒）200g　姜厚朴 100g　炒白芍 200g

【方义简释】方中麻子仁质润多脂润肠通便，为君药。大黄通便泻热，杏仁降气润肠，白芍养阴和里，均能加强君药的作用，共为臣药。枳实、厚朴下气消滞，加强降泄通便之力，共为佐药。全方配伍，润肠通便，故善治肠热津亏所致的便秘，大便干结难下，腹部胀满不舒。

【功效】润肠通便。

【应用】肠热津亏所致便秘。

便秘　胃肠燥热，津液亏虚所致。症见大便干结难下，腹胀满，小便短赤，身热，心烦，口咽干燥，舌红苔黄，脉滑数。习惯性便秘、老年人便秘、痔疮便秘见上述证候者。

【制法】以上六味，除火麻仁、苦杏仁外，其余大黄等四味粉碎成细粉，再与火麻仁、苦杏仁掺研成细粉，过筛，混匀。每100g 粉末用炼蜜30～40g 加适量的水制丸，干燥，制成水蜜丸；或加炼蜜90～110g 制成小蜜丸或大蜜丸，即得黄褐色至棕褐色的水蜜丸、小蜜丸或大蜜丸。味苦。

【剂型规格】水蜜丸；小蜜丸；大蜜丸，每丸重 9g。

【用法用量】口服。水蜜丸 1 次 6g，小蜜丸 1 次 9g，大蜜丸 1 次 1 丸；1 日 1～2 次。

【其他剂型】本品还有胶囊、软胶囊等剂型。

【使用注意】虚寒性便秘慎用。孕妇禁服。忌食辛辣香燥刺激性食物。

【现代研究】本品有通便、促进肠运动等作用。《中国药典》规定本品含大黄以总大黄酚（$C_{15}H_{10}O_4$）和总大黄素（$C_{15}H_{10}O_5$）的总量计，水蜜丸每 1g 不得少于 1.3mg，小蜜丸每 1g 不得少于 0.75mg，大蜜丸每丸不得少于 6.8mg；以结合蒽醌中的大黄酚（$C_{15}H_{10}O_4$）和大黄素

（$C_{15}H_{10}O_5$）的总量计，水蜜丸每 1g 不得少于 0.39mg，小蜜丸每 1g 不得少于 0.30mg，大蜜丸每丸不得少于 2.7mg。

【方歌】麻子仁丸治脾约，大黄枳朴杏仁芍，胃热津枯便难解，润肠通便效无比。

苁蓉通便口服液

Congrong Tongbian Koufuye《新药转正标准》（中药第十二册）

【处方】何首乌　肉苁蓉　枳实（麸炒）蜂蜜

【方义简释】方中何首乌滋补肝肾，润肠通便，为君药。肉苁蓉补肾阳，益精血，润肠通便；枳实行气导滞，共为臣药。蜂蜜益气补中，润肠通便，为佐药。全方配伍，既能滋阴补肾，又兼润肠通便，故善治中老年人、病后产后所致虚性便秘。

【功效】滋阴补肾，润肠通便。

【应用】气伤血亏，阴阳两虚所致便秘。

便秘　气伤血亏，阴阳两虚所致大便干结，心悸，气短，周身倦怠；中老年人、产后虚性便秘及习惯性便秘见上述证候者。

【制法】以上四味，依法制成深棕色液体；味甜、微苦涩。

【剂型规格】口服液，每支装 10mL。

【用法用量】口服，1 次 10~20mL，1 日 1 次。睡前或清晨服用。

【使用注意】实热积滞致大便燥结者慎用。孕妇慎用。

【现代研究】本品有促进肠道蠕动、通便等作用。《新药转正标准》规定本品含总蒽醌衍生物按 1，8-二羟基蒽醌（$C_{14}H_8O_4$）计，不得少于 0.54%（W/V）。

【方歌】苁蓉通便口服液，首乌枳实肉苁蓉，肾虚肠燥便难下，滋阴补肾润肠便。

增液颗粒

ZengyeKeli《卫生部药品标准中药成方制剂》第十五册

【处方】玄参 270g　生地黄 216g　山麦冬 216g

【方义简释】方中玄参苦咸寒，善清热养阴生津，以滋肠道，为君药。生地黄甘苦寒，清热养阴生津，助玄参清热养阴生津，为臣药。肺与大肠相表里，故以山麦冬甘寒，润肺增液，使肠道得润，大便自下。全方配伍，既能养阴生津，又兼清热润燥，故善治热邪伤阴、津液不足所引起的阴虚内热，口干咽燥，大便燥结高热，阴津亏损所致便秘。

【功效】养阴生津，清热润燥。

【应用】

便秘　高热后邪热伤津，津亏肠燥所致。症见大便秘结，排便困难，兼见口唇咽干，小便短赤，舌红少津。习惯性便秘见以上证候者，亦可用于感染性疾患高热所致体液耗损的辅助用药。

【制法】以上三味，加温水浸泡 2~4 小时，煎煮 1.5 小时，煎液滤过，滤液浓缩至 780mL，放冷，加 2 倍量乙醇使沉淀，滤过，滤液回收乙醇，减压浓缩至相对密度为 1.38~1.40

（85℃）的清膏。取清膏，加适量的蔗糖粉和糊精，制成颗粒，干燥，即得 1000g 棕黄色的颗粒；味甜、微苦涩。

【剂型规格】颗粒剂，每袋装 20g。

【用法用量】口服用开水冲服。1 次 20g，1 日 3 次。

【其他剂型】本品还有口服液等剂型。

【使用注意】服药期间，忌食辛辣刺激性食物。

【现代研究】本品主要有抗炎、解热、降低耗氧量和调节免疫功能等作用。

【方歌】增液颗粒用玄参，配伍生地与麦冬，养阴生津润肠燥，津亏便秘疗效好。

第三节　峻下类

峻下类泻下中成药主要具有攻逐水饮作用，适用于肺、脾、肾等功能失调，水液代谢失常所致的水饮壅盛于里之实证。症见蓄水腹胀、四肢浮肿、胸腹胀满、停饮喘急、大便秘结、小便短少、舌淡红或边红、苔白滑或黄腻、脉沉数或滑数等。其处方组成主要以甘遂、大戟、芫花、牵牛子等峻下逐水药为主。代表成药有舟车丸、十枣丸等。

舟车丸
Zhouche Wan《卫生部药品标准中药成方制剂》第三册

【处方】炒牵牛子 400g　甘遂（醋制）100g　红大戟（醋制）100g　芫花（醋制）100g　大黄 200g　青皮（醋制）100g　陈皮 100g　木香 50g　轻粉 10g

【方义简释】方中甘遂苦寒，善行经隧络脉之水湿；大戟苦寒，善泻脏腑之水邪；芫花辛温，善消胸胁伏饮痰癖，三药峻烈，各有专攻，合而用之，攻逐脘腹经络之水饮，共为君药。牵牛子苦寒，泻下逐水，通利小便；大黄苦寒，泻下攻积，二者同为臣药。君臣相配，使水热实邪从二便分消下泻。青皮破气散结；陈皮理气燥湿；木香调气导滞；轻粉通利二便，逐水退肿，使气畅水行，共为佐药。全方配伍，行气利水，故善治水停气滞所致的水肿。

【功效】行气利水。

【应用】水停气滞之水肿。

水肿　浊水湿邪停聚腹中，气机阻滞所致。症见胸腹胀满而坚，其状如鼓，停饮喘急，甚则不能平卧，四肢浮肿，口渴气粗，尿少，便秘，舌淡红或边红，苔白滑或黄腻，脉沉数或滑数。肝硬化腹水、血吸虫病腹水见上述证候者。

【制法】以上九味，轻粉粉碎成极细粉，牵牛子等八味粉碎成细粉，与上述轻粉粉末配研，过筛，混匀，用水泛丸，干燥，即得黄褐色的水丸。味苦。

【剂型规格】水丸，每袋装 3g。

【用法用量】口服。1 次 3g，1 日 1 次。

【使用注意】孕妇禁用。水肿属阴水者慎用。方中甘遂、大戟、芫花及轻粉均有毒性，不可过量、久服。不宜与甘草同用或同服。服药应从小剂量开始，逐渐加量。服药期间饮食宜清淡，用低盐饮食。

【现代研究】应符合丸剂项下有关的各项规定。

【方歌】舟车牵牛及大黄，遂戟芫花和木香，青皮陈皮轻粉入，泻水消胀力量强。

十枣丸

Shizao Wan《卫生部药品标准中药成方制剂》第七册

【处方】甘遂（制）238g　京大戟238g　芫花（制）238g　大枣（墨枣）286g

【方义简释】方中以甘遂善行经隧水湿，大戟善泻脏腑之水湿，芫花善消胸胁痰饮，三药峻烈，各有专功，合用之，功逐水饮之功甚著，为方中君药。佐以大枣益脾护胃，以防逐水伤脾，制三药之毒性，并缓峻烈之势，以达攻逐不伤正之功。全方善治水饮积滞，腹水肿胀，胁下疼痛，喘逆气急。

【功效】攻逐水饮。

【应用】水饮内停之水肿、悬饮。

1. 水肿　症见一身悉肿，尤以身半以下为重，腹胀喘满，二便不利等。

2. 悬饮　症见咳唾胸胁引痛，心下痞硬，干呕短气，头痛目眩，或胸背掣痛不得息，脉沉弦。

【制法】以上四味，甘遂、芫花、京大戟粉碎成粗粉；大枣煮熟，去皮、核，制成枣泥，与上述粗粉搅匀，烘干，粉碎成细粉，过筛，混匀，用水泛丸，干燥，即得褐色的水丸。气微，味辛，微甘。

【剂型规格】水丸，每50粒重约3g。

【用法用量】口服。1次3g，1日1~2次，或遵医嘱。

【使用注意】体虚者及孕妇忌服。忌食盐，勿与甘草同服。

【现代研究】本品主要有利尿、泻下、抑菌等作用。

【方歌】十枣逐水效甚夸，甘遂大戟与芫花，悬饮潴留胸胁痛，大腹肿满用亦佳。

第四节　通腑降浊类

通腑降浊中成药主要具有通腑降浊、活血化瘀作用，适用于脾肾亏虚，湿浊内停，瘀血阻滞所致的少气乏力、腰膝酸软、恶心呕吐、肢体浮肿、面色萎黄，舌淡苔腻、脉弱或弦。其处方主要以大黄组方，侧重发挥大黄活血化瘀、通腑降浊作用，配伍活血化瘀、利尿消肿。益气健脾等药物。代表成药有尿毒清颗粒等。

尿毒清颗粒（无糖型）

Niaoduqing Keli《新药转正标准》（中药第二十六册）

【处方】大黄　黄芪　丹参　川芎　何首乌（制）　党参　白术　茯苓　桑白皮　苦参

NOTE

车前草　半夏（姜制）　柴胡　菊花　白芍　甘草

【方义简释】方中大黄味苦性寒通腑降浊、活血祛瘀；黄芪味甘微温补气升阳、利水消肿，是补脾行水要药；丹参活血祛瘀；川芎行气活血，四药合用以通腑降浊，健脾利湿，化瘀祛浊，紧扣病机，为本方君药。何首乌补肝肾，益精血，通便，解毒；党参补中益气；白术健脾利水；茯苓利水渗湿，以增强健脾益肾，利湿化浊功效，共为臣药。桑白皮泻肺利尿消肿，苦参清热燥湿利尿；车前草清热利水消肿，以助君药宣泄湿浊；半夏燥湿降浊，柴胡升举清阳；菊花清利头目；白芍通利血脉，八味共为佐药。甘草调和诸药，为使药。全方配伍，能通腑降浊，健脾利湿，活血化瘀，故善治脾肾衰败，湿浊内停，浊瘀内阻所致的肾劳。

【功效】通腑降浊，健脾利湿，活血化瘀。

【应用】

肾劳（溺毒）　久病水毒浸渍，脾肾衰败，浊瘀内阻所致。症见面色萎黄，神疲乏力，纳差，恶心呕吐，腰膝酸软，或胀痛不适，痛有定处，夜尿频数而清长，肌肤甲错，肢体浮肿，舌淡苔腻，脉弱或弦。慢性肾功能衰竭见上述证候者。

【制法】取以上十六味，依法加工制成棕色或棕褐色的颗粒；味甘、微苦。

【剂型规格】颗粒剂，每袋装5g。

【用法用量】温开水冲服。1日4次：6、12、18时各服1袋；22时服2袋，每日最大服用量为8袋；也可另定服药时间，但两次服药间隔勿超过8小时。

【使用注意】肝肾阴虚者慎用。因服药每日大便超过2次，可酌情减量，避免营养吸收不良和脱水。对24小时尿量<1500mL患者，服药时应监测血钾。慢性肾功能衰竭尿毒症晚期非本品所宜。避免与肠道吸附剂同时服用。忌用肥肉、动物内脏和豆类、坚果果实等含高植物蛋白食物。应进食低盐饮食，并严格控制入水量。

【现代研究】本品具有改善肾功能作用。《新药转正标准》规定本品每1g含白芍以芍药苷（$C_{23}H_{28}O_{11}$）计，不得少于0.7mg。

【方歌】尿毒清粒四药君，通腑降浊且利湿，活血化瘀又健脾，水毒浊瘀脾肾衰。

表9-1　其他泻下中成药

名称	组成	功能	主治	用法用量	使用注意
通便宁片	番泻叶干膏粉、牵牛子、砂仁、白豆蔻	宽中理气，泻下通便	用于肠胃实热积滞所致的便秘，症见大便秘结、腹痛拒按、腹胀纳呆、口干苦、小便短赤、舌红苔黄、脉弦滑数	口服。1次4片，1日1次；如服药8小时后不排便再服1次，或遵医嘱	冷秘者慎用；体虚者不宜长期服用；服药期间忌食辛辣、油腻食物
复方芦荟胶囊	芦荟、青黛、朱砂、琥珀	清肝泻热，润肠通便	心肝火盛证，大便秘结，腹胀腹痛，烦躁失眠	口服。1次1~2粒，1日1~2次	不宜长期服用，孕妇禁用，哺乳期妇女及肝肾功能不全者慎用
通便灵胶囊	番泻叶、当归、肉苁蓉	泻热导滞，润肠通便	用于热结便秘，长期卧床便秘，一时性腹胀便秘，老年习惯性便秘	口服。1次5~6粒，1日1次	脾胃虚寒者慎用；忌食辛辣、油腻食物

复习思考题

1. 泻下中成药主治哪些病证？简述麻仁丸的作用及临床应用。

2. 患者，男，28 岁。主诉小便频数，大便秘结，症见大便干结难下，腹部胀满不舒，脉沉滑，舌苔干黄。诊为肠热津亏证。请判断诊断是否正确？应选用哪种中成药？并说明选药的依据是什么？

3. 患者，男，26 岁。患肾病综合征 1 年，因肺部感染而复发，全身高度浮肿，发热，咳嗽，食欲不振，精神疲倦，腹胀脐凸，尿少。经利尿、激素等治疗后，肺部炎症基本吸收，全身浮肿始终不退。脉象沉弦，舌苔白腻。诊为水邪壅盛证。请判断诊断是否正确？应选用哪种中成药？并说明选药的依据是什么？

第十章　温里中成药

　　凡以温热药为主组成，具有温里助阳、散寒等作用，常用以治疗里寒证的成药，称为温里中成药。

　　里寒证是指素体阳虚，寒从内生；或因外寒直入三阴，深入脏腑；或因表寒证治疗不当，寒邪乘虚入里；或因服食生冷、寒凉药太过，损伤阳气等所产生的证候。临床表现但寒不热，喜暖蜷卧，口淡不渴，小便清冷，大便稀溏等。因里寒证有虚实缓急之别，故本类成药常分为温中祛寒类和回阳救逆类等。

　　温里中成药大多辛热燥烈，易耗阴动火，故实热证、阴虚火旺、精血亏虚者忌用。在使用时应注意辨清寒热真假，对真热假寒证不宜使用。温中祛寒类成药以颗粒剂、丸剂、口服液等为常用剂型，回阳救逆类成药以口服液、注射剂等为常用剂型。

　　现代研究表明温里中成药具有改善胃肠功能、抗溃疡、强心、抗心律失常、改善血液循环、抗缺氧、增强免疫、抗休克、健胃、祛风等作用。西医学的浅表性胃炎、慢性萎缩性胃炎、胃及十二指肠溃疡、功能性消化不良、痛经、慢性肠炎、休克等，临床上可结合辨证合理选用温里中成药治疗。

第一节　温中祛寒类

　　温中祛寒类中成药主要具有温中祛寒止痛作用，适用于中焦虚寒证。症见脘腹冷痛、肢体倦怠、手足不温，或恶心呕吐、腹痛下利、不思饮食、口淡不渴、舌苔白滑、脉沉迟或沉细等。其处方组成以温中散寒的干姜、附子、吴茱萸等配伍益气健脾之人参、黄芪、党参、白术等。代表成药有小建中合剂、理中丸、香砂养胃颗粒等。

小建中合剂

Xiaojianzhong Heji《中国药典》2015 年版一部

　　【处方】桂枝 111g　白芍 222g　炙甘草 74g　生姜 111g　大枣 111g　饴糖 370g

　　【方义简释】方中饴糖甘温质润，温中补虚，益阴润燥，缓急止痛，为君药。桂枝辛甘温热，温中助阳散寒，合饴糖辛甘化阳以建中阳之气；白芍甘补酸敛微寒，养血敛阴，缓急止痛，既合饴糖酸甘化阴以助阴血之虚，又协桂枝调和营卫，两药合用，助君药调和阴阳，故为臣药。炙甘草甘温益气，既可助桂枝、饴糖益气温中，又合芍药酸甘化阴而缓急止痛，兼能调和诸药；生姜温中散寒，佐桂枝以温中；大枣补益气血，佐白芍以养血；姜、枣相合，尤能鼓舞脾胃生发之气，此三药合为佐使。全方配伍，辛甘化阳，酸甘化阴，共奏温中补虚，又兼缓急止痛，故善治脾胃虚寒，中气不足所致脘腹冷痛。

【功效】温中补虚，缓急止痛。

【应用】

胃痛 脾胃虚寒，中气不足，失于温养所致。症见胃痛隐隐，绵绵不休，喜温喜按，空腹痛甚，得食则缓，劳累或遇冷后发作或痛甚，泛吐清水，食少纳呆，神疲乏力，四肢倦怠，手足不温，大便溏薄，舌淡苔白，脉虚弱或迟缓。胃及十二指肠溃疡见上述证候者。

【制法】以上五味，桂枝提取挥发油，收集水溶液；药渣与炙甘草、大枣煎煮二次，每次2小时，合并煎液，滤过，滤液与蒸馏后的水溶液合并，浓缩至560mL；白芍、生姜用稀乙醇浸渍24小时渗漉，渗漉液回收乙醇后与上述药液合并，滤过；另加饴糖370g，浓缩至1000mL，加苯甲酸钠3g与桂枝挥发油，加水至1000mL，搅匀，即得棕黄色的液体。气微香，味甜、微辛。

【剂型规格】合剂。

【用法用量】口服。1次20~30mL，1日3次。用时摇匀。

【其他剂型】本品还有片剂、胶囊剂、颗粒剂等剂型。

【使用注意】阴虚内热胃痛者慎用。

【现代研究】本品主要有抗溃疡、抑制胃酸分泌、调节小肠蠕动、镇痛、抗炎等作用。《中国药典》规定本品每1mL含白芍以芍药苷（$C_{23}H_{28}O_{11}$）计，不得少于0.60mg。

【方歌】小建中方饴糖君，桂枝白芍姜枣甘，温中补虚和缓急，脾胃虚寒此方康。

理中丸

Lizhong Wan《中国药典》2015年版一部

【处方】党参75g 土白术75g 炙甘草75g 炮姜50g

【方义简释】方中炮姜大辛大热，归脾胃经，温中散寒，健运脾阳，温暖中焦，为君药。党参甘温入脾，补中益气，培补后天之本，气旺阳复，为臣药。白术甘苦，健脾燥湿，以资化源，为佐药。炙甘草甘温，补脾益气，调和诸药，为使药。全方配伍，有温中散寒，健胃之效，故善治脾胃虚寒所致胃脘冷痛、呕吐泄泻。

【功效】温中散寒，健胃。

【应用】脾胃虚寒所致胃痛、泄泻、呕吐。

1. 胃痛 脾胃虚寒，运化失司所致。症见胃脘冷痛，畏寒肢冷，喜热饮食，舌淡苔白，脉细弦。胃及十二指肠溃疡、慢性胃炎见上述证候者。

2. 泄泻 脾胃虚弱，寒自内生，升降失常，清浊相干所致。症见腹痛喜暖，畏寒肢冷，舌淡苔白，脉细滑。慢性腹泻见上述证候者。

3. 呕吐 脾胃虚寒，升降失常，胃气上逆所致。症见恶心呕吐，口淡乏味，纳少脘胀，大便溏薄，畏寒肢冷，倦怠乏力，舌淡苔白，脉沉细。胃肠功能紊乱见上述证候者。

【制法】以上四味，粉碎成细粉，过筛，混匀。每100g粉末加炼蜜110~120g制成大蜜丸，即得黄棕色至棕褐色的大蜜丸。味甜而辣。

【剂型规格】大蜜丸，每丸重9g。

【用法用量】口服。1次1丸，1日2次。小儿酌减。

【其他剂型】本品还有浓缩丸、片剂等剂型。

【使用注意】湿热中阻所致胃痛、呕吐、泄泻者慎用。忌食生冷油腻，不易消化的食物。

【现代研究】本品主要有镇痛、止泻、抑制溃疡、抑制小肠推进、抑制胃排空、抑制胃泌素及促胰液素分泌、抗痉挛、增强自主活动、增强免疫功能等作用。《中国药典》规定本品每丸含甘草以甘草酸（$C_{42}H_{62}O_{16}$）计，不得少于11.9mg。

【方歌】理中丸剂炮姜君，党参白术合甘草，温中散寒又健胃，虚寒胃痛吐泻停。

香砂养胃颗粒

Xiangsha Yangwei Keli《中国药典》2015年版一部

【处方】木香 152.2g　砂仁 152.2g　白术 217.4g　陈皮 217.4g　茯苓 217.4g　姜半夏 217.4g　醋香附 152.2g　枳实（炒）152.2g　豆蔻（去壳）152.2g　姜厚朴 152.2g　广藿香 152.2g　甘草 65.2g

【方义简释】方中白术补气健脾，燥湿利水；木香和胃止痛，砂仁醒脾开胃，为君药。豆蔻、藿香化湿行气，和中止呕；陈皮、厚朴理气和中，燥湿除积；香附理气止痛，共为臣药。茯苓健脾利湿，枳实破气消积，半夏降逆止呕，共为佐药。甘草调和诸药，为使药。全方配伍，能温中散寒，和胃止痛，故善治胃阳不足，湿阻气滞所致脘腹痞满，胃脘胀痛，纳呆。

【功效】温中和胃。

【应用】胃阳不足、湿阻气滞所致痞满、胃痛、纳呆。

1. 痞满　脾虚不运，胃气阻滞所致。症见不思饮食，脘腹痞满，胸脘堵闷，嘈杂不适，舌薄白，脉细滑。功能性消化不良、胃炎见上述证候者。

2. 胃痛　胃阳不足，湿阻气滞所致。症见胃脘胀痛，痛窜胁背，脘闷不适，呕吐酸水。胃炎、溃疡病见上述证候者。

3. 纳呆　脾胃虚弱，胃不受纳，脾不运化所致。症见不思饮食，食则饱胀，大便稀溏，体乏无力。消化不良见上述证候者。

【制法】以上十二味，姜半夏和生姜以6倍量乙醇浸渍24小时渗漉，收集渗漉液；木香、砂仁、白术、陈皮、枳实、豆蔻、姜厚朴、广藿香提挥发油并收集蒸馏后水溶液，药渣与余药水煎，滤液与蒸馏后水溶液合并，浓缩，加等量乙醇纯化静置，取滤液与上述渗漉液合并，回收乙醇，浓缩至清膏，依法加蔗糖、糊精，制成颗粒，干燥，加入上述挥发油，混匀，制成1000g，即得黄棕色至棕色的颗粒。气芳香，味微甜、略苦。

【剂型规格】颗粒剂，每袋装5g。

【用法用量】开水冲服。1次1袋，1日2次。

【其他剂型】本品还有水丸、浓缩丸、片剂、乳剂、硬胶囊及软胶囊等剂型。

【使用注意】胃阴不足或湿热中阻所致痞满、胃痛、呕吐者慎用。忌食生冷、油腻及酸性食物。

【现代研究】本品主要有抗消化性溃疡、促进胃酸分泌、镇痛、调节肠蠕动等作用。《中国药典》规定本品每1g含陈皮和枳实以橙皮苷（$C_{28}H_{34}O_{15}$）计，不得少于1.0mg。

【方歌】香砂养胃和白术，藿香厚朴豆陈皮，茯苓香附枳半夏，温中和胃痞痛消。

第二节　回阳救逆类

回阳救逆类中成药主要具有回阳救逆作用，适用于阳气衰微、阴寒内盛所致的亡阳证。症见四肢厥逆、精神萎靡、大汗淋漓、恶寒倦卧、下利清谷、脉微细或脉微欲绝等。其处方组成以附子、肉桂、干姜等温热药配伍人参等甘温益气固脱药。代表成药有四逆汤等。

四逆汤

Sini Tang《中国药典》2015 年版一部

【处方】淡附片300g　干姜200g　炙甘草300g

【方义简释】方中淡附片大辛大热，性走不守，通行十二经脉，迅达内外，上助心阳以通脉，中温脾阳以散寒，下补肾火以回阳，善回阳救逆，破阴逐寒，为君药。干姜辛热，温中散寒，温阳守中，回阳通脉，与淡附片合用，相得益彰，能增强回阳救逆之功，为臣药。炙甘草甘平偏温，即善益气安中，又解附片之毒，还缓附、姜之峻，且寓护阴之意，为佐使药。三药合用，共奏温中祛寒，回阳救逆之功，故善治阳气衰微、阴寒内盛所致阳虚欲脱，冷汗自出，四肢厥冷，下利清谷，脉微欲绝。

【功效】温中祛寒，回阳救逆。

【应用】阳虚所致脱证、腹泻、腹痛、胸痹。

1. 脱证　阳虚欲脱所致。症见面色苍白，四肢厥冷，大汗淋漓，口唇发绀，肢端青紫，神志恍惚或神昏，舌质淡，脉细弱或脉微。休克见上述证候者。

2. 腹泻　中焦虚寒，脾失健运所致。症见腹泻，水样便，或下利清谷，伴腹痛，腹胀，腹部喜暖，手足不温，舌淡，苔白腻或薄白，脉细弱或沉细。急性肠炎见上述证候者。

3. 腹痛　中焦虚寒所致。症见腹痛，饮冷或遇寒加重，畏寒喜暖，四末不温。慢性胃炎见上述证候者。

4. 胸痹　阳气虚衰，胸阳不振，心脉瘀阻所致。症见胸闷胸痛，甚则胸痛彻背，畏寒肢冷，面色苍白，唇甲淡黯或青紫，舌淡黯或紫黯，脉沉细或脉微。冠心病心绞痛见上述证候者。

【制备方法】以上三味，淡附片、炙甘草加水煎煮二次，合并煎液，滤过；干姜蒸馏提取挥发油，收集蒸馏后水溶液，姜渣加水煎煮，煎液与水溶液合并，滤过，再与淡附片、炙甘草煎液合并，浓缩至400mL，加乙醇至1200mL，搅匀，滤过，减压浓缩适量，加适量水稀释冷藏，依法加单糖浆、苯甲酸钠与挥发油，加水至1000mL搅匀，灌封，灭菌，即得棕黄色的液体；气香，味甜、辛。

【剂型规格】口服液，每支装 10mL。

【用法用量】口服。1 次 10~20mL，1 日 3 次，或遵医嘱。

【其他剂型】本品还有颗粒剂。

【使用注意】不宜过量久服，孕妇禁用。湿热、阴虚、实热所致腹痛、泄泻者慎用。冠心

NOTE

病心绞痛病情急重时应配合抢救措施；亦不宜单独用于休克，应结合其他抢救措施。本品含附子，不宜过量、久服。

【现代研究】本品主要有抗休克、抗心肌缺血、强心、抗动脉粥样硬化、增强免疫功能等作用。《中国药典》规定本品每 1mL 含炙甘草以甘草酸（$C_{42}H_{62}O_{16}$）计，不得少于 0.50mg。

【方歌】温中回阳四逆汤，附子干姜合甘草，中焦虚寒腹痛除，阳气衰微立可复。

表 10-1 其他温里中成药

名称	组成	功能	主治	用法用量	使用注意
附子理中丸	附子（制）、党参、炒白术、干姜、甘草	温中健脾	用于脾胃虚寒，症见脘腹冷痛，呕吐泄泻，手足不温	口服。水蜜丸 1 次 6g，大蜜丸 1 次 1 丸；1 日 2~3 次	大肠湿热泄泻者慎用，孕妇忌用
良附丸	高良姜、醋香附	温胃理气	用于寒凝气滞，症见脘腹吐酸，胸腹胀满	口服。1 次 3~6g，1 日 2 次	胃热及湿热中阻胃痛者慎用
香砂平胃丸	苍术、陈皮、姜厚朴、木香、砂仁、甘草	健胃，舒气，止痛	用于胃肠衰弱，消化不良，症见胸膈满闷，胃痛呕吐	口服。1 次 6g，1 日 1~2 次	
参附注射液	红参、附片	回阳救逆，益气固脱	用于阳气暴脱所致的厥脱，症见四肢厥冷，面色苍白，冷汗不止，脉微细弱；感染性、先天性、失液性休克见上述证候者。也可用于阳虚或气虚所致的惊悸，怔忡，喘咳，胃痛，泄泻，痹痛等级	肌内注射，1 次 2~4mL，1 日 1~2 次；静脉滴注，1 次 20~100mL，（用 5%~10% 葡萄糖注射液或 0.9% 氯化钠注射液 250~500mL 稀释后使用）。静脉推注，1 次 5~20mL（用 5%~10% 葡萄糖注射液 20mL 稀释后使用），或遵医嘱	神昏闭证者慎用。不宜与其他药物同时滴注。过敏体质者慎用，孕妇禁用。含附子，有小毒，过量易致心血管毒性作用，不宜长期使用。若发现浑浊、沉淀、变色、漏气或瓶身细微破裂，均不得使用。治疗期间，心绞痛持续发作，宜加服硝酸酯类药物，如果出现剧烈心绞痛、心肌梗死等，应急诊救治

复习思考题：

1. 温里中成药的分类及主要适应病证是什么？

2. 简述小建中合剂、理中丸、香砂养胃颗粒、四逆汤的功效及临床应用。

3. 患者，男，22 岁。自诉平时经常胃脘部隐痛，喜欢热饮热食以及搓揉腹部，食后痛缓，如遇空腹、劳累或遇冷后发作或疼痛加剧，伴有泛吐清水、食少纳呆、神疲乏力，四肢倦怠、手足不温，大便溏薄，舌淡苔白，脉虚弱或迟缓。中医辨证后处方小建中合剂。请结合小建中合剂的功效、主治说明选药的是否合理？

4. 患者，男，28 岁。因平时不注意调养和饮食，症见恶心呕吐，口淡乏味，纳少脘胀，大便溏薄，畏寒肢冷，倦怠乏力，舌淡苔白，脉沉细。诊为脾胃虚寒，升降失常，胃气上逆所致呕吐证。请判断诊断是否正确？应选用哪种中成药？并说明选药的依据是什么？

5. 患者，女。腹泻并出现水样便，或下利清谷，伴腹痛，腹胀，腹部喜暖，手足不温，舌淡，苔白腻或薄白，脉细弱或沉细，诊断为中焦虚寒，脾失健运证，处方四逆汤。请从配伍组成的角度说明处方四逆汤是否合理？

第十一章　祛痰中成药

凡以祛痰药为主要组成，具有消除痰饮作用，常用于治疗痰饮为患的各种疾病的成药，称为祛痰中成药。

痰与饮为异名同类，稠浊者为痰，清稀者为饮，在疾病状态下，两者常混同合称。痰饮有广义和狭义之分，有形无形之别。痰饮作为一种致病因素，常流溢于胸膈、肠胃、经络、四肢、关节，导致多种疾病。临床常见的咳嗽、喘促、头痛、眩晕、胸痹、呕吐、中风、痰厥、癫狂、惊痫，以及痰核、瘰疬等病证。根据痰饮病变的临床表现，痰饮所在部位和性质，以及药物功效与适用范围，本类成药常分为燥湿化痰、清热化痰、化痰息风和化痰散结等类别。

使用祛痰中成药时应注意区别痰饮性质，并根据兼见寒、热、燥、虚、实合理选用。有咯血倾向者慎用辛燥的祛痰成药；有高血压、心脏病者宜慎用含有麻黄的祛痰成药。为保证药效，临床以膏、片、胶囊、丸、糖浆为化痰中成药的常用剂型。

现代研究表明，祛痰中成药具有祛痰、止咳、抗炎等作用。西医学的急慢性支气管炎、喘息型支气管炎、感冒、单纯型地方性甲状腺肿、淋巴结核、乳腺增生病、甲状腺功能亢进等，临床上可结合辨证选用不同类型的祛痰中成药治疗。

第一节　燥湿化痰类

燥湿化痰类中成药主要具有祛湿化痰、行气健脾等作用，适用于痰浊阻肺所致的咳嗽。症见咳嗽，痰多易咯，黏稠色白，胸脘满闷，舌苔白腻，脉滑。其处方组成以半夏、天南星、枳实、陈皮、橘红等化痰止咳、健脾祛湿和行气药为组成。代表成药有二陈丸。

二陈丸

Erchen Wan《中国药典》2015 年版一部

【处方】陈皮 250g　半夏（制）250g　茯苓 150g　甘草 75g

【方义简释】方中半夏既可燥湿化痰，又可和胃降逆，消痞散结，为君药。陈皮既可理气行滞，又能燥湿化痰，使气顺则痰消，为臣药。茯苓健脾渗湿，以杜生痰之源，为佐药。使以甘草润肺和中，调和诸药。诸药相配，温燥中兼淡渗辛散，共奏燥湿化痰，理气和胃之功，善治痰湿停滞所致咳嗽。

【功效】燥湿化痰，理气和胃。

【应用】

咳嗽　痰湿停滞所致的咳嗽痰多，色白易咯，胸脘痞闷，恶心呕吐，肢体困倦，头眩心悸，苔白滑或腻，脉弦缓。慢性支气管炎见上述证候者。

【制法】　以上四味，粉碎成细粉，过筛，混匀。另取生姜 50g，捣碎，加水适量，压榨取汁，与上述粉末泛丸，干燥，即得灰棕色至黄棕色的水丸。气微香，味甜、微辛。

【剂型规格】　水丸。

【用法用量】　口服。1 次 9~15g，1 日 2 次。

【其他剂型】　本品还有浓缩丸、合剂等剂型。

【使用注意】　本品辛香温燥易伤阴津，故不宜长期服用。肺阴虚所致的燥咳、咯血忌用。

【现代研究】　本品主要有祛痰、止咳、镇吐等作用。《中国药典》规定本品每 1g 含陈皮以橙皮苷（$C_{28}H_{34}O_{15}$）计，不得少于 10.0mg。

【方歌】　二陈丸用半夏陈，茯苓姜草一并存，燥湿祛痰兼理气，湿痰为患此药珍。

第二节　清热化痰类

清热化痰类中成药主要具有清肺、化痰、止咳作用，适用于痰热阻肺所致的咳嗽。症见咳嗽、痰稠色黄、咯之不爽、胸膈痞闷、咽干口渴，舌苔黄腻、脉滑数。其处方组成以胆南星、瓜蒌等清热化痰药为主。代表成药有礞石滚痰丸、清气化痰丸、橘红丸等。

礞石滚痰丸

Mengshi Guntan Wan　《中国药典》2015 年版一部

【处方】　金礞石（煅）40g　沉香 20g　黄芩 320g　熟大黄 320g

【方义简释】　方中金礞石秉金石之质，剽悍之性，下气逐痰，平肝镇惊，能攻逐顽痰老痰，为君药。黄芩苦寒，清上焦之火；熟大黄苦寒，荡涤实积，以开下行之路，两药用量颇重，清上导下，以除痰热之源，共为臣药。沉香辛散苦降微温，既降气止痛，调达气机，气降而火消，又防君臣药寒凉太过，为佐药。四药合用，苦寒降泄，逐痰积，除火热，共奏逐痰散结、降火通便之功，善治痰火扰心所致癫狂惊悸，喘咳痰稠，大便秘结等。

【功效】　逐痰降火。

【应用】　痰火扰心所致癫狂、喘咳、不寐、惊惕、便秘。

1. 癫狂　痰火扰心而致的语无伦次，狂躁奔走，或喃喃自语，神情呆滞，大便秘结，舌红，苔黄腻，脉弦滑。精神分裂见上述证候者。

2. 咳嗽　痰热壅肺所致。症见咳嗽不止，痰稠色黄，胸闷憋气，腹胀，便秘，舌质红，苔黄厚腻，脉滑数或弦滑；急性支气管炎见上述证候者。

3. 喘证　痰热内蕴，肺气不降所致。症见喘促气急，胸闷气短，咯痰色黄，舌质红，舌苔黄厚腻，脉滑数或弦滑。喘息型支气管炎见上述证候者。

4. 不寐　痰热扰心所致。症见心烦不寐，急躁易怒，神思恍惚，大便秘结，舌质红，舌苔黄腻，脉滑数或弦滑；神经衰弱见上述证候者。

5. 惊悸　肝郁化火，痰火扰心而致心中悸动，胆怯善惊，坐卧不安，大便秘结，舌质红，舌苔黄腻，脉弦滑有力或滑数。

6. 便秘　肠胃积热，痰热内蕴，腑气不通而出现大便秘结，腹胀，腹痛，口干口苦，舌质红，舌苔黄腻或黄燥，脉弦滑有力。

【制法】以上四味，粉碎成细粉，过筛，混匀，用水泛丸，干燥，即得棕色至棕褐色的水丸，味苦。

【剂型规格】水丸，每袋（瓶）装6g。

【用法用量】口服。1次6~12g，1日1次。

【其他剂型】本品还有片剂等剂型。

【使用注意】孕妇忌服。非痰热实证，体虚及小儿虚寒成惊者慎用。癫狂重症者，需在专业医生指导下配合其他方法治疗。药性峻猛，易耗损气血，中病即止，切勿过量久服。

【现代研究】本品主要有祛痰、平喘、止咳等作用。《中国药典》规定本品每1g含黄芩以黄芩苷（$C_{21}H_{18}O_{11}$）计，不得少于32.0mg；本品每1g含熟大黄以总大黄酚（$C_{15}H_{10}O_4$）和总大黄素（$C_{15}H_{10}O_5$）的总量计，不得少于3.0mg；以结合蒽醌中的大黄酚（$C_{15}H_{10}O_4$）和大黄素（$C_{15}H_{10}O_5$）的总量计，不得少于0.5mg。

【方歌】礞石滚痰逐痰方，黄芩沉香熟大黄，逐痰降火治癫狂，惊悸顽痰一扫光。

清气化痰丸

Qingqi Huatan Wan《中国药典》2015年版一部

【处方】黄芩（酒炙）100g　瓜蒌仁霜100g　半夏（制）150g　胆南星150g　陈皮100g　苦杏仁100g　枳实100g　茯苓100g

【方义简释】方中胆南星苦凉降泄，善清热化痰，治实痰实火之壅闭，故为君药。酒黄芩苦寒清泄，善清泻肺火；瓜蒌仁霜甘寒质润，既善清肺化痰，又能宽胸散结，二者合用，泻肺火、化痰热、止咳喘，以助胆南星清热化痰之力，故共为臣药。陈皮理气宽中、燥湿化痰；枳实破气化痰消痞；茯苓健脾渗湿；苦杏仁止咳平喘；制半夏燥湿化痰，五药合用，既除湿化痰，以消已生之痰，又健运脾湿，以绝生痰之源，且能理气，寓治痰当先理气之意，气行则有益于消痰，故为佐药。全方配伍，主以苦寒降泄，兼以辛燥，共奏清肺化痰之功，善治痰热阻肺所致的咳嗽痰多黏稠，色黄，胸腹满闷等。

【功效】清肺化痰。

【应用】

咳嗽　痰热阻肺，肺失宣肃所致的咳嗽，痰多黏稠，色黄，胸腹满闷，或气促息粗，口干欲饮，舌红苔黄，脉滑数。急、慢支气管炎见上述证候者。

【制法】以上八味，除瓜蒌仁霜外，其余黄芩等七味粉碎成细粉，与瓜蒌仁霜混匀，过筛，另取生姜100g，捣碎，加水适量，压榨取汁，与上述粉末泛丸，干燥，即得灰黄色的水丸。气微，味苦。

【剂型规格】水丸。

【用法用量】口服。1次6~9g，1日2次。小儿酌减。

【其他剂型】本品还有浓缩丸等剂型。

【使用注意】孕妇慎用，风寒咳嗽、痰湿阻肺者慎用。

【现代研究】本品除有镇咳、祛痰、平喘、解热、抗炎等作用外，尚有镇静、利尿作用。《中国药典》规定本品每1g含黄芩以黄芩苷（$C_{21}H_{18}O_{11}$）计，不得少于6.5mg。

【方歌】清气化痰胆星蒌，半夏芩杏枳实有，茯陈姜汁糊丸服，气顺火清痰自除。

橘红丸

JuhongWan《中国药典》2015年版一部

【处方】化橘红75g　半夏（制）37.5g　甘草25g　苦杏仁50g　紫菀37.5g　瓜蒌皮50g　地黄50g　石膏50g　陈皮50g　茯苓50g　桔梗37.5g　炒紫苏子37.5g　款冬花25g　浙贝母50g　麦冬50g

【方义简释】方中化橘红理气宽中，燥湿化痰；浙贝母清热泄火，化痰止咳，共为君药。陈皮、半夏、茯苓合用，取二陈汤之意，健脾燥湿，理气祛痰，使湿去脾旺，痰无由生，共为臣药。杏仁、紫苏子降气化痰；桔梗宣肺化痰，畅壅塞之气，使气顺痰自愈；紫菀、款冬花、瓜蒌皮、石膏清肺中郁热，加强清热化痰作用；地黄、麦冬防温燥痰热伤阴，共为佐药。甘草益气化痰，调和诸药，为使药。全方配伍，以清泄为主，兼以化痰，共奏清肺、化痰、止咳之功，善治痰浊阻肺，郁而化热所致咳嗽，色黄黏稠，胸闷口干。

【功效】清肺，化痰，止咳。

【应用】

咳嗽　痰浊阻肺，郁而化热，肺失宣肃所致的咳嗽，痰多色黄，不易咯出，胸闷，口干，纳呆，舌红，苔黄腻，脉弦数。急、慢性支气管炎见上述证候者。

【制法】以上十五味，粉碎成细粉，过筛，混匀。每100g粉末用炼蜜20~30g，加适量的水泛丸，干燥，制成水蜜丸；或加炼蜜90~110g制成小蜜丸或大蜜丸，即得棕褐色的水蜜丸、小蜜丸或大蜜丸；气微香，味甜、微苦。

【剂型规格】水蜜丸，每100丸重10g；大蜜丸，每丸重3g或6g。

【用法用量】口服。水蜜丸1次7.2g，小蜜丸1次12g，大蜜丸1次2丸（每丸重6g）或4丸（每丸重3g）；1日2次。

【其他剂型】本品还有片剂、颗粒剂、浓缩丸等剂型。

【使用注意】孕妇慎用；气虚咳喘及阴虚燥咳者慎用。

【现代研究】本品除有镇咳、祛痰、平喘、解热、抗炎等作用。《中国药典》规定本品含化橘红以柚皮苷 $C_{27}H_{32}O_{14}$）计，水蜜丸每1g不得少于1.0mg；小蜜丸每1g不得少于0.6mg；大蜜丸每丸不得少于1.9mg（每丸重3g），不得少于3.8mg（每丸重6g）。

【方歌】清肺化痰橘红丸，半蒌贝桔紫陈菀，苓杏膏麦草地黄，款冬止咳兼热痰。

第三节　化痰息风类

化痰息风类中成药主要具有化痰止咳、平肝息风等作用，适用于肝风内动、风痰上扰所致的咳嗽。症见咳嗽痰多、眩晕头痛、甚者昏厥不语，或发癫狂，舌苔白腻、脉弦滑。其处方组成以半夏、天南星、白附子、牛黄、全蝎、蜈蚣等化痰药和平肝息风药为主。代表成药有半夏天麻丸。

半夏天麻丸
Banxia Tianma Wan《中国药典》2015 年版一部

【处方】法半夏 360g　天麻 180g　炙黄芪 360g　人参 30g　苍术（米泔炙）36g　炒白术 80g　茯苓 126g　陈皮 360g　泽泻 36g　六神曲（麸炒）69g　炒麦芽 39g　黄柏 54g

【方义简释】方中半夏燥湿化痰，天麻息风止晕止痉，二药合用化痰息风为君药。人参、黄芪甘温补气健脾，以助气血生化之源；白术、陈皮、苍术、健脾燥湿理气；茯苓、泽泻健脾渗湿，以消痰水，给邪以出路；七药合用，功善益气健脾、燥渗痰湿，使气旺脾健则痰湿不生，痰湿化除则眩晕不作，共为臣药。佐以六神曲、麦芽健胃消食，以资化源；黄柏苦寒坚阴，以防温燥太过，伤阴耗液，共为佐药。诸药合用，主祛痰湿，兼健脾息风，共奏健脾祛湿，化痰息风之功，善治脾虚湿盛、痰浊内阻所致的眩晕，头痛，头重如蒙，胸脘满闷。

【功效】健脾祛湿，化痰息风。

【应用】脾虚湿盛、痰浊内阻所致的眩晕、头痛。

1. 眩晕　脾虚湿盛、痰浊内阻所致。症见头晕，视物旋转、头重如蒙，胸脘满闷，呕吐痰涎，苔白腻，脉弦滑。梅尼埃病见上述证候者。

2. 头痛　脾虚湿盛、痰浊内阻所致头痛，头重如蒙，恶心欲呕。偏头痛、神经性头痛见上述证候者。

【制法】以上十二味，粉碎成细粉，过筛，混匀。取生姜压榨汁（每 100g 粉末用生姜 3g），其残渣煎水与生姜汁合并，泛丸，干燥，即得浅黄色至棕黄色的水丸。味苦、微甘。

【剂型规格】水丸，每 100 丸重 6g。

【用法用量】口服。1 次 6g，1 日 2~3 次。

【使用注意】孕妇忌用。肝肾阴虚、肝阳上亢所致的头痛、眩晕慎用。平素大便干燥者慎用。

【现代研究】本品主要具有镇静、镇痛、降压、祛痰等作用。《中国药典》规定本品每 1g 含陈皮以橙皮苷（$C_{28}H_{34}O_{15}$）计，不得少于 10.0mg。

【方歌】半夏天麻息风痰，黄芪二术合人参，茯苓陈皮泽黄柏，麦芽健脾炒六曲。

第四节　化痰散结类

化痰散结类中成药主要具有祛痰止咳、软坚散结等作用，适用于痰火互结所致的瘰疬、瘿瘤。其处方组成以昆布、海藻、浙贝母、夏枯草等祛痰、软坚散结药为主。代表成药有消瘿丸等。

消瘿丸

Xiaoying Wan《中国药典》2015 年版一部

【处方】昆布 300g　海藻 200g　蛤壳 50g　浙贝母 50g　桔梗 100g　夏枯草 50g　陈皮 100g　槟榔 100g

【方义简释】方中昆布、海藻，味咸性寒，咸能软坚，寒能清热，消瘿散结、清热消痰，故为君药。蛤壳咸寒，清热化痰，软坚散结；浙贝母苦泄寒清，清热化痰、开郁散结；夏枯草辛散苦泄，清散痰火郁结，三药同用，助君药清热消痰散结之功，故为臣药。陈皮辛散苦燥，燥湿化痰、行气健脾；槟榔辛散苦泄性温，破气消积，二药同用，既破气化痰消积，又寓"气行则痰消"之意，故为佐药。桔梗善开提肺气、载药上行、宣肺祛痰，故为使药。全方配伍，咸寒软坚泻火，苦辛行气散结，共奏散结消瘿之功，善治痰火郁结所致的瘿瘤初起。

【功效】散结消瘿。

【应用】痰火郁结所致的瘿瘤初起。

瘿瘤　因情志不遂，或因饮食水土失宜而致痰气交结，日久化火，郁结于颈部出现的颈前肿块，烦热，口苦，多汗，舌红苔腻，脉弦滑。单纯型地方性甲状腺肿见上述证候者。

【制法】以上八味，粉碎成细粉，过筛，混匀。每 100g 粉末加炼蜜 110~130g 制成大蜜丸，即得褐色的大蜜丸。味咸、涩。

【剂型规格】大蜜丸。每丸重 3g。

【用法用量】口服，1 次 1 丸，1 日 3 次，饭前服用；小儿酌减。

【使用注意】孕妇慎用。

【现代研究】本品主要具有抗结缔组织增生，减轻或恢复 Graves 甲亢[131]碘治疗后发生甲状腺功能减退症等作用。

【方歌】痰火郁结用消瘿，海藻昆布槟桔灵，夏枯贝壳加陈皮，甲状腺肿亦可行。

表 11-1　其他祛痰中成药

名称	组成	功能	主治	用法用量	使用注意
橘贝半夏颗粒	橘红、川贝母、半夏（制）、桔梗、远志（制）、紫苏子（炒）、紫菀、款冬花（炒）、枇杷叶、前胡、苦杏仁霜、麻黄、肉桂、天花粉、木香、甘草	化痰止咳，宽中下气	用于痰气阻肺，咳嗽痰盛，胸闷气急	口服，1 次 3~6g，1 日 2 次	孕妇、高血压、心脏病者慎用

续表

名称	组成	功能	主治	用法用量	使用注意
复方鲜竹沥液	鲜竹沥、鱼腥草、生半夏、生姜、枇杷叶、桔梗、薄荷素油	清热化痰，止咳	痰热咳嗽，痰黄黏膜稠	口服，1次20mL，1日2~3次	孕妇、寒嗽及脾虚便溏者慎用
夏枯草膏	夏枯草	清火，散结，消肿	用于火热内蕴所致的头痛、眩晕、瘰疬、瘿瘤、乳痈肿痛；原发性高血压、淋巴结核、单纯性甲状腺肿大、乳腺增生病见上述证候者	口服，1次9g，1日2次	

复习思考题

1. 简述祛痰中成药的分类及主要适应病证。

2. 试述二陈丸、礞石滚痰丸、清气化痰丸、橘红丸、半夏天麻丸、消瘿丸的功效及临床应用。

3. 患者，男，62岁。咳嗽痰多色白，易咳出，胸脘胀满，恶心呕吐肢体困倦，舌苔白滑，脉滑。医生诊断为湿痰证，处方二陈丸。请判断诊断是否正确？二陈丸的组成、配伍意义？二陈丸的功效应用及使用注意？

4. 患者，男，52岁。近日咳嗽，痰多黏稠，色黄，气促息粗，口干欲饮，舌红苔黄，脉滑数。诊断为痰热阻肺，肺失宣肃之咳嗽。请判断诊断是否正确？应选用哪种中成药？并说明选药的依据是什么？

NOTE

第十二章 止咳平喘中成药

凡以止咳、平喘药为主组成，具有制止咳嗽、平息气喘作用，常用以治疗各种咳嗽、喘息等病证的成药，称为止咳平喘中成药。

咳嗽、喘息是指外感六淫邪气或内伤引起肺失宣肃、肺气上逆所产生的病证。临床表现为咳嗽、喘息。根据功效和临床应用，本类成药常分为止咳类和平喘类。

止咳平喘中成药以口服糖浆、颗粒剂、片剂为常用剂型，所治咳嗽、喘息有表里虚实之分，阴阳寒热之别，在肺在肾之异，治当区别对待，合理选用。服药期间饮食宜清淡，忌生冷、辛辣、燥热等食物，忌烟酒。

现代研究表明止咳平喘中成药具有镇咳、平喘、祛痰、抗炎、抑菌等作用。西医学的急慢性气管炎、上呼吸道感染、喘息型支气管炎、支气管哮喘、肺内感染、肺气肿、百日咳、感冒等，临床上可结合辨证选用不同类型的止咳平喘中成药治疗。

第一节 止咳类

止咳类中成药主要具有止咳作用。因外感和内伤病因不同，常分为散寒止咳、清肺止咳、润肺止咳等类别。散寒止咳类中成药适用于风寒束肺、肺失宣降所致咳嗽、声重、鼻塞、咳痰清稀量多、气急、胸膈满闷等症，其处方组成以麻黄、苦杏仁、干姜、细辛、紫菀、款冬花、陈皮等温肺散寒、止咳化痰药为主，代表成药有通宣理肺丸、杏苏止咳颗粒等。清肺止咳类中成药适用于肺热所致咳嗽、痰多黄稠、胸闷等症，其处方组成以鱼腥草、黄芩、桑白皮、瓜蒌、川贝母、前胡、枇杷叶、桔梗、射干等清泻肺热和止咳药为主，代表成药有清肺抑火丸、蛇胆川贝液、急支糖浆、橘红丸、强力枇杷露、川贝止咳露等。润肺止咳中成药适用于燥邪犯肺所致咳嗽、痰少、不易咯出，或痰中带血、胸闷等症，其处方组成以沙参、百部、百合、知母、麦冬、天冬、天花粉、黄精、玄参、生地、桑叶等养阴润肺和止咳药为主，代表成药有养阴清肺膏、二母宁嗽丸、润肺膏、蜜炼川贝枇杷膏等。

通宣理肺丸

Tongxuan Lifei Wan 《中国药典》2015 年版一部

【处方】紫苏叶 144g 麻黄 96g 前胡 96g 苦杏仁 72g 桔梗 96g 陈皮 96g 半夏（制）72g 茯苓 96g 黄芩 96g 枳壳（炒）96g 甘草 72g

【方义简释】方中紫苏、麻黄性温辛散，疏风散寒，发汗解表，宣肺平喘，共为君药。前胡、苦杏仁降气化痰平喘；桔梗宣肺化痰利咽，三药相伍，以复肺宣发肃降之机；陈皮、半夏燥湿化痰，茯苓健脾渗湿，以绝生痰之源，共为臣药。黄芩清泻肺热，以防外邪内郁而化热，并防麻黄、半夏等温燥太过，枳壳理气，使气行则痰化，共为佐药。甘草化痰止咳，调和诸药，为使药。全方配伍，既能解表散寒，又兼宣肺止咳，故善治风寒束表、肺气不宣所致的感冒咳嗽。

【功效】解表散寒，宣肺止嗽。

【应用】

咳嗽 风寒外束，肺气不宣，气逆痰阻所致。症见发热恶寒，恶寒较甚，头痛鼻塞，咳嗽痰白，无汗而喘，肢体酸痛，古苔薄白，脉浮紧。感冒、急慢性支气管炎见上述证候者。

此外，尚有治疗急性鼻炎、慢性鼻炎、荨麻疹上述证候者的报道。

【制法】以上十一味，粉碎成细粉，过筛，混匀。每100g粉末用炼蜜35~45g加适量的水泛丸，干燥，制成水蜜丸；或加炼蜜130~160g制成大蜜丸，即得黑棕色至黑褐色的水蜜丸或大蜜丸。味微甜、略苦。

【剂型规格】水蜜丸，每100丸重10g；大蜜丸，每丸重6g。

【用法用量】口服。水蜜丸1次7g，大蜜丸1次2丸；1日2~3次。

【其他剂型】本品还有胶囊剂、口服液、片剂、颗粒剂、膏剂等剂型。

【使用注意】孕妇慎用。风热、痰热咳嗽、阴虚干咳者慎用。本方含有麻黄，心脏病、高血压病患者慎用。

【现代研究】本品主要有镇咳、祛痰、平喘、解热、抗炎等作用。《中国药典》规定本品含麻黄以盐酸麻黄碱（$C_{10}H_{15}NO \cdot HCL$）计，水蜜丸每1g不得少于0.30mg；大蜜丸每丸不得少于1.2mg。

【方歌】通宣理肺用苏麻，前胡杏仁桔枳壳，茯苓半陈绝痰源，风寒感冒咳嗽消。

杏苏止咳颗粒

Xingsu Zhike Keli《中国药典》2015年版一部

【处方】苦杏仁63g 陈皮47g 紫苏叶63g 前胡63g 桔梗47g 甘草16g

【方义简释】方中杏仁苦泄肃降肺气为主，兼宣发肺气而止咳平喘；紫苏叶善解表散寒，略兼化痰止咳；两药合用，宣肺散寒、止咳祛痰，故为君药。前胡降气祛痰，兼宣散表邪，可增君药止咳祛痰之功，为臣药。桔梗宣肺化痰利咽，陈皮理气化痰，以复肺升降之机，二药助君臣药宣肺、祛痰、止咳，为佐药。甘草调和诸药，为使药。全方配伍，既能宣肺散寒，又兼止咳祛痰，故善治风寒外束，肺气壅滞所致咳嗽，气逆。

【功效】宣肺散寒，止咳祛痰。

【应用】

咳嗽 风寒外束，肺气壅滞，宣降失常所致。症见发热恶寒，咳嗽，鼻塞流涕，舌淡红苔薄白，脉浮紧。上呼吸道感染、支气管炎见上述证候者。

【制法】以上六味，苦杏仁捣碎，温浸后水蒸气蒸馏，收集蒸馏液50mL，加90%乙醇0.8mL，再重蒸馏1次，测定重蒸馏液氢氰酸含量，加水稀释至每1mL含氢氰酸3.0mg的重蒸馏液，备用；紫苏叶、前胡、陈皮提取挥发油；上述四种药渣与余药煎煮二次，浓缩，加蔗糖制成颗粒，干燥，放冷，喷入重蒸馏液及挥发油，混匀，制成1000g，即得浅黄棕色至黄棕色颗粒。气芳香，味甜、微苦。

【剂型规格】颗粒剂，每袋装12g。

【用法用量】开水冲服。1次1袋，1日3次；小儿酌减。

【其他剂型】本品还有口服液、糖浆剂、露剂、胶囊剂等剂型。

【使用注意】风热、燥热及阴虚干咳者慎用。

【现代研究】本品主要有镇咳、祛痰、抗炎等作用。《中国药典》规定本品每袋含陈皮以橙皮苷（$C_{28}H_{34}O_{15}$）计，不得少于1.8mg。

【方歌】杏仁紫苏颗粒剂，前胡陈皮桔甘草，宣肺止咳兼祛痰，风寒感冒咳嗽除。

清肺抑火丸

Qingfei Yihuo Wan《中国药典》2015年版一部

【处方】黄芩140g 栀子80g 知母60g 浙贝母90g 黄柏40g 苦参60g 桔梗80g 前胡40g 天花粉80g 大黄120g

【方义简释】方中黄芩清肺泻火，为君药。栀子、黄柏清热泻火；浙贝母清肺止咳，化痰散结，二药合用，助君药清肺化痰止咳，共为臣药。桔梗宣肺祛痰、止咳利咽；前胡降气祛痰、兼宣散风热；苦参清热燥湿；知母、天花粉既能清肺润燥，又能养阴生津；大黄通腑泻热，引火下行，六药合用，既助君臣药清肺化痰止咳之功，又润燥生津、泄热通便，共为佐药。全方配伍，既能清肺止咳，又兼化痰通便，故善治痰热阻肺，肺失宣肃所致咳嗽。

【功效】清肺止咳，化痰通便。

【应用】

咳嗽 痰热阻肺，肺失宣肃所致。症见咳嗽气粗，痰多色黄稠黏，口干咽痛，大便干燥，小便黄赤，舌红苔黄，脉滑数。支气管炎、肺部感染见上述证候者。

【制法】以上十味，粉碎成细粉，过筛，混匀。用水泛丸，干燥，制成水丸；或每100g粉末加炼蜜130~150g制成大蜜丸，即得淡黄色至黄褐色水丸，或为棕褐色的大蜜丸。气微，味苦。

【剂型规格】水丸；大蜜丸，每丸重9g。

【用法用量】口服。水丸1次6g，大蜜丸1次1丸；1日2~3次。

【使用注意】风寒咳嗽或脾胃虚弱者慎用；孕妇慎用。

【现代研究】本品主要有镇咳、祛痰、抗炎等作用。《中国药典》规定本品含黄芩以黄芩苷（$C_{21}H_{18}O_{11}$）计，水丸每1g不得少于4.5mg，大蜜丸每丸不得少于50.0mg。

【方歌】清肺抑火黄芩君，栀子二母柏前胡，桔梗苦参黄花粉，痰热阻肺腑积消。

蛇胆川贝液

Shedan Chuanbei Ye《卫生部药品标准中药成方制剂》第九册

【处方】蛇胆汁20g 平贝母75g

【方义简释】方中蛇胆汁、川贝母性味苦寒，均可清肺化痰；蛇胆汁可清热解毒，川贝母能清热散结，两者同用，用于外感风热咳嗽，痰火郁结，咯痰黄稠。全方配伍，能清肺、止咳、祛痰，故善治外感风热，或风寒郁肺化热所致咳嗽、痰多黄稠者。

【功效】清肺，止咳，祛痰。

【应用】

咳嗽　外感风热犯肺，或风寒郁肺化热所致。症见咳嗽，气粗，痰稠黄，咯吐不爽，发热，咽喉疼痛，舌红苔黄腻，脉滑数。支气管炎见上述证候者。

此外，有使用蛇胆川贝液治疗痤疮的报道。

【制法】以上二味，取平贝母加80%乙醇加热回流提取，提取液滤过，滤液浓缩成流浸膏；另取蔗糖560g、蜂蜜80g、蛇胆汁、平贝母流浸膏、杏仁水30mL及薄荷脑、防腐剂适量，混匀，加水至1000mL，即得棕黄色的澄清液体。味甜、微苦，有凉喉感。

【剂型规格】口服液，每支10mL。

【用法用量】口服。1次10mL，1日2次。小儿酌减。

【其他剂型】本品还有散剂、胶囊剂等剂型。

【使用注意】痰湿犯肺，久咳不止者慎用。孕妇慎用。

【不良反应】有文献报道口服蛇胆川贝液可出现全身荨麻疹样药疹、弥漫性红斑型药疹、水肿性紫癜型药疹的过敏反应及急性喉水肿、胸腹皮肤灼痛的不良反应。

【现代研究】本品主要有止咳、祛痰、平喘等作用。《卫生部药品标准中药成方制剂》规定本品每支含杏仁腈以氢氰酸（HCN）计，应为1.5~3.0%。

【方歌】蛇胆川贝味苦寒，清肺止咳兼化痰，风热犯肺或郁热，咳嗽痰稠有奇效。

急支糖浆

Jizhi Tangjiang《中国药典》2015年版一部

【处方】鱼腥草　金荞麦　四季青　麻黄　紫菀　前胡　枳壳　甘草

【方义简释】方中鱼腥草长于清肺解毒，为君药。金荞麦、四季青清热泻火，排脓解毒，为臣药。麻黄宣肺降气，止咳平喘；前胡宣散风热，降气化痰，止咳平喘；紫菀化痰止咳；枳壳疏利气机，共为佐药。甘草化痰止咳，调和诸药，为使药。全方配伍，既能清热化痰，又能宣肺止咳，故善治外感风热，或痰热壅肺所致咳嗽。

【功效】清热化痰，宣肺止咳。

【应用】

咳嗽　外感风热或痰热壅肺所致。症见发热恶寒，咳嗽，痰黄，口渴，咽痛，舌边尖红，苔薄黄，脉浮数；或咳嗽胸闷，痰多黄稠，小便短赤，舌红苔黄，脉滑数。急性气管-支气管炎、慢性支气管炎急性发作见上述证候者。

【制法】以上八味，鱼腥草、枳壳加水蒸馏，收集蒸馏液；药渣与剩余六味药加水煎煮二次，滤过，合并滤液，浓缩；取适量蔗糖，加水煮沸，滤过，滤液与蒸馏液和浓缩液合并，加入苯甲酸和山梨酸钾适量，或加入苯甲酸、山梨酸钾和矫味剂适量，加水至规定量，混匀，分装，即得棕黑色黏稠液体。味甜、微苦。

NOTE

【剂型规格】糖浆剂，每瓶 100mL、200mL。

【用法用量】口服。1 次 20~30mL，1 日 3~4 次；儿童 1 岁以内 1 次 5mL，1 至 3 岁 1 次 7mL，3 至 7 岁 1 次 10mL，7 岁以上 1 次 15mL；1 日 3~4 次。

【其他剂型】本品还有颗粒剂等剂型。

【使用注意】寒证者慎用。孕妇慎用。心脏病、高血压病者慎用。

【不良反应】有文献报道患者服用急支糖浆出现药疹、痉挛性咳嗽、呼吸困难之过敏反应。

【现代研究】本品主要有镇咳、祛痰、平喘、抗炎等作用。《中国药典》规定本品每 1mL 含枳壳以柚皮苷（$C_{27}H_{32}O_{14}$）计，不得少于 0.35mg。

【方歌】急支糖浆鱼腥草，麻黄前胡四季青，紫苑枳壳金芥麦，风热痰热咳嗽停。

养阴清肺膏

Yangyin Qingfei Gao《中国药典》2015 年版一部

【处方】地黄 100g　麦冬 60g　玄参 80g　川贝母 40g　白芍 40g　牡丹皮 40g　薄荷 25g　甘草 20g

【方义简释】方中地黄养阴清热，为君药。玄参、麦冬既滋肺肾之阴，又清凉解毒；白芍敛阴泄热，共为臣药。牡丹皮凉血清热，川贝母润肺化痰，薄荷利咽，共为佐药。甘草祛痰止咳，调和诸药，为使药。全方配伍，既能养阴润燥，又兼清肺利咽，故善治阴虚肺燥所致咳嗽及阴津不足所致咳嗽咽痛。

【功效】养阴润燥，清肺利咽。

【应用】阴虚肺燥咳嗽、咽痛。

1. 咳嗽　阴虚肺燥所致。症见干咳无痰或痰少而黏，或痰中带血，舌质红，脉细数。慢性支气管炎见上述证候者。

2. 咽痛　阴津不足所致。症见咽干咽痛，舌质红，脉细数。

此外，有本品用于治疗慢性咽喉炎、急性支气管炎、小儿肺炎恢复期的报道。

【制法】以上八味，川贝母用 70%乙醇浸渍 18 小时，以每分钟 1~3mL 速度渗漉，收集渗漉液，回收乙醇；牡丹皮与薄荷分别蒸馏，分取挥发性成分；药渣与其余五味煎煮二次，滤过，滤液与川贝母提取液合并，浓缩，加炼蜜 500 g，混匀，滤过，滤液浓缩至规定的相对密度，放冷，加入牡丹皮与薄荷的挥发性成分，混匀，即得棕褐色稠厚的半流体。气香，味甜，有清凉感。

【剂型规格】煎膏剂。

【用法用量】口服。1 次 10~20mL，1 日 2~3 次。

【其他剂型】本品还有糖浆剂、口服液、丸剂、合剂、颗粒剂等剂型。

【使用注意】脾虚便溏，痰多湿盛咳嗽者慎用。孕妇慎用。

【现代研究】本品主要有镇咳、祛痰、抗炎、抗肺纤维化和增强免疫功能等作用。《中国药典》规定本品除符合煎膏剂项下有关的各项规定外，相对密度应不低于 1.37。

【方歌】养阴清肺地黄君，玄参麦冬白芍臣，佐使丹贝薄荷草，肺燥咳嗽咽痛消。

二母宁嗽丸

Ermu Ningsou Wan《中国药典》2015 年版一部

【处方】川贝母 225g　知母 225g　石膏 300g　炒栀子 180g　黄芩 180g　蜜桑白皮 150g　茯苓 150g　炒瓜蒌子 150g　陈皮 150g　麸炒枳实 150g　炙甘草 30g　五味子（蒸）30g

【方义简释】方中知母、川贝母清肺润燥，化痰止咳，共为君药。石膏、黄芩、炒栀子清泄肺热，桑白皮泻肺平喘，瓜蒌子润肺化痰，共为臣药。陈皮、枳实理气化痰，茯苓健脾利湿，五味子敛肺止咳，共为佐药。甘草润肺缓急止咳，调和诸药，为使药。全方配伍，既能清肺润燥，又兼化痰止咳，故善治燥热蕴肺所致的咳嗽。

【功效】清肺润燥，化痰止咳。

【应用】

咳嗽　燥热犯肺所致。症见咳嗽，痰黄而黏，不易咳出，胸闷气促，久咳不止，声哑喉痛，舌苔黄，脉滑数。急、慢性支气管炎、咽喉炎见上述证候者。

【制法】以上十二味，粉碎成细粉，过筛，混匀。每 100g 粉末加炼蜜 40~60g 及适量水制成水蜜丸，干燥；或加炼蜜 115~135g 制成大蜜丸，即得棕褐色的水蜜丸或大蜜丸。气微香，味甜，微苦。

【剂型规格】水蜜丸，每 100 丸重 10g；大蜜丸，每丸重 9g。

【用法用量】口服。水蜜丸 1 次 6g，大蜜丸 1 次 1 丸；1 日 2 次。

【其他剂型】本品还有片剂、颗粒剂、口服液等剂型。

【使用注意】风寒咳嗽者慎用。服药期间，忌食辛辣食物，以及牛肉、羊肉、鱼等食物。

【现代研究】本品主要有镇咳、祛痰、抗菌、解热等作用。《中国药典》规定本品含黄芩以黄芩苷（$C_{21}H_{18}O_{11}$）计，水蜜丸每 1g 不得少于 5.0mg；大蜜丸每丸不得少于 30.0mg。

【方歌】二母宁嗽芩石膏，瓜蒌桑皮与茯苓，枳味陈皮蜜甘草，清肺润燥黄痰消。

第二节　平喘类

平喘类中成药主要具有平息气喘作用，治疗肺失宣肃、肺气上逆所致各种气喘。因外感和内伤病因不同，常分为发表化饮平喘、泄热平喘、化痰平喘、补肺平喘、纳气平喘等类别。发表化饮平喘类成药功能解表化饮、止咳平喘。适用于外感风寒束表，水饮内停，痰湿阻肺所致喘证。症见恶寒发热、喘咳痰稀等。其处方组成以麻黄、桂枝、五味子、白芍等解表、化饮、平喘药为主。代表成药有小青龙颗粒、桂龙咳喘宁胶囊等。泄热平喘类成药功能清肺泄热、降逆平喘，适用于肺热所致喘息。症见发热、咳嗽、气喘、咯痰黄稠等。其处方组成以鱼腥草、黄芩、石膏、葶苈子、桑白皮、瓜蒌仁、白果、麻黄、苦杏仁等清肺泄热、降逆平喘药为主。代表成药有止嗽定喘口服液等。化痰平喘类成药功能化痰、平喘，适用于痰浊阻肺所致喘促。症见喘促、痰涎壅盛、气逆、胸闷等。其处方组成以陈皮、莱菔子、麻黄、苦杏仁、葶苈子等化痰、平喘药为主。代表成药有降气定喘丸、蠲哮片等。补肺平喘类成药功能补益肺气、敛肺平喘，适用于肺虚所致喘促，症见喘促、气短、语声低微、自汗、神疲乏力等。其处方组成以人参、党参、炙黄芪、白术、五味子、罂粟壳、蛤蚧等补肺、敛肺药为主。代表成药有人参保肺丸等。纳气平喘类成药功能补肾纳气、固本平喘，适用于肾不纳气所致喘促，症见喘促日久、气短、动则喘甚、呼多吸少、喘声低弱、气不得续、汗出肢冷、浮肿等。其处方组成以肉桂、附子、淫羊藿、补骨脂、沉香、蛤蚧、人参、五味子等补肾纳气、固本平喘药为主，代表成药有苏子降气丸、七味都气丸、固本咳喘片、蛤蚧定喘丸等。

小青龙颗粒

Xiaoqinglong Keli《中国药典》2015 年版一部

【处方】麻黄 154g　桂枝 154g　干姜 154g　细辛 77g　五味子 154g　白芍 154g　法半夏 231g　炙甘草 154g

【方义简释】方中麻黄、桂枝发汗解表，除外寒而宣肺气，为君药。干姜、细辛温肺化饮，兼助麻黄、桂枝解表，为臣药。五味子敛气，白芍养血，既防辛散耗伤肺气，又制其温燥伤津；半夏祛痰和胃散结，同为佐药。甘草益气和中，调和诸药，为使药。全方配伍，既能解表化饮，又兼止咳平喘，故善治外感风寒所致咳嗽，或外感风寒兼有水饮内停所致喘咳。

【功效】解表化饮，止咳平喘。

【应用】风寒水饮所致咳嗽、喘证。

1. 咳嗽　外感风寒所致。症见恶寒发热，无汗，咳嗽，痰多而稀，鼻塞流涕，舌苔白滑，脉浮滑。支气管炎见上述证候者。

2. 喘证　外感风寒束表、水饮内停所致。症见恶寒发热，无汗，喘咳，痰多而稀，鼻塞流涕，舌苔白滑，脉浮滑。喘息型支气管炎见上述证候者。

【制法】以上八味，细辛、桂枝蒸馏提取挥发油后药渣与白芍、麻黄、五味子、炙甘草用水提取两次，合并滤液与蒸馏后的水溶液合并，浓缩至约 1000mL；法半夏、干姜粉碎粗粉，用 70%乙醇渗漉提取，回收乙醇后与上述药液合并，浓缩，喷雾干燥，加乳糖适量，混匀，喷加上述挥发油，混匀，制成颗粒 461.5g，或滤液浓缩至适量，加入蔗糖粉适量，混匀，制成颗粒，干燥，喷加上述挥发油，混匀，制成 1000 g，即得浅棕色至棕色的颗粒；或为棕色至棕褐色的颗粒（无蔗糖）；气微香，味甜、微辛。

【剂型规格】颗粒剂。每袋装 6g（无蔗糖），每袋装 13 g。

【用法用量】开水冲服。1 次 1 袋，1 日 3 次。

【其他剂型】本品还有合剂、糖浆剂、胶囊剂等剂型。

【使用注意】内热咳喘及虚喘者慎用。孕妇慎用。本品含有麻黄，高血压、青光眼者慎用。

【现代研究】本品主要有平喘、镇咳、抗炎、解热等作用。《中国药典》规定本品每袋含白芍以芍药苷（$C_{23}H_{28}O_{11}$）不得少于 9.0mg，每袋含麻黄以盐酸麻黄碱（$C_{10}H_{15}NO \cdot HCl$）和盐酸伪麻黄碱（$C_{10}H_{15}NO \cdot HCl$）计，不得少于 4.0mg。

【方歌】小青龙剂麻桂君，细芍半夏姜草味，外感风寒兼水饮，解表化饮咳喘停。

止嗽定喘口服液

Zhisou Dingchuan Koufuye《中国药典》2015 年版一部

【处方】麻黄 1000g　苦杏仁 1000g　甘草 1000g　石膏 1000g

【方义简释】方中麻黄辛苦温，宣肺散寒平喘，为君药。石膏辛甘大寒，清泄肺胃之热，为臣药。麻黄得石膏宣肺不助热，石膏得麻黄清肺不凉遏。杏仁味苦，降气平喘，助君药宣肺降气，止咳平喘，为佐药。甘草缓急止咳，调和诸药，为使药。全方配伍，既能辛凉宣泄，又兼清肺平喘。故善治外感风寒，内有蕴热，身热口渴，咳嗽痰盛，喘促气逆，胸膈满闷。

【功效】辛凉宣泄，清肺平喘。

【应用】表寒里热之咳嗽、喘证。

1. 咳嗽　外感风寒，内有蕴热，肺气不宣所致。症见咳嗽痰盛，身热，口渴。急性支气管炎见上述证候者。

2. 喘证　表寒入里化热，肺有痰热所致。症见喘促气逆，胸膈满闷，有汗或无汗，舌苔白或黄，脉浮数。喘息型支气管炎见上述证候者。

【制法】以上四味，麻黄、甘草、石膏煎煮二次，滤液浓缩至相对密度 1.05~1.10 清膏，加乙醇，取滤液与上清液合并，加 40% 氢氧化钠溶液调 pH 至 8~8.5，滤液浓缩至 1000mL。苦杏仁制成杏仁水。浓缩液用蒸馏水稀释，搅匀，加苦杏仁水及蜂蜜、聚山梨酯 80、苯甲酸钠等，枸橼酸调 pH 至 4.5~5.5，滤过，灌装，灭菌，即得棕黄色的液体。气微香，味甜、微酸、涩。

【剂型规格】口服液，每支装 10mL。

【用法用量】口服。1 次 10mL，1 日 2~3 次。儿童酌减。

【其他剂型】本品还有丸剂、片剂、浓缩丸剂型。

【使用注意】阴虚久咳者慎用。孕妇慎用。服药期间忌食辛辣、油腻食物。青光眼、高血压病、心脏病者慎用。

【现代研究】本品主要有镇咳、祛痰、平喘、解热、抗炎和增强免疫功能等作用。《中国药典》规定本品应符合合剂项下有关的各项规定，相对密度应不低于 1.04，pH 值应为 4.5~5.5。

【方歌】止嗽定喘口服液，麻杏石甘四药齐，辛凉宣泄又清肺，平喘除热最相宜。

降气定喘丸

Jiangqi Dingchuan Wan《卫生部药品标准中药成方制剂》第十二册

【处方】麻黄 6000g　葶苈子 7500g　紫苏子 7500g　桑白皮 7500g　白芥子 3000g　陈皮 3000g

【方义简释】方中麻黄辛、微苦、温，开宣肺气而平喘，为君药。葶苈子苦辛大寒，桑白皮甘寒，二者均可泻肺平喘；紫苏子辛温，降气化痰，止咳平喘，为臣药。白芥子、陈皮理气化痰，为佐药。全方配伍，寒温并用，宣降结合，既能降气定喘，又兼祛痰止咳。故善治痰浊阻肺咳嗽，或痰浊伏肺、外感风寒、痰气交阻所致气逆喘促。

【功效】降气定喘，祛痰止咳。

【应用】痰浊阻肺所致咳嗽、哮病。

1. 咳嗽 痰浊阻肺，肺失宣降所致。症见咳嗽，痰多，痰黏难出，舌淡，苔白腻，脉滑。慢性支气管炎见上述证候者。

2. 哮病 痰浊伏肺，外感风寒，痰气交阻所致。症见气逆喘促，喉中有声，咳嗽，痰多。支气管哮喘见上述证候者。

【制法】以上六味，除陈皮粉碎成细粉外，其余五味加水煎煮二次，滤过，合并滤液，浓缩成稠膏，与陈皮粉及适量淀粉混匀，干燥，磨成细粉，过筛，用水泛丸，甘草炭包衣，打光，干燥，制成7000g，即得黑色包衣浓缩水丸，除去包衣后呈棕色或棕褐色。味苦。

【剂型规格】浓缩丸，每瓶装7g。

【用法用量】口服，用开水送服。1次7g，1日2次。

【使用注意】虚喘者慎用。年老体弱者慎用。高血压病、心脏病、青光眼者慎用。

【现代研究】本品主要有镇咳、祛痰、平喘等作用。

【方歌】降气定喘麻黄君，葶苈紫苏桑白臣，陈皮白芥共为佐，痰浊阻肺咳痰消。

人参保肺丸

Renshen Baofei Wan 《卫生部药品标准中药成方制剂》第九册

【处方】人参45g　罂粟壳120g　五味子（醋炙）30g　川贝母60g　陈皮60g　砂仁30g　枳实60g　麻黄30g　苦杏仁（去皮炒）60g　石膏30g　甘草60g　玄参60g

【方义简释】方中以人参补元气，益肺脾，为君药。五味子敛肺平喘，罂粟壳敛肺止咳，川贝母、苦杏仁化痰止嗽定喘，为臣药。麻黄宣肺平喘，生石膏制麻黄辛燥之性，玄参清热养阴，枳实、砂仁、陈皮调畅气机，宽胸消痰，共为佐药。甘草调和诸药，为使药。全方配伍，既能益气补肺，又止嗽定喘。故善治肺气亏虚，肺失宣降所致虚劳久嗽，气短喘促。

【功效】益气补肺，止嗽定喘。

【应用】肺气亏虚，肺失宣降所致咳嗽、喘病。

1. 咳嗽 久咳不愈，肺气耗散所致。症见咳声低微，咯痰无力，或痰黏咯吐不爽，咽干口燥，神疲乏力。慢性支气管炎、阻塞性肺气肿见上述证候者。

2. 喘病 久病肺虚，宣降不利所致。症见喘息气短，语声低微，自汗，心悸，神疲乏力，或口干咽燥。喘息型支气管炎见上述证候者。

【制法】以上十二味，粉碎成细粉，过筛，混匀，每100g粉末加炼蜜115~135g制成大蜜丸，即得黑褐色大蜜丸。味甜、微苦。

【剂型规格】大蜜丸，每丸重6g。

【用法用量】口服。1次2丸，1日2~3次。

【使用注意】外感或实热咳嗽者慎用。高血压、心脏病者慎用。本品不宜过量、久服。

【现代研究】本品主要有镇咳和增强免疫功能等作用。

【方歌】人参益气保肺丸，五贝罂粟实陈皮，麻杏石甘砂玄参，止嗽定喘除虚劳。

苏子降气丸

Suzi Jiangqi Wan 《中国药典》2015 年版一部

【处方】炒紫苏子 145g 厚朴 145g 前胡 145g 甘草 145g 姜半夏 145g 陈皮 145g 沉香 102g 当归 102g

【方义简释】方中紫苏子降气化痰，止咳平喘，为君药。姜半夏、厚朴降逆化痰，共为臣药。前胡、陈皮宣降肺气，祛痰；沉香温肾纳气，降气平喘；当归养血润燥，以制诸药燥烈之性，共为佐药。甘草和中润肺，调和诸药，为使药。全方配伍，既能降气化痰，又兼温肾纳气。故善治上盛下虚、痰涎壅盛所致喘咳。

【功效】降气化痰，温肾纳气。

【应用】上盛下虚、气逆痰壅所致咳嗽、喘证。

1. 咳嗽 痰涎壅盛所致。症见咳嗽咯痰，痰多色白，黏稠易咯，或气短，喘促不利，动则喘息加重。慢性支气管炎见上述证候者。

2. 喘证 痰涎壅盛，肾不纳气所致。症见呼吸困难，张口抬肩，喉中痰鸣，甚则不能平卧，胸膈满闷，或腰膝痠软。喘息型支气管炎见上述证候者。

【制法】以上八味，除炒紫苏子外，其余药粉碎成细粉，再与炒紫苏子配研，过筛，混匀；用生姜 36g、大枣 73g 煎汁泛丸，低温干燥，即得浅黄色或黄褐色水丸。气微香，味甜。

【剂型规格】水丸，每 13 粒重 1g。

【用法用量】口服。1 次 6g，1 日 1~2 次。

【使用注意】阴虚，舌红无苔者忌服。外感痰热咳喘者慎用。孕妇慎用。

【现代研究】本品主要有镇咳、平喘、抗炎、抗过敏和增强免疫功能等作用。《中国药典》规定本品每 1g 含陈皮以橙皮苷（$C_{28}H_{34}O_{15}$）计，不得少于 4.6mg。

【方歌】苏子降气厚半夏，前胡陈皮沉草归，温肾纳气又祛痰，上实下虚痰壅消。

七味都气丸

Qiwei Duqi Wan 《中国药典》2015 年版一部

【处方】醋五味子 150g 山茱萸（制）200g 茯苓 150g 牡丹皮 150g 熟地黄 400g 山药 200g 泽泻 150g

【方义简释】本方以六味地黄丸加五味子组成。方中重用熟地黄滋肾填精，五味子敛肺滋肾而止虚喘久咳，二者相伍，补肾纳气，共为君药。辅以山茱萸养肝肾而涩精，山药补肺、脾、肾之阴而固本，共为臣药。配伍茯苓淡渗脾湿，以助山药益脾；泽泻利水，并防地黄之滋腻；丹皮清泻肝火，并制山茱萸之温，三药共为佐药。全方配伍，既能补肾纳气，又兼涩精止遗。故善治肾虚、肾不纳气所致喘促、久咳、遗精等症。

【功效】补肾纳气，涩精止遗。

【应用】肾不纳气所致的虚喘、咳嗽、遗精。

1. 虚喘 久病由肺及肾，肺肾阴虚，肾不纳气所致。症见气喘，呼多吸少，伴腰膝痠软，头晕目眩，耳鸣，耳聋，潮热，盗汗，舌红少苔，脉沉细数。喘息型支气管炎见上述证候者。

2. 咳嗽 咳嗽日久，肾虚不纳所致。症见咳声短促，痰少而黏，或干咳无痰，或痰中带血丝，伴腰膝痠软，头晕目眩，耳鸣，耳聋，盗汗，遗精，骨蒸潮热，舌红少苔，脉沉细数。慢性支气管炎见上述证候者。

3. 遗精 肾虚不能封藏固摄所致。症见梦遗，滑泄，腰膝痠痛，手足心热，舌红少苔，脉细数。

【制备方法】以上七味，粉碎成细粉，过筛，混匀。每100g粉末用炼蜜30g加适量的水泛丸，干燥，即得黑褐色水蜜丸。气微香，味甘、微酸。

【剂型规格】水蜜丸，每40丸重3g。

【用法用量】口服。1次9g，1日2次。

【使用注意】外感咳喘、气喘者忌用。

【现代研究】本品主要有镇咳、平喘和增强免疫功能等作用。《中国药典》规定本品每1g含五味子以五味子醇甲（$C_{24}H_{32}O_7$）计，不得少于0.30mg。

【方歌】七味都气补肾丸，六味地黄加五味，涩精止遗又纳气，虚喘咳嗽遗精消。

固本咳喘片
Guben Kechuan Pian《中国药典》2015年版一部

【处方】党参151g　白术（麸炒）151g　茯苓100g　麦冬151g　盐补骨脂151g　炙甘草75g　醋五味子75g

【方义简释】方中以党参、白术益气健脾固表，为君药。茯苓健脾化痰，补骨脂温脾补肾纳气，共为臣药。麦冬、五味子敛肺滋肾，养阴生津，为佐药。甘草补气和中，调和诸药，为使药。全方配伍，既能益气固表，又兼健脾补肾。故善治脾虚痰盛、肾气不固所致咳嗽、喘息。

【功效】益气固表，健脾补肾。

【应用】脾虚痰盛、肾气不固所致的咳嗽、虚喘。

1. 咳嗽 脾虚失运，痰浊内阻所致。症见咳嗽痰多，气短，乏力，纳差，舌淡，苔薄白水滑，脉弱。慢性支气管炎、阻塞性肺气肿见上述证候者。

2. 虚喘 肾不纳气所致。症见喘息，声低气短，动则尤甚，咯痰无力，口唇青紫，舌质紫黯，脉弱。慢性支气管炎、肺气肿、支气管哮喘见上述证候者。

【制法】以上七味，取茯苓34.5g粉碎成细粉，剩余茯苓与其余六味药加水煎煮三次，合并滤液，取上清液，滤过，滤液减压浓缩至适量，冷却，加茯苓粉与适量的糊精，混匀，低温干燥，粉碎成细粉，加入适量的淀粉、饴糖，制成颗粒，压制成1000片，包薄膜衣，即得薄膜衣片，除去包衣后显棕褐色。味甜、微酸、微苦、涩。

【剂型规格】薄膜衣片，每片重0.4g。

【用法用量】口服。1次3片，1日3次。

【其他剂型】本品还有胶囊剂、颗粒剂等剂型。

【使用注意】外感咳嗽者慎用。慢性支气管炎和支气管哮喘急性发作期慎用。

【现代研究】本品主要有增强免疫功能、提高缺氧耐力、减轻气道炎症、平喘、止咳等作用。《中国药典》规定本品每片含盐补骨脂以补骨脂素（$C_{11}H_6O_3$）和异补骨脂素（$C_{11}H_6O_3$）的总量计，不得少于0.30mg。

【方歌】固本咳喘片益气，党参白术补骨脂，茯苓麦冬五味草，健脾补肾祛喘咳。

表12-1　其他止咳平喘中成药

名称	组成	功能	主治	用法用量	使用注意
强力枇杷露	枇杷叶、罂粟壳、百部、白前、桑白皮、桔梗、薄荷脑	清热化痰，敛肺止咳	用于痰热伤肺所致的咳嗽经久不愈，痰少而黄或干咳无痰。急、慢性支气管炎见上述证候者	口服，1次15mL，1日3次，小儿酌减	外感咳嗽及痰浊壅盛者慎用。本方含罂粟壳，不可久服
川贝止咳露	川贝母、枇杷叶、百部、前胡、桔梗、桑白皮、薄荷脑	止嗽祛痰	用于风热咳嗽，痰多上气或燥咳	口服，1次15mL，1日3次，小儿酌减	
润肺膏	莱阳梨清膏、蜜炙黄芪、党参、川贝母、紫菀（蜜炙）、百部（蜜炙）	润肺益气，止咳化痰	用于久病迁延，肺虚气弱所致的咳嗽声微，气短，胸闷，乏力，痰少不易咯，气喘自汗，动则加重，舌淡苔薄白，脉弱无力；慢性支气管炎、阻塞性肺气肿见上述证候者	口服或开水冲服，1次15g，1日2次	外感咳嗽慎用。糖尿病患者慎用
蜜炼川贝枇杷膏	枇杷叶、水半夏、川贝母、陈皮、杏仁水、款冬花、北沙参、五味子、薄荷脑、桔梗	疏风润肺，止咳平喘，理气化痰	用于外感燥邪，入里犯肺，肺失宣肃，其气上逆而致咳嗽，痰黄而黏，咯痰不爽，口渴咽干，咽喉疼痛或痒，声音嘶哑，舌苔薄黄，脉数；急慢性支气管炎，咽喉炎见上述证候者	口服，1次15mL，1日3次，小儿酌减	外感风寒咳嗽慎用
桂龙咳喘宁胶囊	桂枝、龙骨、白芍、生姜、大枣、炙甘草、牡蛎、黄连、法半夏、瓜蒌皮、炒苦杏仁	止咳化痰，降气平喘	用于外感风寒、痰湿阻肺引起的咳嗽、气喘、痰涎壅盛，苔白滑腻，脉浮滑；急慢性支气管炎见上述证候者	口服。1次5粒，1日3次	外感风热慎用。孕妇慎用。服药期间戒烟忌酒、油腻、生冷食物
蠲哮片	葶苈子、黄荆子、青皮、陈皮、大黄、槟榔、生姜	泻肺除壅，涤痰祛瘀，利气平喘	痰热壅肺，气机不利，肺失宣降所致气粗痰涌，痰鸣作喘，咳呛阵作，咳痰黄稠，腹胀便秘，舌红苔黄腻，脉滑数；支气管哮喘急性发作期见上述证候者	口服，1次8片，1日3次，饭后服用，7日为1疗程	虚证哮喘患者慎用。孕妇及久病体弱、脾胃虚弱便溏者禁用。服药后如出现大便偏稀、轻度腹痛属正常现象
蛤蚧定喘丸	蛤蚧、瓜蒌子、紫菀、麻黄、醋鳖甲、黄芩、甘草、麦冬、黄连、百合、炒紫苏子、石膏、炒苦杏仁、煅石膏	滋阴清肺，止咳平喘	肺肾两虚、阴虚肺热所致的虚劳久咳、年老哮喘、气短烦热、胸满郁闷、自汗盗汗。舌质红，苔薄黄，脉细数；慢性支气管炎及喘息型支气管炎见上述证候者	口服，水蜜丸1次5~6g，小蜜丸1次9g，大蜜丸1次1丸，1日2次	咳嗽新发者慎用。孕妇慎用。本品含麻黄，高血压病、心脏病、青光眼者慎用

复习思考题

1. 简述止咳平喘中成药的分类及主要适应病证。

2. 通宣理肺丸、杏苏止咳颗粒、清肺抑火、蛇胆川贝液、急支糖浆、橘红丸、养阴清肺膏、二母宁嗽丸、小青龙胶囊、止嗽定喘口服液、降气定喘丸、人参保肺丸、苏子降气丸、七味都气丸、固本咳喘片的功效及临床应用各是什么？

NOTE

3. 患者，女，18 岁。来诊时自诉发热恶寒，咳嗽，胸部闷痛，咳嗽时加剧，痰多黄稠，口渴，咽痛，舌边尖红，苔薄黄，脉浮数。中医辨证后处方急支糖浆。请结合急支糖浆的功效、主治说明选药的是否合理？

4. 患者，男，24 岁。因外出感受风寒，症见恶寒发热，无汗，咳嗽，伴有喘息，痰多而稀，鼻塞流涕，舌苔白滑，脉浮滑。诊为外感风寒束表，水饮内停证。请判断诊断是否正确？应选用哪种中成药？并说明选药的依据是什么？

5. 患者，女，38 岁。近期表现为咳嗽咯痰，痰多色白，黏稠易咯，或气短，喘促不利，动则喘息加重，甚则出现呼吸困难，诊断为痰涎壅盛，肾不纳气证，处方苏子降气丸。请从配伍组成的角度说明处方苏子降气丸是否合理？

第十三章　开窍中成药

凡以芳香开窍药为主组成，具有开窍醒神等作用，常用以治疗神昏窍闭证的成药。称为开窍中成药。

窍闭证是指邪气壅盛，蒙蔽心窍所致神昏。临床表现为神志昏迷、牙关紧闭、双拳握固有力、二便不通、脉实有力等。然窍闭证又有寒、热之分。热闭治宜凉开，寒闭治宜温开。故本类中成药常分为凉开和温开两类。

应用开窍中成药首先应辨别闭证和脱证。汗出肢冷，呼吸气微，手撒肢遗，目合口开，脉象虚弱无力或脉微欲绝的脱证神昏不宜使用。其次应辨清窍闭证之属热属寒，正确选用凉开或温开。再次本类成药大多为芳香药物，善于辛散走窜，只宜暂用，不宜久服，久服则易伤正气，故临床多用于急救，中病即止，且孕妇慎用。为保证开窍醒神之药效，临床以散剂、丸剂、注射剂为开窍中成药的常用剂型。丸、散剂在使用时宜温开水化服或鼻饲，不宜加热煎煮，以免影响疗效。

现代研究表明，开窍中成药具有强心、抗休克、兴奋中枢、镇静、解热、抗惊厥、抗心绞痛等作用。西医学的脑血管病、脑炎、中毒性脑病、流行性脑脊髓炎、冠心病、中毒性菌痢、尿毒症、颅脑外伤综合征等，临床上可辨证选用不同类型的开窍中成药治疗。

第一节　凉开类

凉开类中成药主要具有清热开窍作用，适用于温热毒邪内陷心包或痰热蒙蔽心窍所致的热闭证。症见高热烦躁、面红、神昏谵语、甚或惊厥、苔黄脉数等。其处方组成以麝香、冰片、牛黄、郁金香、苏合香、石菖蒲等芳香开窍药为主，配伍水牛角、黄连、黄芩、石膏等清热药组成。代表成药有安宫牛黄丸、紫雪散、局方至宝散、清开灵注射液等。

安宫牛黄丸

Angong Niuhuang Wan《中国药典》2015 年版一部

【处方】牛黄 100g　水牛角浓缩粉 200g　麝香或人工麝香 25g　珍珠 50g　朱砂 100g　雄黄 100g　黄连 100g　黄芩 100g　栀子 100g　郁金 100g　冰片 25g

【方义简释】方中牛黄清心解毒，息风定惊，豁痰开窍；麝香开窍醒神，两药相配，清心开窍，为君药。水牛角清心凉血解毒；黄连，黄芩，栀子清热泻火解毒，且助牛黄清心包之热；冰片，郁金芳香辟邪，通窍开闭，六药合用，可助君药清热解毒、开窍醒神，共为臣药。

上述君臣药的结合应用，正如《温病条辩》所说"使邪火随诸香一齐俱散也"；朱砂，珍珠清热、镇心安神，定惊止搐；雄黄燥湿豁痰、解毒辟秽，共为佐药。蜂蜜和胃调中，为使药。诸药合用，苦寒清泄与芳香开窍并用，共奏清热解毒，镇惊开窍之功，善治热病，邪入心包，高热惊厥，神昏谵语；或中风昏迷及脑炎、脑膜炎、中毒性脑病、脑出血、败血症见上述证候者。

【功效】清热解毒，镇惊开窍。

【应用】热邪入心包所致神昏、中风、惊风。

1. 神昏　风温、春温、暑温疫毒，燔灼营血，内陷心包，风动痰生，上蒙清窍所致高热烦躁，神昏谵语，喉间痰鸣，惊厥抽搐，斑疹吐衄，舌绛苔焦，脉细数者。流行性脑脊髓膜炎、乙型脑炎、中毒性脑病、败血症见上述证候者。

2. 中风　痰火内盛，肝阳化风，风阳夹痰，上扰神明所致突然昏迷，不省人事，两拳握固，牙关紧闭，面赤气粗，口舌歪斜，喉间痰鸣漉漉，舌质红，苔黄腻，脉弦滑而数者。脑梗死、脑出血见上述证候者。

3. 惊风　小儿外感热病，热极生风，兼痰热内盛，闭塞神明所致的高热烦躁，头痛咳嗽，喉间痰鸣，神昏谵妄，惊厥抽搐，苔焦黄，脉弦数者。流行性脑脊髓膜炎、乙型脑炎见上述证候者。

此外，本品有用于颅脑损伤、重型肝炎、肺性脑病等引起的高热、神昏的报道。

【制法】以上十一味，珍珠水飞或粉碎成极细粉，朱砂、雄黄分别水飞成极细粉；黄连、黄芩、栀子、郁金粉碎成细粉；将牛黄、水牛角浓缩粉、麝香或人工麝香、冰片研细，与上述粉末配研，过筛，混匀，加适量炼蜜制成大蜜丸600丸或1200丸，或包金衣，即得黄橙色至红褐色的大蜜丸，除去金衣后显黄橙色至红褐色；气芳香浓郁，味微苦。

【剂型规格】大蜜丸，每丸重1.5g或3g。

【用法用量】口服。1次2丸（每丸重1.5g）或1次1丸（每丸重3g），1日1次；小儿3岁以内1次1/2丸（每丸重1.5g），或1次1/4丸（每丸重3g）；4~6岁1次1丸（每丸重1.5g），或1次1/2丸（每丸重3g），1日1次；或遵医嘱。

【其他剂型】本品还有片剂、散剂、栓剂等剂型。

【注意事项】寒闭神昏者不宜使用。本品含朱砂、雄黄，不宜过量、久服，肝肾功能不全者慎用。在治疗过程中如出现肢寒畏冷，面色苍白，冷汗不止，脉微欲绝。由窍闭证变为脱证时应立即停药。高热神昏、中风昏迷等口服本品困难者，当鼻饲给药。孕妇禁用。

【不良反应】不当使用安宫牛黄丸可致体温过低，亦有使用安宫牛黄丸引起汞毒性肾病或过敏等不良反应的报道。

【现代研究】本品主要有保护脑组织、镇静、解热、抗炎等作用。《中国药典》规定本品每丸含牛黄以胆红素（$C_{33}H_{36}N_4O_6$）计，不得少于9.3mg（规格1），不得少于18.5mg（规格2）。每丸含黄芩以黄芩苷（$C_{21}H_{18}O_{11}$）计，不得少于5.0mg（规格1），不得少于10.0mg（规格2）；含黄连以盐酸小檗碱（$C_{20}H_{17}NO_4 \cdot HCl$）计，不得少于2.3mg（规格1），不得少于4.5mg（规格2）。

【方歌】安宫牛黄开窍方，牛黄芩连朱雄黄，珍珠郁栀冰麝香，热闭心包此方良。

紫雪散

Zixue San《中国药典》2015 版一部

【处方】石膏 144g　北寒水石 144g　滑石 144g　磁石 144g　玄参 48g　木香 15g　沉香 15g　升麻 48g　甘草 24g　丁香 3g　芒硝（制）480g　硝石（精制）96g　水牛角浓缩粉 9g　羚羊角 4.5g　人工麝香 3.6g　朱砂 9g

【方义简释】方中水牛角浓缩粉清心凉血、解毒定惊；羚羊角清心、肝之火，凉血解毒，又能息风止痉；人工麝香开窍醒神，三药合用，则清心凉肝，开窍，息风止痉，共为君药。生石膏、北寒水石、滑石甘寒清热利尿，引热下行；玄参滋阴清热凉血，升麻清热解毒，透邪外达；五药合用，既助君药清热凉血解毒，又滋阴生津、透邪外达，共为臣药。朱砂、磁石清心重镇安神，潜阳止痉；木香、丁香、沉香行气宣通；芒硝，硝石泄热通便，釜底抽薪，使邪热从肠腑下泄；六药合用，既助君臣药镇惊安神，又行气护胃、泄热通便，故为佐药。使以甘草清热解毒，调和诸药。诸药合用，以奏清热开窍，止痉安神之功，善治热入心包、热动肝风证。

【功效】清热开窍，止痉安神。

【应用】热入心包、热动肝风所致高热、麻疹、血证。

1. 高热　外感热病，热入心包，热动肝风所致高热烦躁，神昏谵语，惊风抽搐，舌红，苔黄燥，脉数。脑炎、脑膜炎见上述证候者。

2. 麻疹　热毒内盛，疹色紫红，或透发不畅所致高热、喘促、昏迷者。麻疹见上述证候者。

3. 血证　热入营血，血溢络外所致斑疹，口鼻出血，舌红，脉数。

【制法】以上十六味，石膏、北寒水石、滑石、磁石砸成小块，加水煎煮三次，玄参、木香、沉香、升麻、甘草、丁香用石膏等煎液煎煮三次，合并煎液，滤过，滤液浓缩成膏；玄明粉、硝石粉碎，兑入膏中，混匀，干燥，粉碎成细粉；羚羊角锉研成细粉；朱砂水飞成极细粉；将水牛角浓缩粉、人工麝香研细，与上述粉末配研，过筛，混匀，即得棕红色至灰棕色的粉末；气芳香，味咸、微苦。

【剂型规格】散剂。每瓶 1.5g，或每袋 1.5g。

【用法用量】口服。1 次 1.5~3g，1 日 2 次；1 岁小儿 1 次 0.3g，5 岁以内小儿每增 1 岁递增 0.3g，1 日 1 次；5 岁以上小儿酌情服用。

【其他剂型】本品还有胶囊剂、颗粒剂等剂型。

【使用注意】孕妇禁用。虚风内动者不宜使用。因其含有毒的朱砂，故不宜过量或久服，肝肾功能不全者慎用。高热神昏口服本品困难者，可鼻饲给药，并采用综合治疗。

【不良反应】本品有服用过量可出现大汗、呕吐、肢冷、气促、心悸、眩晕等反应的报道。

【现代研究】本品主要有解热，抗惊厥，镇静，抗炎等作用。《中国药典》规定本品应符合散剂项下有关的各项规定。

【方歌】紫雪羚牛朱芒硝，磁硝寒水滑石膏，木麝丁沉升玄草，热盛动风此可疗。

NOTE

局方至宝散

Jufang ZhibaoSan《中国药典》2015 版一部

【处方】水牛角浓缩粉 200g　牛黄 50g　玳瑁 100g　人工麝香 10g　朱砂 100g　雄黄 100g　琥珀 100g　安息香 150g　冰片 10g

【方义简释】方中牛黄清热解毒，息风止痉，化痰开窍；麝香芳香开窍，共为君药。水牛角、玳瑁清热凉血，解毒定惊；冰片、安息香助麝香通窍开闭，共为臣药。朱砂、琥珀镇心定惊；雄黄解毒，共为佐药。诸药合用，共奏清热解毒，开窍镇惊之功。善治热病属热入心包、热盛动风，高烧惊厥，烦躁不安，神昏谵语，小儿急热惊风。

【功效】清热解毒，开窍镇惊。

【应用】热入心包、热盛动风所致热病神昏、小儿急惊风。

1. 热病神昏　温热病邪热炽盛，逆传心包，痰火蒙蔽清窍所致身热烦躁，呼吸气粗，神昏谵语，或昏聩不语，不知人事，舌红绛，脉细数者。流行性脑脊髓膜炎、流行性乙型脑炎、中毒性肝炎、肝昏迷见上述证候者。

2. 小儿急惊风　小儿外感热病，邪热炽盛，痰火上攻，内闭清窍所致高热发烦躁，头痛，咳嗽，面红气粗，喉间痰鸣，神昏，惊厥抽搐，舌质红苔黄腻，脉弦滑或滑数者。小儿高热惊厥见上述证候者。

【制法】以上九味，玳瑁、安息香、琥珀分别粉碎成细粉；朱砂、雄黄分别水飞成极细粉；将水牛角浓缩粉、牛黄、人工麝香、冰片研细，与上述粉末配研，过筛，即得橘黄色至浅褐色的粉末；气芳香浓郁，味微苦。

【剂型规格】散剂。每瓶装 2g，或每袋装 2g。

【用法用量】口服。1 次 2g，1 日 1 次；小儿 3 岁以内 1 次 0.5g，4~6 岁 1 次 1g；或遵医嘱。

【其他剂型】本品还有丸剂等剂型。

【使用注意】寒闭神昏者不宜使用；本品含有朱砂、雄黄，不宜久用，肝肾功能不全者慎用；本品在治疗过程中如出现肢寒畏冷，面色苍白，冷汗不止，脉微欲绝，由闭证变为脱证时，应立即停用；孕妇禁用。

【现代研究】本品主要有解热、镇静、镇痛、抗惊厥和抗炎等作用。《中国药典》规定本品每 1g 含牛黄以胆酸（$C_{24}H_{40}O_5$）计，不得少于 2.2mg，以胆红素（$C_{33}H_{36}N_4O_6$）计，不得少于 10.7mg。

【方歌】局方至宝用牛角，安息雄牛麝香琥，朱砂玳瑁冰片留，高热惊风自可流。

清开灵注射液

Qingkailing Zhusheye《中国药典》2015 版一部

【处方】胆酸　珍珠母（粉）　猪去氧胆酸　栀子　水牛角（粉）　板蓝根　黄芩苷　金银花

【方义简释】方中水牛角粉清热定惊，凉血解毒，为君药。胆酸、猪去氧胆酸清热解毒，息风止痉，开窍豁痰；栀子、板蓝根、黄芩苷、金银花清热解毒，燥湿泻火，共为臣药。佐以珍珠母清心肝之火而明目。诸药相合，共奏清热解毒，化痰通络，醒神开窍之功，善治热病神昏，中风偏瘫，神志不清。

【功效】清热解毒，化痰通络，醒神开窍。

【应用】热毒所致外感发热、中风。

1. 外感发热 外感温热邪毒所致高热烦躁，口渴饮冷，胸闷咳喘，痰多色黄，甚至神昏谵语，四肢抽搐，角弓反张，或斑疹，吐衄，舌绛苔黄，脉数。上呼吸道感染、肺炎、流脑、乙脑见上述证候者。

2. 中风 热毒内盛，痰阻清窍所致突然昏倒，不省人事，半身不遂，口舌歪斜，言语不利，牙关紧闭，面赤气粗，舌苔黄腻，脉弦滑。脑血栓形成、脑出血见上述证候者。

本品还有用于热毒内盛所致的肺性脑病、肝性脑病、胰腺炎的报道。

【制法】以上八味，板蓝根加水煎煮二次，每次 1 小时，合并煎液，滤过，滤液浓缩至200mL，加乙醇使含醇量达 60%，冷藏，滤过，滤液回收乙醇，加水，冷藏备用。栀子加水煎煮二次，第 1 次 1 小时，第二次 0.5 小时，合并煎液，滤过，滤液浓缩至 25mL，加乙醇使含醇量达 60%，冷藏，滤过，滤液回收乙醇，加水，冷藏备用。金银花加水煎煮二次，每次 0.5 小时，合并煎液，滤过，滤液浓缩至 60mL，加乙醇使含醇量达 75%，滤过，滤液调节 pH 值至8.0，冷藏，回收乙醇，再加乙醇使含醇量达 85%，冷藏，滤过，滤液回收乙醇，加水，冷藏备用。水牛角粉用氢氧化钡溶液、珍珠母粉用硫酸分别水解 7~9 小时，滤过，合并滤液，调节 pH 值至 3.5~4.0，滤过，滤液加乙醇使含醇量达 60%，冷藏，滤过，滤液回收乙醇，加水，冷藏备用。将栀子液、板蓝根液和水牛角、珍珠母水解混合液合并后，加到胆酸、猪去氧胆酸的 75%乙醇溶液中，混匀，加乙醇使含醇量达 75%，调节 pH 值至 7.0，冷藏，滤过，滤液回收乙醇，加水，冷藏备用。黄芩苷用注射用水溶解，调 pH 值至 7.5，加入金银花提取液，混匀，与上述各备用液合并，混匀，并加注射用水至 1000mL，再经活性炭处理后，冷藏，灌封，灭菌，即得棕黄色或棕红色的澄明液体。

【剂型规格】注射剂。每支装 2mL 或 10mL。

【用法用量】肌内注射。1 日 2~4mL。重症患者静脉滴注，1 日 20~40mL，以 10% 葡萄糖注射液 200mL 或氯化钠注射液 100mL 稀释后使用。

【其他剂型】本品还有口服液，丸剂（滴丸），片剂（分散片、泡腾片），胶囊剂（硬胶囊，软胶囊），颗粒剂等剂型。

【使用注意】孕妇禁用。有表证恶寒发热者、药物过敏史者慎用。如出现过敏反应应及时停药并做脱敏处理。久病体虚患者应慎用。如产生沉淀或浑浊时不得使用。如经 10%葡萄糖或氯化钠注射液稀释后，出现浑浊亦不得使用。清开灵注射液不能与硫酸庆大霉素、青霉素 G钾、肾上腺素、间羟胺、乳糖酸红霉素、多巴胺、山梗菜碱、硫酸美芬丁胺等药物配伍使用。清开灵注射液稀释以后，必须在 4 小时以内使用。注意输液滴速勿快，儿童以 20~40 滴/分为宜，成年人以 40~60 滴/分为宜。除按用法与用量中说明使用以外，还可用 5%葡萄糖注射液、氯化钠注射液按每 10mL 药液加入 100mL 溶液稀释后使用。

【不良反应】根据国家药品不良反应监测中心药品不良反应信息通报，本品不良反应以各种类型过敏反应为主，不良反应以首用即发型和速发型为主，其中严重过敏反应包括过敏性休克或致死、急性喉头水肿、过敏性哮喘、过敏性间质性肾炎。提示临床应用清开灵注射液时，医护人员应在给药后 30min 内对患者进行严密监护，特别是对有过敏史或（和）首次用药的患者，若出现皮肤瘙痒、心慌、胸闷、发绀等反应应立即停药并给予积极治疗。

【现代研究】本品具有解热，保护脑组织，抗肝、肾、肺损伤等作用。《中国药典》规定本品每 1mL 含胆酸（$C_{24}H_{40}O_5$）应为 $1.50 \sim 3.50$ mg；每 1mL 含猪去氧胆酸（$C_{24}H_{40}O_4$）应为 $1.00 \sim 3.20$mg；每 1mL 含栀子以栀子苷计（$C_{17}H_{24}O_{10}$）不得少于 0.10 mg。每 1mL 含黄芩苷（$C_{21}H_{18}O_{11}$）应为 $3.5 \sim 5.5$mg；每 1 mL 含总氮（N）应为 $2.2 \sim 3.0$ mg。

【方歌】清开灵口服液，二胆水牛栀子，芩银板蓝珠母粉，热病神昏醒窍灵。

第二节　温开类

温开类中成药主要具有温通开窍等作用，适用于寒湿痰浊之邪或秽浊之气蒙蔽心窍之寒闭证。症见突然昏倒，牙关紧闭、神昏不语，苔白脉迟等。其处方组成以苏合香、麝香、丁香、沉香等芳香开窍药为主，配伍沉香、丁香、檀香等辛温行气之品组成。代表成药如苏合香丸。

苏合香丸
Suhexiang Wan《中国药典》2015 版一部

【处方】苏合香 50g　安息香 100g　冰片 50g　水牛角浓缩粉 200g　人工麝香 75g　檀香 100g　沉香 100g　丁香 100g　香附 100g　木香 100g　乳香（制）100g　荜茇 100g　白术 100g　诃子肉 100g　朱砂 100g

【方义简释】方中苏合香、人工麝香、冰片、安息香芳香走窜，开窍醒神，辟秽化浊，为君药。沉香、檀香行气止痛，散寒化浊；木香、香附理气解郁，和胃止痛；乳香活血定痛；丁香、荜茇温中降逆，散寒止痛，共为臣药。白术燥湿化浊；朱砂镇静安神；水牛角浓缩粉凉血清心；诃子肉温涩敛气，可防诸药辛散太过、耗伤正气，共为佐药。诸药合用，共奏芳香开窍、行气止痛之功。善治痰迷心窍，昏迷，中风偏瘫，中暑，心胃气痛。

【功效】芳香开窍，行气止痛。

【应用】痰湿蒙塞心神所致中风寒闭；暑湿秽浊，蒙闭心包所致中暑；胸阳不振，痰瘀互阻，心脉不通所致胸痹；寒湿凝滞，气机不畅所致腹痛。

1. 中风寒闭　痰湿蒙塞心神所致。症见神昏不语，痰涎壅盛，面色苍白或晦暗，四肢不温，肢体不用或松懈瘫软，舌质淡，舌苔白腻，脉沉缓或细滑。急性性脑血管病见上述证候者。

2. 中暑　感受暑湿秽浊，蒙闭心包所致。症见突然神昏，不省人事，牙关紧闭，苔白，脉迟。

3. 胸痹　胸阳不振，痰瘀互阻，心脉不通所致。症见胸痛胸闷，气短喘促，舌质淡，舌苔白腻，脉滑。冠心病、心绞痛见上述证候者。

4. 腹痛　由于寒湿凝滞，气机不畅所致。症见脘腹冷痛，面色苍白，四肢不温等。

【制法】以上十五味，除苏合香、麝香、冰片、水牛角浓缩粉外，朱砂水飞成极细粉；其余安息香等十味粉碎成细粉；将人工麝香、冰片、水牛角浓缩粉研细，与上述粉末配研，过筛，混匀。再将苏合香炖化，加适量炼蜜与水制成水蜜丸960丸，低温干燥；或加适量炼蜜制成大蜜丸960丸，即得赭红色的水蜜丸或赭色的大蜜丸。气芳香，味微苦、辛。

【剂型规格】水蜜丸每丸重2.4g；大蜜丸每丸重3g。

【用法用量】口服。1次1丸，1日1~2次。

【使用注意】孕妇禁用。热病、脱证不宜使用。中风病正气不足者慎用，或配合扶正中药使用。因其含朱砂，且易耗伤正气，故不宜过量或长期服用，肝肾功能不全者慎用。急性脑血管病服用本品，应结合其他抢救措施；

【不良反应】偶见过敏性皮疹，但停药后自动消失。有过敏性休克和过量使用可中毒的报道。

【现代研究】主要有镇静，抗惊厥，解热，降压，提高耐缺氧能力等作用。《中国药典》规定本品每丸含冰片以龙脑（$C_{10}H_{18}O$）计，水蜜丸不得少于14.0 mg，大蜜丸不得少于10.0 mg；含丁香以丁香酚（$C_{10}H_{12}O_2$）计，水蜜丸不得少于5.0 mg，大蜜丸不得少于3.5 mg。

【方歌】苏合香丸麝香冰，荜菱乳木檀香丁，术沉诃朱附牛角，痰厥昏迷急用尝。

表13-1 其他开窍中成药

名称	组成	功能	主治	用法用量	使用注意
万氏牛黄清心丸	牛黄、朱砂、黄连、黄芩、栀子、郁金	清热解毒，镇惊安神	用于热入心包、热盛动风证，症见高热烦躁、神昏谵语，小儿高热惊厥	口服，小丸1次2丸，大丸1次1丸，1日2~3次	孕妇禁用，外感热病表证未解时慎用
安脑丸	人工牛黄、猪胆汁粉、朱砂、冰片、水牛角浓缩粉、珍珠、黄芩、黄连、栀子、雄黄、郁金、石膏、煅赭石、珍珠母、薄荷脑	清热解毒，醒脑安神，豁痰开窍，镇惊息风	用于高热神昏，烦躁谵语，抽搐惊厥，中风窍闭，头痛眩晕；高血压、脑中风见上述证候者	口服。小蜜丸1次3~6g，大蜜丸1次1~2丸。1日2次，小儿酌减，或遵医嘱	孕妇禁用

复习思考题

1. 简述开窍中成药的分类及主要适应病证。

2. 试述安宫牛黄丸、紫雪、清开灵注射液、苏合香丸的功效及临床应用。

3. 患者，女，58岁。因脑中风出血致失语4个月就诊，症见失语不言，头晕胀痛，高热谵语，舌红绛，脉数有力。中医辨证后处方为安宫牛黄丸。请结合安宫牛黄丸的功效、主治说明选药的是否合理？

第十四章 补益中成药

凡以补益药为主组成，具有滋养、补益人体气血阴阳不足的作用，常用以治疗虚证的成药，称为补益中成药。

虚证是指人体正气不足，脏腑功能衰退所产生的证候。临床表现为面色不华、精神疲惫、气短音低、自汗盗汗、头晕眼花、心悸失眠、饮食减少、舌质淡胖或瘦瘪、脉虚细无力等。因虚证有气虚、阳虚、血虚、阴虚、气血两虚、气阴两虚等区别，故本类成药常分为补气、补阳、补血、补阴、气血双补、气阴双补等类别。

补益中成药大多味甘滋腻，有助湿、滞邪以及妨碍脾胃运化之弊，故内有湿邪、痰饮、火热以及外感实邪者不宜使用。虚证为慢性病证，为保证补虚的药效，临床以丸剂、合剂（口服液）、颗粒剂、膏剂、酒剂为补益中成药的常用剂型。

现代研究表明补益中成药具有增强机体免疫能力、调节胃肠功能、改善内分泌、调节神经系统和心血管系统等作用。现代医学的慢性胃炎、慢性结肠炎、胃溃疡、手术后或病后体虚、重症肌无力、慢性肝炎、慢性肾炎、妇女月经不调等，临床上可结合辨证选用不同类型的补益中成药治疗。

第一节 补气类

补气类中成药主要具有补气健脾作用，适用于脾肺气虚证。脾气虚症见食欲不振、倦怠乏力、大便溏泄，甚或胃下垂、脱肛、子宫脱垂等。肺气虚症见少气懒言、语声低微、动则气促、汗出、面色㿠白、舌淡苔白、脉弱等。其组方组成以人参、党参、黄芪、白术、炙甘草等补气药为主。代表成药有四君子丸、参苓白术散、补中益气丸、启脾丸等。

四君子丸

Sijunzi Wan 《中国药典》2015 年版一部

【处方】党参 200g　炒白术 200g　茯苓 200g　炙甘草 100g

【方义简释】方中党参甘补性平，归脾、肺经，补脾益气，为君药。炒白术甘温苦燥，补气健脾，燥湿止泻；茯苓甘淡，渗湿健脾，与白术相须为用，增强健脾除湿之力，促进脾胃运化功能，助党参补脾益气，共为臣药。炙甘草甘温，补脾益气，调和诸药，为佐使。全方配伍，能益气健脾，故善治脾胃气虚所致胃纳不佳，食少便溏。

【功效】益气健脾。

【应用】脾胃气虚，胃纳不佳，食少便溏。

1. 脾胃气虚证　饮食劳倦所伤，脾失健运所致。症见胃纳不佳，神疲力乏，少气懒言，大便稀溏，舌淡苔白，脉虚弱。慢性胃炎、慢性疲劳综合征见上述征候者。

2. 泄泻　脾胃气虚所致。症见大便溏泄，食少纳呆，脘腹胀闷，倦怠乏力，面色萎黄，舌淡苔白，脉细弱。慢性腹泻见上述证候者。

【制法】以上四味，粉碎成细粉，过筛，混匀。另取生姜 50g、大枣 100g，分次加水煎煮，滤过。取上述粉末，用煎液泛丸，干燥，即得棕色的水丸。味微甜。

【剂型规格】水丸，每袋重 6g。

【用法用量】口服。1 次 3~6g，1 日 3 次。

【其他剂型】本品还有颗粒剂、合剂、袋泡剂、胶囊等剂型。

【使用注意】阴虚或实热证者慎用。服药期间忌食辛辣、油腻、生冷食物。

【现代研究】本品主要有调节胃肠运动、促进消化吸收、促进代谢、提高免疫功能、抗肿瘤与抗突变等作用。《中国药典》规定本品每 1g 含甘草以甘草酸（$C_{42}H_{62}O_{16}$）计，不得少于 1.5mg。

【方歌】四君子丸中和义，参术茯苓甘草比，益气健脾基础剂，脾胃气虚总相宜。

补中益气丸

Buzhong Yiqi Wan《中国药典》2015 年版一部

【处方】炙黄芪 200g　炙甘草 100g　当归 60g　柴胡 60g　党参 60g　炒白术 60g　升麻 60g　陈皮 60g

【方义简释】方中炙黄芪甘温，健脾益气，升阳举陷，为君药。党参、白术、炙甘草补中益气，健脾和胃，与黄芪合用，增强补中益气之功，为臣药。气虚日久，营血亏虚，故取当归养血和血，助党参、黄芪补气养血；陈皮理气和胃，使补而不滞；并以少量升麻、柴胡升阳举陷，辅助君药升提下陷之气，为佐药。炙甘草又可调和诸药，兼为使药。全方配伍，既能补中益气，又能升阳举陷，故善治脾胃虚弱、中气下陷所致的泄泻、脱肛、阴挺，症见体倦乏力、食少腹胀、便溏久泻、肛门下坠或脱肛、子宫脱垂。

【功效】补中益气，升阳举陷。

【应用】脾胃虚弱、中气下陷所致泄泻、脱肛、阴挺。

1. 泄泻　脾胃虚弱，中气下陷所致。症见大便溏泻，久泻不止，水谷不化，稍进油腻等不易消化之物，则大便次数增多，气短，肢倦乏力，纳食减少，脘腹胀闷，面色萎黄，舌苔淡白，脉细弱。慢性肠炎、慢性结肠炎、术后胃肠功能紊乱见上述证候者。

2. 脱肛　脾胃虚弱、中气下陷所致。症见肛门下坠或脱出，劳累、增加腹压、咳嗽等均可脱出，伴面色苍白，唇淡，气短，倦怠乏力，腹胀腹痛，舌淡少苔，脉虚无力。

3. 阴挺　脾胃虚弱、中气下陷所致。症见自觉阴道有块状物脱出，阴道坠胀，活动或体力劳动时加重，白带增多，质稀色白，伴精神疲倦，面色苍白无华，四肢无力，心悸，气短，小腹下坠，舌淡苔薄白，脉细弱。子宫脱垂或阴道脱垂见上述证候者。

此外，本品还有治疗胃下垂、消化性溃疡、慢性胃炎、上睑下垂、餐后低血压、头痛、眩

NOTE

晕症、排尿晕厥、多汗症、尿潴留等报道。

【制法】以上八味，粉碎成细粉，过筛，混匀。另取生姜 20g、大枣 40g，加水煎煮二次，滤过，滤液浓缩。每 100g 粉末加炼蜜 100~120g 及生姜和大枣的浓缩煎液制成小蜜丸；或每 100g 粉末加炼蜜 100~120g 制成大蜜丸，即得棕褐色至黑褐色的小蜜丸或大蜜丸。味微甜、微苦、辛。

【剂型规格】小蜜丸；大蜜丸，每丸重 9g。

【用法用量】口服。小蜜丸 1 次 9g，大蜜丸 1 次 1 丸；1 日 2~3 次。

【其他剂型】本品还有膏剂、合剂、口服液、颗粒剂、片剂等剂型。

【使用注意】阴虚内热者慎用。不宜与感冒药同时使用。服药期间忌食生冷、油腻、不易消化食物。

【现代研究】本品主要有调节胃肠运动、抗胃溃疡、调节消化液分泌、促进小肠吸收、增强免疫功能、升高血压、调节心率、兴奋子宫、抗肿瘤、抗突变、调节代谢、调节内分泌、抗应激等作用。《中国药典》规定本品含炙黄芪以黄芪甲苷（$C_{41}H_{68}O_{14}$），小蜜丸每 1g 不得少于 0.20mg；大蜜丸每丸不得少于 1.80mg。

【方歌】补中益气芪术陈，升柴参草当归身，劳倦内伤功独擅，气虚下陷亦堪珍。

参苓白术丸

Shenling Baizhu Wan《中国药典》2015 年版一部

【处方】人参 100g　茯苓 100g　麸炒白术 100g　山药 100g　炒白扁豆 75g　莲子 50g　麸炒薏苡仁 75g　砂仁 50g　桔梗 50g　甘草 100g

【方义简释】方中人参甘苦微温，入脾肺二经，擅补脾肺之气；白术甘温而燥，既益气补虚，又健脾燥湿；茯苓甘淡，为利水渗湿，健脾助运之要药，三药合用，益气健脾，共为君药。山药甘平，补脾胃而益肺肾；莲子甘平而涩，既能补益脾胃，又可涩肠止泻，二药助人参、白术以健脾益气，兼以厚肠止泻；白扁豆甘平微温，补脾化湿；薏苡仁甘淡微寒，健脾利湿，二药助白术、茯苓以健脾助运，渗湿止泻，四药共为臣药。砂仁辛温芳香，化湿醒脾，行气和胃，桔梗辛苦而平，可开提肺气，宣肺化痰止咳，二药为佐药。炙甘草益气和中，润肺止咳，调和诸药，为使药。全方配伍，既能补脾胃，又能益肺气，故善治脾胃虚弱所致食少便溏，气短咳嗽，肢倦乏力。

【功效】补脾胃，益肺气。

【应用】脾胃虚弱所致泄泻、厌食。

1. 泄泻　脾胃气虚，运化失常所致。症见大便溏泻，饮食不消；或大便次数增多，或大便稀薄，脘腹胀闷不舒，纳食减少，或咳嗽无力，痰白清稀，面色萎黄，肢倦乏力，舌淡苔白腻，脉濡而弱。慢性结肠炎、肠易激综合征、胃肠功能紊乱、消化不良、放射性直肠炎见上述证候者。

2. 厌食　脾胃气虚，升降失司所致。症见厌食或拒食，纳呆腹胀，面色萎黄，乏力，自汗，精神欠佳，肌肉不实，或形体羸瘦，大便溏薄，舌淡苔腻，脉无力。小儿厌食症、消化不良、小儿缺锌症、神经性厌食见上述证候者。

3. 水肿 脾肺气虚，运化失常，水湿停留所致。症见肢体浮肿，面色萎黄或面白虚浮，神疲乏力，食少纳呆，脘腹胀闷，大便溏薄，舌淡胖有齿痕，苔薄白或白腻，脉细弱。功能性水肿见上述证候者。

4. 咳嗽 脾肺气虚，夹湿生痰所致。症见咳嗽气短，痰白量多，咳声重浊，因痰而嗽，痰出咳平，进甘甜油腻食物加重，胸闷脘痞，呕恶食少，体倦乏力，大便时溏，舌苔白腻，脉濡滑。小儿肺炎或肺门淋巴结核、支气管哮喘、肺气肿、慢性肺心病、老年慢性呼吸道感染见上述证候者。

【制法】以上十味，粉碎成细粉，过筛，混匀，用水泛丸，干燥，即得黄色至黄棕色的水丸。气香，味甜。

【剂型规格】水丸，每 100 粒重 6g。

【用法用量】口服。1 次 6g，1 日 3 次。

【其他剂型】本品还有散剂、颗粒剂、胶囊剂、口服液等剂型。

【使用注意】湿热内蕴所致泄泻、厌食、水肿及痰火咳嗽者不宜用。泄泻兼有大便不畅者不宜用。孕妇慎用。宜饭前服用。服药期间忌食荤腥油腻，不易消化食物。忌恼怒、忧郁、劳累过度，保持心情舒畅。

【现代研究】本品主要有调节肠胃运动、抗应激、调节免疫功能、降血脂等作用。《中国药典》规定本品每 1g 含甘草以甘草酸（$C_{42}H_{62}O_{16}$）计，不得少于 2.3mg。

【方歌】参苓白术扁豆草，莲子山药砂苡仁，桔梗上浮兼保肺，枣汤调服益脾肺。

启脾丸

Qipi Wan《中国药典》2015 年版一部

【处方】人参 100g　麸炒白术 100g　茯苓 100g　甘草 50g　陈皮 50g　莲子（炒）100g　山药 100g　六神曲（炒）80g　炒山楂 50g　泽泻 50g　炒麦芽 50g

【方义简释】方中人参甘温，大补元气，补脾益胃；白术甘温微苦，健脾益气、燥湿和中，共为君药。茯苓甘淡健脾渗湿，山药、莲子健脾止泻，同为臣药。陈皮理气和胃而健脾，山楂消积散瘀，治肉食积滞；六神曲消食和中，健脾和胃；麦芽开胃消食，治面食积滞；泽泻利水渗湿，以治泄泻，共为佐药。甘草助人参、白术、茯苓益气健脾养胃，兼能调和诸药，为使药。全方配伍，寓消于补，健脾和胃，故善治脾胃虚弱所致消化不良、腹胀便溏。

【功效】健脾和胃。

【应用】脾胃虚弱所致食滞、厌食、疳积、泄泻。

1. 食滞、厌食 脾胃虚弱，水谷不运，饮食不消所致。症见食欲不振，食量减少，厌食或拒食，面色萎黄，倦怠乏力，腹胀，便溏，或宿食不消，形体消瘦，舌淡苔薄白，脉无力。小儿厌食症、消化不良、慢性胃炎、慢性肠炎见上述证候者。

2. 疳积 脾胃虚弱，运化失职，气血失养所致。症见形体干瘦，面色萎黄，毛发焦枯，精神萎靡，纳食减少，食后不消，腹胀大，大便溏薄或不调，舌淡苔薄白，脉无力。营养不良、慢性消化不良、寄生虫病见上述证候者。

3. 泄泻 脾胃虚弱，水湿不运所致。症见泄泻时作，大便溏薄，脘腹痞胀，饮食不消，食欲不振，舌淡苔薄腻，脉弱无力。小儿腹泻、消化不良、慢性肠炎见上述证候者。

【制法】以上十一味，粉碎成细粉，过筛，混匀。每100g粉末加炼蜜120~140g制成小蜜丸或大蜜丸，即得棕色的小蜜丸或大蜜丸。味甜。

【剂型规格】小蜜丸，每100丸重20g；大蜜丸每丸重3g。

【用法用量】口服。小蜜丸1次3g（15丸），大蜜丸1次1丸，1日2~3次；3岁以内小儿酌减。

【其他剂型】本品还有颗粒剂、口服液等剂型。

【使用注意】湿热泄泻不宜使用。忌食生冷、油腻、不易消化食物。建立良好饮食习惯，防止偏食。

【现代研究】本品主要有调节肠胃运动、调节免疫功能等作用。《中国药典》规定本品含甘草以甘草酸（$C_{42}H_{62}O_{16}$）计，小蜜丸每1g不得少于0.43mg，大蜜丸每丸不得少于1.3mg。

【方歌】启脾原是四君子，陈皮莲子山药曲。山楂泽泻炒麦芽，健脾和胃又除湿。

第二节　补阳类

补阳类中成药主要具有温中散寒、兼顾脾胃、壮阳作用，适用于阳虚证。肾阳虚症见腰膝酸软而痛；男子阳痿早泄，女子宫寒不孕；畏寒肢冷，浮肿，腰以下为甚，下肢为甚；面色白，头目眩晕；面色黧黑无泽、小便频数，清长，夜尿多；舌淡胖苔白，脉沉迟。脾阳虚症见食欲减退、腹胀、胃痛而喜温喜按、四肢不温、大便稀溏，或四肢浮肿、畏寒喜暖、小便清长或不利，妇女白带清稀而多，舌淡胖嫩，舌苔白润，脉沉迟等。心阳虚症见心悸怔忡、心胸闷痛。脾阳虚症见虚劳、泄泻、痢疾、水肿、鼓胀、肾风，以及西医的慢性肠胃炎、慢性肾炎、慢性肾功能衰竭等。其处方组成以附子、肉桂、干姜、鹿茸、熟地黄、山药、菟丝子等温热药为主。代表成药有桂附地黄丸、右归丸、济生肾气丸、金匮肾气丸（片）、四神丸（片）等。

桂附地黄丸

Guifu Dihuang Wan《中国药典》2015年版一部

【处方】肉桂20g　附子（制）20g　熟地黄160g　酒萸肉80g　牡丹皮60g　山药80g　茯苓60g　泽泻60g

【方义简释】方中肉桂、制附子辛甘大热，温补肾阳，益火之源，蒸腾气化，相须为用，故为君药。熟地黄补血滋阴；酒萸肉既温补肾阳，又益肝肾之阴；山药益气健脾补肾，培补肺气，三药肝脾肾三阴并补，又可收阴生阳长之效，共为臣药。茯苓健脾补中，利水渗湿，助山药健脾；泽泻利水渗湿，清理下焦湿热，防熟地滋腻；牡丹皮清泻相火，并制酒萸肉之温涩。三药甘淡寒凉，与君药相反相成，为佐药。全方配伍，温补肾阳，故善治肾阳不足所致的腰膝痠冷、肢体浮肿、小便不利或反多、痰饮咳喘、消渴等。

【功效】温补肾阳。

【应用】肾阳不足所致腰痛、水肿、喘咳、消渴。

1. 腰痛 肾阳亏虚，腰府失养所致。症见腰膝痠软，畏寒怕冷，四肢欠温，少气乏力，夜尿频多，舌淡，脉沉细。腰肌劳损见上述证候者。

2. 水肿 肾阳衰弱，不能温化水湿所致。症见面浮身肿，腰以下尤甚，按之凹陷不起，心悸，气促，畏寒神疲，腰部痠胀，小便不利，舌淡，脉沉细。

3. 喘咳 肾阳不足，摄纳无权所致。症见喘促日久，气息短促，呼多吸少，动则喘甚，气不得续，咳嗽时轻时重，常因咳甚而尿出，面青，肢冷，或尿后余沥，脉微细或沉弱。慢性支气管炎见上述证候者。

4. 消渴 肾阳不足，气化不利所致。症见小便频数，腰膝痠软，四肢欠温，畏寒怕冷，神倦乏力，耳轮干枯，舌淡苔白，脉沉细。2 型糖尿病见上述证候者。

【制法】 以上八味，粉碎成细粉，过筛，混匀。每 100g 粉末用炼蜜 35～50g，加适量的水泛丸，干燥，制成水蜜丸；或加炼蜜 80～110g 制成小蜜丸或大蜜丸，即得黑棕色的水蜜丸、黑褐色的小蜜丸或大蜜丸。味甜而带酸、辛。

【剂型规格】 水蜜丸；小蜜丸；大蜜丸，每丸重 9g。

【用法用量】 口服。水蜜丸 1 次 6g，小蜜丸 1 次 9g，大蜜丸 1 次 1 丸；1 日 2 次。

【其他剂型】 本品还有滴丸、胶囊剂、口服液、颗粒剂、片剂等剂型。

【使用注意】 肺热津伤、胃热炽盛、阴虚内热消渴者慎用。治疗期间宜节制房事。本品药性温热，中病即止，不可过量服用。孕妇慎用。本品含附子有毒，不可过量、久服。服药期间忌食生冷、油腻食物。

【现代研究】 本品主要有抗实验性肾病、降血糖、抗肺纤维化等作用。《中国药典》规定本品含牡丹皮以丹皮酚（$C_9H_{10}O_3$）计，水蜜丸每 1g 不得少于 0.80mg；小蜜丸每 1g 不得少于 0.60mg；大蜜丸每丸不得少于 5.40mg。

【方歌】 大热桂附助阳火，熟地萸肉并补阴，苓泽丹皮利清寒，补中寓泄治肾虚。

右归丸

Yougui Wan 《中国药典》2015 年版一部

【处方】 熟地黄 240g　肉桂 60g　酒萸肉 90g　鹿角胶 120g　当归 90g　炮附片 60g　山药 120g　菟丝子 120g　枸杞子 120g　盐杜仲 120g

【方义简释】 方中肉桂、炮附片辛甘、大热，温补肾阳命门，肉桂还叫散寒止痛，引火归元；鹿角胶壮肾阳，益精血，三药配合，温补肾阳，填精益髓，故共为君药。杜仲甘温，补肝肾、强腰膝；菟丝子、酒萸肉既补肾阳、又能固精止遗；重用熟地黄补血滋阴、益精填髓；枸杞子滋阴补肾、益精补血，此六药合用，阴阳双补，侧重阴中求阳，共为臣药。当归补血活血，散寒止痛；山药益气健脾补肾，为佐药。全方配伍，既能温补肾阳，又兼填精止遗，故善治肾阳不足命门火衰所致腰膝痠软，阳痿遗精，泄泻。

【功效】 温补肾阳，填精止遗。

【应用】 肾阳不足、命门火衰所致腰痛、阳痿、遗精、泄泻。

1. 腰痛 肾阳亏虚，肾精不足，腰府不得温煦濡养所致。症见腰膝痠痛，下肢痿软，畏寒怕冷，四肢欠温，少气乏力，夜尿频多，舌淡，脉沉细。慢性腰肌劳损见上述证候者。

2. 阳痿 命门火衰，肾阳不足所致。症见阳事不举，精薄清冷，头晕，耳鸣，面色苍白，精神萎靡，腰膝痠软，畏寒肢冷，舌苔淡白，脉沉细。

3. 遗精 肾阳亏虚，精关不固所致。症见梦遗日久，或滑精，或余沥不尽，形寒肢冷，舌淡嫩有齿痕，苔白滑，脉沉细。

4. 泄泻 命门火衰、脾失温煦所致。症见黎明前脐腹作痛，肠鸣即泻，形寒肢冷，腰膝痠软，舌淡苔白，脉沉细。慢性结肠炎见上述证候者。

【制法】 以上十味，除鹿角胶外，熟地黄等九味粉碎成细粉，过筛，混匀。鹿角胶加白酒炖化。每100g粉末加炼蜜60~80g与炖化的鹿角胶，制成小蜜丸或大蜜丸，即得黑色的小蜜丸或大蜜丸。味甜、微苦。

【剂型规格】 小蜜丸，每10丸重1.8g；大蜜丸，每丸重9g。

【用法用量】 口服。小蜜丸1次9g，大蜜丸1次1丸；1日3次。

【其他剂型】 本品还有胶囊剂等剂型。

【使用注意】 阴虚火旺、心肾不交、湿热下注而扰动精室者慎用。湿热下注所致阳痿者慎用。暑湿、湿热、食滞伤胃和肝气乘脾所致泄泻者慎用。方中含肉桂、附子大温大热之品，不宜过量服用。服药期间忌生冷饮食，慎房事。孕妇慎用。

【现代研究】 本品主要有抗实验性肾阳虚证、增强造血功能等作用。《中国药典》规定本品含酒萸肉以马钱苷（$C_{17}H_{26}O_{10}$）计，小蜜丸每1g不得少于0.20mg，大蜜丸每丸不得少于1.80mg。

【方歌】 右归丸中地附桂，山药萸枸杞归，杜仲鹿胶菟丝子，阴中求阳此方魁。

济生肾气丸

Jisheng Shenqi Wan 《中国药典》2015年版一部

【处方】 肉桂20g　附子（制）20g　牛膝40g　熟地黄160g　山茱萸（制）80g　山药80g　茯苓120g　泽泻60g　车前子40g　牡丹皮60g

【方义简释】 方中肉桂、附子辛甘、大热，温补肾阳，益火之源，相须为用，增强肾阳气化功能；牛膝苦酸平，补肝肾，利尿通淋，三药配伍，温阳化气利水，针对病机主病，为君药。熟地黄补血滋阴；山茱萸既温补肾阳，又益肝肾之阴；山药益气健脾补肾，培补肺气；三药肝脾肾三阴并补，可收阴生阳长之效，共为臣药。茯苓健脾补中，利水渗湿，助山药健脾；泽泻、车前子利水渗湿，清利下焦湿热，防熟地滋腻；牡丹皮泻相火。四药甘淡寒凉，与君药相反相成，用为佐药。全方配伍，既能温肾化气，又兼利水消肿，故善治肾阳不足、水饮内停所致的肾虚水肿、腰膝瘦重、痰饮咳喘。

【功效】 温肾化气、利水消肿。

【应用】 肾阳不足、水湿内停所致水肿、腰痛、咳喘。

1. 水肿 肾阳衰弱，气化不利所致。症见面浮身肿，腰以下尤甚，按之凹陷不起，心悸，气促，畏寒，神疲、腰部痠胀，小便不利，舌淡，脉沉细。慢性肾炎见上述证候者。

2. 腰痛 肾阳亏虚、腰府失养所致。症见腰膝痠软，畏寒，四肢欠温，少气乏力，夜尿频多，舌淡，脉沉细。腰肌劳损见上述证候者。

3. 喘嗽 肾阳不足，摄纳无权所致。症见喘促日久，气息短促，呼多吸少，动则喘甚，气不得续，咳嗽时轻时重，常因咳甚而尿出，或尿后余沥，面青肢冷，脉微细或细弱。慢性气管炎见上述证候者。

【制法】以上十味，粉碎成细粉，过筛，混匀。每100g粉末用炼蜜35~50g加适量的水泛丸，干燥，制成水蜜丸；或加炼蜜90~110g制成小蜜丸或大蜜丸。即得棕褐色至黑褐色的水蜜丸、小蜜丸或大蜜丸。味酸而微甘、苦。

【剂型规格】水蜜丸；小蜜丸；大蜜丸，每丸重9g。

【用法用量】口服。水蜜丸1次6g，小蜜丸1次9g，大蜜丸1次1丸，1日2~3次。

【其他剂型】本品还有片剂等剂型。

【使用注意】湿热壅盛、风水泛滥水肿者慎用。孕妇慎用。本品含附子有毒，不可过量或久服。服药期间饮食宜清淡，宜低盐饮食。本品含钾量高，与保钾利尿药螺内酯、氨苯蝶啶合用时，应防止高血钾症；避免与磺胺类药物同时使用。

【不良反应】有文献报道，约5.7%的患者服药后可出现恶心等消化道不适症状，经减量后症状消失。

【现代研究】本品主要有抗实验性肾炎、抑制膀胱收缩等作用。《中国药典》规定本品每1g含牡丹皮以丹皮酚（$C_9H_{10}O_3$）计，水蜜丸每1g不得少于0.58mg；小蜜丸每1g不得少于0.42mg；大蜜丸不得少于3.8mg；本品含山茱萸以莫诺苷（$C_{17}H_{26}O_{11}$）和马钱苷（$C_{17}H_{26}O_{10}$）的总量计，水蜜丸每1g不得少于0.9mg，小蜜丸每1g不得少于0.63mg，大蜜丸每丸不得少于5.7mg。

【方歌】济生肾气补阳虚，地黄山药及茱萸，苓泽丹皮合桂附，水中生火在温煦；济生加入车牛膝，通调水道肿胀祛。

五子衍宗丸

Wuzi Yanzong Wan 《中国药典》2015年版一部

【处方】枸杞子400g 覆盆子200g 菟丝子（炒）400g 五味子（蒸）50g 盐车前子100g

【方义简释】方中枸杞子平补阴阳，益肾填精，为君药。菟丝子既可益阴，又可扶阳，温而不燥，补而不滞；覆盆子、五味子滋阴固肾，涩精止遗，共为臣药。车前子利水，泄肾中虚火，为佐药。全方配伍，补肾益精，故善治肾虚精亏所致的阳痿不育、遗精早泄、腰痛、尿后余沥。

【功效】补肾益精。

【应用】肾虚精亏所致阳痿、不育、遗精、早泄、腰痛。

1. 阳痿 肾虚精亏，宗筋失养所致。症见阳痿，头晕目眩，精神萎靡，腰膝痠软，舌淡苔白，脉沉细弱。性功能障碍见上述证候者。

2. 不育 肾虚精亏，宗筋弛纵所致。症见婚后不育，性欲低下，阳痿，早泄，精液稀薄，腰膝痠软，神疲乏力，舌淡，脉沉细。男子不育症见上述证候者。

3. 遗精 肾虚精关不固所致。症见梦遗，滑精，伴头晕，腰痠，肢体倦怠，舌淡，脉沉细弱。性功能障碍见上述证候者。

4. 早泄 肾虚精亏，精关不固所致。症见早泄，神疲体倦，腰膝痠痛，舌淡，脉沉细无

NOTE

力；性功能障碍见上述证候者。

5. 腰痛 肾虚精亏，腰府失养所致。症见腰背痠痛，身倦乏力，小便余沥不尽，舌淡，脉沉细。腰肌劳损见上述证候者。

【制法】以上五味，粉碎成细粉，过筛，混匀。每 100g 粉末用炼蜜 35~50g 和适量的水制丸，干燥；或加炼蜜 80~90g，即得棕褐色的水蜜丸、棕黑色的小蜜丸或大蜜丸。味甜、酸、微苦。

【剂型规格】水蜜丸；小蜜丸；大蜜丸，每丸重 9g。

【用法用量】口服。水蜜丸 1 次 6g，小蜜丸 1 次 9g，大蜜丸 1 次 1 丸；1 日 2 次。

【其他剂型】本品还有片剂、滴丸、分散片、胶囊剂、颗粒剂、口服液及软胶囊等剂型。

【使用注意】感冒者慎用。服药期间忌食生冷、辛辣食物，节制房事。

【现代研究】本品主要有提高性功能、降血糖、降血脂、抗骨质疏松等作用。《中国药典》规定本品含菟丝子以金丝桃苷（$C_{21}H_{20}O_{12}$）计，水蜜丸每 1g 不得少于 0.20mg；小蜜丸每 1g 不得少于 0.15mg；大蜜丸每丸不得少于 1.4mg。含五味子以五味子醇甲（$C_{24}H_{32}O_7$）计，水蜜丸每 1g 不得少于 0.10mg；小蜜丸每 1g 不得少于 75μg；大蜜丸每丸不得少于 0.70mg。

【方歌】五子衍宗枸杞子，覆盆菟车五味子，精气虚寒命火衰，传代衍宗此方治。

第三节　补血类

补血类中成药具有补血养血的作用，适用于血虚证。症见心悸，失眠，头晕，目眩，脱发，面色苍白，爪甲不华，形体消瘦，大便难解，妇女月经量少或经闭，舌质淡白，脉细等。其处方组成以熟地黄、白芍、当归等补益气血药为主。代表成药有当归补血口服液、四物合剂等。

当归补血口服液
Danggui Buxue Koufuye《中国药典》2015 版一部

【处方】当归 132g　黄芪 330g

【方义简释】方中黄芪，大补脾肺之气，以资气血生化之源；当归益血和营，使阳生阴长，气旺血生。法"有形之血不能自生，生于无形之气"之理。全方配伍，补养气血，故善治气血两虚所致气短乏力、面色苍白、头晕目眩、心悸、失眠健忘。

【功效】补养气血。

【应用】气血两虚证之眩晕、心悸、失眠。

1. 气血两虚证 久病不愈，耗伤气血；或脾胃虚弱，气血化源不足所致。症见气短乏力，四肢倦怠，面色萎黄或苍白，头晕目眩，失眠，健忘，舌淡苔薄，脉细弱。贫血见上述证候者。

2. 眩晕 气血亏虚，不能荣养清窍所致。症见眩晕，动则加剧，面色㿠白，神疲乏力，少寐，舌淡苔薄白，脉细弱。各类贫血见上述证候者。

3. 心悸　气血亏虚，心神失养所致。症见心悸，气短，面色无华，神疲乏力，纳呆食少，舌质淡，脉细弱。神经衰弱见上述证候者。

4. 失眠　气血耗伤，心失所养，心神不安所致。症见多梦易醒，健忘，神疲，食少，四肢倦怠，面色少华，舌质淡，脉细弱。神经衰弱见上述证候者。

【制法】以上二味，当归加水蒸馏，分别收集蒸馏液和蒸馏后的水溶液（另器贮存）；药渣与黄芪加水煎煮三次，煎液滤过，滤液与当归蒸馏后的水溶液合并，浓缩至相对密度为 1.14～1.16（60℃），加乙醇使含醇量达 70%，静置 24 小时，取上清液，回收乙醇至相对密度为 1.05～1.07（65℃），加蔗糖 150g、山梨酸 1.5g 及水适量，搅拌使溶解，加入上述蒸馏液及水至 1000mL，搅匀，滤过，灌装，灭菌，即得棕黄色至黄棕色的液体。气香，味甜、微辛。

【剂型规格】口服液，每支装 10mL。

【用法用量】口服。1 次 10mL，1 日 2 次。

【其他剂型】本品还有丸剂、滴丸剂及胶囊剂等剂型。

【使用注意】感冒、阴虚火旺者慎用。服药期间宜食清淡易消化食物，忌食辛辣、油腻、生冷食物。用于治疗失眠时，睡前不宜喝茶和咖啡。

【现代研究】本品主要有抗贫血、增强免疫功能、保护心肌、抗肝损伤、抗肿瘤等作用。《中国药典》规定本品每 1mL 含黄芪以黄芪甲苷（$C_{41}H_{68}O_{14}$）计，不得少于 0.11mg。

【方歌】气血两虚面无色，头晕目眩爪不华，当归补血配黄芪，养气补血温通脉。

四物合剂

Siwu Heji《中国药典》2015 年版一部

【处方】当归 250g　川芎 250g　白芍 250g　熟地黄 250g

【方义简释】方中熟地黄善于补血滋阴，填精益髓，为滋阴补血之要药，故为君药。当归善补血活血、调经止痛，既助熟地补血，又行经脉之滞，故为臣药。白芍善养血柔肝、缓急止痛，与熟地黄、当归同用，则养血滋阴、和营补虚之力更著；川芎活血行气止痛，与当归同用，能活血行滞、调经止痛，共为佐药。全方配伍，补中兼行，补血不滞血，行血不破血，共奏补血调经之功，治血虚所致的面色萎黄、头晕眼花、心悸气短及月经不调。

【功效】养血调经。

【应用】

血虚　由失血过多，或久病阴血虚耗，或脾胃功能失常，水谷精微不能化生血液等所致。症见头晕神疲，面色少华，唇甲淡白。血液生成不足或血的濡养功能减退或血质失常症状见上述征候者。

【制法】以上四味，当归和川芎冷浸 0.5 小时，用水蒸气蒸馏，蒸馏后的水溶液另器保存，药渣与白芍、熟地黄加水煎煮三次，合并煎液，滤过，滤液与上述水溶液合并，浓缩至清膏，加入乙醇，静置 24 小时，滤过，回收乙醇，浓缩至稠膏，加入上述蒸馏液、苯甲酸钠 3g 及蔗糖 35g，加水滤过，灌封、灭菌，即得棕红色至棕褐色的液体。气芳香，味微苦、微甜。

【剂型规格】合剂。每支装 10mL，或每瓶装 100mL。

【用法用量】口服。1 次 10~15mL，1 日 3 次。

【使用注意】阴虚发热、血崩气脱之证不宜服用。

【现代研究】本品主要有促进造血功能、增强免疫功能、改善微循环等作用。《中国药典》规定本品每 1mL 含白芍以芍药苷（$C_{23}H_{28}O_{11}$）计，不得少于 1.6mg。

【方歌】四物熟地归芍芎，补血调血此方宗，营血虚滞诸多症，加减运用贵变通。

第四节　补阴类

补阴类中成药主要具有补益心、肝、脾、肺、肾之阴的作用，适用于阴虚证。症见肢体消瘦，头晕耳鸣，潮热颧红，五心烦热，盗汗失眠，腰酸遗精，骨蒸盗汗，咳嗽咯血，口燥咽干，舌红少苔、脉细数等。其组方以麦冬、石斛、黄精、枸杞子、南沙参等补阴药为主。代表成药有六味地黄丸、左归丸、河车大造丸、知柏地黄丸、玉泉丸、二至丸等。

六味地黄丸
Liuwei Dihuang Wan 《中国药典》2015 年版一部

【处方】熟地黄 160g　酒萸肉 80g　牡丹皮 60g　山药 80g　茯苓 60g　泽泻 60g

【方义解释】方中重用熟地黄滋阴补肾，填精益髓生血，为君药。酒萸肉补益肝肾，并能涩精；山药补养脾阴而补肾固精，共为臣药。三药相伍，滋补肝脾肾，即所谓"三阴并补"，以补肾阴为主。泽泻利湿泄热而降肾浊，并能减轻熟地黄之滋腻；茯苓淡渗脾湿，并助山药之健运而祛湿；丹皮清泄相火，并制山茱萸之温，共为佐药。此三药合用，即所谓"三泻"，泻湿浊而降相火。全方配伍，补泻兼施，共奏滋阴补肾之功，故善治肾阴亏损所致眩晕，耳鸣，骨蒸潮热，盗汗，遗精，消渴。

【功效】滋阴补肾。

【应用】肾阴亏损所致眩晕，耳鸣，发热，盗汗，遗精，消渴。

1. 眩晕　先天肾阴不充，或年老肾亏，或久病伤肾，或房劳耗精，以致脑髓空虚所致。症见头晕目眩，视物昏花，神疲乏力，腰疲腿软，耳鸣。高血压见上述证候者。

2. 耳鸣　年老肾中精气不足，房事不节，以致肾阴亏耗，耳窍失养所致。症见耳鸣，眩晕，腰膝疲软。神经性耳聋见上述证候者。

3. 发热　素体阴虚，或病久伤阴，或误用、过用温燥药物等，导致阴精亏虚，阴衰则阳盛，水不制火所致。症见午后潮热，骨蒸劳热，夜间发热，手足心热，烦躁，口燥咽干，腰膝疲软。

4. 盗汗　烦劳过度，邪热耗阴，虚火内生，阴津被扰，不能内藏而外泄。症见寐中汗出，醒后自止，五心烦热，颧红，口渴咽干。

5. 遗精　恣情纵欲，房事劳伤，或禀赋不足，或手淫过度，肾精不藏所致。症见遗精，头晕，耳鸣，腰膝疲软。性功能障碍见上述证候者。

6. 消渴　素体阴虚，或热病伤阴，或劳欲过度，阴虚燥热所致。症见口渴多饮，口干舌燥，尿频量多，浑浊如膏脂，形体消瘦；2 型糖尿病见上述证候者。

【制法】以上六位，粉碎成细粉，过筛，混匀。用乙醇泛丸，干燥，制成水丸，或每 100g 粉末加炼蜜 35g～50g 与适量的水，制丸，干燥，制成水蜜丸；或加炼蜜 80～100g 制成小蜜丸或大蜜丸，即得棕黑色的水丸、水蜜丸，棕褐色至黑褐色的小蜜丸或大蜜丸。味甜而酸。

【剂型规格】水丸，每袋装 5g；水蜜丸；小蜜丸；大蜜丸，每丸重 9g。

【用法用量】口服。水丸 1 次 5g，水蜜丸 1 次 6g，小蜜丸 1 次 9g，大蜜丸 1 次 1 丸；1 日 2 次。

【其他剂型】本品还有浓缩丸、颗粒剂、软胶囊、胶囊剂、口服液、片剂等剂型。

【使用注意】体实及阳虚者慎用。感冒者慎用。脾虚、气滞、食少呆纳者慎用。服药期间忌食辛辣、油腻食物。

【现代研究】本品主要有增强免疫功能、降血糖、降血脂、抗肿瘤、抗应激、延缓衰老、增强性功能、降血压、抗心律失常等作用。《中国药典》规定本品含酒萸肉以莫诺苷（$C_{17}H_{26}O_{11}$）和马钱苷（$C_{17}H_{26}O_{10}$）的总量计，水丸每 1g 不得少于 0.9mg；水蜜丸每 1g 不得少于 0.75mg；小蜜丸每 1g 不得少于 0.50mg；大蜜丸每丸不得少于 4.5mg；含牡丹皮以丹皮酚（$C_9H_{10}O_3$）计，水丸每 1g 不得少于 1.3mg；水蜜丸每 1g 不得少于 1.05mg；小蜜丸每 1g 不得少于 0.70mg；大蜜丸每丸不得少于 6.3mg。

【方歌】六味地黄山药萸，泽泻苓丹"三泻"侣，三阴并补重滋肾，肾阴不足效可居。滋阴降火知柏需，养肝明目加杞菊，都气五味纳肾气，滋补肺肾麦味续。

左归丸

Zuogui Wan 《卫生部药品标准中药成方制剂》第一册

【处方】熟地黄 200g 龟板胶 100g 鹿角胶 100g 枸杞子 100g 菟丝子 100g 山茱萸 100g 山药 100g 牛膝 75g

【方义简释】方中熟地黄味甘温，补肾水、填真阴，为补肾滋阴要药，为君药。龟板胶咸寒，滋阴潜阳，益肾健骨；鹿角胶温肾助阳，生精益血；枸杞子滋阴补肾，益精补血；菟丝子既补肾阳、又益阴精，四药合用，辅助君药增强补肾滋阴，生精填髓之效，共为臣药。山茱萸温补肝肾，涩精敛汗；山药补益脾肾，固精止遗，两药为佐药。牛膝补肝肾，强筋骨，活血化瘀，引药下行，为使药。全方配伍，滋肾补阴故善治真阴不足所致腰痿膝软，盗汗遗精，神疲口燥。

【功效】滋肾补阴。

【应用】真阴不足所致腰痛、遗精。

1. 腰痛 肝肾不足所致。症见腰膝痿软，盗汗，乏力，耳鸣，健忘，神疲口燥，舌红少苔，脉细数。

2. 遗精 肝肾不足，精关不固所致。症见神疲乏力，腰痿腿软，遗精，早泄，舌淡苔薄，脉细数。

【制法】以上八味，除鹿角胶、龟板胶外，其余熟地黄等六味粉碎成细粉，过筛混匀。取鹿角胶、龟板胶烊化，与上述细粉混匀。每 100g 粉末加炼蜜 10g 与适量的水，泛丸，干燥，即得黑色水蜜丸；气微腥，味酸、微甜。

【剂型规格】水蜜丸，每 10 粒重 1g。

【用法用量】口服。1 次 9g，1 日 2 次。

【使用注意】肾阳亏虚、命门火衰、阳虚腰痛者慎用。外感寒湿、跌扑外伤、气滞血瘀所致腰痛者慎用。孕妇慎用。治疗期间不宜食用辛辣、油腻食物。

【现代研究】本品主要有调节神经-内分泌-免疫网络、抗骨质疏松、抗老年痴呆等作用。

【方歌】左归丸内山药地，萸肉枸杞与牛膝，菟丝龟鹿二胶合，壮水之主方第一。

河车大造胶囊

Heche Dazao jiaonang《新药转正标准》（中药第六十三册）

【处方】紫河车　熟地黄　天冬　麦冬　杜仲（盐炒）　牛膝（盐炒）　黄柏（盐炒）　龟甲（醋炙）

【方义解释】方中熟地黄滋阴益肾，补精填髓；龟甲益肾滋阴，共为君药。紫河车补肾益肺，养血生精；天冬、麦冬滋阴清热，润燥生津，共为臣药。杜仲、牛膝补肝肾，强腰膝；黄柏泻相火，退虚热，为佐药。全方配伍，既能滋阴清热，又兼补肾益肺。故善治肺肾两亏所致劳嗽，骨蒸潮热，盗汗，遗精，腰膝痠软。

【功效】滋阴清热，补肾益肺。

【应用】肺肾两亏所致劳嗽、发热、盗汗、遗精。

1. 劳嗽　肺肾阴虚所致。症见咳嗽，为干咳，痰中带血，口干咽燥，手足心热，盗汗，颧红，消瘦，腰膝痠软，舌红少苔，脉细数。肺结核见上述证候者。

2. 发热　肺肾阴虚所致。症见午后潮热，或夜间发热，不欲近衣，手足心热，口干咽燥，烦躁，少寐多梦，盗汗，腰膝痠软，舌红，或有裂纹，苔少甚至无苔，脉细数。

3. 盗汗　肺肾阴虚所致。症见寐中汗出，醒后自止，五心烦热，口苦咽干，舌红少苔，脉细数。

4. 遗精　肾阴虚所致。症见少寐多梦，梦则遗精，手足心热，口干，健忘，腰膝痠软，小便短赤，舌质红，脉细数。性功能障碍见上述证候者。

【制法】以上八味，依法制成胶囊，即得内容物为深棕色颗粒，并有少量黄棕色颗粒状及黄色纤维状药材粉末；气微香，味苦。

【剂型规格】硬胶囊，每粒装 0.35g。

【用法用量】口服。1 次 3 粒，1 日 3 次，或遵医嘱。

【其他剂型】本品还有片剂、丸剂等剂型。

【使用注意】气虚发热汗出者慎用。孕妇慎用。服药期间忌食辛辣、油腻、生冷食物。

【现代研究】本品主要有促进造血功能作用。《新药转正标准》规定本品每粒含黄柏以盐酸小檗碱（$C_{20}H_{48}CLNO_4$）计，不得少于 1.05mg。

【方歌】河车熟地醋龟甲，滋阴清热强腰膝；天麦牛膝柏杜仲，引药引火助君臣。

知柏地黄丸

Zhibai Dihuang Wan 《中国药典》2015 年版一部

【处方】知母 40g　黄柏 40g　熟地黄 160g　山茱萸（制）80g　牡丹皮 60g　山药 80g　茯苓 60g　泽泻 60g

【方义简释】方中重用熟地黄滋阴补肾，益精填髓，为君药。山茱萸、山药补肾固精，益气养阴，助熟地黄滋补肾阴；知母甘寒质润，清虚热，滋肾阴；黄柏苦寒泻虚火，坚真阴，配合熟地黄以滋阴降火，诸药合为臣药。茯苓健脾渗湿；泽泻利水清热；丹皮清热凉血，三药合用，补中有泻，补而不腻，共为佐药。全方配伍，滋阴降火，故善治阴虚火旺所致潮热、盗汗、咽痛、耳鸣、遗精。

【功效】滋阴降火。

【应用】阴虚火旺，潮热盗汗，口干咽痛，耳鸣遗精，小便短赤。

1. 发热　素体阴虚，或热病日久，耗伤阴液，或误用、过用温燥药物导致阴精亏虚，阴衰则阳盛，水不制火。症见午后潮热，骨蒸劳热，夜间发热，手足心热，烦躁。

2. 盗汗　烦劳过度，或亡血失精，或邪热耗阴导致阴精亏虚，虚火内生，阴津被扰，不能自藏而外泄。症见寐中汗出，醒后自止，五心烦热或潮热，两颧色红，口渴，咽干。

3. 慢喉痹　素体阴虚或热伤津液，虚火上炎，熏灼咽喉所致。症见咽干不适，灼热，隐痛，咽痒干咳，有异物感，腰膝疫软，五心烦热。慢性咽炎见上述证候者。

4. 耳鸣　老年肾中精气不足，或房事不节，肾阴亏耗，耳窍失养所致。症见耳鸣，眩晕，腰膝疫软。神经性耳聋见上述证候者。

5. 遗精　房事过度，恣情纵欲，或妄想不遂，扰动精室所致。症见遗精，头晕，耳鸣，腰膝疫软，精神萎靡。性功能障碍见上述证候者。

【制法】上八味，粉碎成细粉，过筛，混匀。每 100g 粉末用炼蜜 35～50g 加适量的水泛丸，干燥，制成水蜜丸；或加炼蜜 80～110g 制成小蜜丸或大蜜丸，即得棕黑色的水蜜丸、黑褐色的小蜜丸或大蜜丸。味甜而带酸苦。

【剂型规格】水蜜丸；小蜜丸；大蜜丸，每丸重 9g。

【用法用量】口服。水蜜丸 1 次 6g，小蜜丸 1 次 9g，大蜜丸 1 次 1 丸；1 日 2 次。

【其他剂型】本品还有颗粒剂、片剂、胶囊剂及口服液等剂型。

【使用注意】气虚发热及实热者慎用。感冒、脾虚便溏、气滞中满者慎用。服药期间忌食辛辣、油腻食物。

【现代研究】本品主要有降血糖、调节神经内分泌、增强免疫等作用。《中国药典》规定本品含牡丹皮以丹皮酚（$C_9H_{10}O_3$）计，水蜜丸每 1g 不得少于 0.80mg；小蜜丸每 1g 不得少于 0.55mg；大蜜丸每丸不得少于 5.0mg。

第五节　气血双补类

气血双补类中成药主要具有补益气血的作用，适用于气血两虚证。症见面色无华、头晕目眩、心悸气短、体倦乏力、语气低微等。其处方组成以人参、党参、龙眼肉、地黄、当归、黄芪、炙甘草等气血双补药为主。代表成药有八珍颗粒、归脾丸、十全大补丸等。

八珍颗粒

Bazhen Keli《中国药典》2015 年版第一部

【处方】党参 60g　炒白术 60g　茯苓 60g　炙甘草 30g　当归 90g　炒白芍 60g　川芎 45g　熟地黄 90g

【方义简释】方中熟地黄、党参甘温，益气养血，为君药。当归辛苦温，补血活血；白芍酸苦微寒，养血和营，协助熟地黄益心生血，调和肝脾；炒白术苦温，健脾湿燥；茯苓甘淡，益脾渗湿，协助党参补脾肺之气，以助气血生化之源，共为臣药。川芎辛温，活血行气；炙甘草补中益气，共为佐使药。全方配伍，补气养血，故善治气血两虚所致面色萎黄、精神恍惚、四肢乏力、月经过多。

【功效】补气益血。

【应用】气血两虚证及气血两虚所致月经过多。

1. 气血两亏证　素体虚弱，或久病不愈，或劳伤多度，气虚不能生血或血虚无以化气，气血两虚所致。症见面色萎黄无华，食欲不振，四肢乏力，精神恍惚，少气懒言，口唇指甲淡白；贫血见上述证候者。

2. 月经过多　禀赋不足，或过劳久思，或大病久病，损伤脾气，冲任不固，血失统摄所致。症见月经量多，色淡红，质清稀，小腹空坠，面色苍白，神疲体倦，气短懒言。

【制法】以上八味，当归、川芎和炒白术先后用 95%、50%乙醇分别加热回流提取，滤过，滤液合并，回收乙醇，滤液备用；药渣与余五味加水煎煮二次，滤过，滤液合并，加入上述备用滤液，浓缩至适量，加入蔗糖和适量的糊精，混匀，制成 1000g；或加入适量的可溶性淀粉及矫味剂，混匀，制成 300g，即得浅棕色至棕褐色的颗粒。气微香，味甜、微苦。

【剂型规格】颗粒剂。每袋装 8g；每袋装 3.5g（无蔗糖）。

【用法用量】开水冲服。1 次 1 袋，1 日 2 次。

【其他剂型】本品还有片剂、丸剂、胶囊剂等剂型。

【使用注意】体实有热者慎用。感冒者慎用。忌食辛辣、油腻、生冷食物。

【现代研究】本品主要有增强造血功能、调节免疫功能、改善血液流变性等作用。《中国药典》规定本品每袋含白芍以芍药苷（$C_{23}H_{28}O_{11}$）计，不得少于 4.0mg。

【方歌】四君四物八珍汤，气血双补是名方，再加黄芪与肉桂，十全大补效更强。

归脾丸

Guipi Wan《中国药典》2015 版第一部

【处方】党参 80g　炒白术 160g　炙黄芪 80g　炙甘草 40g　茯苓 160g　制远志 160g　炒酸枣仁 80g　龙眼肉 160g　当归 160g　木香 40g　大枣（去核）40g

【方义简释】方中黄芪甘微温，补脾益气；龙眼肉甘温，既能补脾气，又能养心血，共为君药。党参、白术甘温补气，与黄芪相配，加强补脾益气之功；当归甘辛微温，滋养营血，与龙眼肉相伍，增强补血养心之效，共为臣药。茯苓、酸枣仁、远志宁心安神；木香理气醒脾，与补气养血药配伍，使之补不碍胃，补而不滞，共为佐药。炙甘草、大枣补气健脾，调和诸药，为使药。全方配伍，既能益气健脾，又兼养血安神，故善治心脾两虚，气短心悸，失眠多梦，头晕头昏，肢倦乏力，食欲不振，崩漏便血。

【功效】益气健脾，养血安神。

【应用】心脾两虚证及心脾两虚所致心悸、失眠、眩晕、崩漏、便血。

1. 心脾两虚证　思虑过度，劳伤心脾，气血两虚所致。症见气短懒言，失眠多梦，健忘，头昏头晕，肢倦乏力，精神疲惫，食欲不振，大便溏薄，舌淡苔白，脉细弱。慢性疲劳综合征见上述证候者。

2. 心悸　心脾两虚，心失所养所致。症见心慌不安，失眠健忘，神疲食少，面色萎黄，舌淡苔白，脉细弱。贫血、神经衰弱见上述证候者。

3. 失眠　心脾两虚，心神失养所致。症见失眠多梦，健忘，纳呆食少，肢倦乏力，精神萎靡，舌淡苔白，脉细弱。精神衰弱见上述证候者。

4. 眩晕　气血虚弱，脑失所养所致。症见头晕头昏，心悸少寐，神疲乏力，食少纳呆，面色萎黄，舌淡苔白，脉细弱。贫血见上述证候者。

5. 崩漏　脾虚气弱不能统血所致。症见妇女经血非时而下，淋漓不断，甚或血流如涌，色淡质清，神疲体倦，面色萎黄，舌淡苔白，脉细弱。功能性子宫出血见上述证候者。

6. 便血　脾虚气弱不能统血，血溢肠内所致。症见便血，血色紫暗，甚至色黑，肢体倦怠，食欲不振，面色萎黄，舌淡苔白，脉细弱。十二指肠溃疡出血见上述证候者。

【制法】以上十一味，粉碎成细粉，过筛，混匀。每 100g 粉末用炼蜜 25～40g 加适量的水制丸，干燥，制成水蜜丸；或加炼蜜 80～90g 制成小蜜丸或大蜜丸，即得棕褐色的水蜜丸、小蜜丸或大蜜丸。气微，味甘而后微苦、辛。

【剂型规格】丸剂。水蜜丸；小蜜丸；大蜜丸，每丸重 9g。

【用法用量】用温开水或生姜汤送服，水蜜丸 1 次 6g，小蜜丸 1 次 9g，大蜜丸 1 次 1 丸；1 日 3 次。

【其他剂型】本品还有合剂、胶囊剂、颗粒剂和片剂等剂型。

【使用注意】阴虚火旺者不宜用。忌食辛辣、油腻、生冷食物。

【现代研究】本品主要有抗休克、改善学习记忆等作用。《中国药典》规定本品含炙黄芪以黄芪甲苷（$C_{41}H_{68}O_{14}$）计，水蜜丸每 1g 不得少于 0.10mg，小蜜丸每 1g 不得少于 57μg，大蜜丸每丸不得少于 0.52mg。

【方歌】归脾丸用参术芪，归草茯苓远志宜，酸枣木香龙眼肉，又加大枣益心脾。

十全大补丸

Shiquan Dabu Wan《中国药典》2015 年版一部

【处方】党参 80g　炒白术 80g　茯苓 80g　炙甘草 40g　当归 120g　川芎 40g　酒白芍 80g　熟地黄 120g　炙黄芪 80g　肉桂 20g

【方义简释】方中熟地补血滋阴，填精生髓；党参补脾健中，益气生血，阳生阴长，共为君药。白术健脾益气；茯苓健脾利湿；黄芪健脾益气升阳，合以助君药开气血生化之源，黄芪补气健中；当归、白芍补养阴血，以阴配阳；肉桂补火助阳个，鼓舞气血生长，共为臣药。川芎行气活血，使补而不滞，为佐药。甘草益气，调和诸药，为使药。十药相合，共奏温补气血之功，善治气血两虚，面色苍白，气短心悸，头晕自汗，体倦乏力，四肢不温，月经量多。

【功效】温补气血。

【应用】气血两虚证及其所致心悸、眩晕、自汗、月经量多。

1. 气血两虚证　多由病后失调、久病失治，或失血过多所致。症见面色苍白，气短心悸，头晕自汗，体倦乏力，四肢不温，月经量多。

2. 心悸　心困体质虚弱，或久病失养，或劳累过度，气血亏虚，心失所养所致。症见心神不宁而见心慌不安，气短乏力，面色无华，头晕。贫血、功能性心律失常见上述证候者。

3. 眩晕　因久病不愈，虚而不复，或失血过多，血亏气耗，或劳思伤脾，生化无权，气血两虚，脑失濡养所致。症见头晕目眩，动则加剧，面色苍白，神疲乏力，心悸。贫血见上述证候者。

4. 自汗　因素体虚弱，或病后体虚，卫气不能固护肌表，腠理疏松，津液外泄而致汗出，体倦乏力，面色无华，神疲气短。

5. 月经量多　因先天不足，或过劳久思，或大病久病，损伤脾气，中气不足，冲任不固，血失统摄，而致月经量多，色淡红，质清稀，小腹空坠，面色苍白，神疲体倦，气短懒言。

此外，还有使用本品治疗白细胞减少症，减轻恶性肿瘤患者化疗毒副作用，促时创伤术后患者恢复的报道。

【制法】以上十味，粉碎成细粉，过筛，混匀。每100g粉末用炼蜜35~50g加适量水泛丸，干燥，制成水蜜丸；或加炼蜜100~120g制成小蜜丸或大蜜丸，即得棕褐色至黑褐色的水蜜丸、小蜜丸或大蜜丸。气香，味甘而微辛。

【剂型规格】水蜜丸；小蜜丸，每100粒重20g；大蜜丸，每丸重9g。

【用法用量】口服。水蜜丸1次6g，小蜜丸1次9g，大蜜丸1次1丸；1日2~3次。

【其他剂型】本品还有合剂、胶囊剂、颗粒剂和片剂等剂型。

【使用注意】体实有热、感冒、孕妇慎用。服药期间饮食宜清淡易消化。

【现代研究】本品主要有增强免疫、对抗癌药增效减毒及促进造血机能等作用。《中国药典》规定本品含酒白芍以芍药苷（$C_{23}H_{28}O_{11}$）计，水蜜丸每1g不得少于0.55mg，小蜜丸每1g不得少于0.40mg，大蜜丸每丸不得少于3.6mg。

【方歌】四君四物加芪桂，再加炼蜜泛为丸，专治气血两虚证，温补气血法堪珍。

人参养荣丸

Renshen Yangrong Wan 《中国药典》2015年第一版

【处方】人参100g　土白术100g　茯苓75g　炙甘草100g　当归100g　熟地黄75g　白芍（麸炒）100g　炙黄芪100g　陈皮100g　制远志50g　肉桂100g　五味子（酒蒸）75g

【方义简释】方中人参补脾益气，熟地黄大补阴血，补精填髓，两药合用，气血双补而为君药。白术、茯苓、炙黄芪、五味子相合，健脾益气，以资气血生化之源；当归、白芍更添补血养血之力，以上六味补气养血，合为臣药。肉桂补火助阳，温暖脾肾，鼓舞气血生长；远志宁心安神；陈皮理气健脾，均为佐药。炙甘草益气调和诸药，为使药。全方配伍，温补气血，故善治心脾不足、气血两亏所致形瘦神疲、食少便溏、病后虚弱。

【功效】温补气血。

【应用】

气血两虚证　素体虚弱，饮食所伤，脾胃虚弱所致。症见形体消瘦，神疲乏力，少气懒言，食少纳呆，大便稀溏，舌淡，脉细弱。

此外，还有用本品治疗老年痴呆、恶性肿瘤化疗后粒细胞减少症的报道。

【制法】以上十二味，粉碎成细粉，过筛，混匀，另取生姜 50g、大枣 100g，分次加水煎煮，滤过，滤液浓缩至相对密度为 1.25（80℃）的浸膏。每 100g 粉末加炼蜜 35~50g 与生姜、大枣液，泛丸，干燥，制成水蜜丸；或加炼蜜 90~100g 与生姜、大枣液拌匀，制成大蜜丸，即得棕褐色的水蜜丸或大蜜丸。味甘、微辛。

【剂型规格】水蜜丸；大蜜丸，每丸重 9g。

【用法用量】口服。水蜜丸 1 次 6g，大蜜丸 1 次 1 丸；1 日 1~2 次。

【使用注意】阴虚、热盛者慎用。孕妇慎用。服药期间饮食宜选清淡食物。

【现代研究】本品主要有调节免疫、增强学习记忆能力等作用。《中国药典》规定本品含陈皮以橙皮苷（$C_{28}H_{34}O_{15}$）计，水蜜丸每 1g 不得少于 2.0mg；大蜜丸每丸不得少于 13mg。

【方歌】人参养荣本十全，去芎陈志五味添，食少神衰心气怯，养荣益气损能填。

第六节　气阴双补类

气阴双补类中成药主要具有益气养阴作用，适用于气阴两虚证。症见心悸气短，体倦乏力，咳嗽虚喘，多饮，消渴等。其处方组成以人参、黄芪、麦冬等益气养阴药为主。代表成药有生脉饮、人参固本丸、消渴丸等。

生脉饮

ShengmaiYin《中国药典》2015 年版一部

【处方】红参 100g　麦冬 200g　五味子 100g

【方义简释】方中红参味甘性平，归脾、肺二经，能补脾益肺，健运中气，鼓舞清阳，生津止渴，为君药。麦冬甘寒，入肺、胃、心经，养阴生津，清心除烦，与红参合用，可使气旺生津，脉气得复，为臣药。五味子敛肺宁心，止汗生津，为佐药。全方配伍，既能益气复脉，又兼养阴生津，故善治气阴两亏所致胸痹、心悸气短、脉微自汗。

【功效】益气复脉，养阴生津。

【应用】气阴两亏所致胸痹、心悸。

1. 胸痹　气阴两虚所致。症见胸痛胸闷，心悸气短，头晕乏力，舌微红，脉微细；冠心

NOTE

病、心绞痛见上述证候者。

2. 心悸 气阴两虚所致。症见心悸气短，乏力自汗，夜寐不安，多梦，健忘，口干舌燥，惊悸，怔忡，舌质略红而干燥少津，脉微细。病毒性心肌炎见上述证候者。

【制法】以上三味，粉碎成粗粉，用 65% 乙醇作溶剂，浸渍 24 小时后进行渗漉，收集渗漉液约 4500mL，减压浓缩至约 250mL，放冷，加水 400mL 稀释，滤过，另加 60% 糖浆 300mL 及适量防腐剂，并调节 pH 值至规定范围，加水至 1000mL，搅匀，静置，滤过，灌封，灭菌，即得黄棕色至红棕色的澄清液体。气香，味酸甜、微苦。

【剂型规格】合剂，每支装 10mL。

【用法用量】口服。1 次 10mL，1 日 3 次。

【其他剂型】本品还有片剂、颗粒剂、注射液等剂型。

【使用注意】里实证及表证未解者慎用。忌食辛辣、油腻之物。在治疗期间，心绞痛持续发作，宜加用硝酸酯类药。若出现剧烈心绞痛，心肌梗死，见气促、汗出、面色苍白者，应及时救治。

【现代研究】本品主要有保护心肌、提高细胞免疫功能、抗氧化、改善学习记忆能力、抗肺损伤等作用。《中国药典》规定本品每支含五味子以五味子醇甲（$C_{22}H_{32}O_7$）计，不得少于 0.25mg。

【方歌】生脉麦味与人参，保肺清心治暑淫，气少汗多兼口渴，病危脉绝急尝服。

人参固本丸

Renshen Guben Wan 《卫生部药品标准中药成方制剂》第一册

【处方】人参 75g　地黄 150g　熟地黄 150g　山茱萸（酒炙）150g　山药 300g　泽泻 150g　牡丹皮 150g　茯苓 150g　麦冬 150g　天冬 150g

【方义简释】方中人参大补元气，补益肺气，为君药。熟地黄滋阴补肾；地黄养阴生津；酒炙山茱萸温补肝肾，涩精，纳气；山药益气养阴而固涩；麦冬、天冬滋阴生津，能增加滋阴之功而润燥，故为臣药。泽泻清泻利水；牡丹皮泻相火，退虚热；茯苓健脾，既助人参培补元气，又防滋腻之品碍胃，共为佐药。全方配伍，既能滋阴益气，又能固本培元，故善治肺肾阴虚气弱所致虚劳咳嗽、骨蒸潮热、腰痠耳鸣、遗精盗汗。

【功效】滋阴益气，固本培元。

【应用】阴虚气弱所致肺痨、遗精。

1. 肺痨 肺之气阴两虚所致。症见干咳无痰，或痰少而黏，心慌心悸，气短乏力，潮热盗汗，腰痠耳鸣，舌红少苔，脉细数无力。肺结核见上述证候者。

2. 遗精 肺虚及肾，肾虚精关不固所致。症见梦遗滑泄，腰膝痠软，遗精后加重，手足心热，舌红少苔，脉细数。

【制法】以上十味，粉碎成细粉，过筛，混匀。每 100g 粉末加炼蜜 80~100g，制成丸，即得为棕褐色的大蜜丸；味甜、微苦。

【剂型规格】丸剂。大蜜丸，每丸重 9g。

【用法用量】口服。大蜜丸 1 次 1 丸，1 日 2 次。

【其他剂型】本品还有口服液等剂型。

【使用注意】外感咳嗽慎用。忌辛辣刺激、油腻食物。

【现代研究】本品主要有抗氧化、抗应激、增强免疫功能等作用。

【方歌】人参固本双地黄，茱萸山药麦冬添，天冬泽泻牡丹皮，再加茯苓益气阴。

消渴丸

Xiaoke Wan《中国药典》2015 年版一部

【处方】葛根 黄芪 玉米须 山药 地黄 天花粉 南五味子 格列本脲

【方义简释】本方为中西药合方制剂。方中地黄甘寒，滋肾养阴，清热生津，为君药。葛根、黄芪补脾升阳，生津止渴，共为臣药。天花粉、五味子、山药益气养阴，生津止渴，固敛阴津与安神，故共为佐药。玉米须利水降浊，引热下行，故为使药。所含西药成分格列本脲有降糖作用。全方配伍，既能滋肾养阴，又兼益气生津，故善治气阴两虚所致消渴。症见多饮、多尿、多食、消瘦、体倦乏力、眠差。

【功效】滋肾养阴，益气生津。

【应用】

消渴　素体阴虚火盛，或过食肥甘厚味，或过用温燥之品，或情志郁结化火，或房事耗伤，上、中、下三焦燥热日久，耗气伤阴，气阴两虚所致。症见多渴多饮，小便频数，多食善饥，肢体消瘦，体倦无力，睡眠欠佳，腰膝酸痛。2 型糖尿病见上述证候者。

【制法】以上八味，葛根、地黄、玉米须、天花粉加水煎煮 5 小时，滤过，滤液浓缩至适量；黄芪、南五味子、山药粉碎成细粉，与上述部分浓缩液拌匀，干燥，粉碎，过筛，混匀，用剩余浓缩液制丸，干燥，加入格列本脲，用黑氧化铁和滑石粉的糊精液包衣，制成 1000 丸，即得黑色的包衣浓缩水丸；味甘、酸、微涩。

【剂型规格】浓缩丸，每 10 丸重 2.5g（含格列本脲 2.5mg）。

【用法用量】饭前用温开水送服。1 次 5~10 丸，1 日 2~3 次，或遵医嘱。

【其他剂型】本品还有胶囊剂等剂型。

【使用注意】阴阳两虚消渴者慎用。孕妇慎用。体质虚弱、高热、老年患者、有肾上腺皮质功能减退或垂体前叶功能减退者慎用。服药期间忌食肥甘、辛辣食物，控制饮食，注意合理的饮食结构，忌烟酒。服用本品时禁止加服磺酰脲类抗糖尿病药。服药期间应定期测定血糖、尿糖、尿酮体、尿蛋白、肝肾功能和血象，并进行眼科检查。

【不良反应】可见肠道不适，发热，皮肤过敏，严重脱发，低血糖昏迷等。

【现代研究】本品主要有降血糖、调血脂等作用。《中国药典》规定本品每 10 丸含葛根以葛根素（$C_{21}H_{20}O_9$）计，不得少于 18.8mg，含格列本脲（$C_{23}H_{28}ClN_3O_5S$）应为标示量的 80.0%~120.0%。

【方歌】消渴葛根玉米芪，山药天花五味子。地黄滋肾又养阴，降糖格列本脲齐。

第七节 阴阳并补类

阴阳并补类中成药主要具有滋肾阳，补肾阴，适用于阴阳两虚证。症见头晕目眩，腰膝酸软，阳痿遗精，畏寒肢冷，自汗盗汗，午后潮热等。其处方组成以补阴药如熟地黄、山茱萸、龟甲、何首乌、枸杞子和补阳药如肉苁蓉、巴戟天、附子、肉桂、鹿角胶等药为主。代表成药有龟鹿二仙膏、龟鹿补肾丸等。

龟鹿二仙膏
Guilu Erxian Gao 《中国药典》2015 年版一部

【处方】龟甲 250g　党参 47g　鹿角 250g　枸杞子 94g

【方义简释】方中鹿角性平微温，为温补之品，通督脉而补阳；龟甲甘咸，长于填精补髓，滋阴养血，两药均为"血肉有情"之品，二者相合，能沟通任督，峻补阴阳，助阳填精，强筋健骨；党参补益元气，滋气血生化之源；枸杞子滋肾养血。全方配伍，既能温肾益精，又兼补气养血，故善治肾虚精亏所致的腰膝痠软、遗精、阳痿。

【功效】温肾益精，补气养血。

【应用】肾虚精亏证及肾虚所致的遗精、阳痿。

1. 肾虚精亏证　禀赋薄弱，或久病及肾，肾精亏损，肾府失于温煦濡养所致。症见腰膝痠软疼痛，遇劳加重，遗精，阳痿，头晕耳鸣，神疲乏力，舌淡苔薄，脉沉细无力。神经衰弱、性功能障碍见上述证候者。

2. 遗精　肾虚不藏，精关不固所致。症见遗精，甚至滑精，伴有腰膝痠软，眩晕耳鸣，舌淡苔薄，脉沉细。神经衰弱见上述证候者。

3. 阳痿　肾中精气亏虚，宗筋弛纵不收所致。症见阳事不举，腰膝痠软，头晕耳鸣，精神萎靡，舌淡苔薄，脉沉细。神经衰弱、性功能障碍见上述证候者。

【制法】以上四味，龟甲水煎煮三次，滤液合并，静置；鹿角漂泡后，水煎煮三次，滤液合并，静置；党参、枸杞子加水煎煮三次，滤液合静置；合并上述三种滤液，浓缩；取蔗糖 2200g，制成转化糖，加入上述清膏中，混匀，浓缩至相对密度，即得红棕色稠厚的半流体。味甜。

【剂型规格】煎膏剂，每瓶装 200g。

【用法用量】口服。1 次 15~20g，1 日 3 次。

【其他剂型】本品还有口服液等剂型。

【使用注意】阴虚火旺者慎用。感冒者慎用。

【现代研究】本品主要有改善性功能、增强免疫功能、抗应激、抗氧化、降血脂等作用。《中国药典》规定本品含总氮（N）不得少于 0.35%。

【方歌】党参龟板鹿角胶，再加枸杞熬成膏。滋阴益肾填精髓，精亏用此疗效好。

第八节　精血双补类

精血双补类中成药主要具有滋阴填精、补血作用，适用于肝肾精血不足证。症见须发早白、遗精早泄、眩晕耳鸣、腰膝酸痛等。其处方组成以鹿茸、山药、淫羊藿、杜仲、肉苁蓉、当归、党参等药为主。代表成药有七宝美髯丸、补肝益肾通络汤、补肾益精汤、补天丹等。

七宝美髯颗粒

Qibao Meiran Keli《中国药典》2015 年版一部

【处方】制何首乌 128g　当归 32g　补骨脂（黑芝麻炒）16g　枸杞子（酒蒸）32g　菟丝子（炒）32g　茯苓 32g　牛膝（酒蒸）32g

【方义简释】方中重用何首乌，苦涩微温，补肝肾，益精血，乌须发，为君药。枸杞子甘平，滋补肝肾而益精养血；菟丝子甘平，补肾养肝固精，两者助君药填精补肾，乌发固精之功；补骨脂温肾强腰，壮阳固精，以阳中求阴，则阴平阳秘；当归辛温，补血养肝，共为臣药。牛膝苦平，补肝肾，强筋骨，活血脉；茯苓健脾渗湿，使补中有行，补而不滞，共为佐药。全方配伍，滋补肝肾，有阴阳并补，精血互生之妙。故善治肝肾不足所致须发早白，遗精早泄，头眩耳鸣，腰痠背痛。

【功效】滋补肝肾。

【应用】肝肾不足所致的须发早白、遗精、早泄、眩晕、耳鸣、腰痛。

1. 须发早白　因肝肾不足，精血亏虚不能上荣头发导致的须发早白，易脱落，头晕，耳鸣，腰膝痠软，舌淡苔薄，脉细无力。

2. 遗精　多由肝肾不足，精血亏耗，下元虚惫，精关不固所致。症见遗精，甚至滑精，精神疲乏，舌淡苔薄，脉沉细无力。性功能障碍见上述证候者。

3. 早泄　多由肝肾两虚，精血不足，下元虚衰，精关不固所致。症见早泄，神疲乏力，腰膝软，舌淡苔薄，脉沉细无力。性功能障碍见上述证候者。

4. 眩晕　多饮肝肾精血亏虚，头目髓窍失于濡养所致。症见头目昏眩，精神疲乏，舌淡红苔薄，脉细弦无力。贫血见上述证候者。

5. 耳鸣　多因肝肾精血虚少，耳窍失养所致。症见耳鸣，眩晕，腰膝痠软，舌淡苔薄，脉细弦无力。神经性耳聋见上述证候者。

6. 腰痛　多因肝肾精血不足，经脉失养所致。症见腰痠背痛、腿膝无力，喜揉按，易疲乏，舌淡苔薄，脉沉细弦。腰肌劳损见上述证候者。

【制法】以上七味，菟丝子粉碎成粗粉，用 60% 乙醇作溶剂进行渗漉，渗漉液回收乙醇，浓缩至适量；其余制何首乌等六味加水煎煮两次，第 1 次 3 小时，第二次 2 小时，合并煎液，静置，取上清液，浓缩至适量，加入菟丝子提取液，充分搅匀，浓缩至适量，加入适量的糖粉及糊精，制成颗粒，干燥，制成 1000g，即得黄棕色的颗粒。味甜、微苦、涩。

【剂型规格】颗粒剂，每袋装 8g。

【用法用量】开水冲服。1 次 1 袋，1 日 2 次。

【其他剂型】本品还有丸剂、口服液等剂型。

【使用注意】脾胃虚弱及感冒者慎用。孕妇慎用。服药期间忌食辛辣、油腻食物。

【现代研究】本品主要有增强免疫功能、抗衰老和抗凝血等作用。《中国药典》规定本品每袋含制何首乌以 2,3,5,4′-四羟基二苯乙烯-2-O-β-D-葡萄糖苷（$C_{20}H_{22}O_9$）计，不得少于 1.5mg。

【方歌】七宝美髯何首乌，归枸茯苓牛膝菟，故纸芝麻拌炒用，滋肾益肝发白除。

表 14-1　其他补益类中成药

名称	组成	功能	主治	用法用量	使用注意
六君子丸	党参、麸炒白术、茯苓、姜半夏、陈皮、炙甘草	补脾益气，燥湿化痰	用于脾胃虚弱，食量不多，气虚痰多，腹胀便溏	口服。1 次 9g，1 日 2 次	脾胃阴虚胃痛，痞满，湿热泄泻，痰热咳嗽者慎用
香砂六君丸	木香、砂仁、党参、炒白术、茯苓、炙甘草、陈皮、姜半夏	益气健脾，和胃	用于脾虚气滞，消化不良，嗳气食少，脘腹胀满，大便溏泄	口服。1 次 6~9g，1 日 2~3 次	阴虚内热胃痛及湿热痞满泄泻者慎用
薯蓣丸	山药、人参、白术（麸炒）、茯苓、甘草、地黄、当归、白芍、川芎、阿胶、六神曲（麸炒）、大豆黄卷、大枣（去核）、苦杏仁（去皮、炒）、桂枝、柴胡、防风、干姜、桔梗、白蔹、麦冬	调理脾胃，益气和营	用于气血两虚，脾肺不足所致之虚劳，胃脘痛，痹症，闭经，月经不调	口服。1 次 2 丸，1 日 2 次	服用本品同时不宜服用藜芦、五灵脂、皂荚或其制剂
青娥丸	盐杜仲、盐补骨脂、核桃仁（炒）、大蒜	补肾强腰	用于肾虚腰痛，起坐不利，膝软乏力	口服。水蜜丸 1 次 6~9g，大蜜丸 1 次 1 丸，1 日 2~3 次	湿热或寒湿痹阻及外伤腰痛者慎用。治疗期间宜节制房事
麦味地黄丸	麦冬、熟地黄、牡丹皮、茯苓、五味子、酒萸肉、山药、泽泻	滋肾养肺	用于肺肾阴亏，潮热盗汗，咽干咳血，眩晕耳鸣，腰膝酸软，消渴	口服。水蜜丸 1 次 6g，小蜜丸 1 次 9g，大蜜丸 1 次 1 丸，1 日 2 次	感冒患者慎用
杞菊地黄丸	枸杞子、菊花、熟地黄、酒萸肉、牡丹皮、山药、茯苓、泽泻	滋肾养肝	用于肝肾阴亏，眩晕耳鸣，羞明畏光，迎风流泪，视物昏花	口服。水蜜丸 1 次 6g，小蜜丸 1 次 9g，大蜜丸 1 次 1 丸，1 日 2 次	实火亢盛所致头晕、耳鸣以及脾虚便溏者慎用
大补阴丸	熟地黄、盐知母、盐黄柏、醋龟甲、猪脊髓	滋阴降火	用于阴虚火旺，潮热盗汗，咳嗽咯血，耳鸣遗精	口服。水蜜丸 1 次 6g，1 日 2~3 次；大蜜丸 1 次 1 丸，1 日 2 次	气虚发热、火热实证、感冒、脾胃虚弱、痰湿内阻、脘腹胀满、食少便溏者慎用
玉泉颗粒	葛根、天花粉、人参、茯苓、乌梅、黄芪、地黄、麦冬、五味子、甘草	益气养阴，生津止渴，清热除烦	用于气阴不足，口渴多饮，消食善饥；糖尿病属上述证候者	开水冲服。1 次 5g，1 日 4 次	孕妇忌用。服药期间忌食肥甘、辛辣食物，忌烟酒

续表

名称	组成	功能	主治	用法用量	使用注意
二至丸	酒女贞子、墨旱莲	补益肝肾，滋阴止血	用于肝肾阴虚，眩晕耳鸣，咽干鼻燥，腰膝酸痛，月经量多	口服。1次9g，1日2次	肝火上炎所致头晕、耳鸣者不宜用。实热内盛所致月经过多，色泽鲜红者慎用。脾胃虚寒腹泻者慎用
健脾生血颗粒	党参、黄芪、茯苓、炒白术、山药、醋南五味子、山麦冬、醋龟甲、大枣、炒鸡内金、龙骨、煅牡蛎、甘草、硫酸亚铁	健脾和胃，养血安神	用于小儿脾胃虚弱及心脾两虚型缺铁性贫血；成人气血两虚型缺铁性贫血。症见面色萎黄或㿠白，食少纳呆，腹胀脘闷，大便不调，烦躁多汗，倦怠乏力，舌胖色淡。苔薄白，脉细弱	口服。饭后开水冲服。1岁以内1次2.5g（半袋），1~3岁1次5g（1袋），3~5岁1次7.5g（1.5袋），5~12岁1次10g（2半袋），成人1次15g（3袋），1日3次，或遵医嘱	本品含有硫酸亚铁对胃有刺激性，故应该在饭后服用。服药期间忌饮茶，勿与含鞣质类的药物合用
参芪降糖颗粒	人参茎叶皂苷、五味子、黄芪、山药、地黄、覆盆子、麦冬、茯苓、天花粉、泽泻、枸杞子	益气养阴，健脾补肾	用于气阴两虚所致的消渴病，症见咽干口燥、倦怠乏力、口渴多饮、多食多尿、消瘦；2型糖尿病见上述证候者	口服。1次1g，1日3次。效果不显著或治疗前症状较重者，1次用量可达3g，1日3次	阴阳两虚消渴者慎用；邪盛实热者慎用，待实热退后方可服用。忌烟酒。在治疗过程中，尤其是与西药降糖药联合用药时，要及时监测血糖，避免发生低血糖反应。孕妇禁用
养胃舒颗粒	黄精（蒸）、党参、白术（炒）、山药、菟丝子、北沙参、玄参、乌梅、陈皮、山楂、干姜	益气固本，滋阴养胃，调事中焦，行气消导	用于脾胃气阴两虚所致的胃痛，症见胃脘灼热疼痛、痞胀不适、口干口苦、纳少消瘦、手足心热；慢性胃炎见上述证候者	开水冲服，1次10~20g，1日2次	肝胃火盛之吞酸嗳腐者慎用
贞芪扶正颗粒	黄芪、女贞子	补气养阴	用于久病虚损，气阴不足所致，症见气短懒言，面色苍白，神疲乏力，肌肉消瘦，口干舌燥，自汗盗汗，潮热口渴；肿瘤患者配合手术、放射治疗、化学治疗，促进正常功能的恢复	口服，1次15g（含糖型）或5g（无糖型），1日2次	阳虚胃寒，肢冷食少便溏者慎用

复习思考题

1. 补益中成药的分类、主要适应病证及使用注意是什么？

2. 济生肾气丸、桂附地黄丸中配伍泽泻的意义是什么？六味地黄丸的配伍特点，并解释何为"三补""三泻"？

3. 补益气血中成药当归补血口服液、八珍颗粒、归脾丸、十全大补丸、人参养荣丸在临床应用时有何区别？左归丸和六味地黄丸、知柏地黄丸和杞菊地黄丸有哪些区别？

NOTE

4. 患者，男，20岁。建筑工人，常年腹泻，畏寒肢冷，脉沉迟，处方开四神丸、右归丸是否合理？你还有没有其他选药方案？依据是什么？

5. 患者，女，45岁。畏寒喜暖，面色白，头目眩晕，气短，食欲不振，大便稀溏，脉沉弱，处方开补中益气丸和小建中合剂是否合理？

6. 患者，女，22岁。来诊时自诉最近肢体倦怠无力、四肢发冷、月经量多、头晕自汗等症状，并见脸色苍白。中医辨证后处方为十全大补丸，请结合十全大补丸的功效、主治说明选药是否合理？

第十五章　固涩中成药

凡以收涩药为主组成，具有收敛固涩作用，常用以治疗气、血、精、津液滑脱诸证的成药，称为固涩中成药。

气、血、精、津液滑脱诸证，由于滑脱的病因和发病部位的不同，临床表现为自汗、盗汗、遗精滑泄、小便失禁、久泻等。根据功效和临床应用之不同，故本类成药常分为固表止汗、固精缩尿、涩肠止泻等类别。

固涩中成药大多酸涩收敛，易敛邪与"闭门留寇"，故属火热、血瘀、气滞、食积等实邪为患者不宜使用。为保证收敛固涩的药效，临床以颗粒剂、丸剂、胶囊剂、膏剂、口服液为常用剂型。

现代研究表明固涩中成药具有调节机体免疫功能、抗菌、抗病毒、促进钙、磷吸收等作用。西医学的自主神经紊乱所致多汗、滑精、神经性尿频、功能性遗尿、慢性溃疡性结肠炎等以中医滑脱为临床指征者，临床上可结合辨证选用不同类型的固涩中成药治疗。

第一节　固表止汗类

固表止汗类中成药主要具有固表止汗作用，适用于体虚卫外不固所见的自汗和阴液不能内守所致的盗汗。症见自汗、气虚、倦怠、乏力或盗汗、心悸、心烦等。其处方组成以黄芪、白术等益气固表药配伍麻黄根、浮小麦、牡蛎等收涩止汗药为主。代表成药有玉屏风颗粒。

玉屏风颗粒
Yupingfeng Keli《中国药典》2015 年版一部

【处方】黄芪 600g　白术（炒）200g　防风 200g

【方义简释】方中重用黄芪，益气固表，实卫而止汗，为君药。炒白术健脾益气，固表止汗，助黄芪益气固表止汗，为臣药。防风祛风解表，补敛中寓散泄，黄芪得防风，则固表而不留邪；防风得黄芪，祛邪不伤正，为佐药。全方配伍，益气固表止汗，故善治表虚不固，自汗恶风，面色㿠白，及体虚易感风邪者。

【功效】益气，固表，止汗。

【应用】表虚不固所致自汗。

自汗　表虚卫外不固所致。症见自汗、恶风、气短、乏力、舌淡、脉虚弱。反复呼吸道感染、慢性荨麻疹、喘息性气管炎、慢性支气管炎、小儿变应性鼻炎、角膜溃疡病、小儿肾病综合征、复发性口腔溃疡见上述证候者。

【制法】以上三味，防风酌予碎断，蒸馏提取挥发油；药渣与其余二味加水煎煮二次，合并煎液，滤液浓缩至适量，加入乙醇，搅拌静置滤过，回收乙醇，滤液与蒸馏后水溶液搅匀，静置，取上清液浓缩成清膏，加辅料适量制成颗粒，干燥，放冷，喷入防风挥发油，混匀，即得浅黄色至棕红色颗粒。味涩而后甘。

【剂型规格】颗粒剂，每袋装 5g。

【用法用量】开水冲服。1 次 1 袋，1 日 3 次。

【其他剂型】本品还有口服液、袋泡茶、硬胶囊、软胶囊等剂型。

【使用注意】热病汗出、阴虚盗汗者慎用。服药期间饮食宜清淡。

【现代研究】本品主要有增强免疫功能、抗变态反应等作用。《中国药典》规定本品每袋含黄芪以黄芪甲苷（$C_{41}H_{68}O_{14}$）计，不得少于 3.5mg。

【方歌】玉屏组合少而精，芪术防风鼎足形，表虚寒多易感冒，固卫敛汗效特灵。

第二节　固精缩尿类

固精缩尿类中成药主要具有补肾固精、缩尿作用，适用于肾虚封藏失司，精关不固所致的遗精滑泄，或肾气不足，膀胱失约所致的尿频、遗尿等症。症见遗精滑泄、腰膝酸软、神疲乏力、耳鸣，或小便频数、夜尿频多、小儿遗尿等。其处方组成以金樱子、沙苑子、山茱萸、五味子、芡实、莲须、桑螵蛸、益智仁、龙骨、牡蛎等固涩药为主。代表成药有金锁固精丸和缩泉丸。

金锁固精丸
Jinsuo Gujing Wan 《卫生部药品标准中药成方制剂》第一册

【处方】沙苑子（炒）60g　芡实（蒸）60g　莲须 60g　龙骨（煅）30g　牡蛎（煅）30g　莲子 120g

【方义简释】方中炒沙苑子甘温补涩，善补肾助阳固精，故为君药。芡实固肾涩精，健脾收涩；莲须固肾涩精；莲子益肾固精，健脾止泻；三药增强君药固肾涩精之效，共为臣药。龙骨、牡蛎相须为用，收敛固涩而止遗泄，为佐药。诸药合用，甘补涩敛，补而不峻，既补肾助阳，又固精止遗，故善治肾虚精关不固，肾精亏虚所致遗精、早泄。

【功效】固肾涩精。

【应用】肾虚不固所致的遗精、早泄。

1. 遗精　肾虚致精关不固所致。症见梦遗频作，甚至滑精，腰膝瘦软，舌淡嫩有齿痕，苔白滑，脉沉细。

2. 早泄　肾精亏虚或禀赋不足所致。症见早泄，畏寒肢冷，腰膝瘦软，舌淡，脉微。

【制法】以上六味，粉碎成细粉，过筛，混匀，用水泛丸，干燥，即得灰棕色水丸。味微涩。

【剂型规格】水丸。

【用法用量】口服，空腹温开水或淡盐水送服。1 次 9g，1 日 2 次。

【其他剂型】本品还有浓缩丸、大蜜丸等剂型。

【使用注意】湿热下注，扰动精室所致遗精、早泄者慎用。服药期间，忌辛辣、油腻食物及饮酒；慎房事。

【现代研究】本品主要有保护肾功能等作用。

【方歌】金锁固精芡莲须，龙骨牡蛎与沙苑，莲粉糊丸盐汤下，补肾涩精止滑遗。

缩泉丸

Suoquan Wan《中国药典》2015 年版一部

【处方】山药 300g　益智仁（盐炒）300g　乌药 300g

【方义简释】方中盐益智仁辛、温，入肾、脾经，温补之中兼有收涩之性，既能温肾助阳以散寒，又能固肾缩尿而止遗，为君药。乌药辛、温，入肾与膀胱经，辛开温散，疏通气机，温肾散寒，暖膀胱而助气化，为臣药。山药补脾益肾，固涩精气，为佐药。全方配伍，能补肾缩尿，故善治肾虚所致小便频数，夜间遗尿。

【功效】补肾缩尿。

【应用】肾虚所致的小便频数，夜间遗尿。

1. 多尿　肾气虚寒，膀胱气化失常所致。症见小便频数，小便清长，夜间尤甚，腰膝酸软，舌质淡，脉沉细弱。神经性尿频见上述证候者。

2. 遗尿　肾气不固，膀胱失约所致，症见小儿夜间睡中遗尿，神疲倦怠，舌淡苔薄，脉沉细。功能性遗尿见上述证候者。

【制法】以上三味，粉碎成细粉，过筛，混匀，用水泛丸，干燥，即得淡棕色水丸。味微咸。

【剂型规格】水丸，每 20 粒重 1g。

【用法用量】口服，1 次 3~6g，1 日 3 次。

【其他剂型】本品还有胶囊剂等剂型。

【使用注意】肝经湿热所致遗尿与膀胱湿热所致小便频数者慎用。服药期间，饮食宜清淡，忌饮酒、辛辣食物。

【现代研究】本品主要有抗利尿作用。《中国药典》规定本品每 1g 含乌药以乌药醚内酯（$C_{15}H_{16}O_4$）计，不得少于 0.09mg。

【方歌】缩泉丸治小便频，膀胱虚寒遗尿斟，乌药益智各等分，山药糊丸效更珍。

第三节　涩肠止泻类

涩肠止泻类中成药主要具有温补脾肾，涩肠止泻作用，适用于脾肾虚寒所致泄泻。症见肠鸣腹痛，泄泻不止，食少不化，形寒肢冷等。其处方组成以肉豆蔻、赤石脂、五味子等涩肠止

NOTE

泻药为主。代表成药有四神丸和固本益肠片。

四神丸

Sishen Wan《中国药典》2015 版一部

【处方】肉豆蔻（煨）200g　补骨脂（盐炒）400g　五味子（醋制）200g　吴茱萸（制）100g　大枣（去核）200g

【方义简释】方中补骨脂性温，补肾以温脾土，治肾泄，为君药。煨肉豆蔻温脾暖胃，涩肠止泻，可助君药温脾止泻，故为臣药。制吴茱萸辛苦而热，温脾肾以散阴寒，助阳止泻；醋五味子酸温，固肾涩肠止泻，二药相合，助君臣温肾散寒、温脾止泻，为佐药。大枣补脾养胃，制法中加入生姜温中散寒开胃，二者相合以助药力，共为佐药。全方配伍，既能温肾散寒，又兼涩肠止泻，故善治肾阳不足所致泄泻。

【功效】温肾散寒，涩肠止泻。

【应用】肾阳不足所致泄泻。

泄泻　肾阳不足，伤及脾阳所致。症见肠鸣，腹胀，五更溏泄，久泻不止，食少不化，面黄，肢冷。慢性结肠炎、过敏性结肠炎见上述证候者。

【制法】以上五味，粉碎成细粉，过筛，混匀。另取生姜200g，捣碎，加水适量，压榨取汁。取上述粉末用生姜汁和水泛丸，干燥，即得浅褐色至褐色水丸。气微香，味苦、咸而带酸、辛。

【剂型规格】水丸。

【用法用量】口服。1次9g，1日1~2次。

【其他剂型】本品还有片剂等剂型。

【使用注意】湿热痢疾、湿热泄泻者不宜使用。忌食生冷、油腻食物。

【现代研究】本品主要有止泻、抗炎等作用。《中国药典》规定本品每1g含补骨脂以补骨脂素（$C_{11}H_6O_3$）和异补骨脂素（$C_{11}H_6O_3$）的总量计，不得少于3.0mg。

【方歌】四神骨脂与吴萸，肉蔻五味四般齐，更加大枣同煎合，五更肾泄更相宜。

固本益肠片

Guben Yichang Pian《中国药典》2015 版一部

【处方】党参　炒白术　补骨脂　麸炒山药　黄芪　炮姜　酒当归　炒白芍　醋延胡索　煨木香　地榆炭　煅赤石脂　儿茶　炙甘草

【方义简释】方中党参、黄芪温中益气，健脾止泻；补骨脂温肾补脾止泻，共为君药。白术、山药健脾止泻；炮姜温中散寒和胃，共为臣药。当归、白芍养血和血，收敛止痛；醋延胡索活血行气止痛；煨木香行气止痛，实肠止泻；四药合用能理血行气、散滞止痛兼止泻；地榆炭凉血止血、涩肠止泻止痢；儿茶收敛止血止泻；煅赤石脂涩肠止泻，固脱；三药同用，助君药涩肠止泻止血，又防君臣药温燥太过，以上七药共为佐药。炙甘草补脾益气，缓急止痛，调和诸药，为使药。全方配伍，既能健脾温肾，又能涩肠止泻，故善治脾肾阳虚所致的泄泻。

【功效】健脾温肾，涩肠止泻。

【应用】脾肾阳虚所致泄泻。

泄泻　肾阳不足，阴寒内盛，伤及脾阳所致。症见腹痛绵绵，大便清稀或有黏液及黏液血便，食少，腹痛，腰痠乏力，形寒肢冷，舌淡苔白。慢性肠炎见上述证候者。

【制法】以上十四味，取炒白术、补骨脂、麸炒山药、炮姜、酒当归、炒白芍、醋延胡索、煨木香、煅赤石脂、儿茶粉碎成细粉，其余黄芪等四味，加水煎煮二次，煎液滤过，滤液合并，浓缩至适量，干燥，粉碎，再与上述细粉混匀，加入辅料适量，混匀，制成颗粒，压制成片，或包薄膜衣，即得棕色片或薄膜衣片，除去包衣后显棕色。气微香，味微苦。

【剂型规格】素片每片重 0.32g（小片）、0.60g（大片）；薄膜衣片每片重 0.62g（大片）。

【用法用量】口服。1 次小片 8 片，大片 4 片；1 日 3 次。

【其他剂型】本品还有胶囊剂等剂型。

【使用注意】服药期间忌食生冷、辛辣、油腻食物。湿热下痢、泄泻不宜使用。

【现代研究】本品主要有抑制小肠蠕动、抗溃疡性结肠炎等作用。《中国药典》规定本品每片含白芍以芍药苷（$C_{23}H_{28}O_{11}$）计，小片不得少于 0.35mg；大片不得少于 0.70mg。

【方歌】固本参术山药芪，姜归芍索木香榆，赤石儿茶炙甘草，温肾涩肠止泻宜。

复习思考题

1. 请说出固涩中成药的分类及主要适应病症。

2. 简述玉屏风颗粒、金锁固精丸、缩泉丸、四神丸、固本益肠片的功效及临床应用。

3. 患者，男，48 岁。来诊时自诉每天凌晨腹痛作泻，便意急迫，泻后则安已 3 年，久治不愈。时有溏便，或完谷不化、饮食不节或过食油腻则病情加剧，1 日可达 4 次稀便。伴有腹胀、食少、乏力、腰痛肢冷，尿色清淡，面色无华，舌淡苔白，脉沉细弱。中医辨证后诊为脾肾阳虚型五更泄。请判断诊断是否正确？应选用哪种中成药？并说明选药的依据是什么？

第十六章　安神中成药

凡以安神药为主组成，具有安神定志作用，常用以治疗神志不安的成药，称为安神中成药。

神志不安是指五脏阴阳、气血盛衰或关系失调所产生的证候。临床表现为心悸、失眠、烦躁、惊狂、健忘、多梦等。因神志不安有虚实之分，火、痰、瘀之别，故本类成药常分为清火安神、补虚安神、解郁安神等类别。

安神中成药部分含有金石类药物，易伤脾胃，对于脾胃虚弱者，更应注意中病即止。为保证安神的药效，临床以口服液、片剂、胶囊剂、丸剂、颗粒剂为常用剂型。

现代研究表明安神中成药具有镇静、催眠、抗焦虑、抗抑郁等作用。西医学的神经衰弱、围绝经期综合征、老年轻度认知障碍、脑动脉硬化等，临床上可结合辨证选用不同类型的安神中成药治疗。

第一节　清火安神类

清火安神类中成药主要具有清心泻火、安神定志作用，适用于心火旺盛，心神被扰所致神志不安。症见心烦、失眠、心悸等。其处方组成以朱砂、磁石、珍珠母、龙齿、龙骨、牡蛎等重镇安神药和龙胆、栀子、黄芩、黄连等清热泻火药为主。代表成药有朱砂安神丸、磁朱丸等。

朱砂安神丸

Zhusha Anshen Wan《卫生部药品标准中药成方制剂》第十册

【处方】朱砂 200g　黄连 300g　地黄 200g　当归 200g　甘草 100g

【方义简释】方中朱砂甘寒，镇心安神，清泻心火；黄连苦寒，清泻心火、除烦安神，故为君药。当归甘辛温润，善于补血；地黄甘苦寒凉，清热凉血滋阴，二药合用，能充养阴血、清解里热，故为臣药。甘草调和诸药，护胃安中，为佐使药。全方配伍，既能清心养血，又兼镇惊安神，故善治心火亢盛、阴血不足所致神志不安。

【功效】清心养血，镇惊安神。

【应用】心火亢盛、阴血不足所致的心神不宁，失眠多梦。

心悸不寐　心火亢盛、阴血不足所致。症见心神烦乱，失眠多梦，心悸不宁，舌尖红，脉细数。

【制法】以上五味，朱砂水飞或粉碎成极细粉；其余黄连等四味粉碎成细粉，与上述粉末配研，过筛，混匀。每100g粉末加炼蜜35~45g与适量的水，泛丸，干燥；或加炼蜜90~110g制成小蜜丸或大蜜丸，即得红棕色的水蜜丸、小蜜丸或大蜜丸。味苦，微甜。

【剂型规格】水蜜丸；小蜜丸；大蜜丸，每丸重9g。

【用法用量】口服。水蜜丸1次6g，小蜜丸1次9g，大蜜丸1次1丸；1日1~2次。

【其他剂型】本品还有片剂等剂型。

【使用注意】心气不足、脾胃虚弱者忌服。孕妇忌服。因其含朱砂，故不宜过量或久服，以防引起中毒。不宜与碘、溴化物并用，以防产生毒副作用。

【现代研究】本品主要有镇静、催眠等作用。

【方歌】朱砂安神东垣方，归连甘草合地黄，怔忡不寐心烦乱，清热养阴可复康。

第二节 补虚安神类

补虚安神类中成药主要具有滋阴养血、安神宁志作用，适用于心肝阴血亏虚或心气不足，神志失养所致神志不安。症见虚烦不眠、心悸怔忡、健忘多梦等。其处方组成以地黄、黄芪、酸枣仁、五味子、柏子仁等补益和安神药组成。代表成药有天王补心丸、柏子养心丸等。

天王补心丸
Tianwang Buxin Wan 《中国药典》2015年版一部

【处方】丹参25g 当归50g 石菖蒲25g 党参25g 茯苓25g 五味子50g 麦冬50g 天冬50g 地黄200g 玄参25g 制远志25g 炒酸枣仁50g 柏子仁50g 桔梗25g 甘草25g 朱砂10g

【方义简释】本方重用地黄滋阴养血为君药。天冬、麦冬滋阴清热；酸枣仁、柏子仁养心安神；当归补血润燥共为臣药。党参补气；五味子补气养阴，宁心安神；茯苓、远志、石菖蒲宁心安神，交通心肾；玄参滋阴降火，以制虚火上炎；丹参活血祛瘀，凉血安神，补而不滞；朱砂镇心安神，兼治其标，共为佐药。桔梗载药上行；甘草调和诸药，共为使药。全方配伍，既能滋阴养血，又兼补心安神，故善治心阴不足所致神志不安。

【功效】滋阴养血，补心安神。

【应用】心阴不足所致的心悸健忘，失眠多梦，大便干燥。

1. 心悸 心肾阴虚、心失所养所致。症见心悸、气短、舌红少苔、脉细数或结代。病毒性心肌炎、冠心病、心律失常、原发性高血压及甲状腺功能亢进等见上述证候者。

2. 不寐 阴虚血少、心神失养所致。症见心悸、失眠多梦、健忘、舌红少苔、脉细数。神经官能症、更年期综合征、老年性记忆力减退等见上述证候者。

【制法】以上十六味，朱砂水飞成极细粉；其余丹参等十五味粉碎成细粉，与上述粉末配研，过筛，混匀。每100g粉末用炼蜜20~30g加适量的水泛丸，干燥，制成水蜜丸；或加炼蜜50~70g制成小蜜丸或大蜜丸，即得棕黑色的水蜜丸、褐黑色的小蜜丸或大蜜丸。气微香，味

NOTE

甜、微苦。

【剂型规格】水蜜丸；小蜜丸；大蜜丸，每丸重9g。

【用法用量】口服。水蜜丸1次6g，小蜜丸1次9g，大蜜丸1次1丸；1日2次。

【其他剂型】本品还有浓缩丸等剂型。

【使用注意】肝肾功能不全者禁用。因其含有朱砂，不宜长期服用。不宜饮用浓茶、咖啡等刺激性饮品。严重心律失常者，需急诊观察治疗。

【现代研究】本品主要有催眠、提高学习记忆能力等作用。《中国药典》规定本品含五味子以五味子醇甲（$C_{24}H_{32}O_7$）计，水蜜丸每1g不得少于0.19mg；小蜜丸每1g不得少于0.13mg；大蜜丸每丸不得少于1.22mg。

【方歌】补心丹用柏枣仁，二冬生地当归身，三参桔梗朱砂味，远志茯苓共养神。

柏子养心丸

Baizi Yangxin Wan《中国药典》2015年版一部

【处方】柏子仁25g　党参25g　炙黄芪100g　川芎100g　当归100g　茯苓200g　制远志25g　酸枣仁25g　肉桂25g　醋五味子25g　半夏曲100g　炙甘草10g　朱砂30g

【方义简释】方中炙黄芪甘温，补气升阳；党参益气生血，二药相合为君药。当归、川芎补血活血，当归合黄芪为补血要方，柏子仁养心血、安心神；共为臣药。酸枣仁益肝养血安神，远志宣通心气益智，五味子滋肾敛阴宁心，肉桂温肾运营通脉，茯苓健脾安神，半夏曲和胃祛痰，朱砂镇心定惊，以上药物调摄心肾，健脾和胃，安定神志，共为佐药。甘草既能补脾益气，又调和诸药，为使药。全方配伍，补气、养血、安神，故善治心气虚寒所致的心悸易惊、失眠多梦、健忘。

【功效】补气，养血，安神。

【应用】心气虚寒所致心悸、不寐。

1. 心悸　心气虚寒，心神失养所致。症见心悸易惊，失眠，多梦，健忘，神疲乏力，或肢冷畏寒，舌淡苔白，脉细弱或结或代。心律失常、神经衰弱见上述证候者。

2. 不寐　心气虚寒，心失温养所致。症见少寐多梦，易醒难眠，心慌气短，精神恍惚，自汗，肢冷，舌淡脉细弱。神经衰弱见上述证候者。

【制法】以上十三味，朱砂水飞成极细粉；其余柏子仁等十二味粉碎成细粉，与上述粉末配研，过筛，混匀。每100g粉末用炼蜜25~40g加适量的水制成水蜜丸，干燥；或加炼蜜100~130g制成小蜜丸或大蜜丸，即得棕色的水蜜丸、棕色至棕褐色的小蜜丸或大蜜丸。味先甜而后苦、微麻。

【剂型规格】水蜜丸；小蜜丸；大蜜丸，每丸重9g。

【用法用量】口服。水蜜丸1次6g，小蜜丸1次9g，大蜜丸1次1丸；1日2次。

【其他剂型】本品还有片剂、胶囊剂、浓缩丸等剂型。

【使用注意】肝肾功能不全者禁用。保持精神舒畅，劳逸适度。不宜饮用浓茶、咖啡等兴奋性饮品。宜饭后服用。因其含有朱砂，不可过量、久服；不可与溴化物、碘化物同服。

【现代研究】本品主要有镇静、催眠等作用。

【方歌】柏子养心草芪参；二茯芎归淮枣仁；夏曲远志加桂味，除却惊悸自安神。

第三节　解郁安神类

解郁安神类中成药主要具有疏肝解郁、安神定志作用，适用于肝气郁结、扰及心神所致的神志不安。症见失眠、焦虑、心烦、情志不舒等。其处方组成以百合、酸枣仁、龙齿等安神定志药和柴胡、郁金等疏肝解郁药为主。代表成药有解郁安神颗粒等。

解郁安神颗粒

Jieyu Anshen Keli《中国药典》2015 年版一部

【处方】柴胡 80g　石菖蒲 80g　炒白术 60g　制远志 80g　炒栀子 80g　胆南星 80g　龙齿 200g　茯苓 100g　大枣 60g　姜半夏 60g　浮小麦 200g　炙甘草 60g　百合 200g　郁金 80g　炒酸枣仁 100g　当归 60g

【方义简释】方中柴胡、郁金疏肝理气，清心解郁，调畅情志，共为君药。酸枣仁养血安神；龙齿镇心安神；远志交通心肾；百合清心安神；白术健脾燥湿，以资化源；茯苓健脾，宁心安神，共为臣药。栀子泻火除烦，凉血安神；菖蒲化浊开窍，醒神健脑；胆南星、半夏清热化痰，息风定惊；当归调畅气血；大枣、浮小麦和中缓急，养心安神，共为佐药。炙甘草调和诸药，为使药。全方配伍，疏养兼清，既能疏肝解郁，又兼安神定志，故善治情志不畅、肝郁气滞所致的失眠、心烦、焦虑、健忘。

【功效】疏肝解郁，安神定志。

【应用】情志不畅、肝郁气滞所致的不寐。

不寐　情志不舒、肝郁气滞所致。症见入睡困难，多梦易醒，或醒后难以再入睡，胸闷，胁痛，心烦易怒，焦虑，健忘。神经官能症、更年期综合征见上述证候者。

【制法】以上十六味，加水煎煮三次，第 1 次 3 小时，第二、三次各 2 小时，煎液滤过，滤液合并，浓缩至干，粉碎，加入蔗糖粉适量，制颗粒，干燥，制成 1000g；或加入糊精、阿司帕坦适量，制颗粒，干燥，制成 400g（无蔗糖），即得棕色至棕褐色的颗粒。气微腥，味甜、微苦，或味苦、微甜（无蔗糖）。

【剂型规格】颗粒剂。每袋装 5g，或每袋装 2g（无蔗糖）。

【用法用量】开水冲服。1 次 1 袋，1 日 2 次。

【其他剂型】本品还有胶囊剂、片剂等剂型。

【使用注意】睡前不宜饮用咖啡、浓茶等兴奋性饮品。保持心情舒畅。

【现代研究】本品主要有抗抑郁作用。《中国药典》规定本品每袋含炒栀子以栀子苷（$C_{17}H_{24}O_{10}$）计，不得少于 3.0mg。

【方歌】肝郁气滞睡不着，解郁安神颗粒好。白术半柴菖蒲枣，浮麦远志胆甘草。百合郁金当龙齿，茯苓酸枣炒栀子。

表 16-1 其他安神中成药

名称	组成	功能	主治	用法用量	使用注意
养血安神糖浆	熟地黄、首乌藤、墨旱莲、合欢皮、仙鹤草、地黄、鸡血藤	滋阴养血、宁心安神	用于阴虚血少所致的头眩心悸、失眠健忘	口服。1次18mL，1日3次；或遵医嘱	不宜饮用浓茶、咖啡等兴奋性饮品。保持精神舒畅，劳逸适度。糖尿病患者不宜服用
枣仁安神胶囊	炒酸枣仁、丹参、醋五味子	养血安神	用于心血不足所致的失眠、健忘、心烦、头晕；神经衰弱症见上述证候者	口服。1次5粒，1日1次，临睡前服用	孕妇及胃酸过多者慎用。服药期间，不宜服用浓茶、咖啡等兴奋性饮品

复习思考题

1. 简述安神中成药的分类及主要适应病证。

2. 试述朱砂安神丸、天王补心丸、柏子养心丸、解郁安神颗粒的功效及临床应用。

3. 患者，男，39岁。因近期加班，在灯光下工作至深夜，20多天后，神疲乏力，心悸怔忡，虚烦失眠，健忘多梦，手足心热，大便干结，舌红少苔，脉细数。中医辨证后处方天王补心丸。请结合天王补心丸的功效、主治说明选药是否合理？

4. 患者，男，14岁。患有梦游症，自述心烦神乱，失眠多梦，惊悸怔忡，舌尖红，脉细数。诊为心火亢盛所致的阴血不足证。请判断诊断是否正确？应选用哪种中成药？并说明选药的依据是什么？

第十七章　和解中成药

凡以和解少阳、调和肝脾药为主组成，具有和解少阳、调和肝脾等作用，常用以治疗伤寒少阳证和肝脾不和证的成药，称和解中成药。

少阳证是指外邪侵入少阳，正邪分争，少阳枢机不利，进而影响脾胃所产生的证候。临床表现为寒热往来、胸胁苦满、饮食不振、心烦喜呕、口苦、咽干、目眩等。肝脾不和证是指肝气郁结，横逆犯脾，或脾气先虚，肝失疏泄，肝气乘脾等所产生的证候。临床表现为胸胁胀痛、郁闷不舒、神疲、头晕目眩、食欲减退、腹痛、泄泻、女性月经不调等。

和解中成药多用于治疗伤寒邪入少阳证和肝脾不和证，故邪在肌表，未入少阳，或阳明热盛者慎用。为保证和解少阳或调和肝脾的药效，临床以片剂、丸剂、颗粒剂及口服液为和解中成药的常用剂型。

现代研究表明和解中成药具有保肝、利胆、抗炎、调节中枢神经系统等作用。西医学的上呼吸道感染、慢性胃炎、消化不良、月经失调、乳腺增生病、更年期综合征、神经官能症、慢性乙型肝炎等，临床上可结合辨证选用不同类型的和解中成药治疗。

小柴胡颗粒

Xiaochaihu Keli《中国药典》2015 年版一部

【处方】柴胡 150g　姜半夏 56g　生姜 56g　大枣 56g　黄芩 56g　党参 56g　甘草 56g

【方义简释】方中柴胡和解少阳，透泄外邪，调畅气机，为君药。黄芩苦寒清肝胆之热，助柴胡清少阳热邪，为臣药。党参、甘草、大枣益气和中，扶正以祛邪外达；生姜、半夏和胃降逆，共为佐药。甘草调和诸药，兼为使药。全方配伍，既能解表散热，又兼疏肝和胃，故善治外感病邪犯少阳所致少阳证。

【功效】解表散热，疏肝和胃。

【应用】外感病邪犯少阳证。

外感病少阳证　感受外邪，邪犯少阳，病在半表半里所致。症见寒热往来、胸胁苦满、食欲不振、心烦喜呕、口苦咽干、舌红苔黄、脉弦数。

【制法】以上七味，柴胡、黄芩、党参、甘草及大枣加水煎煮二次，合并煎液，滤液浓缩至适量。姜半夏、生姜用乙醇浸渍渗漉，收集渗漉液，回收乙醇，与上述浓缩液合并，浓缩至适量，加入适量蔗糖，制成颗粒，干燥，即得黄色至棕褐色的颗粒；味甜；或与适量的糊精、甘露醇等辅料制成颗粒，或与适量的乳糖制成颗粒，即得棕黄色的颗粒；味淡、微辛。

【剂型规格】颗粒剂，每袋装 10g，或每袋装 4g、2.5g（无蔗糖）。

【用法用量】开水冲服。1 次 1~2 袋，1 日 3 次。

【其他剂型】本品还有片剂、丸剂、胶囊剂等剂型。

【使用注意】风寒感冒者慎用。服药期间饮食宜清淡，忌食辛辣食物。过敏体质者慎用。

【现代研究】本品主要有保肝、利胆、解热、抗炎、抗病原微生物、调节免疫功能、促进脑垂体-肾上腺皮质功能、促进冠状动脉血流、抑制血小板聚集、改善高脂血症等作用。《中国药典》规定本品每袋含黄芩以黄芩苷（$C_{21}H_{18}O_{11}$）计，不得少于 20.0mg。

【方歌】柴胡颗粒和解功，半夏党参甘草从，更加黄芩生姜枣，少阳为病此方宗。

逍遥丸

Xiaoyao Wan《中国药典》2015 年版一部

【处方】柴胡 100g　当归 100g　白芍 100g　炒白术 100g　茯苓 100g　炙甘草 80g　薄荷 20g

【方义简释】方中以柴胡疏肝解郁，为君药。当归、白芍养血和血，柔肝疏肝，以养肝体，助肝阴，又防柴胡劫肝阴，为臣药。白术、茯苓、炙甘草健脾祛湿、益气和中，扶土抑木，以滋化源；薄荷辛凉清轻，助柴胡疏肝散热，合为佐药。甘草调和诸药，兼使药之用。全方配伍，既能疏肝健脾，又兼养血调经。故善治肝郁脾虚证之郁闷不舒，胸胁胀痛，头晕目眩，食欲减退，月经不调。

【功效】疏肝健脾，养血调经。

【应用】肝郁脾虚所致的胁痛、胃脘痛、郁证、月经不调、眩晕。

1. 胁痛　肝郁不疏，肝克脾土而所致。症见两胁胀痛，口苦咽干，胃脘胀闷，食后加重，苔白腻，脉弦滑。

2. 胃脘痛　肝郁气滞，肝胃不和所致。症见胃脘胀痛连及两胁，嗳气频繁，食后痞满加重，舌苔薄白或白腻，脉弦细或弦滑。胃下垂、功能性消化不良、胃炎见上述证候者。

3. 郁证　情志不遂，肝气郁结，肝脾不和所致。症见情绪低落，闷闷不乐，喜叹息，胸闷胁痛，腹胀便溏，心烦不寐，舌苔白腻，脉弦细。

4. 月经不调　肝气郁结，冲任失调所致。症见月经期紊乱，经前烦躁易怒，乳房胀痛，经期腹痛，腹胀，便溏，舌黯，脉弦细。

5. 眩晕　肝郁气滞，肝失疏泄，气机不畅导致气血失和，脾虚不运，清阳不升所致。症见头晕目眩，每遇情绪波动则加重，伴心烦，不寐，大便溏，舌苔薄白或白腻，脉弦。

【制法】以上七味，粉碎成细粉，过筛，混匀。每 100g 粉末加炼蜜 135~145g 制成小蜜丸或大蜜丸，即得棕褐色的小蜜丸或大蜜丸；味甜。

【剂型规格】小蜜丸，每 100 丸重 20g；大蜜丸，每丸重 9g。

【用法用量】口服。小蜜丸 1 次 9g，大蜜丸 1 次 1 丸；1 日 2 次。

【其他剂型】本品还有浓缩丸、水丸、颗粒剂等剂型。

【使用注意】肝肾阴虚所致的胸胁胀痛，咽干口燥，舌红少津者慎用。忌辛辣生冷食物，饮食宜清淡。

【不良反应】临床报道有患者在连续服用逍遥丸后出现头昏、身倦、嗜睡、恶心呕吐、心慌、大汗淋漓、血压升高等症状，其中1例同时引起药物性肝损害。2例患者在常规服用逍遥丸后引起白带过多。

【现代研究】本品主要有保肝、抗抑郁、抗焦虑、调节内分泌和抗应激等作用。《中国药典》规定本品含白芍以芍药苷（$C_{23}H_{28}O_{11}$）计，小蜜丸每1g不得少于0.7mg；大蜜丸每丸不得少于6.3mg。

【方歌】逍遥丸用当归芍，柴苓白术薄甘草，肝郁血虚脾气弱，调和肝脾功效卓。

加味逍遥丸

Jiawei Xiaoyao Wan《中国药典》2015年版一部

【处方】柴胡300g　当归300g　白芍300g　白术（麸炒）300g　茯苓300g　甘草240g　牡丹皮450g　栀子（姜炙）450g　薄荷60g

【方义简释】方中柴胡苦辛微寒，舒肝理气，使肝气得以条达，为君药。栀子清泻三焦之火，导热下行；牡丹皮清血中之伏火，凉血散瘀；薄荷疏散郁结之气，透达肝经郁热；三者共助柴胡疏肝解郁之功，为臣药。白芍、当归养血和血，以养肝体；白术、茯苓健脾益气，以合"见肝病先实脾"之理，四者共为佐药。甘草调和诸药，为使药。全方配伍，既能舒肝清热，又兼健脾养血之功，故善治肝郁血虚，肝脾不和，两胁胀痛，头晕目眩，倦怠食少，月经不调，脐腹胀痛。

【功效】舒肝清热，健脾养血。

【应用】肝郁血虚、肝脾不和所致胁痛、眩晕、月经不调。

1. 胁痛　肝郁血虚，肝脾不和所致。症见两胁胀痛，以胀痛为主，每因情志而增减，头晕目眩，精神郁闷，时欲太息，嗳气，食少，苔薄，脉弦。

2. 眩晕　肝郁气滞化火所致。症见头晕目眩，耳鸣，胁胀，口苦，烦躁易怒，舌红苔黄，脉弦数。

3. 月经不调　肝郁脾虚，冲任失司所致。症见月经先期，量多，色紫有块，经前烦躁，乳房、脐腹胀痛，舌红苔黄，脉弦数。

【制法】以上九味，粉碎成细粉，过筛，混匀。另取生姜100g，煎液泛丸，干燥，即得黄棕色的水丸。味甜。

【剂型规格】水丸，每100丸重6g。

【用法用量】口服。1次6g，1日2次。

【其他剂型】本品还有口服液、大蜜丸、片剂、胶囊剂、颗粒剂等剂型。

【使用注意】脾胃虚寒，脘腹冷痛，大便溏薄者慎用。服药期间忌食生冷、油腻食物，并注意调节情志，切忌气恼劳碌。

【现代研究】本品主要有抗应激、抗抑郁等作用。《中国药典》规定本品每1g含白芍和牡丹皮以芍药苷（$C_{23}H_{28}O_{11}$）计，不得少于1.9mg。

【方歌】加味逍遥当归芍，柴苓白术薄甘草，肝郁血虚调肝脾，丹皮栀子也神奇。

NOTE

复习思考题

1. 试述和解中成药的分类及主要适应病证。

2. 复述小柴胡颗粒、逍遥丸、加味逍遥丸的功效及临床应用。

3. 患者，26岁。外感病邪，邪犯少阳证，症见寒热往来，胸胁苦满，食欲不振，中医诊断处方小柴胡颗粒。请简述小柴胡颗粒的功效和主治，并说明其配伍特点。

第十八章 理气中成药

凡以理气药为主组成，具有行气或降气作用，常用以治疗气滞或气逆证的成药，称为理气中成药。

气滞或气逆证是指情志失调，饮食失节或寒温不适等使气之升降失常所产生。气滞见于肝气郁结与脾胃气滞，若肝郁日久，犯及脾胃，肝脾胃气机紊乱，即可肝气郁结与脾胃气滞合并出现，又称为肝气犯胃或肝脾不和；气逆则见于胃气上逆和肺气上逆。临床表现为脘腹胀满、嗳气吞酸，或胸胁胀痛、月经不调，或咳喘、呕吐、呃逆等。因宣降肺气药物被收入止咳平喘剂，故本章中成药分为理气疏肝和理气和中两类。

理气中成药大多芳香辛燥，有伤津耗气之弊，故不宜过服久服。年老体弱或孕妇慎用；素有崩漏吐衄或阴虚火旺者也应慎用。为保证疏畅气机的药效，临床以口服丸剂、胶囊剂、颗粒剂及片剂为常用剂型。

现代研究表明理气中成药具有改善胃肠功能，调节胃酸分泌，抗胃溃疡，保肝，抗肝纤维化，抗抑郁，调节机体免疫力和镇痛等作用。西医学的消化不良、慢性胃炎、胃及十二指肠溃疡、慢性胆囊炎、胆石症、慢性肝炎、功能性腹胀等，临床上可结合辨证选用不同类型的理气中成药治疗。

第一节 理气疏肝类

理气疏肝类中成药主要具有疏肝解郁、行气止痛作用，适用于肝气郁滞证。症见情志抑郁、善太息、胸闷、胁肋胀痛、月经不调、痛经等。其处方组成以香附、川楝子、郁金、青皮、乌药、柴胡等疏肝解郁药为主。代表成药有四逆散，左金丸，气滞胃痛颗粒，柴胡舒肝丸等。

四逆散

Sini San《卫生部药品标准中药成方制剂》第九册

【处方】柴胡 250g　白芍 250g　枳壳（麸炒）250g　甘草 250g

【方义简释】方中柴胡辛苦微寒，入肝胆经，升发阳气，疏肝解郁，透邪外出，为君药。白芍酸甘，敛阴养血，柔肝止痛，与柴胡合用以敛阴和阳，条达肝气，可使柴胡升散而无耗伤阴血之弊，为臣药。枳壳理气解郁，泻热破结，其与柴胡为伍，一升一降，加强疏泄气机之功，并奏升清降浊之效，各得其道；其与白芍配伍，理气和血，使气血调和，合为佐药。甘草益脾和中，与白芍配伍缓急止痛，还调和诸药，故为使药。四药合用，辛散苦泄，甘缓柔肝，共奏透解郁热，疏肝理脾之功。故善治肝气郁结所致的脘腹胁痛、热厥手足不温、泻痢后重。

【功效】透解郁热，疏肝理脾。

【应用】肝气郁结所致的胁痛、痢疾。

1. 胁痛　因肝气郁结，气机不得疏泄，阳气内郁而致。症见胁痛，脘腹疼痛，热厥手足不温，舌淡，苔黄或腻，脉弦。慢性肝炎、急慢性胆囊炎见上述证候者。

2. 痢疾　因肝气郁结，气机不畅所致。症见大便溏泻，腹胀肠鸣，里急后重，舌苔白，脉弦。慢性结肠炎、胃肠炎见上述证候者。

此外，本品还有用于治疗肋间神经痛的报道。

【制法】以上四味，粉碎成粗粉，混匀，即得淡黄色的粉末；味苦。

【剂型规格】散剂，每袋装 9g。

【用法用量】开水冲泡或煎服。1 次 1 袋，1 日 2 次。

【使用注意】肝阴亏虚胁痛者或寒厥所致四肢不温者慎用；孕妇慎用；忌恼怒劳累。

【现代研究】本品主要有保肝、促进胃肠蠕动和抗胃溃疡等作用。

【方歌】四逆散里用柴胡，芍药枳壳甘草须，此是阳郁成厥逆，透邪解郁厥自除。

左金丸
Zuojin Wan《中国药典》2015 年版一部

【处方】黄连 600g　吴茱萸 100g

【方义简释】方中重用苦寒之黄连为君，一者清泻肝火，肝火得清，自不横逆犯胃；再者，黄连可清胃火，胃火降则气自降。少佐辛热疏利之吴茱萸，取其下气之用，可助黄连和胃降逆；其性辛热，开郁力强，于大剂量寒凉药中，非但不会助热，且可使肝气条达，郁结得开；又能制黄连之苦寒，使泻火而无凉遏之弊。二药合用，共奏泻火、疏肝、和胃、止痛之功，善治肝火犯胃之脘胁疼痛、口苦嘈杂、呕吐酸水、不喜热饮。

【功效】泻火，疏肝，和胃，止痛。

【应用】肝火犯胃所致胃痛、胁痛。

1. 胃痛　肝火犯胃所致胃脘疼痛，胁肋胀满，烦躁易怒，吞酸，胃中嘈杂，呕吐酸水，口苦，不喜热饮，舌质红苔黄，脉弦或数。急慢性胃炎、胃及十二指肠溃疡见上述证候者。

2. 胁痛　肝火犯胃，肝络失和，肝失疏泄所致胁肋胀痛，烦躁易怒，口干口苦，呕吐吞酸，脘痞，嗳气，舌红苔黄，脉弦数。急、慢性胃炎，胃及十二指肠溃疡，慢性肝炎见上述证候者。

【制法】以上二味，粉碎成细粉，过筛，混匀，用水泛丸，干燥，即得黄褐色水丸。气特异，味苦、辛。

【剂型规格】水丸。

【用法用量】口服。1 次 3~6g，1 日 2 次。

【其他剂型】本品还有胶囊剂等剂型。

【使用注意】脾胃虚寒胃痛及肝阴不足胁痛者慎用。

【现代研究】本品主要有抑制胃肠蠕动、抑制胃酸分泌、抗溃疡、镇痛等作用。《中国药典》规定本品每1g含黄连以盐酸小檗碱（$C_{20}H_{17}NO_4 \cdot HCl$）计，不得少于31mg。

【方歌】左金连茱六一丸，肝火犯胃吐吞酸，泻火疏肝和胃功，脘胁疼痛嘈杂无。

气滞胃痛颗粒

Qizhi Weitong Keli《中国药典》2015 年版一部

【处方】柴胡　醋延胡索　枳壳　醋香附　白芍　炙甘草

【方义简释】方中柴胡疏肝解郁，埋气止痛，为君药。香附疏肝解郁；白芍养血敛阴，柔肝止痛，二药相合，助君药疏肝解郁止痛之力，为臣药。延胡索行气活血止痛，醋炙后止痛力大增；枳壳理气宽中，消痞除胀，合为佐药。甘草调和诸药，又合白芍缓急止痛，为使药。诸药合用，共奏舒肝理气、和胃止痛之功。善治肝郁气滞，胸痞胀满，胃脘疼痛。

【功效】舒肝理气，和胃止痛。

【应用】肝郁气滞所致的胃痛。

胃痛　情志失调，肝郁气滞所致胃脘胀痛，痛窜胁背，气怒痛重，嗳气，纳少，大便不畅。胃炎、功能性消化不良、胃切除术后综合征见上述证候者。

【制法】以上六味，取枳壳、醋香附提取挥发油，挥发油及水提液备用，药渣弃去。其余柴胡等四味加水煎煮二次，合并水煎液并与枳壳、醋香附的水提液合并，滤过，滤液浓缩至相对密度为 1.18～123（50℃）的清膏，加蔗糖和糊精适量，制成颗粒，喷入挥发油，混匀，即得淡棕色至棕黄色颗粒。气香，味甜、微苦辛。

【剂型规格】颗粒剂，每袋装5g。

【用法用量】开水冲服。1 次 1 袋，1 日 3 次。

【其他剂型】本品还有片剂、胶囊剂等剂型。

【使用注意】肝胃郁火、胃阴不足所致胃痛者慎用；孕妇慎用。

【现代研究】本品主要有抗胃溃疡、减少胃酸分泌和镇痛等作用。《中国药典》规定本品每袋含白芍以芍药苷（$C_{23}H_{28}O_{11}$）计，不得少于 7.5mg。

【方歌】气滞胃痛芍药草，二胡香附和枳壳，解郁柔肝兼和胃，嗳气脘痛痞胀消。

柴胡舒肝丸

Chaihu Shugan Wan《中国药典》2015 年版一部

【处方】茯苓 100g　麸炒枳壳 50g　豆蔻 40g　酒白芍 50g　甘草 50g　醋香附 75g　陈皮 50g　桔梗 50g　姜厚朴 50g　炒山楂 50g　防风 50g　炒六神曲 50g　柴胡 75g　黄芩 50g　薄荷 50g　紫苏梗 75g　木香 25g　炒槟榔 75g　醋三棱 50g　酒大黄 50g　炒青皮 50g　当归 50g　姜半夏 75g　乌药 50g　醋莪术 50g

【方义简释】方中柴胡、炒青皮、陈皮、防风、醋香附、麸炒枳壳、木香、乌药合用，以舒肝理气，消胀止痛。姜半夏、茯苓、桔梗、姜厚朴、紫苏梗、豆蔻、甘草合用，以健脾调中，行气消胀。炒山楂、炒槟榔、炒六神曲、酒大黄合用，以消食导滞，化积消胀。酒白芍、当归养血和血，以柔肝体。醋三棱、醋莪术行气活血化瘀。气郁日久则化热，故以黄芩苦寒清热、薄荷辛凉解郁以解之。诸药合用，共奏舒肝理气，消胀止痛之功。善治肝气不舒，胸胁痞闷，食滞不消，呕吐酸水。

【功效】舒肝理气，消胀止痛。

【应用】肝气不舒所致的痞满、吞酸、胁痛。

1. 痞满　多因肝郁气滞，伤及脾胃，升降失常，痞塞于中所致。症见胸胁痞闷，满而不痛，善太息，嗳气，苔薄白，脉弦缓；慢性肝炎，急、慢性胃炎，胃及十二指肠溃疡见上述证候者。

2. 吞酸　多因肝气犯胃，脾失健运所致。症见呕吐酸水，嘈杂，食滞不消，饮食减少，每因情绪因素而加剧，苔微腻，脉沉弦缓。急、慢性胃炎，胃及十二指肠溃疡见上述证候者。

3. 胁痛　多因肝郁气滞，阻于胁络所致。症见胁肋胀满，疼痛每因情志而增减，胸闷气短，善太息，嗳气频作，苔薄白，脉沉弦。慢性肝炎、慢性胆囊炎见上述证候者。

【制法】以上二十五味，粉碎成细粉，过筛，混匀。每100g粉末加炼蜜180~190g，制成黑褐色的小蜜丸或大蜜丸。味甜而苦。

【剂型规格】小蜜丸，每100丸重20g；大蜜丸，每丸重10g。

【用法用量】口服。小蜜丸1次10g，大蜜丸1次1丸；1日2次。

【使用注意】肝胆湿热、脾胃虚弱证者慎用；孕妇禁用；忌郁闷、恼怒。

【现代研究】本品主要有改善胃肠功能、抗肝纤维化、抗抑郁、调节机体免疫力等作用。《中国药典》规定本品含黄芩以黄芩苷（$C_{21}H_{18}O_{11}$）计，小蜜丸每1g不得少于0.90mg，大蜜丸每丸不得少于9.0mg；含厚朴以厚朴酚（$C_{18}H_{18}O_2$）与和厚朴酚（$C_{18}H_{18}O_2$）的总数计，小蜜丸每1g不得少于0.20mg，大蜜丸每丸不得少于2.0mg。

【方歌】柴胡舒肝二陈青，香附薄荷枳壳行；当归芍药茯苓草，三棱莪术木乌药；山楂神曲黄芩防，桔苏厚榔酒大黄；舒肝理气消胀痛，吞酸胁满痞塞通。

第二节　理气和中类

理气和中类中成药主要具有行气、健脾消食作用，适用于脾胃气滞证。症见脘腹胀满、嗳气吞酸、恶心、呕吐、饮食不消等。其处方组成以陈皮、厚朴、木香、枳壳、槟榔、砂仁等行气调中药为主。代表成药有木香顺气丸，越鞠丸等。

木香顺气丸

Muxiang Shunqi Wan《中国药典》2015年版一部

【处方】木香100g　醋香附100g　厚朴100g　青皮（炒）100g　枳壳（炒）100g　槟榔100g　陈皮100g　砂仁100g　苍术（炒）100g　甘草50g　生姜200g

【方义简释】方中木香行气调中而止痛，消食开胃而健脾；砂仁化湿行气、开胃温中；醋香附疏肝理气、和胃止痛；三药相合，能行气化湿、健脾和胃，故共为君药。厚朴燥湿行气，消积除满；青皮疏肝破气，消积化滞；炒枳壳理气宽中，消胀健胃；槟榔下气消积，利湿；四药合用，共助君药行气化湿，故为臣药。陈皮理气燥湿，调中健脾；炒苍术燥湿，化湿以健脾。诸药合用，共助君臣行气化湿、健脾和胃，故为佐药。生姜除湿开胃，和中降逆止呕；甘草健脾又调和诸药。共为使药。全方配伍，共奏行气化湿，健脾和胃之功。故善治湿阻中焦、脾胃不和所致胸膈痞闷、脘腹胀痛、呕吐恶心、嗳气纳呆。

【功效】行气化湿，健脾和胃。

【应用】湿浊中阻、脾胃不和所致的痞满、胃痛。

1. 痞满 肝胃失和，气滞中阻，食湿内停所致胸膈痞满，脘胁胀满，呕恶食少，大便不爽，古苔白腻或薄或厚，脉滑或弦滑者。功能性消化不良见上述证候者。

2. 胃痛 肝胃气滞，中焦失司所致胃脘胀满，攻窜作痛，时轻时重，恶心纳呆，大便不爽，苔白腻，脉弦滑。胃炎见上述证候者。

【制法】以上十一味，除生姜外，其余木香等十味粉碎成细粉，过筛，混匀。生姜加水煎煮二次，合并煎液，滤过，滤液浓缩，用浓缩液泛丸，干燥，即得棕褐色的水丸；气香，味苦。

【剂型规格】水丸，每 100 丸重 6g。

【用法用量】口服。1 次 6~9g，1 日 2~3 次。

【其他剂型】本品还有颗粒剂等剂型。

【使用注意】肝胃郁火胃痛、痞满者慎用；孕妇禁用。

【不良反应】有文献报道口服木香顺气丸约 30 分钟后出现面色潮红、口干、视物模糊、心悸、烦躁不安。喝水后症状缓解，约 10 小时后症状消失。3 天后继续服用本品，出现同样症状，疑为木香顺气丸所致不良反应。

【现代研究】本品主要有促进小肠运动和增加胃酸分泌等作用。《中国药典》规定本品每 1g 含厚朴以厚朴酚（$C_{18}H_{18}O_2$）与和厚朴酚（$C_{18}H_{18}O_2$）的总量计，不得少于 1.7mg。

【方歌】木香顺气青陈朴，苍术枳壳与香附，砂仁槟榔生姜草，行气化湿此方好。

越鞠丸

Yueju Wan《中国药典》2015 年版一部

【处方】醋香附 200g　川芎 200g　炒栀子 200g　炒苍术 200g　炒六神曲 200g

【方义简释】方中香附疏肝理气，解郁止痛，以治气郁，为君药。川芎活血祛瘀，行气止痛以治血郁；栀子清热泻火，以治火郁；苍术燥湿健脾，以治湿郁；六神曲消食导滞，以治食郁，合为臣药。气郁则湿聚生痰，若气机流畅，五郁得解，则痰郁随之而解，故方中不另加化痰之品。全方配伍，辛苦温散，共奏理气解郁、宽中除满之功，故善治胸脘痞闷、腹中胀满、饮食停滞、嗳气吞酸。

【功效】理气解郁，宽中除满。

【应用】瘀热痰湿内生之气郁证及所致胁痛、胃脘痛、乳癖、呕吐。

1. 郁证 因肝气郁结导致精神抑郁，情绪不宁，胸胁胀痛，脘闷嗳气，腹胀纳呆，女子月经不调，脉弦。妇女更年期综合征、月经不调、痛经见上述证候者。

2. 胁痛 一侧或两侧胁痛,并因情志不遂而疼痛加重,胸膈痞闷,呕恶嗳气,嘈杂吞酸。肝炎、胆囊炎、胆石症、肋间神经痛见上述证候者。

3. 胃脘痛 肝胃失和导致胃脘胀痛,腹胀,纳呆。慢性胃炎,功能性消化不良见上述证候者。

4. 乳癖 因肝郁气滞,痰凝血瘀而致乳房胀痛,月经量少色黯,腹胀嗳气,喜叹息。乳腺增生见上述证候者。

5. 呕吐 肝气不舒,肝胃失和导致恶心呕吐,厌食嘈杂,呃逆不畅,或嗳气吞酸,舌苔白腻,脉弦滑。胃神经官能症、胃及十二指肠溃疡、慢性胃炎见上述证候者。

【制法】以上五味,粉碎成细粉,过筛,混匀,用水泛丸,干燥,即得深棕色至棕褐色的水丸。气香,味微涩、苦。

【剂型规格】水丸,每袋装 6g。

【用法用量】口服。1 次 6~9g,1 日 2 次。

【其他剂型】本品还有片剂、胶囊剂等剂型。

【使用注意】阴虚火旺者慎用;忌忧思恼怒。

【现代研究】本品主要有抗抑郁、调节脂肪代谢、改善神经官能症等作用。《中国药典》规定本品每 1g 含炒栀子以栀子苷（$C_{17}H_{24}O_{10}$）计,不得少于 5.0mg。

【方歌】越鞠丸治六般郁,气血痰火湿食因,芎苍香附加栀曲,气畅郁舒痛闷伸。

表 18-1 其他理气中成药

名称	组成	功能	主治	用法用量	使用注意
胃苏颗粒	紫苏梗、香附、陈皮、香橼、佛手、枳壳、槟榔、炒鸡内金	理气消胀,和胃止痛	用于气滞型胃脘痛,症见胃脘胀痛,窜及两胁,得嗳气或矢气则舒,情绪郁怒则加重,胸闷食少,排便不畅,舌苔薄白,脉弦;慢性胃炎及消化性溃疡见上述证候者	开水冲服。1 次 1 袋,1 日 3 次	脾胃阴虚或肝胃郁火胃痛者慎用;孕妇慎用
护肝片	柴胡、茵陈、板蓝根、五味子、猪胆粉、绿豆	疏肝理气,健脾消食。降低转氨酶	用于慢性肝炎及早期肝硬化。	口服。1 次 4 片,1 日 3 次	脾胃虚寒者慎用
加味左金丸	姜黄连、制吴茱萸、黄芩、柴胡、木香、醋香附、郁金、白芍、醋青皮、麸炒枳壳、陈皮、醋延胡索、当归、甘草	平肝降逆,疏郁止痛	用于肝郁化火、肝胃不和引起的胸脘痞闷、急躁易怒、嗳气吞酸、胃痛少食	口服。1 次 6g,1 日 2 次	肝寒犯胃及体虚者慎用;孕妇慎用
三九胃泰颗粒	三叉苦、九里香、两面针、木香、黄芩、茯苓、地黄、白芍	清热燥湿,行气活血,柔肝止痛	湿热内蕴、气滞血瘀所致的胃痛,症见脘腹隐痛、饱胀反酸、恶心呕吐、嘈杂纳减;浅表性胃炎、糜烂性胃炎、萎缩性胃炎见上述证候者	开水冲服。1 次 1 袋,1 日 2 次	虚寒性胃痛及寒凝血瘀胃痛者慎用

复习思考题

1. 试述理气中成药的分类及主要适应病证。

2. 简述四逆散、左金丸、气滞胃痛颗粒、柴胡舒肝丸、木香顺气丸、越鞠丸的功效及临床应用。

3. 患者，男，45 岁。主诉胁肋胀痛，烦躁易怒，胃中嘈杂，时常呕吐吞酸，口干口苦，不喜热饮，舌红苔黄，脉弦数。中医辨证后处方左金丸。请结合左金丸的功效、主治说明选药依据。

4. 患者，男，1.5 岁。家人主诉患儿突然高热呕吐泄泻，经县医院作急性肠胃炎治疗三日，呕泄均止，转而心烦扰乱，口渴索饮，四肢厥冷，扪其胸部跳动急促，肤热灼手，小便短赤，大便成黄黑色。辨为阳郁厥逆，处方四逆散，服药 1 天，夜半手足变温，心亦不烦尚能安睡，继服 2 天而病愈。试分析应用四逆散的选药依据。

第十九章 活血中成药

凡以活血祛瘀药为主组成，具有活血化瘀作用，常用以治疗瘀血证的成药，称为活血中成药。

活血中成药适用于各种原因引起的血瘀病证，症见胸腹头等身体诸部刺痛，痛处固定不移，拒按，入夜尤甚；妇女经闭，产后恶露不行，面色黧黑，肌肤甲错，口唇、爪甲紫黯，舌质紫暗或有瘀斑瘀点，脉涩等。本类药物主要具有活血化瘀之功，兼有行气、止痛、益气、养阴、化痰、息风等作用，适用于气滞、气虚、风痰兼夹等引发的瘀血病证。按其功效与适用范围，本类中成药又可分为活血化瘀、活血行气、益气活血、益气补阴活血、活血化痰息风等五类。

使用活血类成药时，需辨别寒热虚实、病机兼夹、轻重缓急，合理选用；活血中成药大多辛散温通，故月经过多、有出血倾向者慎用或忌用，孕妇忌用；药力较猛的活血类成药，易伤正气，不宜过量或久服。服药期间忌食生冷、辛辣、油腻食物，戒烟酒。为保药效，本类成药以片剂、口服液、颗粒、丸剂、胶囊剂五种剂型居多，部分注射剂主要用于冠心病心绞痛和肿瘤，还有少量的涂膜剂和喷雾剂等。

现代研究表明，活血中成药具有抗心肌缺血、缺氧，扩张冠脉，抑制血小板聚集，改善血液流变性及微循环，降血脂及降低血黏度，镇痛，镇静等作用。西医学的冠心病心绞痛、心肌缺血、高血压、脑动脉硬化、脑出血及脑梗死恢复期、风湿性关节炎、类风湿关节炎、胃痛胁痛、头痛及痛经等辨证属瘀血阻滞者可合理选用本类成药治疗。

第一节 活血化瘀类

活血化瘀类中成药主要有活血化瘀作用，主治瘀血阻滞所致的胸痹，症见胸闷、心前区刺痛、痛有定处；或瘀血阻滞所致的中风，症见头晕头痛、神情呆滞、言语謇涩、手足发凉、肢体疼痛、舌紫黯、舌上青紫或有瘀点、脉结代等。其处方组成以活血化瘀类药物如三七、丹参、川芎、赤芍、当归、桃仁、红花、灯盏细辛、延胡索、水蛭、虻虫等为主。常见的活血化瘀类成药有复方丹参片、丹七片、血塞通颗粒、消栓通络胶囊等。

复方丹参片
Fufang Danshen Pian《中国药典》2015 年版一部

【处方】丹参 450g 三七 141g 冰片 8g

【方义简释】方中以丹参苦能泄散，微寒清凉，活血化瘀，清心安神，通脉止痛为君药。三七温通甘补，泄中兼补，活血化瘀，消肿止痛，为臣药。冰片芳香走窜，通窍醒神，行滞止痛，引药入心，为佐使药。三药合用，辛香行散，共奏活血化瘀、理气止痛之功，故善治气滞血瘀之胸痹。症见胸闷、心前区刺痛。冠心病心绞痛属气滞血瘀者，用之亦佳。

【功效】活血化瘀，理气止痛。

【应用】气滞血瘀所致的胸痹。

胸痹　因气滞血瘀，阻塞心脉所致。症见胸前区闷痛，或卒然心痛如绞，痛有定处，甚则胸痛彻背，背痛彻胸，舌紫黯或有瘀点，脉弦涩或结代。冠心病心绞痛见上述证候者。

【制法】以上三味，丹参加乙醇加热回流提取 2 次，回馏液滤过，滤液回收乙醇并浓缩至适量，备用；药渣加水煎煮，滤液浓缩至适量。三七粉碎成细粉，与上述浓缩液和适量的辅料制成颗粒，干燥。冰片研细，与上述颗粒混匀，压制成 1000 片（包糖衣或薄膜衣）或 333 片（包薄膜衣），即得。除去包衣后为棕色至棕褐色，气芳香，味微苦。

【剂型规格】糖衣片，每片相当于饮片 0.6g；薄膜衣小片，每片重 0.32g，相当于饮片 0.6g；薄膜衣大片，每片重 0.8g，相当于饮片 1.8g。

【用法用量】口服。糖衣片、薄膜衣小片 1 次 3 片，薄膜衣大片 1 次 1 片；1 日 3 次。

【其他剂型】本品还有硬胶囊剂、软胶囊剂、肠溶胶囊剂、含片、口服液、丸剂、颗粒剂、气雾剂、滴丸等剂型。

【使用注意】孕妇慎用。寒凝血瘀胸痹心痛者不宜使用，脾胃虚寒者慎用。治疗期间，如心绞痛持续发作，宜加用硝酸酯类药。如果出现剧烈心绞痛、心肌梗死等，应及时送医院救治。个别人服药后胃脘不适，宜饭后服用。

【不良反应】有文献报道，服用复方丹参片可出现腹泻等不良反应。

【现代研究】本品主要有抗心肌缺血、缺氧，改善血液流变，抗动脉粥样硬化，抗心律失常，抗脑缺血损伤等作用。《中国药典》规定每片含丹参以丹参酮ⅡA（$C_{19}H_{18}O_3$）计，薄膜衣小片、糖衣片不得少于 0.20mg，薄膜衣大片不得少于 0.60mg；及以丹酚酸 B（$C_{36}H_{30}O_{16}$）计，薄膜衣小片、糖衣片不得少于 5.0mg，薄膜衣大片不得少于 15.0mg。每片含三七以人参皂苷 Rg_1（$C_{42}H_{72}O_{14}$）、人参皂苷 Rb_1（$C_{54}H_{92}O_{23}$）、三七皂苷 R_1（$C_{47}H_{80}O_{18}$）、人参皂苷 Re（$C_{48}H_{82}O_{18}$）的总量计，薄膜衣小片、糖衣片不得少于 6.0mg，薄膜衣大片不得少于 18.0mg。

【方歌】复方丹参三七，添入冰片合方齐，气滞血瘀之胸痹，活血祛瘀又行气。

丹七片

Danqi Pian《中国药典》2015 年版一部

【处方】丹参 250g　三七 250g

【方义简释】方中丹参味苦性微寒，善于活血祛瘀，通络止痛，清心除烦为君药。三七苦泄温通甘补，泄中兼补，善于活血祛瘀，通脉止痛，兼补气血为臣药。两药合用，药简功专，共奏活血祛瘀、通脉止痛之功。故善治瘀血痹阻所致的胸痹心痛、眩晕头痛、经期腹痛。

【功效】活血祛瘀，通脉止痛。

【应用】瘀血闭阻所致的胸痹、头痛、痛经。

1. 胸痹　多因瘀血闭阻而致。症见心胸绞痛、刺痛，痛有定处，入夜尤甚，胸闷，心悸，舌紫黯或有瘀斑，脉弦涩或结代。冠心病心绞痛见上述证候者。

2. 头痛　多因瘀血闭阻而致。症见头痛日久不愈，痛处固定，其痛如刺，或头部有外伤史。

3. 痛经　多因瘀血闭阻而致。症见经前或经期小腹疼痛拒按，血色紫黯有块，块下痛减，舌紫黯或有瘀斑，脉弦细或涩。

【制法】以上两味，三七粉碎成细粉；丹参加水煎煮提取 3 次，煎液过滤，滤液浓缩至适量，加入上述三七细粉及淀粉、糊精适量制粒，压制成 1000 片，或包糖衣或包薄膜衣，即得。除去糖衣或包薄膜衣后显浅黄棕色，气微，味微苦、甜。

【剂型规格】片剂：素片，每片重 0.3g；糖衣片，片心重 0.3g；薄膜衣片，每片重 0.32g。

【用法用量】口服。1 次 3~5 片，1 日 3 次。

【其他剂型】本品还有硬胶囊剂、软胶囊剂等剂型。

【使用注意】孕妇、月经期及有出血倾向者慎用。在治疗期间，心绞痛持续发作，宜加用硝酸酯类药。若出现剧烈心绞痛，心肌梗死，应及时救治。

【现代研究】本品主要有耐缺氧、降血脂及降低血黏度等作用。《中国药典》规定每片含三七以人参皂苷 R_1（$C_{47}H_{80}O_{18}$）、人参皂苷 Rg_1（$C_{42}H_{72}O_{14}$）、人参皂苷 Rb_1（$C_{54}H_{92}O_{23}$）的总量计，不得少于 12.0mg。

【方歌】丹七片里用丹参，添入三七合方齐，祛瘀通脉又止痛，瘀血胸痹头腹痛。

血塞通颗粒

Xuesaitong Keli《卫生部药品标准中药成方制剂》第十七册

【处方】三七总皂苷 50g

【方义简释】三七味苦泄温通，甘能补虚，走守兼备，泄中兼补，活血化瘀，通经止痛，兼补气血。三七总皂苷是三七的提取物，功效与三七相似，有活血化瘀、通脉活络作用。故善治瘀血阻滞所致的中风偏瘫，肢体活动不利，口眼㖞斜；或胸痹心痛，胸闷气憋。亦可用于中风后遗症（卒中后遗症）及冠心病心绞痛属上述证候者。

【功效】活血化瘀、通脉活络。

【应用】瘀血阻滞所致中风、胸痹。

1. 中风　用于瘀阻脑络所致的中风。症见半身不遂，口眼㖞斜，偏身麻木；言语謇涩，舌质黯，脉涩。中风后遗症见上述证候者。

2. 胸痹　用于瘀阻心脉所致的胸痹心痛。症见胸部憋闷疼痛，甚则胸痛彻背，痛处固定不移，入夜尤甚，心悸气短，舌质紫黯，脉弦涩。冠心病、心绞痛见上述证候者。

此外，血塞通片尚有用于治疗颈椎病、脑动脉硬化性眩晕、肾病综合征的报道。

【制法】取三七总皂苷，加葡萄糖 2300g，蔗糖 550g，糊精 100g，混匀，制成颗粒，制成3000g，即得白色颗粒；味甘、微苦，水溶化后透明，无沉淀。

【剂型规格】颗粒剂，每袋 3g。

【用法用量】开水冲服。1 次 1~2 袋，1 日 3 次。

【其他剂型】本品还有片剂、硬胶囊剂、软胶囊剂、注射剂、滴丸剂、泡腾片、咀嚼片等剂型。

【使用注意】孕妇慎用。阴虚阳亢或肝阳化风者不宜单用本品。心痛剧烈及持续时间长者，应作心电图及心肌酶学检查，并采取相应的医疗措施。

【现代研究】本品主要有抗脑缺血、抗心肌缺血、抗血栓形成、降低血黏度、改善微循环等作用。《卫生部药品标准中药成方制剂》规定本品每袋含三七总皂苷 50mg。

【方歌】血塞通颗粒通血脉，三七总皂苷化瘀著，瘀血阻滞中风瘫，胸痹绞痛闷气憋。

消栓通络胶囊

Xiaoshuan Tongluo Jiaonang《中国药典》2015 年版一部

【处方】川芎 287g　丹参 215g　黄芪 431g　泽泻 144g　三七 144g　槐花 72g　桂枝 144g　郁金 144g　木香 72g　冰片 5.7g　山楂 144g

【方义简释】方中川芎辛温行散，为"血中之气药"，活血行气、祛瘀止痛，以为君药。丹参活血祛瘀，清心安神；黄芪补气行滞，气旺血行；三七化瘀生新，行滞通络，兼补气血；桂枝温通心阳、温经通脉。四药合用，既助君药活血化瘀止痛之功，又能温通经络，故共为臣药。郁金、木香行气解郁，化瘀通经，调畅气血；泽泻淡渗利湿，降浊化脂；槐花清肝凉血、降脂；山楂消积导滞，化瘀降脂，五药相合，既活血化瘀、消积降脂，以助君臣药活血化瘀通络之功。又清热凉血，以佐制辛温燥散之品，共为佐药。冰片既能开窍止痛、醒神化浊，又能引导诸药直达病所，为使药。全方配伍，辛通泄降，共奏活血化瘀、温经通络之功。故善治瘀血阻络所致的中风，症见神情呆滞、言语謇涩、手足发凉、肢体疼痛。缺血性中风及高脂血症痰浊与瘀血互结者，用之亦佳。

【功效】活血化瘀，温经通络。

【应用】瘀血阻络所致的中风、高脂血症。

1. 中风　多因气虚血瘀所致。症见言语謇涩，半身不遂，口眼㖞斜，手足发凉，肢体疼痛，舌淡黯，苔白腻或薄白。缺血性中风见上述证候者。

2. 高脂血症　因湿浊内蕴，瘀血内阻所致。症见形体肥胖，肢倦体重，大便不爽，或大便溏，舌黯，苔白腻，脉弦滑。

【制备方法】以上十一味，冰片研细，三七粉碎成细粉，其余川芎等九味加水煎煮 3 次，合并煎液，滤过，滤液减压浓缩成清膏，加入三七细粉，干燥，粉碎，制粒，干燥，加入冰片细粉，混匀，装入胶囊，制成 1000 粒，即得内容物为棕黄色至棕褐色的颗粒和粉末；气香，味微苦。

【剂型规格】硬胶囊，每粒装 0.37g。

【用法用量】口服。1 次 6 粒，1 日 3 次，或遵医嘱。

【其他剂型】本品还有片剂、胶囊剂等剂型。

【使用注意】孕妇、月经期及有出血倾向者慎用。阴虚内热、风火、痰热证者慎用。服药期间禁食生冷、辛辣、动物油脂食物。

【现代研究】本品主要有抗血栓和降血脂作用。《中国药典》规定本品每粒含三七以人参皂苷 Rg1（$C_{42}H_{72}O_{14}$）计，不得少于 2.0mg。

【方歌】消栓通络川芎芪，桂枝郁楂丹参七，冰片槐花泽木香，中风病机属血瘀。

逐瘀通脉胶囊

Zhuyu Tongmai Jiaonang《新药转正标准》（中药第二十九册）

【处方】水蛭　虻虫　桃仁　大黄

【方义简释】方中水蛭味咸走血，力猛而性平不偏，善破血逐瘀，通经活络为君药。虻虫逐瘀破积通经，与水蛭相须为用，力大效宏，为臣药。桃仁破血行瘀、润肠通便；大黄逐瘀通经、泻热通肠，两药相合，既助君臣药破血逐瘀之力，又通肠泻热，为佐药。全方配伍，共奏破血逐瘀、通经活络之效。故善治血瘀之眩晕。

【功效】破血逐瘀，通经活络。

【应用】血瘀所致的眩晕、头痛。

眩晕、头痛　多因血瘀所致。症见头晕，头痛，耳鸣，舌质黯红，脉沉涩。原发性高血压、脑梗、脑动脉硬化等病见上述证候者。

【制法】依法制成为胶囊剂，内容物为褐色的颗粒；气腥，味咸。

【剂型规格】硬胶囊，每粒装 0.2g。

【用法用量】口服。1 次 2 粒，1 日 3 次。

【使用注意】孕妇、脑出血患者、肝肾功能不全者忌用。素体虚弱及体虚便溏者慎用。脑梗死急性期应与一般综合治疗结合使用。

【不良反应】少数病例有轻微恶心及上腹部不适，一般可自行缓解。

【现代研究】本品主要有抗脑缺血，抑制血小板聚集等作用。《新药转正标准》规定，本品每粒含蒽醌以大黄素（$C_{15}H_{14}O_5$）计，不得少于 1.27mg。

【方歌】逐瘀通脉水蛭君，虻虫桃仁与大黄，破血逐瘀通经络，血瘀眩晕头痛除。

第二节　活血行气类

活血行气类中成药主要有活血行气止痛作用，主治气滞血瘀所致的痛证，症见头痛、胸痛、胃脘痛、腹痛、痛经等，或伴见胀闷、胀满、胀痛等气滞症状，舌紫黯，舌上青紫或有瘀点，脉紧或结代。其处方组成以活血药与行气药组合而成。常用药物有川芎、郁金、延胡索、木香、乳香、没药、香附、枳壳、川楝子等。代表中成药有血府逐瘀口服液、元胡止痛片、九气拈痛丸等。

血府逐瘀口服液

Xuefu Zhuyu Koufuye《中国药典》2015 年版一部

【处方】柴胡 17g　地黄 50g　红花 50g　麸炒枳壳 33g　川芎 25g　桔梗 25g　当归 50g　赤

芍 33g　桃仁 67g　甘草 17g　牛膝 50g

【方义简释】方中桃仁苦泄甘润性平，善破血行瘀；红花辛散温通，活血通经、散瘀以止痛，两药相须为用，活血化瘀力强，共为君药。地黄凉血清热以除瘀热；川芎行气活血、祛风止痛；赤芍清热凉血、散瘀止痛；当归补血活血行瘀；牛膝逐瘀通经、引血下行，五药相合，既助君药活血化瘀、止痛，又滋养阴血，使活血祛瘀而不伤正，故共为臣药。柴胡疏肝解郁、升举清阳；桔梗宣散肺气，并载药上行；炒枳壳理气宽中，三药同用，能升降上焦之气机而宽胸行气，气行则血行瘀散痛止，故共为佐药。甘草既调和诸药，又缓急止痛，故为使药。全方配伍，共奏活血祛瘀、行气止痛之功，故善治气滞血瘀之胸痹，头痛日久。

【功效】活血祛瘀，行气止痛。

【应用】气滞血瘀所致的胸痹、心悸、头痛。

1. 胸痹　气滞血瘀，心脉闭塞而致。症见胸痛，痛如针刺而有定处，烦躁，心悸，气短，舌黯红或有瘀斑，脉弦紧或涩。冠心病心绞痛见上述证候者。

2. 心悸　气滞血瘀，心神失养而致。症见心悸，胸闷不适，失眠多梦，舌黯红或有瘀斑，脉弦紧或涩。

3. 头痛　瘀血阻络而致。症见头痛，痛如针刺，固定不移，舌黯红或有瘀斑，脉弦紧或涩。

此外，尚有用于治疗术后肠粘连性腹痛、原发性痛经的报道。

【制法】以上十一味，柴胡、当归、枳壳、川芎蒸馏提取芳香水，备用；药渣与地黄等其余七味加水煎煮三次，合并煎液，滤过，滤液浓缩至相对密度约 1.10 (60℃)，加乙醇使含醇量达 60%，冷藏 24 小时，滤过，滤液回收乙醇至无醇味，加入蔗糖 100g、蜂蜜 200g、山梨酸钾 0.5g 及上述芳香水，搅匀，加水至 1000mL，混匀，调节 pH 值为 5.0，冷藏，滤过，灌装，灭菌，即得棕红色的液体；味甜、苦、微辛辣。

【剂型规格】口服液，每支装 10mL。

【用法用量】空腹服。1 次 20mL，1 日 3 次。

【其他剂型】本品还有丸剂（大蜜丸、水蜜丸）、胶囊剂（硬胶囊、软胶囊）、片剂等剂型。

【使用注意】孕妇禁用。气虚血瘀者慎用。治疗期间，若心痛持续发作，宜加用硝酸酯类药。如出现剧烈心绞痛、心肌梗死，应及时救治。

【现代研究】本品主要有抗心肌缺血、抑制血小板聚集、改善血液流变性及微循环、降血脂、保肝等作用。《中国药典》规定，本品每 1mL 含赤芍以芍药苷（$C_{23}H_{28}O_{11}$）计，不得少于 0.25mg；含枳壳以柚皮苷（$C_{27}H_{32}O_{14}$）计，不得少于 0.66mg；含桃仁以苦杏仁苷（$C_{20}H_{27}NO_{11}$）计，不得少于 0.67mg。

【方歌】血府桃仁红花君，黄牛赤芍芎归臣，柴胡桔梗草枳壳，行气活血止痛功。

元胡止痛片

Yuanhu Zhitong Pian 《中国药典》2015 年版一部

【处方】醋延胡索 445g　白芷 223g

【方义简释】方中延胡索辛散温通，既善于活血祛瘀，又善于行气止痛，醋制止痛力强，为本方之君药。白芷辛温发散，长于祛风散寒、燥湿、通窍止痛，为本方之臣药，助延胡索活血行气止痛。全方合用，辛散温通，共奏理气、活血、止痛之功。故善治气滞血瘀所致之胃痛、胁痛、头痛及痛经等。

【功效】理气，活血，止痛。

【应用】气滞血瘀所致的胃痛，胁痛，头痛及痛经。

1. 胃痛　情志失调，气血瘀滞所致的胃脘疼痛。症见痛处固定不移，疼痛持久，舌质紫黯或有瘀斑，脉弦或涩。胃炎、消化性溃疡见上述证候者。

2. 胁痛　肝失调达，气血瘀滞所致的胁肋胀痛或刺痛，痛处拒按，入夜尤甚，舌质紫黯红，脉象沉弦或涩。肝病见上述证候者。

3. 头痛　瘀血停留，阻滞脉络。症见头痛如锥刺，痛处固定不移，舌黯红或有瘀斑。血管神经性头痛、外伤性头痛见上述证候者。

4. 痛经　冲任瘀阻或寒凝经脉所致经前或经期腹痛，痛处固定不移，拒按，或伴有胸胁乳房胀痛，或经量少，或经行不畅，经色紫黯有块，舌紫黯或的瘀点，脉弦或弦滑。

【制法】以上二味，取白芷166g，粉碎成细粉，剩余的白芷与醋延胡索粉碎成粗粉，用60%乙醇回流提取，合并滤液，浓缩成稠膏状，加入上述细粉，制成颗粒，压制成1000片，包糖衣或薄膜衣即得。除去包衣后，显棕黄色至棕褐色片；气香，味苦。

【剂型规格】薄膜衣片，每片重0.26g或0.31g；糖衣片，片心重0.25g或0.3g。

【用法用量】口服。1次4~6片，1日3次，或遵医嘱。

【其他剂型】本品还有滴丸剂、胶囊剂（硬胶囊、软胶囊）、颗粒剂、口服液等剂型。

【使用注意】孕妇慎用。脾胃虚寒及胃阴不足胃痛者慎用。

【现代研究】本品有改善血液流变学、改善微循环、镇痛、镇静等作用。《中国药典》规定，本品每片含醋延胡索以延胡索乙素（$C_{21}H_{25}NO_4$）计，不得少于75μg；每片含白芷以欧前胡素（$C_{16}H_{14}O_4$）计，不得少于50μg。

【方歌】元胡止痛专止痛，醋制元胡主为君，更用白芷助药力，气滞血瘀胸胁胀。

九气拈痛丸

Jiuqi Niantong Wan 《中国药典》2015年版一部

【处方】醋香附138g　木香34.5g　高良姜34.5g　陈皮69g　郁金69g　醋莪术276g　醋延胡索138g　槟榔69g　甘草34.5g　五灵脂（醋炒）138g

【方义简释】方中醋延胡索辛散苦泄温通，活血祛瘀，理气止痛，"行血中气滞，气中血滞"；醋香附芳香辛行苦泄，疏肝理气止痛，二药合用，理气活血止痛，为君药。木香理气止痛，陈皮理气和胃，郁金活血止痛、行气解郁，醋莪术破血散瘀、行气止痛，醋炒五灵脂活血祛瘀止痛，五药合用，助君药理气活血止痛之功，共为臣药。高良姜温中散寒止痛，槟榔行气消积、导滞除满共为佐药。甘草调和诸药，为使药。全方配伍，辛行苦泄温通，共奏理气、活血、止痛之功。故善治气滞血瘀之胸胁胀满疼痛、痛经。

【功效】理气，活血，止痛。

【应用】气滞血瘀所致的胃痛、胁痛、痛经。

1. 胃痛　气血瘀滞所致胃脘胀痛或刺痛，胀闷不舒，攻窜两胁，疼痛持久，舌质紫黯或有瘀斑，脉弦或涩。急性胃炎、慢性浅表性胃炎、消化性溃疡见上述证候者。

2. 胁痛　情志不遂，肝失调达所致胁肋胀痛，走窜不定，疼痛常与情志不畅有关，多伴胸闷太息，脘痞腹胀等症，舌质紫黯或有瘀斑，脉弦或涩。慢性胆囊炎见上述证候者。

3. 痛经　冲任瘀阻或寒凝经脉所致经前或经期腹痛，拒按，或伴有胸胁乳房胀痛，或经量少，或经行不畅，经色紫黯有块，舌紫黯或的瘀点，脉弦或弦涩。

【制法】以上十味，粉碎成细粉，过筛，混匀，用水泛丸，干燥，即得黄褐色至棕褐色的水丸；气香，味苦、辣。

【剂型规格】水丸。

【用法用量】口服。1 次 6~9g，1 日 2 次。

【使用注意】孕妇禁用。胃热引起的胃痛慎用。

【现代研究】本品主要有镇痛、促进胃肠蠕动、抗炎、改善血液流变性等作用。《中国药典》规定每 1g 含陈皮以橙皮苷（$C_{28}H_{34}O_{15}$）计，不得少于 2.2 mg。

【方歌】九气拈痛元附君，陈香郁莪灵脂臣，良姜槟佐甘草使，理气活血止痛功。

第三节　益气活血类

益气活血类中成药主要有益气活血、通络止痛作用，主治气虚血瘀所致的胸痹，症见胸闷、胸痛，刺痛、痛有定处；或气虚血滞所致的中风，症见半身不遂、口舌喎斜、言语謇涩；伴见气短、乏力、倦怠、自汗等气虚症状，舌紫黯、舌上青紫或有瘀点，脉沉或结代。其处方组成主要由活血与补气药组合而成。补气药则用人参、党参、黄芪、灵芝、太子参、刺五加、红景天等为主。常见的活血化瘀中成药有麝香保心丸、消栓口服液等。

麝香保心丸

Shexiang Baoxin Wan《中国药典》2015 年版一部

【处方】人工麝香　人参提取物　肉桂　苏合香　蟾酥　人工牛黄　冰片

【方义简释】方中麝香香窜辛散温通，善活血化瘀，开窍止痛，为活血止痛之佳品，故为君药。人参提取物功似人参，善大补元气、强心复脉；肉桂温阳通脉，散寒止痛；蟾酥开窍止痛，强心；苏合香芳香开窍，温通止痛，四药合用，助君药芳香温通止痛、益气强心，共为臣药。人工牛黄开窍醒神；冰片开窍止痛，醒神化浊，并引药入心经，故共为佐药。全方合用，辛香走窜，兼以补虚，共奏芳香温通，开窍止痛，益气强心之功。故善治气滞血瘀之胸痹。

【功效】芳香温通，益气强心。

【应用】

胸痹　由于气滞血瘀，脉络闭塞所致。症见胸闷，心前区疼痛，痛处固定不移，舌质黯红或紫，脉弦涩。心肌缺血性心绞痛、心肌梗死见上述证候者。

【制法】以上七味，除苏合香外，其余人工麝香等六味共研成细粉，以苏合香加适量白酒泛丸，干燥，即得黑褐色有光泽的水丸，破碎后断面为棕黄色；味苦、辛凉，有麻舌感。

【剂型规格】水丸，每丸重 22.5mg。

【用法用量】口服。1 次 1~2 丸，1 日 3 次；或症状发作时服用。

【使用注意】孕妇禁用。不宜与洋地黄类药物同用。心绞痛持续发作，服药后不能缓解时应加用硝酸甘油等药物。如出现剧烈心绞痛、心肌梗死，应及时救治。

【现代研究】本品主要有抗心肌缺血、改善血液流变性、降血脂和抗心肌纤维化等作用。《中国药典》规定，本品每丸含蟾酥以脂蟾毒配基（$C_{24}H_{32}O_4$）和华蟾酥毒基（$C_{26}H_{34}O_6$）的总量计，应为 18~56μg。本品每丸含人参提取物以人参皂苷 Rg_1（$C_{42}H_{72}O_{14}$）和人参皂苷 Re（$C_{48}H_{82}O_{18}$）的总量计，不得少于 40μg。

【方歌】麝香保心麝香君，参桂牛冰合香酥，益气强心温通功，气滞血瘀胸痹除。

消栓口服液

Xiaoshuan Koufuye《中国药典》2015 年版一部

【处方】黄芪 2000g　当归 200g　赤芍 200g　地龙 100g　川芎 100g　桃仁 100g　红花 100g

【方义简释】本方乃补阳还五汤改变剂型而成。方中重用黄芪甘补微温，大补脾胃之气，以助血行，使气旺血行瘀散，为君药。当归"补中有动，动中有补"，补血活血；赤芍活血散瘀止痛，两药合用，助君药活血通络，共为臣药。川芎为"血中之气药"，行气活血；红花活血通经；桃仁破血祛瘀通经，诸药合用，助君臣活血行气通络，共为佐药。地龙性善走窜，通经活络，息风止痉，为使药。全方配伍，补中有行，共奏补气、活血、通络之功，故善治气虚血瘀所致的中风。

【功效】补气活血通络。

【应用】

中风　因气虚血滞、脉络阻滞所致。症见半身不遂，口舌喝斜，言语謇涩，偏身麻木，伴有气短，乏力，面色㿠白，或动则汗出，肢体发凉，手足肿胀。缺血性中风见上述证候者。此外，临床报道用该药物治疗冠心病气虚血瘀者。

【制法】以上七味，加水煮提三次，合并煎液，滤过，滤液减压浓缩，醇沉，静置，取上清液，回收乙醇，浓缩至约 400mL，加蔗糖 180g，加热溶解，放冷，滤过，加入苯甲酸钠 3g，加水至 1000mL，混匀，灌封，灭菌，即得棕黄色至棕褐色的液体；气香，味甜、微苦。

【剂型规格】口服液，每支装 10mL。

【用法用量】口服。1 次 10mL，1 日 3 次。

【其他剂型】本品还有颗粒剂、合剂等剂型。

【使用注意】孕妇禁服。中风急性期痰热证、风火上扰证者不宜使用。阴虚阳亢证、肝阳上亢证及有出血倾向者慎用。病情急重者宜结合相应抢救治疗措施。

【不良反应】有文献报道，个别患者服药后出现头痛、头晕、无力的不良反应。

【现代研究】本品主要有抗血栓形成和抗动脉粥样硬化作用。《中国药典》规定本品每

1mL 含黄芪以黄芪甲苷（$C_{41}H_{68}O_{14}$）计，不得少于 0.32mg。

【方歌】消栓口服黄芪君，归芍为臣助药力，桃红芎佐地为使，补气活血通络功。

第四节　益气补阴活血类

益气补阴活血类成药主要具有益气养阴、活血化瘀作用，主治气阴两虚、瘀血阻滞所致的胸痹。症见胸部闷痛、心悸不安，或伴见神倦、气短乏力、动则加剧、失眠多梦、盗汗等，舌红少苔或有瘀斑，脉沉或结代等。其处方组成主要由活血、补气和养阴药组合而成，养阴药常用麦冬、何首乌、地黄、知母、玄参、北沙参、黄精等为主。常见的活血化瘀中成药有稳心颗粒、参松养心胶囊等。

稳心颗粒
Wenxin Keli《中国药典》2015 年版一部

【处方】党参　黄精　三七　琥珀　甘松

【方义简释】方中以黄精性味甘平滋肾润肺，补脾益气，气阴双补为君药。党参益气养血，生津，以助君药益气之功，为臣药。三七化瘀止血，活血定痛；琥珀镇惊安神，活血散瘀；甘松理气通脉止痛，醒脾健胃，以防补益之品滋腻碍胃，以上三药共为佐药。全方配伍，补中有行，共奏益气养阴、活血化瘀之功。故善治气阴两虚、心脉瘀阻所致的心悸不宁、气短乏力、胸闷胸痛。

【功效】益气养阴，活血化瘀。

【应用】

心悸　由于气阴两虚，心脉瘀阻所致。症见心悸不宁，怔忡，短气喘息，胸闷不舒，胸痛时作，神疲乏力，心烦少寐，舌黯有瘀斑，脉虚或结代。室性早搏、房性期前收缩心律失常见上述证候者。

【制法】以上五味，琥珀粉碎成细粉，甘松提取挥发油，提取后的水溶液另器收集。三七粉碎成粗粉，用乙醇回流提取二次，滤液合并，减压浓缩至适宜的清膏，药渣加水煎煮二次，煎液合并；党参、黄精加水煎煮二次，煎液与上述煎液合并，滤过；滤液浓缩成清膏，醇沉，静置，滤过，滤液减压浓缩至适宜的稠膏，与三七清膏合并，混匀。加入上述琥珀细粉、蔗糖、糊精等辅料适量混匀，制粒，干燥，喷入甘松挥发油，混匀，制成颗粒；或加入上述琥珀细粉、糊精等辅料适量，混匀，制粒，干燥，喷入甘松挥发油，混匀，制成颗粒（无蔗糖），分装，即得棕黄色至棕色的颗粒；味甜、微苦或味微苦（无蔗糖）。

【剂型规格】颗粒剂：含糖型颗粒，每袋装 9g；无糖型颗粒，每袋装 5g。

【用法用量】开水冲服。1 次 1 袋，1 日 3 次，或遵医嘱。

【其他剂型】本品还有胶囊剂。

【使用注意】孕妇慎用。缓慢性心律失常禁用。服药期间忌浓茶。用药时应将药液充分搅匀，勿将杯底药粉丢弃。

【不良反应】本品有偶见轻度头晕恶心的反应，但一般不影响用药。

【现代研究】本品主要有抗心律失常、抗心力衰竭等作用。《中国药典》规定，本品每袋含三七以三七皂苷 R_1（$C_{47}H_{80}O_{18}$）、人参皂苷 Rg_1（$C_{42}H_{72}O_{14}$）和人参皂苷 Rb1（$C_{54}H_{92}O_{23}$）的总量计，不得少于 17.0mg。

【方歌】稳心颗粒黄精君，党参为臣七琥松，活血化瘀益气阴，心脉瘀阻心悸痛。

参松养心胶囊

Shensong Yangxin Jiaonang　《中国药典》2015 年版一部

【处方】人参　麦冬　山茱萸　桑寄生　土鳖虫　赤芍　黄连　南五味子　龙骨　酸枣仁（炒）　丹参　甘松

【方义简释】方中人参甘补微苦微温，善大补元气，益气以助血行、津生，并能安神定悸；麦冬甘补微苦微寒，善养心阴、清心热而安神；南五味子酸收甘补而温，善益气生津、滋肾养心、安神定悸，三药合用，共奏益气养阴、生脉安神之功，故同为君药。山茱萸补益肝肾、收涩固脱；桑寄生补益肝肾；炒酸枣仁养心安神；丹参活血化瘀、通脉止痛、清心安神；赤芍清热凉血、散瘀止痛；土鳖虫性走窜，破血祛瘀，诸药合用，助君药活血通络、清心安神，共为臣药。佐以黄连清心安神定悸；龙骨重镇安神；甘松理气通脉、醒脾健胃，并防君臣补益之品滋腻碍胃。诸药合用，补中有行，共奏益气养阴、活血通络、清心安神之功。故善治冠心病室性早搏属气阴两虚、心络瘀阻者。

【功效】益气养阴，活血通络，清心安神。

【应用】气阴两虚，心络瘀阻证所致心悸、胸痹。

1. 心悸　气阴两虚，心络瘀阻所致。症见心悸不安，气短乏力，动则加剧，胸部闷痛，失眠多梦，盗汗，神倦，懒言，舌质黯或有瘀点，少苔，脉细弱或结代。冠心病室性早搏见上述证候者。

2. 胸痹　气阴两虚，心络瘀阻所致。症见胸闷不舒，阵发胸痛，心悸，气短，失眠多梦，头晕眼花，神倦懒言，盗汗，舌质黯少苔或有瘀点，脉细弱。冠心病心绞痛见上述证候者。

【制法】取以上中药，依法制成胶囊剂，内容物为黄褐色至棕褐色的颗粒和粉末，味苦。

【剂型规格】硬胶囊，每粒装 0.4g。

【用法用量】口服。1 次 2~4 粒，1 日 3 次。

【使用注意】孕妇禁用。应注意配合原发性疾病的治疗。忌烟酒、浓茶。

【不良反应】有报道个别患者服药期间可出现胃胀的不良反应。

【现代研究】有抗心肌缺血、抗心律失常等作用。《中国药典》规定，本品每粒含人参以人参皂苷 Rg_1（$C_{42}H_{72}O_{14}$）和人参皂苷 Re（$C_{48}H_{82}O_{18}$）的总量计，不得少于 0.15mg；含山茱萸以马钱苷（$C_{17}H_{26}O_{10}$）计，不得少于 0.32mg。

【方歌】参松养心生脉君，活血通络兼清心，心络瘀阻气阴虚，心悸胸痹失眠除。

第五节 化瘀息风类

活血化痰息风类成药主要具有活血、化痰息风作用，或兼益气通络作用，主治瘀血夹风痰阻络、经络失养所致中风后遗症（卒中后遗症）或恢复期。症见半身不遂、言语謇涩、口眼喝斜、肢体麻木，舌淡或有瘀斑，脉沉或结代等。其处方组成主要由活血与化痰息风药组合而成。化痰息风药常以胆南星、天竺黄、僵蚕、天麻、地龙、全蝎、蜈蚣等为主。常见的化瘀息风类成药有人参再造丸、华佗再造丸、抗栓再造丸等。

人参再造丸

Renshen Zaizao Wan 《中国药典》2015 年版一部

【处方】人参 100g　酒蕲蛇 100g　广藿香 100g　檀香 50g　母丁香 50g　玄参 100g　细辛 50g　醋香附 50g　地龙 25g　熟地黄 100g　三七 25g　乳香（醋制）50g　青皮 50g　豆蔻 50g　防风 100g　制何首乌 100g　川芎 100g　片姜黄 12.5g　黄芪 100g　甘草 100g　黄连 100g　茯苓 50g　赤芍 100g　大黄 100g　桑寄生 100g　葛根 75g　麻黄 100g　骨碎补（炒）50g　全蝎 75g　豹骨（制）50g　炒僵蚕 50g　附子（制）50g　琥珀 25g　醋龟甲 50g　粉萆薢 100g　白术（麸炒）50g　沉香 50g　天麻 100g　肉桂 100g　白芷 100g　没药（醋制）50g　当归 50g　草豆蔻 100g　威灵仙 75g　乌药 50g　羌活 100g　橘红 200g　六神曲（麸炒）200g　朱砂 20g　血竭 15g　人工麝香 5g　冰片 5g　牛黄 5g　天竺黄 50g　胆南星 50g　水牛角浓缩粉 30g

【方义简释】方中以人参、黄芪、炒白术、茯苓，益气健脾；制何首乌、当归、熟地、龟甲，滋阴养血；制豹骨、桑寄生、炒骨碎补，补益肝肾，强筋骨，合而用之，善补气养血、强壮筋骨。天麻、胆南星、炒僵蚕、地龙、全蝎、天竺黄祛风化痰，息风通络；牛黄、水牛角浓缩粉、黄连、大黄、玄参清热泻火解毒，凉肝息风定惊；三七、川芎、赤芍、片姜黄、制乳香、制没药、血竭活血化瘀，通络止痛；麝香、冰片开窍醒神，活血通经，止痛；酒蕲蛇、白芷、羌活、威灵仙、麻黄、防风、葛根、粉萆薢祛风胜湿，舒筋活络；制附子、肉桂温阳通络；合而用之，能祛风化痰、活血通络。细辛、母丁香、乌药、青皮、沉香、香附、檀香温中理气止痛；草豆蔻、豆蔻、橘红、广藿香、炒六神曲芳香化湿，调中和胃；朱砂、琥珀安神定惊，又血化瘀；合而用之，即行滞气、散脾湿，以杜绝生痰之源，又健脾开胃，以顾护脾胃，防众药伤中。甘草既补气，又调和诸药。全方配伍，补虚祛邪两相兼，共奏益气养血、祛风化痰、活血通络之功，故善治气虚血瘀、风痰阻络之中风。

【功效】益气养血，祛风化痰，活血通络。

【应用】气虚血瘀、风痰阻络所致的中风、痹病。

1. 中风　气虚血瘀，风痰阻络所致。症见口眼喝斜，半身不遂，语言不利，肢体麻木，手足乏力，拘挛疼痛，头晕，耳鸣，纳呆食少，舌黯淡，苔白腻，脉弦涩。脑出血及脑梗死恢复期见上述证候者。

NOTE

2. 痹病 气虚血瘀，肝肾不足所致。症见关节肿胀，拘挛疼痛，僵硬变形，腰膝酸软，肢体麻木，手足乏力。风湿性关节炎、类风湿关节炎见上述证候者。

【制法】以上五十六味，除冰片、血竭、牛黄、水牛角浓缩粉、人工麝香、天竺黄外，朱砂、琥珀分别水飞成细粉；其余人参等四十八味粉碎成细粉；将冰片、血竭、牛黄、水牛角浓缩粉、人工麝香、天竺黄研细，与上述细粉配研，过筛，混匀。每100g粉末加炼蜜100~110g制成大蜜丸，即得黑色的大蜜丸。味甜、微苦。

【剂型规格】丸剂：大蜜丸，每丸重3g。

【用法用量】口服。1次1丸，1日2次。

【其他剂型】本品还有浓缩丸的剂型。

【使用注意】孕妇忌服。本品含朱砂有毒，不宜过量或长期服用。肝阳上亢、肝风内动所致中风及风湿热痹者慎用。

【现代研究】本品有抗帕金森病作用。《中国药典》规定，本品每丸含黄连以盐酸小檗碱（$C_{20}H_{17}NO_4 \cdot HCl$）计，不得少于1.0mg。

【方歌】人参再造用参芪，活血通络益气血，更兼祛风又化痰，气虚血瘀痰中风。

表 19-1 其他活血中成药

名称	组成	功能	主治	用法用量	使用注意
灯盏花素片	灯盏花素	活血化瘀，通经活络	用于脑络瘀阻，中风偏瘫，心脉痹阻，胸痹心痛；中风后遗症及冠心病心绞痛见上述证候者	口服。1次2片（每片20mg）；1次1片（每片40mg），1日3次；或遵医嘱	不宜用于脑出血急性期或有出血倾向患者。个别患者出现皮肤瘙痒，停药后自行消失
血栓通胶囊	三七总皂苷	活血祛瘀，通脉活络。	用于脑络瘀阻引起的中风偏瘫，心脉痹阻引起的胸痹心痛；脑梗塞，冠心病心绞痛见上述证候者	口服，1次1粒，1日3次	
银杏叶胶囊	银杏叶提取物	活血化瘀通络	用于瘀血阻络引起的胸痹心痛、中风、半身不遂、舌强语謇、舌黯红、脉涩；冠心病稳定型心绞痛、脑梗死见上述证候者	口服。（每粒含总黄酮醇9.6mg、萜类内酯2.4mg）1次2粒或1次1粒；（每粒含总黄酮醇苷19.2mg、萜类内酯4.8mg），1日3次；或遵医嘱	
丹参注射液	丹参	活血化瘀，通脉养心	用于瘀血阻滞所致的胸痹，冠心病心绞痛	肌内注射，1次2~4mL，1日1~2次；静脉注射1次4mL（用50%葡萄糖注射液20mL稀释后使用），1日1次；或遵医嘱	月经期及有出血倾向者禁用；孕妇禁用
速效救心丸	冰片、川芎	行气活血，祛瘀止痛，增加冠脉血流量，缓解心绞痛	用于气滞血瘀型冠心病，心绞痛	含服。1次4~6丸，1日3次；急性发作时，1次10~15丸	孕妇禁用；寒凝血瘀、阴虚血瘀胸痹心痛不宜单用。有过敏史者慎用。伴有中重度心力衰竭的心肌缺血者慎用。在治疗期间，心绞痛持续发作，宜加用硝酸酯类药

续表

名称	组成	功能	主治	用法用量	使用注意
冠心苏合丸	苏合香、冰片、乳香（制）、檀香、土木香	理气，宽胸，止痛	用于寒凝气滞、心脉不通所致的胸痹，症见胸闷、心前区疼痛；冠心病心绞痛见上述证候者	嚼碎服。1次1丸，1日1~3次；或遵医嘱	孕妇禁用；阴虚血瘀、胃炎、胃溃疡、食管炎及肾脏疾病者慎用；不宜长期服用
心可舒胶囊	丹参、葛根、三七、山楂、木香	活血化瘀，行气止痛	用于气滞血瘀引起的胸闷、心悸、头晕、头痛、颈项疼痛；冠心病心绞痛、高血脂、高血压、心律失常见上述证候者	口服每次4粒，1日3次，或遵医嘱	孕妇禁用；有出血性疾病及有出血我倾向者慎用；气虚血瘀、痰瘀互阻之胸痹、心悸者不宜单用
通心络胶囊	人参、水蛭、全蝎、赤芍、蝉蜕、土鳖虫、蜈蚣、檀香、降香、乳香（制）、酸枣仁（炒）、冰片	益气活血，通络止痛	用于冠心病心绞痛属心气虚乏、血瘀络阻证，症见胸部憋闷，刺痛、绞痛，固定不移，心悸自汗，气短乏力。亦用于气虚血瘀络阻型中风病，症见半身不遂或偏身麻木，口舌喝斜，言语不利	口服。1次2~4粒，1日3次	出血性疾患、孕妇及妇女经期及阴虚火旺型中风禁用
诺迪康胶囊	圣地红景天	益气活血，通脉止痛	用于气虚血瘀所致的胸痹，症见胸闷，刺痛或隐痛、心悸气短、神疲乏力、少气懒言、头晕目眩；冠心病心绞痛见上述证候者	口服。1次1~2粒，1日3次	孕妇慎用
脑心通胶囊	黄芪、赤芍、丹参、当归、川芎、桃仁、红花、醋乳香、醋没药、鸡血藤、牛膝、桂枝、桑枝、地龙、全蝎、水蛭	益气活血，化瘀通络	用于气虚血瘀，脉络瘀阻所致的中风中经络，半身不遂、肢体麻木、口眼喝斜、舌强语謇及胸痹心痛、胸闷、心悸、气短；脑梗塞、冠心病心绞痛属上述证候者	口服。1次2~4粒，1日3次	孕妇禁用
益心舒颗粒	人参、麦冬、黄芪、五味子、丹参、川芎、山楂	益气复脉，活血化瘀，养阴生津	用于气阴两虚，瘀血阻脉所致的胸痹，症见胸痛胸闷，心悸气短，脉结代；冠心病心绞痛见上述证候者	开水冲服。1次1袋，1日3次	孕妇及月经期妇女慎用
脉络宁注射液	牛膝、玄参、石斛、金银花	清热养阴，活血化瘀	用于血栓闭塞性脉管炎，静脉血栓形成，动脉硬化性闭塞症，脑血栓形成及后遗症等	静脉滴注，1次10~20mL，用5%葡萄糖注射液或氯化钠注射液250~500mL稀释后使用，10~14天为一疗程，重症患者可连续使用2~3个疗程	
华佗再造丸	川芎、冰片、吴茱萸等	活血化瘀，化痰通络，行气止痛	用于痰瘀阻络之中风恢复期和后遗症。症见半身不遂、拘挛麻木、口眼喝斜、言语不清、舌质紫黯、舌下脉络瘀曲；中风恢复期见上述证候者	口服。1次4~8g，1日2~3次，重症1次8~16g，或遵医嘱	孕妇禁用；脑出血急性期者禁用

续表

名称	组成	功能	主治	用法用量	使用注意
抗栓再造丸	烫水蛭、丹参、三七、人工麝香、苏合香、红参、黄芪、胆南星、烫穿山甲、人工牛黄、冰片等29味	活血化瘀，舒经活络，息风镇痉	用于瘀血阻窍、脉络失养所致的中风，症见手足麻木、步履艰难、瘫痪、口眼歪斜、言语不清、舌质黯、苔腻、脉弦；中风恢复期及后遗症见上述证候者	口服。1次1袋，1日3次	孕妇忌服；年老体弱者慎服；不宜过量或久用

复习思考题

1. 复述活血中成药的分类及主要适应病证。

2. 试述复方丹参片、丹七片、血塞通颗粒、消栓通络胶囊、逐瘀通脉胶囊、血府逐瘀口服液、元胡止痛片、九气拈痛丸、麝香保心丸、消栓口服液、稳心颗粒、参松养心胶囊、人参再造丸的功效及临床应用。

3. 患者，女，64岁。胸闷憋气，兼伴短暂刺痛反复发作5年，近一周因生气而诱发加重。时下胸痛较剧，为刺痛感、发作频繁。每次持续1~2分钟，憋气闷满，心悸头晕，烦躁少寐，便干，舌暗红苔黄腻，脉弦细，滑数。中医诊断为心血闭阻，肝气化火，兼有痰浊。处方血府逐瘀口服液。请结合血府逐瘀口服液的功效、主治说明选药的是否合理？并说明血府逐瘀口服液的使用注意事项？

4. 举出丹七片与复方丹参片、元胡止痛片与九气拈痛丸、稳心颗粒与参松养心胶囊、人参再造丸与华佗再造丸、功效与主治的异同点。

第二十章　止血中成药

以止血药为主组成，具有止血作用，用以治疗各种出血病证的中成药，称为止血中成药。

本类药物具有止血之功，兼有清热凉血或活血化瘀作用，适用丁各种原因引起的出血病证。症见各种出血，如衄血、咳血、咯血、尿血、便血、跌打损伤出血等。按其功效与适用范围，本类中成药又可分为凉血止血与化瘀止血两类。

凉血止血类主要具有凉血止血作用，主治血热所致的吐血、衄血、咯血、尿血、便血等，症见血色鲜红，质地黏稠，女子月经先期量多，舌红苔黄，脉数等。常见成药有槐角丸等。

化瘀止血类主要具有化瘀止血作用，主治瘀阻所致的出血，症见咯血、吐血、衄血、胸腹刺痛，便血、崩漏、跌打损伤出血等，血色紫黯，或有瘀块，舌质暗红或有瘀斑，脉涩等。常见成药有三七片、止血定痛片等。

出血量多而急迫者，不宜单用止血类成药，应采取综合急救措施。出血无瘀滞者不宜用化瘀止血类成药。凉血止血类成药有滞血留瘀之弊，必要时辅以适当的活血祛瘀之品，使血止而不留瘀。

现代研究表明止血类中成药具有促使局部血管收缩，缩短凝血时间等作用。原发性血小板减少性紫癜、功能性子宫出血、上消化道出血、肺结核咯血、支气管扩张出血、外伤出血、痔疮出血、人流后出血等，临床上可结合辨证合理选用。

槐角丸

Huaijiao Wan《中国药典》2015 年版一部

【处方】槐角（清炒）200g　地榆炭 100g　黄芩 100g　枳壳（麸炒）100g　当归 100g
防风 100g

【方义简释】方中炒槐角味苦性微寒，专清大肠湿热，凉血止血，为君药。地榆炭苦降酸收寒清，凉血止血，防风疏风止血，合而用之，清肠疏风、凉血止血，以助君药之力，为臣药。黄芩苦寒，清热燥湿，泻火止血；当归活血养血，润肠通便，止痛；枳壳下气宽肠消积，三药合用，既助君臣药清肠、凉血、止血，又能下气、消积、通便，为佐使药。诸药合用，苦降下行，共奏清肠疏风，凉血止血之功。故善治血热之肠风便血、痔疮肿痛。

【功效】清肠疏风，凉血止血。

【应用】血热所致的便血、痔疮。

1. 便血　因湿热壅遏大肠，灼伤血络而致的便血。症见先血后便，血色鲜红，大便不畅，腹部胀痛，食少纳呆，舌红苔黄腻，脉濡数。消化性溃疡出血见上述证候者。

2. 痔疮　因风邪热毒或热壅遏大肠，灼伤血络而致的便血。症见血色鲜红，大便不畅，痔疮肿痛。

【制法】以上六味，粉碎成细粉，过筛，混匀。每100g粉末用炼蜜45~55g加适量的水泛丸，干燥，制成水蜜丸；或加炼蜜130~150g制成小蜜丸或大蜜丸，即得黑褐色至黑色的水蜜丸、小蜜丸或大蜜丸；味苦、涩。

【剂型规格】水蜜丸；小蜜丸；大蜜丸，每丸重9g。

【用法用量】口服。水蜜丸1次6g，小蜜丸1次9g，大蜜丸1次1丸，1日2次。

【使用注意】本药苦寒，易伤正气，体弱年迈者慎用。虚寒性便血者慎用。若痔疮便血，肿痛严重和便血呈喷射状者，应及时采取综合急救措施。

【现代研究】本品主要有止血、镇痛、抗炎、抗菌、降血脂等作用。《中国药典》规定本品含槐角以槐角苷（$C_{21}H_{20}O_{10}$）计，水蜜丸每1g不得少于6.6mg，小蜜丸每1g不得少于4.1mg，大蜜丸每丸不得少于37.0mg；含枳壳以柚皮苷（$C_{27}H_{32}O_{14}$）计，水蜜丸每1g不得少于3.2mg，小蜜丸每1g不得少于2.0mg，大蜜丸每丸不得少于18.0mg；含黄芩以黄芩苷（$C_{21}H_{18}O_{11}$）计，水蜜丸每1g不得少于7.3mg，小蜜丸每1g不得少于4.5mg，大蜜丸每丸不得少于40.5mg。

【方歌】槐角丸将肠风却，地榆芩归枳壳防，痔疮便血肛门裂，凉血止血又疏肠。

止血定痛片

Zhixue Dingtong Pian《中国药典》2015年版一部

【处方】三七129g　海螵蛸86g　煅花蕊石129g　甘草86g

【制法】以上四味，粉碎成细粉，混匀，加淀粉浆适量，制成颗粒，干燥，压片，即得灰黄色的片；味淡而后甘甜。

【方义简释】方中煅花蕊石善收敛止血，兼制酸止痛，为君药。三七化瘀止血，消肿定痛，为臣药。海螵蛸收敛止血，制酸止痛，加强君臣药止血、止痛作用，为佐药。甘草益气和中，缓急止痛，调和药性，为佐使药。四药合用，收中兼散，共奏化瘀止血，制酸止痛之功。故善治十二指肠溃疡疼痛、出血、胃酸过多者。

【功效】散瘀，止血，止痛。

【应用】瘀血阻滞所致胃痛、吐血、便血。

1. 胃痛　因瘀血阻滞，气机不畅而致胃痛。症见胃脘疼痛，痛有定处而拒按，或有针刺感，食后痛甚，呕吐酸水，舌质紫黯，脉涩。胃、十二指肠球部溃疡见上述证候者。

2. 吐血　因胃络瘀阻，血不归经而致吐血。症见血色红或紫黯，伴有胃脘疼痛，痛有定处而拒按，舌质紫黯，脉涩。胃、十二指肠球部溃疡出血见上述证候者。

3. 便血　因瘀血阻滞，肠络受损而致大便出血。症见出血色黑，伴有脘腹疼痛，痛有定处而拒按，舌质紫黯，脉涩。胃、十二指肠球部溃疡出血见上述证候者。

【制法】以上四味，粉碎成细粉混匀，加淀粉浆适量，制成颗粒，干燥，压制成1000片，即得灰黄色的片；味淡而后甘甜。

【剂型规格】素片，每片重0.43g。

【用法用量】口服。1次6片，1日3次。

【使用注意】孕妇慎用。

【现代研究】本品主要有止血、镇痛等作用。《中国药典》规定本品每片含三七以含人参皂苷 Rg1（$C_{42}H_{72}O_{14}$）、人参皂苷 Rb1（$C_{54}H_{92}O_{23}$）和三七皂苷 R1（$C_{47}H_{80}O_{18}$）的总量计，不得少于 4.7mg。

【方歌】止血定痛瘀血却，三七乌贼草花蕊，胃痛吐血便血宜，散瘀止血又止痛。

表 20-1　其他止血中成药

名称	组成	功能	主治	用法用量	使用注意
三七片	三七	散瘀止血，消肿定痛	用于出血兼瘀血证，症见咯血、吐血、衄血、便血、崩漏，外伤出血，胸腹刺痛，跌扑肿痛	口服。小片：1 次 4~12 片，大片：1 次 2~6 片，1 日 3 次 9	孕妇忌服。治疗软组织损伤时，可配合外用正红花油等活血之品，以增强疗效

复习思考题

1. 简述止血中成药的分类及主要适应病证？

2. 试述槐角丸、止血定痛片的功效及临床应用？

3. 患者，男，49 岁。久患痔疮，便血，有脱肛症状。中医诊断证为风邪热毒所致肠风下血。处方槐角丸。请结合槐角丸的功效、主治说明选药的是否合理？槐角丸的使用注意事项？

第二十一章　消导中成药

以消导药为主组成，具有消食健脾或化积导滞作用，治疗食积停滞的一类中成药，称为消导中成药。

本类成药适用于因饮食失节，过饱伤胃，食物内停阻碍气机，进而脾胃升降功能失司所致的食积病。临床主要表现为脘腹胀满、嗳气吞酸、恶心呕吐、大便失常、消化不良等等。食积内停，伤及脾胃，可致脾胃虚弱；若脾胃素虚，运化无力，也可导致食滞内停，最终出现虚实夹杂的病证，治宜健脾消食，消补并施，故根据功效与适用范围，本类成药可分为消食导滞和健脾消食两类。消食导滞类成药主要具有消食化积、和胃的作用，常用于饮食积滞所致胸脘痞闷、嗳腐吞酸、恶食、呕逆、腹痛、泄泻等症，代表成药有保和丸、枳实导滞丸、六味安消散等。健脾消食类成药主要有健脾和胃、消食化积等作用，常用于脾虚食滞所致脘腹痞满、不思饮食、面黄、体瘦、倦怠乏力、大便溏薄等，代表成药有健脾丸、开胃健脾丸、健胃消食片等。

本类部分中成药所含消食药物有一定的缓泻作用，不宜长期使用，恐有攻伐之嫌。此外，纯虚无实者不宜使用；对脾胃素虚或积滞日久者，应攻补兼施，以免耗伤正气。本类成药以丸剂应用较为普遍。

现代研究表明本类中成药具有增强消化功能、调节胃肠平滑肌、抗病原微生物、镇吐、保肝、利胆等作用。临床上可以结合辨证用治急慢性胃炎、消化不良、习惯性便秘、功能性腹胀、胃及十二指肠溃疡等。

保和丸

Baohe Wan《中国药典》2015 年版一部

【处方】焦山楂 300g　六神曲（炒）100g　半夏（制）100g　茯苓 100g　陈皮 50g　连翘 50g　炒莱菔子 50g　炒麦芽 50g

【方义简释】方中山楂消一切饮食积滞，尤善消肉食油腻之积，为君药。炒六神曲、炒莱菔子、炒麦芽三药合用，既助君药消积导滞，又能理气除胀和胃，共为臣药。制半夏、陈皮燥湿健脾，行气和胃，化痰止呕；茯苓利湿健脾，和中止泻；连翘清热散结，去积滞之热，四药合用，既祛湿健脾、理气和中，以助君臣药之药力，又止呕、去积滞之热，共为佐药。诸药合用，消散健运，共奏消食、导滞、和胃之功，故善治食积停滞所致的脘腹胀满，嗳腐吞酸，不欲饮食。

【功效】消食，导滞，和胃。

【应用】

食积 饮食不节，积食中阻，脾胃升降功能失常所致腹痛腹胀，恶心呕吐，嗳腐吞酸，不欲饮食，大便不调。消化不良、婴幼儿腹泻、慢性胃炎、肠炎、慢性胆囊炎等见上述证候者。

【制法】 以上八味，粉碎成细粉，过筛，混匀。每100g粉末加炼蜜125~155g制成小蜜丸或大蜜丸，即棕色至褐色的小蜜丸或大蜜丸。气微香，味微酸、涩、甜。

【剂型规格】 小蜜丸，每100丸重20；大蜜丸，每丸重9g。

【用法用量】 口服。小蜜丸1次9~18g，大蜜丸1次1~2丸；1日2次。小儿酌减。

【其他剂型】 本品还有水丸剂、片剂、颗粒剂、口服液等剂型。

【使用注意】 体虚无积滞者不宜服用，孕妇慎用。

【现代研究】 本品主要有抑制胃分泌和提高消化酶的活性、调节胃肠运动、提高胃肠激素等作用。《中国药典》规定本品含陈皮以橙皮苷（$C_{28}H_{34}O_{15}$）计，小蜜丸每1g不得少于0.78mg，大蜜丸每丸不得少于7.0mg。

【方歌】 保和神曲与山楂，苓夏陈翘菔麦加，炼蜜为丸温服下，消食和胃效堪夸。

枳实导滞丸

Zhishi Daozhi Wan 《中国药典》2015年版一部

【处方】 枳实（炒）100g 大黄200g 黄连（姜汁炙）60g 黄芩60g 六神曲（炒）100g 白术（炒）100g 茯苓60g 泽泻40g

【方义简释】 方中大黄苦寒沉降，清泄通利，善泻热通肠、攻积导滞，使积热从大便而下，故为君药。炒枳实善破气消积导滞，炒六神曲主消食积，兼行滞气，黄芩苦寒善清热燥湿、泻火解毒，姜黄连善清热燥湿、泻火解毒，为治湿热泻痢之要药，姜汁炒后又兼止呕之功。四药相合，既助君药泻热、消积导滞，又理气、清除湿热，故共为臣药。茯苓、炒白术、泽泻三药合用，既渗利水湿，使湿热从小便而出，又能健脾和中，以复脾胃之运化，故共为佐药。全方配伍，消导清利，共奏消积导滞、清热利湿之功，故善治饮食积滞、湿热内阻所致的脘腹胀痛、不思饮食、大便秘结，以及痢疾里急后重。

【功效】 消积导滞，清利湿热。

【应用】 湿热蕴结之痢疾、食积。

1. 痢疾 胃肠湿热，阻遏气机，升降失司，凝滞气血，化为脓血所致的腹痛，里急后重，下痢脓血，肛门灼热，小便短赤，脉滑数。细菌性痢疾见上述证候者。

2. 食积 宿食停滞肠胃，气机阻滞所致脘腹胀满疼痛而拒按，恶心，嗳腐吞酸，纳呆，舌苔腻，脉滑。功能性消化不良、肠麻痹等见上述证候者。

【制法】 以上八味，粉碎成细粉，过筛，混匀，用水泛丸，干燥，即得浅褐色至深褐色的水丸；气微香，味苦。

【剂型规格】 水丸。

【用法用量】 口服。1次6~9g，1日2次。

【使用注意】 虚寒痢疾、久病正虚、年老体弱者及孕妇慎用。

NOTE

【现代研究】本成药具有助消化、调整胃肠道机能、利胆、抑菌等作用。用于消化不良、慢性便秘、慢性胃炎、慢性肠炎等湿热食积症。《中国药典》规定本品每 1g 含枳实以橙皮苷（$C_{28}H_{34}O_{15}$）计，不得少于 20.0mg。

【方歌】枳实导滞重大黄，芩连白术与茯苓，泽泻神曲泛为丸，湿热积滞此方寻。

健脾丸

Jianpi Wan　《中国药典》2015 年版一部

【处方】党参 200g　炒白术 300g　陈皮 200g　枳实（炒）200g　炒山楂 150g　炒麦芽 200g

【方义简释】方中党参健脾益气，为君药。白术健脾化湿，陈皮理气和胃，共为臣药。枳实理气消积散痞，山楂消肉积，麦芽消谷积，三者消积化滞，共为佐药。诸药合用，共奏健脾开胃之功，善治脾胃虚弱，脘腹胀满，食少便溏。

【功效】健脾开胃。

【应用】脾虚食积所致的胃痛、痞满、泄泻。

1. 胃痛　脾胃气虚，运化失司，饮食积滞所致胃脘部胀满疼痛，食少便溏，舌淡苔白，脉细或虚弱。消化不良、慢性胃炎、胃及十二指肠溃疡见上述证候者。

2. 痞满　脾虚不运，气滞食阻所致脘腹胀满，嗳腐吞酸，矢气频频。功能性消化不良、慢性胃炎见上述证候者。

3. 泄泻　脾胃虚弱，运化无权，水谷不化，清浊不分所致大便溏薄，完谷不化，饮食减少，食后脘闷不舒，神疲倦怠。慢性肠炎、慢性结肠炎、肠结核见上述证候者。

【制法】以上六味，粉碎成细粉，过筛，混匀。每 100g 粉末加炼蜜 130~160g 制成小蜜丸或大蜜丸，即棕褐色至黑褐色的小蜜丸或大蜜丸；味微甜、微苦。

【剂型规格】小蜜丸；大蜜丸，每丸重 9g。

【用法用量】口服。小蜜丸 1 次 9g，大蜜丸 1 次 1 丸；1 日 2 次。小儿酌减。

【其他剂型】本品还有颗粒剂、糖浆剂等剂型。

【使用注意】湿热内蕴所致胃痛、痞满、泄泻者慎用。

【现代研究】本成药具有抗胃溃疡、促进消化液分泌等作用。《中国药典》规定本品含陈皮、枳实以橙皮苷（$C_{28}H_{34}O_{15}$）计，小蜜丸每 1g 不得少于 6.5mg；大蜜丸每丸不得少于 58.5mg。

【方歌】健脾丸用参术陈，枳实山楂麦芽同，脾虚腹胀大便溏，健脾开胃功效强。

开胃健脾丸

Kaiwei Jianpi Wan　《中国药典》2015 年版一部

【处方】白术 200g　党参 120g　茯苓 160g　木香 60g　黄连 60g　六神曲（炒）80g　陈皮 80g　砂仁 80g　炒麦芽 80g　山楂 80g　山药 80g　煨肉豆蔻 80g　炙甘草 60g

【方义简释】方中白术甘苦性温，既善补气健脾，又燥湿止泻；党参善补气健脾，二药合用，补中气、健脾胃、止泻功著，故为君药。茯苓健脾渗湿止泻；山药补脾益气、涩肠止泻；炒六神曲消食和中，兼行气；炒麦芽消食和中，兼益脾养胃；山楂消食化积，五药合用，既助君药健脾止泻，又消食和中，故为臣药。木香、砂仁行气除湿、健脾开胃；陈皮行气燥湿健脾；煨肉豆蔻温中行气、涩肠止泻，四药合用，能行气健脾、开胃和中，既增君臣药健脾和中之功，又使其补而不滞；又有黄连清热燥湿，一则清大肠积热，二则防诸药温燥太过；故上五药为佐药。炙甘草补中益气，调和诸药，故为使药。全方配伍，补消合用，共奏健脾和胃之功，故善治脾胃气虚之泄泻、痞满。症见食欲不振、嗳气吞酸、腹胀泄泻；以及消化不良见上述证候者。

【功效】健脾和胃。

【应用】脾胃虚弱、中气不和所致的泄泻、痞满。

1. 泄泻　脾胃虚弱，失于健运所致。症见大便溏泄，或久泻不止，水谷不化，稍进油腻不易消化之物，则大便次数增多，面色萎黄，气短乏力，纳食减少，脘腹胀闷不舒，舌淡苔白，脉细弱。慢性肠胃炎、胃肠神经官能症、结肠炎、消化不良见上述证候者。

2. 痞满　脾胃虚弱，失于运化，中焦气机阻滞，升降失常而致。症见胸脘满闷，痞塞不舒，嗳腐吞酸，恶心呕吐，食少难消，大便不调，腹胀满，舌苔腻而微黄，脉弦滑。慢性胃炎、胃神经官能症、消化不良见上述证候者。

【制法】以上十三味，粉碎成细粉，过筛，混匀。每100g粉末用炼蜜40~50g加适量的水泛丸，干燥，即得棕褐色至黑褐色的水蜜丸。味甘、微苦。

【剂型规格】丸剂：水蜜丸，每10丸重1g。

【用法用量】口服。1次6~9g，1日2次。

【使用注意】湿热痞满、泄泻者不宜使用。

【现代研究】本品能提高胃肠动力、胃动素等作用。《中国药典》规定本品含每1g含陈皮以橙皮苷（$C_{28}H_{34}O_{15}$）计，不得少于1.4mg。

【方歌】开胃健脾用术参，茯苓木香连曲陈，楂麦砂仁豆蔻温，健脾和胃功效佳。

表 21-1　其他消导中成药

名称	组成	功能	主治	用法用量	使用注意
六味安消散	藏木香、大黄、山奈、北寒水石（煅）、诃子、碱花	和胃健脾，消积导滞，活血止痛	用于脾胃不和、积滞内停所致的胃痛胀满、消化不良、便秘、苔厚腻、脉滑实；冲任瘀阻或寒凝经脉所致痛经	口服。1次1.5~3g，1日2~3次	脾胃虚寒的胃痛、便秘及热结血瘀痛经者慎用。妇女月经期、妊娠期应慎用
健胃消食片	太子参、陈皮、山药、炒麦芽、山楂	健胃消食	用于脾胃虚弱所致的食积，症见不思饮食、嗳腐酸臭、脘腹胀满；消化不良见上述证候者	口服或咀嚼。每片重0.8g，成人1次4~6片，儿童2~4岁1次2片，5~8岁1次3片，9~14岁1次4片；1日3次	小儿疳疾兼有虫积者，当配合驱虫药治疗

复习思考题

1. 服用消导类中成药应注意哪些问题？

2. 试述保和丸中配伍连翘的意义。

3. 健脾丸主治什么证？若运用本方时不见热象可去除哪一味药？

4. 患者，男，70 岁。面白，脉弦数，因饮白酒发作，便脓血，脘腹痞满胀痛，嗳腐吞酸，小便不利。诊断此为酒食混杂，生湿化热，阻碍气血，辨证为食积证。故以保和丸为处方。请从配伍组成的角度说明保和丸是否合理？

5. 患者，女，20 岁。三日来因脾胃不和导致胃痛胀满、消化不良、痛经，应选用哪种中成药？并说明选药的依据是什么？

第二十二章　治风中成药

以辛散祛风药和息风止痉药组合而成，具有疏散外风或平息内风等作用，用于治疗风病的中成药，称为治风中成药。

本类成药具有疏散外风、平息内风作用，因"风者，百病之始""风者，善行而数变"。故风病范围甚广，病变比较复杂。但总体不越外风与内风两类。故按其功效与适用范围，本类中成药又可分为疏散外风和平息内风两类。其中，疏散外风类主要具有疏风、止痛、除湿、止痒作用，主治外感风邪所致头痛、眩晕、面瘫等。症见头痛、恶风、皮肤瘙痒、肢体麻木、关节屈伸不利、走注疼痛，或口眼㖞斜。平息内风类主要具有息风止痉、平抑肝阳、清热泻火、滋补肝肾、补血作用，主治脑动脉硬化、原发性高血压、缺血性脑中风、血管神经性头痛、神经衰弱等。症见眩晕、震颤、四肢抽搐、言语謇涩、半身不遂等。本类中成药应严格区分外风和内风，合理选用祛风中成药。针对内风，要在明确病因病机的基础上选用本类成药。本类成药主要以片、丸、胶囊、颗粒等口服剂型为主。

现代研究表明，治风中成药具有止痛、止呕、镇静、安神和解除血管平滑肌痉挛及改善微循环的作用。临床上结合辨证可用于感冒头痛、心悸、失眠、脑动脉硬化、原发性高血压、缺血性脑中风、血管神经性头痛、神经衰弱等。

第一节　疏散外风类

疏散外风类主要具有疏风、止痛、除湿、止痒作用，主治外感风邪所致头痛、眩晕、面瘫等，症见头痛、恶风、皮肤瘙痒、肢体麻木、关节屈伸不利、走注疼痛，或口眼㖞斜等。其处方组成以辛散祛风药如川芎、荆芥、防风、羌活、独活、薄荷等为主。根据病情还常配伍天麻、全蝎、蜈蚣、僵蚕等以疏风解痉；白附子、天南星等以化痰通络；乳香、没药等以活血化瘀。常见的疏散外风中成药有川芎茶调丸、芎菊上清丸、正天丸等。

川芎茶调丸

Chuanxiong Chatiao Wan《中国药典》2015 年版一部

【处方】川芎 120g　白芷 60g　羌活 60g　细辛 30g　防风 45g　荆芥 120g　薄荷 240g　甘草 60g

【方义简释】方中川芎辛温行散，归肝、胆经，有行气活血，祛风止痛功效，为诸经头痛之要药，尤擅治少阳、厥阴经头痛，为君药。羌活辛苦温，归膀胱、肾经，散风邪，除寒湿，治太阳经头项强痛；白芷辛温，归肺、肾经，辛香上行、祛风止痛、芳香通窍，主治阳明经头痛，二者相伍，祛风散寒、除湿止痛力强，可增加君药祛风止痛之力，共为臣药。荆芥味辛微温，祛风止痛；防风辛微温发散，甘缓不峻，能祛风胜湿止痛；薄荷辛凉疏散，散风热、清利头目而止痛；细辛芳香气烈，辛温走窜，散寒祛风，通窍止痛，四药与川芎、羌活、白芷配伍，可治各部位头痛；更以清茶调服，其苦甘而凉，既清头目，又可防各药之辛温燥散共为佐药。甘草调和诸药，为使药。全方配合，辛散升浮，共收疏风止痛之效，故善治外感风邪之头痛，或兼恶寒、发热、鼻塞。

【功效】疏风止痛。

【应用】外风所致的头痛、感冒。

1. 头痛　感受风邪而致的头痛，遇风加重，伴有鼻塞、流涕。外感头痛、紧张型头痛、偏头痛见上述证候者。

2. 感冒　外感风邪所致，伴头痛，恶寒，发热，鼻塞。上呼吸道感染见上述证候者。

此外，本品还可用于瘀阻脑络所致的眩晕，如耳源性、中枢性眩晕见上述证候者。

【制法】以上八味，粉碎成细粉，过筛，混匀，用水泛丸，低温干燥，即得黄棕色至棕褐色的水丸；气香，味辛、甘、微苦。

【剂型规格】水丸。

【用法用量】饭后清茶送服。1 次 3~6g，1 日 2 次。

【其他剂型】本品还有滴丸剂、浓缩丸、散剂、片剂、袋泡剂、颗粒剂、口服液等剂型。

【使用注意】久病气虚、血虚、肝肾不足、肝阳上亢头痛者和孕妇慎用。

【现代研究】本品主要有解热、抗炎、镇痛等作用。尤其镇静、镇痛作用迅速，对缓解头痛有良好效果。《中国药典》规定本品每 1g 含川芎和羌活以阿魏酸（$C_{10}H_{10}O_4$）计，不得少于 0.25mg。

【方歌】川芎茶调荆芥防，辛芷薄荷甘草羌，头昏鼻塞风攻上，偏正头痛早日康。

芎菊上清丸

Xiongju Shangqing Wan《中国药典》2015 年版一部

【处方】川芎 20g　菊花 240g　黄芩 120g　栀子 30g　炒蔓荆子 30g　黄连 20g　薄荷 20g　连翘 30g　荆芥穗 30g　羌活 20g　藁本 20g　桔梗 30g　防风 30g　甘草 20g　白芷 80g

【方义简释】方中菊花辛散甘缓，苦寒清泄，善疏散风热、清利头目；川芎辛行温通，直上颠顶，善活血祛风止痛，两药合用，善清热解表、散风止痛，故共为君药。连翘清热疏风；薄荷、炒蔓荆子疏散风热、清利头目、止头痛；黄芩、栀子、黄连清热泄火，六药相合，以助清热解表、散风止痛之功，故共为臣药。羌活发表、散风寒湿，治太阳头痛；藁本发表祛风、散寒除湿，治颠顶头痛；防风发表祛风、胜湿止痛；白芷发表祛风散寒、通窍止痛，治阳明头痛；荆芥穗散风发表止痛，五药合用，助君臣药发表散风止痛之功，故为佐药。桔梗既宣肺利咽，以助发表；又引药上行，以增药效；甘草既合桔梗清利咽喉，又调和诸药，故共为使药。全方配伍，辛凉清散，共奏清热解表、散风止痛之功，故善治外感风邪之风热头痛，症见恶风身热、偏正头痛、鼻流清涕、牙疼喉痛。

【功效】清热解表，散风止痛。

【应用】风邪头痛、伤风。

1. 头痛　因感受风邪所致。症见头痛，头晕目眩，头目不清，恶风，苔薄黄，脉浮数。偏头痛见上述证候者。

2. 伤风　外感风邪所致。症见鼻塞流涕，喷嚏，发热恶风，头疼，头晕，口苦咽干，舌质红，苔薄黄，脉浮数。上呼吸道感染见上述证候者。

【制法】以上十五味，粉碎成细粉，过筛，混匀。每100g粉末加炼蜜150~160g，制成大蜜丸，即得棕褐色至棕黑色的大蜜丸；味甘、微苦。

【剂型规格】大蜜丸，每丸重9g。

【用法用量】口服。1次1丸，1日2次。

【其他剂型】本品还有片剂、颗粒剂等剂型。

【使用注意】肝火上攻、风阳上扰头痛者和体虚者慎用。

【现代研究】本品主要有镇痛、解热、镇静作用，配合心理疗法可有效治疗偏头痛。《中国药典》规定本品每丸含黄芩以黄芩苷（$C_{21}H_{18}O_{11}$）计，不得少于41.0mg。

【方歌】芎菊芩栀蔓连薄，上清疏风解表强。翘穗羌藁桔风草，助君散风止痛巧。

正天丸

Zhengtian Wan 《中国药典》2015年版一部

【处方】钩藤　白芍　川芎　当归　地黄　白芷　防风　羌活　桃仁　红花　细辛　独活　麻黄　黑顺片　鸡血藤

【方义简释】方中川芎辛行温通，直上巅顶，善活血行气，祛风止痛，治外感风邪又夹血瘀之头痛，故为君药。当归、桃仁、红花、鸡血藤四药合用，活血祛瘀、通络止痛，以助君药之力，为臣药。黑顺片散寒逐风止痛；麻黄发表散寒；白芷祛风散寒、通窍止痛；防风祛风解表、胜湿止痛、止痉；独活祛风除湿、通痹止痛，治伏风头痛；羌活，散风邪，除寒湿治太阳头痛；细辛散寒祛风、通窍止痛，治头痛经久不愈，诸药合用，既佐君臣药祛除风夹寒湿之邪，又佐君臣药通窍通络解痉之力，以增止痛之效，故共为佐药。地黄养阴生津；白芍养血敛阴、柔肝止痛；钩藤息风疏风、平肝止痉，三药相合，既能养血平肝，又制约诸药的辛温苦燥之性，故共为使药。全方配伍，辛散温通兼扶正，共奏疏风活血、通络止痛之功。故善治外感风邪、瘀血阻络之头痛。

【功效】疏风活血，养血平肝，通络止痛。

【应用】外感风邪、瘀血阻络所致头痛。

头痛　外感风邪、瘀血阻络而致的头痛。症见头面疼痛经久不愈，痛处固定不移，或局部跳痛，舌质紫黯或瘀斑。神经性头痛见上述证候者。

【制法】以上十五味，粉碎成细粉，混匀，制成水丸，干燥，包衣，打光，即得黑色的水丸；气微香，味微苦。

【剂型规格】水丸，每瓶装60g，或每袋装6g。

【用法用量】饭后服用。1次6g，1日2~3次。15天为1个疗程。

【其他剂型】本品还有胶囊剂。

【使用注意】婴幼儿、孕妇、哺乳期妇女、肾功能不全及对本品过敏者禁用。高血压、心脏病患者及过敏体质者慎用。不宜过量或长期服用。宜饭后服用。用药期间注意血压监测。有心脏病史，用药期间注意监测心律情况。

【不良反应】有文献报道口服正天丸可引起皮肤过敏反应。

【现代研究】本品具有改善脑血流动力学的作用，本品每次6g，每日3次，口服给药，1个月观察表明能降低血瘀型偏头痛患者全血黏度、血浆黏度及改善甲皱襞微循环异常的作用。《中国药典》规定本品每1g含白芍以芍药苷（$C_{23}H_{28}O_{11}$）计，不得少于0.72mg。

【方歌】外风瘀阻之头痛，宜用钩芍川芎归。黄芷风羌红桃细，独麻顺血正天丸。

第二节　平息内风类

平息内风类主要具有息风止痉、平抑肝阳、清热泻火、滋补肝肾、补血作用，主治脑动脉硬化、原发性高血压、缺血性脑中风、血管神经性头痛、神经衰弱等。症见眩晕、震颤、四肢抽搐、言语謇涩、半身不遂等。其临床表现因不同病机而异。若邪热亢盛，热极动风，可见高热昏迷，四肢抽搐等症；若肝阳上亢，亢阳化风，可见头目眩晕，脑中热痛，甚至昏厥等症；若温病后期，真阴灼伤，虚风内动，可见手足蠕动、神疲、脉虚等症。因热极生风、肝风内动属于内风病之实证者，其处方组成以平肝潜阳或清热息风药如磁石、代赭石、羚羊角、钩藤、石决明等为主；而温病后期的阴虚风动证，则属于内风病之虚证，其常用滋阴养血药如生地、白芍、阿胶等为主组成。平息内风常见的中成药有天麻钩藤颗粒、松龄血脉康胶囊、脑立清丸等。

天麻钩藤颗粒

Tianma Gouteng Keli《中国药典》2015年版一部

【处方】天麻　钩藤　石决明　栀子　黄芩　牛膝　盐杜仲　益母草　桑寄生　首乌藤　茯苓

【方义简释】方中天麻甘缓平润，善平肝息风、通络止痛，治肝风、肝阳之头痛、头晕；钩藤甘缓平和，微寒清泄，善平肝阳、息肝风，兼清肝热，两药相伍，平肝息风力胜，故为君药。石决明平肝潜阳、清肝益阴，既增君药平肝息风之力，又兼清肝益阴，故为臣药。盐杜仲补益肝肾、降血压；栀子、黄芩清肝泻火，以折其上扰之火；益母草活血化瘀、清热利尿；桑寄生补肝肾、降血压；首乌藤养血安神通络；茯苓健脾利湿、宁心安神，七药相合，既补肝益肾、活血以利平抑肝阳，又能清热安神，故共为佐药。牛膝补肝益肾、活血，又引血、引火下行，以利于平抑肝阳，故为使药。全方配伍，潜降清泄补益，共奏平肝息风、清热安神之功，故善治肝阳上亢之头痛、眩晕、耳鸣、眼花、震颤、失眠。

【功效】平肝息风，清热安神。

【应用】肝阳上亢所致头痛、眩晕。

1. 头痛 因肝阳上亢所致。症见头痛且胀，眼花、耳鸣，失眠等。高血压病见上述证候者。

2. 眩晕 因肝阳上亢所致。症见眩晕，眼花、耳鸣、震颤，失眠。高血压病见上述证候者。

【制法】以上十一味，天麻粉碎成细粉，备用；其余钩藤等十味加水煎煮二次，合并煎液，滤过，滤液浓缩至适量，加蔗糖、糊精适量与上述细粉混匀，制成颗粒，干燥，制成1000g；或取滤液浓缩至适量，取糊精适量与上述天麻细粉混匀，加浓缩液，喷雾干燥，制成500g（无蔗糖），即得黄棕色至棕褐色的颗粒；味微苦、微甜；或味苦（无蔗糖）。

【剂型规格】颗粒剂。每袋装5g（无蔗糖）；每袋装10g。

【用法用量】开水冲服。1次1袋，1日3次，或遵医嘱。

【使用注意】血虚头痛者、阴虚动风者忌用。服药期间，饮食宜清淡，戒恼怒，节房事。

【现代研究】本品具有降压、镇痛等作用，并可以预防中风，对内分泌性及原发性高血压具有降压的作用，还有抗过氧化脂质生成及抗血小板聚集的作用。《中国药典》规定本品每袋含黄芩以黄芩苷（$C_{21}H_{18}O_{11}$）计，不得少于15.0mg；每袋含天麻以天麻素（$C_{13}H_{18}O_7$）计，不得少于1.5mg。

【方歌】天麻钩藤石决明，栀杜桑寄牛膝引；夜交茯苓益母芩，头痛眩晕失眠灵。

松龄血脉康胶囊

Songling Xuemaikang Jiaonang《中国药典》2015年版一部

【处方】鲜松叶 葛根 珍珠层粉

【方义简释】方中鲜松叶苦降温通，活血安神、降血压，故为君药。葛根辛行甘平，活血利脉、通络止痛；珍珠层粉咸寒清泄重潜、平肝潜阳、镇心安神、清肝，共为臣药。全方配伍，泄散重潜，共奏平肝潜阳、镇心安神之功，故善治肝阳上亢所致的头痛、眩晕、急躁易怒、心悸、失眠。高血压及原发性高脂血症见上述证候者。

【功效】平肝潜阳，镇心安神。

【应用】肝阳上亢所致头痛、眩晕。

1. 头痛 因肝阳上亢所致。症见头痛，耳鸣，心烦易怒，目赤，口苦，夜寐不安，舌红少苔，脉弦细数。原发性高血压病见上述证候者。

2. 眩晕 因肝阳上亢所致。症见眩晕，耳鸣，少寐多梦，心烦胸闷，目赤，口苦，舌红少苔，脉弦细数。原发性高血压病及原发性高脂血症见上述证候者。

【制法】以上三味，鲜松叶、葛根加水煎煮二次，煎液滤过，滤液合并，浓缩至适量，喷雾干燥，加入珍珠层粉和适量的淀粉、滑石粉和硬脂酸镁，混匀，装入胶囊，即得内容物为浅褐色至褐色粉末的硬胶囊；气微，味苦。

【剂型规格】硬胶囊，每粒装0.5g。

【用法用量】口服。1次3粒，1日3次，或遵医嘱。

【使用注意】气血不足者慎用。戒烟酒。

【现代研究】本品有降压、调节血脂、抗血小板聚集等作用。《中国药典》规定本品每粒含葛根以葛根素（$C_{21}H_{20}O_9$）计，不得少于 7.5mg。

【方歌】 松叶葛根珍珠粉，平肝潜阳安心神。松叶宜鲜苦降温，佐以葛珠血脉通。

脑立清丸

Naoliqing Wan 《中国药典》2015 年版一部

【处方】 磁石 200g　赭石 350g　珍珠母 100g　清半夏 200g　酒曲 200g　酒曲（炒）200g　牛膝 200g　薄荷脑 50g　冰片 50g　猪胆汁 350g（或猪胆粉 50g）

【方义简释】 方中磁石潜阳纳气、镇惊安神；珍珠母潜阳安神，清热平熄肝风；赭石独善平肝潜阳，三药平肝潜阳、安神，为君药。猪胆汁苦寒清泄，清热凉肝化痰；冰片辛散苦泄，香窜微寒，开窍醒神、止痛；薄荷脑辛凉芳香，清利头目，三药合用，既凉肝息风而助君药平肝潜阳，又化痰开窍醒脑，故共为臣药。清半夏化痰降逆；炒酒曲、酒曲甘温，能助消化、和脾胃，以防金石之品伤胃气，故共为佐药。牛膝苦补益肝肾、活血化瘀、引火引血下行，以利于平抑肝阳，故为使药。全方配伍，重潜辛开，共奏平肝潜阳、醒脑安神之功。故善治肝阳上亢所致的头晕目眩、耳鸣口苦、心烦难寐；以及高血压病见上述证候者。

【功效】 平肝潜阳，醒脑安神。

【应用】 肝阳上亢所致眩晕、头痛。

1. 眩晕　因肝阳上亢所致的眩晕，耳鸣，头痛且胀，每因烦劳或恼怒而增剧，面色潮红，性急易怒，少寐多梦，心烦，口苦。原发性高血压病、神经衰弱见上述证候者。

2. 头痛　由肝阳上亢所致。症见头痛且胀，每因烦劳或恼怒而增剧，伴有面色潮红，烦躁易怒，失眠多梦，口苦咽干。血管神经性头痛、原发性高血压病见上述证候者。

【制法】 以上十味，先将磁石、赭石、珍珠母、清半夏、牛膝、酒曲、炒酒曲分别粉碎过筛，取赭石粉 100g 留作包衣用。薄荷脑、冰片研成细粉，与上述粉末配研过筛。猪胆汁加水适量，煮沸滤过，用胆汁水泛丸；或薄荷脑、冰片研成细粉，与上述粉末及猪胆粉配研均匀，过筛，用水泛丸。赭石粉包衣，40℃干燥，即得深褐色的水丸；气芳香，味微苦。

【剂型规格】 丸剂：水丸，每 10 丸重 1.1g。

【用法用量】 口服。1 次 10 丸，1 日 2 次。

【其他剂型】 本品还有片剂、胶囊剂等剂型。

【使用注意】 孕妇及体弱虚寒者忌服。肾精亏虚所致头晕、耳鸣者，体弱、虚寒者慎用。

【不良反应】 有文献报道，服用本品可致慢性皮肤过敏。

【现代研究】 本品主要具有镇静、改善微循环、保护血管内皮等作用。《中国药典》规定本品每丸含冰片以龙脑（$C_{10}H_{18}O$）计，不得少于 0.22mg。

【方歌】 磁石赭石珍珠母，半夏牛膝二酒曲，薄荷冰片猪胆汁，服后立感脑立清。

表 22-1 其他治风中成药

名称	组成	功能	主治	用法用量	使用注意
清脑降压片	黄芩、夏枯草、槐米、煅磁石、牛膝、当归、地黄、丹参、水蛭、钩藤、决明子、地龙、珍珠母	平肝潜阳	用于肝阳上亢所致的眩晕，症见头晕、头痛、项强、大便干燥、舌红、苔黄；原发性高血压见上述证候者	口服。1次4~6片，1日3次	孕妇禁用。气血不足所致头晕头痛；有出血倾向者慎用；血压明显升高或药后血压不降时配合其他降压药使用；忌烟酒
丹珍头痛胶囊	高原丹参、夏枯草、川芎、当归、白芍、熟地黄、珍珠母、鸡血藤、菊花、蒺藜、钩藤、细辛	平肝息风，散瘀通络，解痉止痛	用于肝阳上亢，瘀血阻络所致的头痛，背痛颈酸，烦躁易怒	口服，每次3~4粒，1日3次	肾脏病患者、孕妇、新生儿禁用

复习思考题

1. "内风"和"外风"的表现有何不同？

2. 川芎茶调丸遣药组方的理论依据是什么？

3. 肝阳上亢，头晕目眩，耳鸣口苦，心烦难寐；高血压见上述证候者可以使用本章中的哪一个药？

4. 简述天麻钩藤颗粒的功效应用和使用注意事项。

5. 患者，男，44岁，干部。饭后不慎当风，即感左侧头痛，某医院诊断为"血管神经性头痛"，住院治疗月余，无效，先头痛轻重交替，后并伴有麻木感，两目视物昏花。舌质淡红，舌苔薄白，脉浮弦。证属外风头痛证，处方川芎茶调丸。请从配伍组成的角度说明川芎茶调丸是否合理？其用药依据是什么？

6. 患者，男，30岁。三日来因外感风寒导致风热头痛，恶风身热、偏正头痛、牙痛喉痛，医师处以芎菊上清丸，说明选药的依据是什么？

7. 患者，男，54岁。头痛头晕三年之久，烦躁易怒，睡眠不宁，多梦纷纭，西医诊断为原发性高血压，常服用降压及镇静止痛药，现头痛头胀剧烈，眩晕欲仆，烦热面赤，夜寐不宁，噩梦纷纭，舌质暗，脉弦而数。证属肝阳上亢，肝风萌动，以天麻钩藤颗粒为处方治疗。请从配伍组成的角度说明天麻钩藤颗粒是否合理？其用药依据是什么？

第二十三章　祛湿中成药

　　以祛湿药为主药物组成，具有祛除水湿作用，常用以治疗水湿所致各种疾病的成药，称为祛湿中成药。

　　湿邪为患，有外湿、内湿之分。外湿多因居处潮湿，阴雨多湿，湿气蒸腾，冒雾涉水，汗出沾衣，久而湿邪外侵，伤及肌表、经络所致，症见恶寒发热，头胀身痛，肢节肿痛，或面目浮肿等。内湿则因过食生冷、酒酪、肥甘，湿从内生，泛溢于脏腑或肌表，变生多种疾病；也可外湿引动内湿而为患。因湿邪侵犯部位不同，临床表现各异，常见恶心、呕吐、脘腹胀满、泄泻、水肿、淋浊、黄疸、痿痹等。本类中成药主要具有祛除水湿之功，兼有清热、利胆、止泻、温阳等作用，适用于水湿、痰湿、湿浊、湿热等引发的病证。按其功效与适用范围，本类中成药又可分为清热利湿消肿、清热利胆、利湿通淋、祛湿止泻、温化水湿等五类。为保证药效及用药安全，临床以口服丸剂、颗粒剂、片剂、胶囊剂为祛湿中成药的常用剂型。

　　清热祛湿类中成药大多苦寒燥湿或清利，有伤阳伤津之弊，故素体阳虚有寒或阴虚津亏者不宜使用；病后体弱及孕妇水肿者，也当慎用。而温化水湿类中成药则温燥渗利，有伤阴助热之弊，故水肿有热或阴虚有热者忌用。服药期间忌食油腻及助湿之品，尤忌烟酒，以免再生湿邪。

　　现代研究表明祛湿中成药具有解热、止痛、抗炎、利尿等作用。急慢性肾炎、肾盂肾炎、膀胱炎、慢性前列腺炎、前列腺增生症、急慢性胆囊炎、胆石症、病毒性肝炎、慢性胰腺炎、早期肝硬化、下尿路感染、尿路结石、急慢性胃肠炎、肠炎、急性痢疾、结肠炎、痔疮、高脂血症、动脉粥样硬化、肥胖症等，临床上可根据辨证合理选用。

第一节　清热利湿消肿类

　　清热利湿消肿类中成药主要具有清热、利水湿、消肿作用，适用于水湿内蕴化热所致的水肿。症见浮肿、腰痛、尿频、尿血、小便不利，舌红苔黄腻、脉滑数等。其处方组成以清热利湿、利水消肿的药物如黄芪、石韦、茯苓、泽泻等为主。代表成药有肾炎四味片、肾炎康复片等。

肾炎四味片

Shenyan Siwei Pian 《中国药典》2015 年版一部

【处方】细梗胡枝子 2083g　黄芩 375g　石韦 500g　黄芪 500g

【方义简释】方中细梗胡枝子为湖北民间治肾炎常用药物，其味甘而微苦，平而偏凉，清热利尿、活血解毒，故为君药。石韦苦甘微寒清利，利尿通淋、凉血止血；黄芩苦寒清泄，清热燥湿、泻火解毒、止血，故共为臣药。黄芪味甘微温，补气健脾、利水消肿，为佐药。全方配伍，清利中兼补虚，共奏清热利尿、补气健脾之功。善治湿热内蕴兼气虚所致的水肿。

【功效】清热利尿，补气健脾。

【应用】湿热内蕴兼气虚所致水肿。

水肿　因脾气亏虚，运化失健，湿热内蕴所致，症见神疲乏力，浮肿，腰痛，小便不利，舌苔黄腻，脉细或滑数。慢性肾炎见上述证候者。

【制法】以上四味，除黄芩外，其余三味分别加水煎煮二次，滤液合并，浓缩，加乙醇使含醇量为70%，静置，上清液回收乙醇，浓缩，干燥，粉碎；将黄芩粉碎成粗粉，加水温浸三次，滤液合并，加入15%明矾水溶液，静置，滤过，滤渣用水洗至中性，干燥，粉碎。与上述细粉合并，加辅料制颗粒，压制成1000片，包糖衣或薄膜衣；或压制成500片，包薄膜衣。即得除去包衣后显棕褐色的糖衣片或薄膜衣片；气微，味微苦。

【剂型规格】片剂：①素片，每片重0.36g；②素片，每片重0.70g；③糖衣片，片芯重0.35g。

【用法用量】口服。规格①、③1次8片，1日3次；规格②1次4片，1日3次。

【其他剂型】本品还有丸剂、胶囊剂、颗粒剂等剂型。

【使用注意】脾肾阳虚所致水肿及风水水肿者慎用；孕妇禁用。服药期间，宜低盐、低脂饮食，忌食辛辣食物。

【现代研究】本品有抗炎、利尿的作用，对肾炎有一定的改善。《中国药典》规定本品每片含黄芩以黄芩苷（$C_{21}H_{18}O_{11}$）计，糖衣片与小片不得少于10.0mg；大片不得少于20.0mg。

【方歌】肾炎四味治水肿，细梗胡枝子为君，石韦利尿黄芩燥，黄芪甘补气虚消。

肾炎康复片

Shenyan Kangfu Pian《中国药典》2015年版一部

【处方】西洋参　人参　地黄　盐杜仲　山药　白花蛇舌草　黑豆　土茯苓　益母草　丹参　泽泻　白茅根　桔梗

【方义简释】方中人参甘补微温，大补元气；西洋参微甘能补，苦寒清泄，补气养阴、清火生津，二者同用，主补气养阴，兼清未尽之热毒，共为君药。山药甘平补敛，补气养阴固精；黑豆甘平，健脾益肾解毒；地黄甘苦而寒，滋阴凉血、清热解毒；炒杜仲甘温补虚，补肾强腰；土茯苓甘平，利湿解毒；白花蛇舌草味苦甘寒，清热利湿解毒；泽泻甘寒渗利清泄，利水渗湿、泄热；白茅根甘寒清利，凉血止血、清热利尿，八药相合，既助君药补气养阴、清解余毒，又健脾益肾、利水消肿、凉血止血，共为臣药。丹参苦泄散而微寒，凉血活血祛瘀；益母草辛散苦泄而微寒，活血祛瘀、利水解毒；桔梗辛苦泄散而性平，开宣肺气，以通调水道，三药相合，一则助君臣药清解余毒、凉血止血；二则因久病入络，以活血通络而行水；三则因肺为水之上源，以宣肺利水，促进水肿的消退，共为佐使药。诸药合用，主补虚扶正，兼清利祛邪，共奏益气养阴、健脾补肾、清解余毒之功外，还能利水消肿、凉血止血。故善治气阴两虚、脾肾不足、水湿内停所致的体虚水肿等症。

【功效】 益气养阴，健脾补肾，清解余毒。

【应用】

水肿 气阴两虚，脾肾不足，水湿内停所致。症见神疲乏力，腰膝酸软，面目、四肢浮肿，头晕耳鸣，舌偏红、边有齿印，苔薄白腻，脉细弱或细数。慢性肾炎、蛋白尿、血尿见上述证候者。

此外，本品还可用于糖尿病肾病、肾病综合征所致的水肿、蛋白尿见上述证候者。

【制法】 以上十三味，西洋参、人参、山药、土茯苓、丹参、桔梗粉碎成细粉，其余地黄等七味加水煎煮二次，合并煎液，滤过，滤液浓缩成稠膏，加入上述西洋参等细粉及糊精适量，混匀，制成颗粒，干燥，压制成 1000 片，包糖衣，或压制成 625 片，包薄膜衣，即得除去包衣后显黄棕色的糖衣片或薄膜衣片。味甘、淡。

【剂型规格】 片剂。糖衣片（片心重 0.3g）；薄膜衣片，每片重 0.48g

【用法用量】 口服。糖衣片 1 次 8 片，薄膜衣片 1 次 5 片；1 日 3 次。小儿酌减或遵医嘱。

【使用注意】 急性肾炎水肿不宜服用；孕妇禁服。服药期间，宜低盐饮食，禁房事。

【现代研究】 本品具有抗实验性肾炎、抗肾纤维化、利尿等作用。《中国药典》规定本品每片含丹参以丹参酮 II_A（$C_{19}H_{18}O_3$）计，糖衣片不得少于 50μg；薄膜衣片不得少于 80μg。

【方歌】 肾炎康复用二参，治疗水肿甚适应，益气养阴解余毒，健脾补肾去水湿。

第二节　清热利胆类

清热利胆类中成药主要具有清肝、利胆、退黄、排石等作用，主治肝胆湿热所致的胁痛、黄疸。症见口苦胸闷、胁肋胀痛、脘腹痞胀、呕恶纳呆、大便黏腻不爽或秘结、小便黄赤，或又见身目俱黄、发热，舌红苔黄腻、脉滑数等。其处方组成以清泻肝热、淡渗利湿的药物如茵陈、栀子、金钱草、茯苓等为主。代表成药有茵栀黄口服液、茵陈五苓丸、消炎利胆片等。

茵栀黄口服液
Yinzhihuang Koufuye《中国药典》2015 年版一部

【处方】 茵陈提取物 12g　栀子提取物 6.4g　黄芩提取物（以黄芩苷计）40g　金银花提取物 8g

【方义简释】 方中茵陈味苦而微寒清利，芳香疏理，清热祛湿，利胆退黄，为治疗黄疸之要药，为君药。栀子苦寒清泄，清三焦火邪导湿热火毒从二便出，除肝胆湿热而退黄；黄芩苦寒，清热燥湿，泻火解毒，兼可利胆，二药可加强君药清热利湿退黄之功，为臣药。金银花甘寒质轻，清热解毒，增强君臣药清热解毒之力，为佐药。诸药合用，苦寒而清利肝胆，共奏清热解毒，利湿退黄之功，故治湿热黄疸效佳。

【功效】清热解毒，利胆退黄。

【应用】湿热黄疸。

黄疸 因湿热熏蒸肝胆，胆汁外溢所致。症见面目悉黄，胸胁胀痛，恶心呕吐，小便赤黄，舌红苔黄腻、脉弦滑数。急、慢性肝炎见上述证候者。

【制法】以上四味，取茵陈、栀子、金银花的提取物，加水使溶解，用10%氢氧化钠溶液调节 pH 值至 6.5，滤过，滤液备用；黄芩提取物加水 300mL，用10%氢氧化钠溶液调节 pH 值至 6.5~7.0，滤过，滤液与上述滤液合并，加辅料，搅匀，冷藏，调 pH 值近中性，加水调整总量至 1000mL，搅匀，静置，滤过，灌封，灭菌，即得棕红色液体。味甜、微苦。

【剂型规格】口服液。每支装 10mL（含黄芩苷 0.4g）。

【用法用量】口服。1 次 10mL，1 日 3 次。

【其他剂型】本品还有注射剂、片剂、泡腾片剂、胶囊剂、软胶囊剂、颗粒剂等剂型。

【使用注意】阴黄者不宜使用。

【现代研究】本品有保肝、抗菌、提高小鼠腹腔巨噬细胞的吞噬能力等作用。《中国药典》规定本品每 1mL 含黄芩提取物以黄芩苷（$C_{21}H_{18}O_{11}$）计，应为 34~46mg；每 1mL 含栀子提取物以栀子苷（$C_{17}H_{24}O_{10}$）计，不得少于 0.80mg。

【方歌】茵陈栀子与黄芩，增强药力加双花，苦寒清利解热毒，湿热黄疸效最佳。

茵陈五苓丸

Yinchen Wuling Wan 《卫生部药品标准中药成方制剂》第四册

【处方】茵陈 160g　泽泻 250g　茯苓 210g　猪苓 150g　白术（炒）150g　肉桂 150g

【方义简释】方中茵陈苦辛凉，清湿热，理郁结，利胆退黄，为治黄疸之要药，为君药。泽泻甘寒清利，清热利湿；猪苓甘平渗利，利水渗湿，二者相合，清热利湿功著，以增君药的清利退黄之力，故为臣药。茯苓甘平渗利兼补，利水渗湿，并能健脾；炒白术甘补渗利，苦温而燥，健脾益气、利水消肿；肉桂辛甘而热，温阳通脉、化气行水，三者相合，既温阳燥湿利水，助君臣药祛除水湿；又助阳健脾，使水湿得以运化，故为佐药。全方配伍，祛邪与扶正并施，主以清湿热、利小便，兼以理郁结、健脾温阳，治湿热黄疸有功，兼阳虚中寒者尤佳。

【功效】清湿热，利小便。

【应用】湿热黄疸。

黄疸 用于湿热蕴结于里，湿重于热所致。症见身目俱黄，脘腹胀痛，头身困重，不思饮食，口苦咽干，小便不利，舌红，苔黄腻，脉滑数。急性肝炎见上述证候者。

【制法】以上六味，粉碎成细粉，过筛，混匀，用水泛丸，干燥，即得灰黄色的水丸。气香，味微苦。

【剂型规格】水丸剂，每 20 粒重 1g。

【用法用量】口服。1 次 6g，1 日 2 次。

【其他剂型】本品还有糖浆剂等剂型。

【使用注意】孕妇慎用。

【不良反应】目前尚未检索到不良反应的报道。

【现代研究】本品有抗菌、消炎等作用。有采用高效液相色谱法测定茵陈五苓丸中绿原酸、吗啡酸的含量的研究报道。

【方歌】茵陈五苓去黄疸，泽泻猪苓与茯苓，肉桂白术共为佐，清热利尿治肝炎。

第三节　利湿通淋类

利湿通淋类中成药主要具有清热通淋、利尿排石等作用，适用于水湿内蕴、化热下注所致的淋浊、癃闭。症见尿频，尿急，尿道涩痛，尿血，腰痛，小便点滴不畅，色黄赤，舌红苔黄腻，脉滑数等。其处方组成以川木通、车前子、滑石、石韦、瞿麦、海金沙等寒性利湿、利尿、排石药为主。代表成药有八正合剂、三金片等。

八正合剂

Bazheng Heji《中国药典》2015 年版一部

【处方】瞿麦 118g　车前子（炒）118g　萹蓄 118g　大黄 118g　滑石 118g　川木通 118g　栀子 118g　甘草 118g　灯心草 59g

【方义简释】方中川木通苦寒，清心火，利湿热，通经脉而利尿通淋；炒车前子甘寒，清热利尿通淋，两药针对湿热下注膀胱之病机，清热利尿通淋力强，共为君药。萹蓄、瞿麦苦寒，滑石甘寒，均能清热利尿通淋，三药相须为用，共助君药清利通淋之力，为臣药。大黄苦寒，既泻热通肠、化瘀止痛，又兼清利湿热；栀子苦寒，既清热泻火凉血，又利尿；灯心草甘淡微寒，能清热利尿通淋，三药同用，既助君臣药利尿通淋，又通便化瘀止痛，为佐药。甘草和药缓急、清热解毒，为使药。诸药配伍，苦寒清泄通利，共奏清热、利尿、通淋之功。故善治湿热下注所致的热淋涩痛等。

【功效】清热，利尿，通淋。

【应用】热淋、血淋、石淋。

1. 热淋　湿热下注、蕴结下焦所致。症见小便短赤，尿色黄赤，淋沥涩痛，口燥咽干，舌苔黄腻，脉滑数。下尿路感染见上述证候者。

2. 血淋　湿热下注，迫血妄行所致。症见尿中带血，淋沥涩痛，尿感灼热，舌尖红，苔黄腻，脉滑数。尿路感染见上述证候者。

3. 石淋　湿热下注，煎熬尿液所致。症见小便短赤，淋沥不畅，尿中断续，少腹拘急，伴腰腹绞痛，尿中带血，舌红苔黄腻，脉滑数。尿路结石见上述证候者。

此外，本品还可用治非细菌性前列腺炎见上述证候者。

【制法】以上九味，车前子用25%乙醇浸渍，收集浸渍液。大黄用50%乙醇作溶剂，浸渍24小时后渗漉，收集渗漉液，减压回收乙醇。其余瞿麦等七味加水煎煮三次，煎液滤过，滤液合并，滤液浓缩至约 1300mL，与浸渍液、渗漉液合并，静置，滤过，滤液浓缩至近1000mL，加入苯甲酸钠 3g，加水至1000mL，搅匀，分装，即得棕褐色的液体，味苦、微甜。

【剂型规格】合剂。每瓶装 100mL、120mL、200mL。

【用法用量】口服。1 次 15~20mL，1 日 3 次，用时摇匀。

【其他剂型】本品还有颗粒剂（含糖、无糖型）、胶囊剂、片剂等剂型。

【使用注意】淋证属于肝郁气滞或脾肾两虚者慎用；双肾结石或结石直径≥1.5cm 或结石嵌顿时间长的病例不宜使用；孕妇禁服；久病体虚者、儿童及老年人慎用；中病即止，不可过量、久用。

【现代研究】本品有抑菌、利尿、解热、抗炎、镇痛、排石等作用。《中国药典》规定本品每 1mL 含栀子以栀子苷（$C_{17}H_{24}O_{10}$）计，不得少于 0.60mg；每毫升含大黄以大黄酚（$C_{15}H_{10}O_4$）和大黄素（$C_{15}H_{10}O_5$）的总量计，不得少于 0.10mg。

【方歌】八正木通与车前，萹蓄大黄滑石研，瞿麦灯草兼栀子，湿热下注淋痛愈。

三金片

Sanjin Pian《中国药典》2015 年版一部

【处方】金樱根　菝葜　羊开口　金沙藤　积雪草

【方义简释】方中金沙藤甘寒清利，清热解毒、利尿通淋；菝葜，又名金刚藤，甘而微苦，平凉清利，利湿浊、消肿痛，二药合用，清利通淋力强，为君药。羊开口苦凉清泄，行气利湿、化瘀止血；积雪草苦寒泄降兼辛散，清热利尿、活血通淋，二者相合，既增君药清利通淋之效，又能活血止血，以利尿中潜血的消除，为臣药。金樱根涩敛平补，固肾缩尿，扶正固本，为佐药。全方配伍，主以清利，兼以固涩，共奏清热解毒，利湿通淋，兼益肾之功。故善治湿热下注所致的热淋。

【功效】清热解毒，利湿通淋，益肾。

【应用】

热淋　下焦湿热所致。症见小便短赤，淋沥涩痛，尿急频数，舌苔黄腻，脉滑数。尿路感染见上述证候者。

【制法】以上五味，加水煎煮二次，第一次 2 小时，第二次 1 小时，煎液滤过，滤液合并，浓缩至适量，喷雾干燥，加入辅料适量，混匀，制成颗粒，干燥，压制成 1000 片（小片）或 600 片（大片），包糖衣或薄膜衣，即得除去包衣后显棕色至黑褐色的糖衣片或薄膜衣片；味酸、涩、味苦。

【剂型规格】片剂。①薄膜衣小片，每片重 0.18g；②薄膜衣大片，每片重 0.29g；③糖衣小片，片心重 0.17g；④糖衣大片，片心重 0.28g。

【用法用量】口服。小片 1 次 5 片，大片 1 次 3 片。1 日 3~4 次。

【其他剂型】本品还有颗粒剂、胶囊剂等剂型。

【使用注意】淋证属于肝郁气滞或脾肾两虚者慎用。服药期间宜多饮水，避免劳累。

【不良反应】有服用本品后过敏的个案报道。

【现代研究】本品有利尿、抗菌、抗炎、镇痛及增强免疫功能等作用。《中国药典》规定本品每片含积雪草以羟基积雪草苷（$C_{48}H_{78}O_{20}$）计，小片不得少于 0.22mg；大片不得少于 0.35mg。

【方歌】三金片用金樱根，金沙菝葜积雪成，清热利湿羊开口，益肾通淋解热毒。

癃闭舒胶囊

Longbishu Jiaonang《中国药典》2015 年版一部

【处方】补骨脂　金钱草　琥珀　益母草　海金沙　山慈菇

【方义简释】方中补骨脂苦温，补涩相兼，补肾壮阳缩尿，治肾气虚冷，小便无度；益母草辛散苦泄，微寒清解，活血祛瘀、利水消肿，治水瘀互结之证，二药相配，温补缩尿并散瘀清利，共为君药。琥珀甘活血散瘀，利尿通淋；金钱草、海金沙善清热利尿通淋，三药相合，增强君药化瘀通淋利尿之力，共为臣药。山慈菇清热解毒散结，以助君臣药清解消散之功，用为佐药。全方配伍，将温补、消散、清利融为一体，共收益肾活血、清热通淋之效。故善治肾气不足、湿热瘀阻所致的癃闭。

【功效】益肾活血，清热通淋。

【应用】肾虚湿热癃闭。

癃闭　肾元衰惫，膀胱气化无权，水湿内蕴，浊瘀阻滞所致。症见腰膝酸软，排尿不畅，尿流细小，甚至滴沥不畅，小便短急频数，灼热涩痛，小腹胀满，舌黯，苔黄腻，脉弦数。前列腺增生症见上述证候者。

【制法】以上六味，琥珀粉碎成细粉，其余补骨脂等五味加水煎煮二次，滤过，合并滤液并减压浓缩成清膏，喷雾干燥，与琥珀细粉及适量淀粉混合均匀，装入胶囊，制成胶囊1000粒，即得内容物为棕黄色至棕色粉末的硬胶囊；味微苦。

【剂型规格】硬胶囊，每粒装0.3g。

【用法用量】口服。1次3粒，1日2次。

【其他剂型】本品还有片剂等剂型。

【使用注意】出血证、有肝肾功能损害者禁用；肺热壅盛、肝郁气滞、脾虚气陷所致的癃闭慎用；有慢性肝脏疾病者慎用；孕妇禁用。

【不良反应】有报道服药后出现转氨酶异常升高、射精障碍，停药后恢复的文献报道。

【现代研究】本品有抗前列腺增生、抗炎、提高免疫力等作用。《中国药典》规定本品每粒含补骨脂以补骨脂素（$C_{11}H_6O_3$）和异补骨脂素（$C_{11}H_6O_3$）的总量计，不得少于1.2mg。

【方歌】癃闭舒用补骨脂，琥珀金钱益母草，山慈菇与海金沙，益肾通淋前列消。

第四节　祛湿止泻类

祛湿止泻类中成药主要具有清热燥湿、止泻止痢等作用，主治大肠湿热所致的泄泻、痢疾，症见腹泻、腹痛、里急后重、便利脓血，或泄泻、暴注下迫、腹痛、便下酸腐灼肛，舌红苔黄腻、脉滑数等。其处方以黄连、木香、黄芩、枳实、白芍等清热燥湿、行气导滞、缓急止痛药为主。代表成药有香连丸、香连化滞丸等。

香连丸

Xianglian Wan《中国药典》2015 年版一部

【处方】萸黄连 800g　木香 200g

【方义简释】方中黄连苦寒清泄而燥，清热燥湿、泻火解毒，为治湿热泻痢之要药，为君药。木香辛散苦燥而温，行肠胃气滞，兼燥除胃肠湿邪，以除腹痛、里急后重，为臣药。吴茱萸辛热香散，苦降而燥，疏肝下气、燥湿散寒，取其煎液拌炒黄连（即萸黄连），既制黄连之寒，又助君臣药燥湿，还调和肝胃，为佐药。诸药相合，寒温并用，共奏清热化湿、行气止痛之功，故善治湿热泻痢症见大便脓血、里急后重、发热腹痛者。

【功效】清热化湿，行气止痛。

【应用】湿热痢疾或泄泻。

1. 痢疾　大肠湿热所致。症见赤白下痢、大便脓血、里急后重、舌红苔黄腻，脉滑数。细菌性痢疾见上述证候者。

2. 泄泻　湿热下注所致。症见腹痛，泄泻，泻下急迫或不爽，小便短赤，舌红苔黄腻，脉滑数。急性肠炎见上述证候者。

【制法】以上二味，粉碎成细粉，过筛，混匀，每 100g 粉末用米醋 8g 加适量的水泛丸，干燥，即得淡黄色至黄褐色的水丸；气微，味苦。

【剂型规格】水丸剂。

【用法用量】口服。1 次 3~6g，1 日 2~3 次。小儿酌减。

【其他剂型】本品还有浓缩丸剂、片剂、胶囊剂等其他剂型。

【使用注意】寒湿及虚寒下痢者慎用。

【不良反应】有出现恶心、胃部嘈杂，或上腹部不适表现的报道。

【现代研究】本品具有抗菌、止泻、抗炎、镇痛等作用。《中国药典》规定本品每 1g 含萸黄连以盐酸小檗碱（$C_{20}H_{17}NO_4 \cdot HCl$）计，不得少于 27.0mg。

【方歌】香连丸用萸黄连，清热燥湿和肝胃，木香辛燥行胃气，里急后重最见效。

香连化滞丸

Xianglian Huazhi Wan《中国药典》2015 年版一部

【处方】黄连 60g　黄芩 75g　陈皮 75g　姜厚朴 75g　滑石 60g　当归 150g　木香 60g　麸炒枳实 75g　醋青皮 75g　炒槟榔 60g　炒白芍 150g　甘草 60g

【方义简释】方中黄连、黄芩苦寒，均能清热燥湿、泻火解毒，相须为用药力更强，治湿热泻痢功著，故为君药。木香辛香温散，善行肠胃气滞而止痛；陈皮行气燥湿调中；醋青皮苦疏肝破气消滞；姜厚朴燥湿行气消积；炒槟榔行胃肠气滞、除水湿；炒枳实破气消积而除痞满，六药相合，既助君药除湿，又理气调中止痛，以除腹痛、里急后重，故为臣药。滑石清利湿热，当归、炒白芍合用善养血和血，三药合用，既助君药除湿热，又合连、芩以凉血和血而止便血，故为佐药。甘草既合白芍以缓急止痛，又调和诸药，故为使药。全方配伍，主能清热除湿、行血化滞，兼能消积导滞，故善治大肠湿热积滞所致的痢疾。

【功效】清热利湿，行血化滞。

【应用】湿热痢疾。

痢疾 湿热下注所致。症见下痢赤白，腹痛，里急后重，肛门灼热，舌红苔黄腻，脉滑数。细菌性痢疾见上述证候者。

【制法】以上十二味，粉碎成细粉，过筛，混匀。用水泛丸，低温干燥，制成水丸；或每100g 粉末用炼蜜 60～70g 加适量的水制丸，干燥，制成水蜜丸；或每 100g 粉末加炼蜜 140～160g 制成大蜜丸，即得黄褐色至棕褐色的水丸或棕褐色的水蜜丸或大蜜丸；气微香，味微苦。

【剂型规格】水丸，每 10 丸重 0.3g；水蜜丸，每 100 粒重 10g；大蜜丸，每丸重 6g。

【用法用量】口服。水丸 1 次 5g，水蜜丸 1 次 8g，大蜜丸 1 次 2 丸；1 日 2 次，或遵医嘱。

【其他剂型】本品还有片剂。

【使用注意】寒湿或虚寒下痢者慎用；孕妇禁用。

【现代研究】本品具有抗菌、止泻、抗炎、镇痛等作用。《中国药典》规定，本品含黄连以盐酸小檗碱（$C_{20}H_{17}NO_4 \cdot HCl$）计，水丸每 1g 不得少于 2.0mg；水蜜丸每 1g 不得少于 1.2mg；大蜜丸每丸不得少于 4.8mg。

【方歌】香连化滞治痢疾，芩连厚朴加陈皮，滑石当归枳实香，青皮甘芍炒槟榔。

第五节　温化水湿类

温化水湿类中成药主要具有温阳化气、利水消肿等作用，主治阳虚水湿不化所致的水肿、癃闭。症见畏寒肢冷，或腰痛，浮肿，夜尿频多；或尿频，尿急，尿少，小便点滴不畅，舌淡红苔白，脉沉滑等。其处方以肉桂、桂枝、泽泻、萆薢等温阳化气、利水消肿药为主。代表成药有五苓片、萆薢分清丸等。

五苓散
Wuling San 《中国药典》2015 年版一部

【处方】泽泻 300g　茯苓 180g　猪苓 180g　炒白术 180g　肉桂 120g

【方义简释】方中泽泻甘寒渗利，入肾与膀胱经，善利水渗湿消肿，故重用为君药。茯苓利水渗湿、健脾；猪苓利水渗湿消肿，二药同用，既增君药利水消肿之效，又兼健脾而促进水湿运化，共为臣药。炒白术补气健脾、燥湿利水；肉桂补火温阳化气，二药相合，既助君药利水除湿，又助膀胱气化而促进水液代谢，还制君药之寒性，故为佐药。诸药合用，共奏温阳化气、利湿行水之功，故善治阳不化气、水湿内停所致的水肿而见上述症状者。

【功效】温阳化气，利湿行水。

【应用】阳不化气、水湿内停所致水肿，蓄水证，痰饮，泄泻。

1. 水肿 阳气不足，膀胱气化无力而致水湿内停所致。症见小便不利，肢体水肿，腹胀不适，呕逆泄泻，渴不思饮。慢性肾炎见上述证候者。

2. 蓄水证 外感表证未尽，病邪随经入里，影响膀胱气化功能所致。症见发汗后，微热，口渴不欲饮，小便不利，脉浮。尿潴留见上述证候者。

3. 痰饮 水湿内蓄于下，夹气上攻所致，症见脐下悸动，头眩，吐涎沫，短气而咳，小便不利，舌苔白腻，脉濡。

4. 泄泻 由脾胃湿困，清气不升，浊气不降所致，症见泄泻如水或稀薄，呕吐，身重，体倦，或兼烦渴，小便不利，舌苔白腻，脉沉缓；慢性肠炎见上述证候者。

【制法】以上五味，粉碎成细粉，过筛，混匀，分装即得淡黄色粉末；气微香，味微辛。

【剂型规格】散剂，每袋装6g或9g。

【用法用量】口服。1次6~9g，1日2次。

【其他剂型】本品还有片剂、胶囊剂等剂型。

【使用注意】湿热下注，气滞水停，风水泛溢所致的水肿者慎用；因痰热犯肺、湿热下注或阴虚津少所致之喘咳、泄泻、小便不利不宜使用；孕妇慎用。

【现代研究】本品具有双向调节体液，利尿，改善肾脏功能，抗菌，抗炎等作用。《中国药典》规定本品每1g含肉桂以桂皮醛（C_9H_8O）计，不得少于1.5mg。

【方歌】五苓散用泽泻术，猪苓茯苓肉桂助，温阳化气利水湿，小便通利水饮逐。

萆薢分清丸

Bixie Fenqing Wan《中国药典》2015年版一部

【处方】粉萆薢320g　甘草160g　盐益智仁40g　石菖蒲60g　乌药80g

【方义简释】方中粉萆薢苦泄性平，甘淡渗利下行，善利下焦湿浊，治膏淋、白浊效佳，故重用为君药。益智仁盐炒既缓其辛燥之性，又增其温涩之能，善温肾阳、缩小便，治肾气虚寒之遗尿、尿频，故为臣药。乌药辛温香散，温肾，散膀胱冷气；石菖蒲辛香苦燥温化，化湿浊、通窍闭、止小便利，二者相伍，既助君臣药温肾阳、化湿浊，又散膀胱冷气而助气化、分清浊，故为佐药。甘草补气和药，故为使药。诸药相合，共奏分清化浊、温肾利湿之效。

【功效】分清化浊，温肾利湿。

【应用】肾不化气，清浊不分之白浊、尿频。

1. 白浊 肾阳不足，肾不化气，清浊不分所致。症见小便频数，尿液混浊，或如米泔。慢性前列腺炎、乳糜尿见上述证候者。

2. 尿频 由肾阳不足，湿浊下注，膀胱气化不利所致。症见小便频数，淋沥不畅，舌淡苔薄，脉滑数。慢性前列腺炎见上述证候者。

【制法】以上五味，粉碎成细粉，过筛，混匀，用水泛丸，干燥。将滑石粉碎成极细粉包衣，打光，干燥，即得白色光亮的水丸，除去包衣后呈灰棕色；味甜、微苦。

【剂型规格】水丸剂，每20丸重1g。

【用法用量】口服。1次6~9g，1日2次。

【使用注意】膀胱湿热壅盛所致小便白浊及尿频、淋沥涩痛者忌用；忌食油腻、茶、醋及辛辣刺激性食物。

【不良反应】目前尚未检索到不良反应的报道。

【现代研究】本品主要有抗菌、消炎、利尿等作用。《中国药典》规定本品每1g含甘草以甘草酸（$C_{42}H_{62}O_{16}$）计，不得少于 3.0mg。

【方歌】萆薢分清石菖蒲，甘草益智乌药辅，分清化浊又温肾，尿频白浊用此神。

表 23-1　其他祛湿中成药

名称	组成	功能	主治	用法用量	使用注意
消炎利胆片	穿心莲、溪黄草、苦木	清热、祛湿、利胆	用于肝胆湿热所致的胁痛、胆胀，症见胁痛、口苦、厌食油腻，尿黄，舌苔黄腻，脉弦滑数；急、慢性肝炎，急性胆囊炎，急性胆管炎见上述证候者	口服。1 次 6 片（每片相当于饮片 2.6g）或 3 片（每片相当于饮片 5.2g），1 日 3 次	脾胃虚寒者慎用；孕妇慎用；本品所含苦木有一定毒性，不宜久服
排石颗粒	连钱草、木通、石韦、滑石、苘麻子、盐车前子、徐长卿、忍冬藤、瞿麦、甘草	清热利水，通淋排石	用于下焦湿热所致的石淋，症见小便艰涩，尿中带血，尿道窘迫疼痛，尿流不畅或尿流中断，甚至尿夹砂石，小腹拘急或痛引腰腹，舌红，苔薄黄，脉弦或弦数；泌尿系结石见上述证候者	开水冲服。1 次 1 袋，1 日 3 次；或遵医嘱	久病伤正兼见肾阴不足或脾气亏虚等证者慎用；双肾结石或结石直径≥1.5cm，或结石嵌顿时间长的病例慎用；孕妇禁用
癃清片	泽泻、车前子、败酱草、金银花、牡丹皮、白花蛇舌草、赤芍、仙鹤草、黄连、黄柏	清热解毒，凉血通淋	用于下焦湿热所致的热淋，症见小便短数，尿色黄赤，淋沥涩痛，口咽干燥，舌苔黄腻，脉滑数；下尿路感染见上述证候者。亦用于慢性前列腺炎湿热蕴结兼瘀血证，症见小便短赤灼热，尿线变细，甚至点滴而出，小腹胀满，口渴不欲饮，舌红，苔黄腻，脉数；前列腺增生症见上述证候者	口服。1 次 6 片，1 日 2 次；重症者 1 次 8 片，1 日 3 次	体虚胃寒者不宜服用；淋证属于肝郁气滞或脾肾两虚者慎用；癃闭属肝郁气滞、脾虚气陷、肾阳衰惫、肾阴亏耗者慎用。服药期间适当增加饮水，避免劳累
复方黄连素片	盐酸小檗碱、吴茱萸、木香、白芍	清热燥湿，行气止痛，止痢止泻	用于大肠湿热，赤白下痢，里急后重或暴注下泻，肛门灼热；肠炎、痢疾见上述证候者	口服。1 次 4 片，1 日 3 次	虚寒性泻痢者慎用；易伤胃气，不可过量、久服

复习思考题

1. 祛湿中成药的分类及主要适应病证是什么？

2. 试述肾炎四味片、肾炎康复片、茵栀黄口服液、茵陈五苓丸、八正合剂、三金片、癃闭舒胶囊、香连丸、香连化滞丸、五苓散、萆薢分清丸的功效及临床应用？

3. 某男，56 岁。腰膝酸软，小便短急频数，尿流细小，有时甚或滴沥不畅，灼热涩痛，小腹胀满，舌黯，苔黄腻，脉弦数。中医诊断为肾气不足，湿热瘀阻所致癃闭，治疗应选用哪种中成药？说明选药的依据是什么？

4. 某男，45 岁。大便脓血，里急后重，发热腹痛，舌红苔黄腻，脉滑数。诊断为大肠湿热所致的痢疾，处方以香连丸。请问诊断是否正确？结合香连丸的功效主治、方解说明选药合依据？香连丸的使用注意事项是什么？

第二十四章　蠲痹中成药

凡以祛风湿药为主组成，具有祛风除湿、通痹止痛等作用，常用以治疗痹证的成药，称为蠲痹中成药。

痹证是指外感风、寒、湿等邪气，留着于经络、肌肉、骨节等所致。临床表现为筋骨挛痛，肢体麻木，关节屈伸不利等。因有寒湿、湿热、瘀血和正虚痹阻之别，故本类成药常分为祛寒通痹、清热通痹、活血通痹、补虚通痹等类别。

蠲痹中成药大多辛散温燥，易伤阴血，故阴血不足者慎用。多含有川乌、草乌等毒性中药，故不宜过量和久用。本类成药有酒剂、丸、片、颗粒、合剂、胶囊剂、外用膏剂等多种剂型，为保证药效，临床以酒剂及外用膏剂为常用剂型。

现代研究表明蠲痹中成药具有抗炎、镇痛、改善外周循环、抑制血小板聚集、调节免疫等作用。风湿性关节炎、类风湿性关节炎、强直性脊柱炎、肩周炎等以肢节痹痛为临床特征者，临床可结合辨证选用不同类型的蠲痹中成药治疗。

第一节　祛寒通痹类

祛寒通痹类中成药主要具有祛风散寒、除湿、活血通络、止痛作用，适用于寒湿痹阻证。症见关节冷痛，遇寒湿痛增，得热痛减，关节屈伸不利，口淡不渴，恶风寒，舌淡，苔白厚，脉沉迟或紧等。其处方以川乌、草乌、白芷、红花、乳香等祛风寒湿与活血药为主。代表成药有小活络丸、木瓜丸、风湿骨痛丸等。

小活络丸

Xiaohuoluo Wan 《中国药典》2015 年版一部

【处方】胆南星 180g　制川乌 180g　制草乌 180g　地龙 180g　乳香（制）66g　没药（制）66g

【方义简释】方中制川乌、制草乌辛热燥散，毒大力强，长于祛风除湿，散寒止痛，共为君药。胆南星辛凉燥烈，善祛风燥湿化痰，以除经络中之风痰湿浊，并能止痛；乳香、没药香窜温通，活血行气止痛，畅行经络气血，使风寒湿邪不复滞留，三者共为臣药。地龙善走窜，能通经活络，性寒又略佐制君臣之温燥，故为佐使。全方配伍，共奏祛风散寒，化痰除湿，活血止痛之功。善治风寒湿邪闭阻、痰瘀阻络所致肢体关节疼痛，或冷痛，或刺痛，或疼痛夜甚，屈伸不利、麻木拘挛。

【功效】祛风散寒，化痰除湿，活血止痛。

【应用】

痹病 因风寒湿邪闭阻、痰瘀阻络所致。症见肢体关节疼痛，酸楚，重着，麻木，遇阴寒潮湿加剧，或关节肿大，屈伸不利，步履艰难，行动受阻，舌苔薄白或白腻，脉弦紧或濡缓。类风湿关节炎、骨关节炎、强直性脊柱炎、坐骨神经痛见上述证候者。

【制法】以上六味，粉碎成细粉，过筛，混匀。每100g粉末加炼蜜120~130g制成丸，即得黑褐色至黑色的小蜜丸或大蜜丸。气腥，味苦。

【剂型规格】小蜜丸，每100丸重20g；大蜜丸，每丸重3g。

【用法用量】黄酒或温开水送服。小蜜丸1次3g（15丸），1日2次；大蜜丸1次1丸，1日2次。

【其他剂型】本品还有片剂。

【使用注意】孕妇禁用。湿热瘀阻或阴虚有热者、脾胃虚弱者慎用。不可过量或久服。

【不良反应】使用本品有出现乌头碱损害心肌引起的心律失常、药疹、急性胃黏膜出血等的文献报道。

【现代研究】本品主要有抗炎镇痛、免疫抑制等作用。《中国药典》规定本品需采用薄层色谱法进行乌头碱的限量检查。

【方歌】小活络祛风寒湿，化痰活血三者兼，二乌南星乳没龙，寒湿痰瘀痹痛蠲。

木瓜丸

Mugua Wan 《中国药典》2015年版一部

【处方】木瓜80g 当归80g 川芎80g 白芷80g 威灵仙80g 狗脊（制）40g 牛膝160g 鸡血藤40g 海风藤80g 人参40g 制川乌40g 制草乌40g

【方义简释】方中制川乌、制草乌辛热燥烈，毒大力强，善祛风散寒，温经止痛，共为君药。木瓜、威灵仙、白芷、海风藤祛风湿，通经络，止痹痛；川芎、鸡血藤活血养血，荣筋止痛，合为臣药。当归、人参补血益气；狗脊、牛膝补肝肾，强筋骨，祛风湿，通经脉，四药扶正祛邪，故为佐药。诸药相合，共奏祛风散寒，除湿通络之功。善治风寒湿闭阻所致的关节疼痛、肿胀、屈伸不利、局部畏恶风寒、肢体麻木、腰膝酸软。

【功效】祛风散寒，除湿通络。

【应用】

痹病 风寒湿邪闭阻，络脉不通所致。症见关节疼痛，肿胀，屈伸不利，局部畏恶风寒，肢体麻木，遇寒加重，得温痛减，舌苔薄白，脉弦紧。类风湿性关节炎、骨关节炎见上述证候者。

【制法】以上十二味，木瓜、威灵仙、鸡血藤、牛膝、制川乌、制草乌、人参粉碎成细粉，过筛，混匀。其余当归等五味加水煎煮二次，滤过，合并滤液并浓缩至适量，加入上述粉末制丸，干燥，包糖衣，打光，即得包糖衣的浓缩水丸，除去糖衣后显黄褐色至黑褐色。味酸、苦。

【剂型规格】浓缩丸。

【用法用量】口服。1 次 30 丸，1 日 2 次。

【其他剂型】本品还有片剂、酒剂等剂型。

【使用注意】孕妇禁用。不可过量服用。风湿热痹者慎用。

【不良反应】文献报道有致心律失常、紫癜性胃炎的不良反应。

【现代研究】本品主要有镇痛、抗炎等作用。《中国药典》规定本品含双酯型生物碱以乌头碱（$C_{34}H_{47}NO_{11}$）、次乌头碱（$C_{33}H_{45}NO_{10}$）和新乌头碱（$C_{33}H_{45}NO_{11}$）的总量计，每丸不得过 10μg。

【方歌】木瓜丸用川草乌，白芷海风脊灵仙，血藤芎归膝人参，除湿散寒又祛风。

第二节 清热通痹类

清热通痹类中成药主要具有清热燥湿、通络止痛作用，适用于湿热痹证。症见关节红肿热痛、筋脉拘急、发热、口渴、汗出、溲赤、便干、舌红，苔黄腻，脉滑数等。其处方以苍术、黄柏、薏苡仁、秦艽等清热燥湿与舒筋活络药为主。代表成药有四妙丸、痛风定胶囊等。

四妙丸

Simiao Wan《中国药典》2015 年版一部

【处方】苍术 125g 牛膝 125g 盐黄柏 250g 薏苡仁 250g

【方义简释】方中盐黄柏苦寒清燥沉降，善清下焦湿热，故为君。苍术辛散苦燥，长于燥湿健脾，除痹；薏苡仁淡渗甘补微寒利湿除痹，两药合用，助君药祛除下焦湿热，共为臣药。牛膝活血通经，补肝肾，强筋骨，通利关节，利尿，且引药直达下焦，故为使药。诸药合用，共奏清热利湿之功，治湿热下注所致足膝红肿，筋骨疼痛。

【功效】清热利湿。

【应用】湿热下注所致的痹病、痿证

1. 痹病 湿热下注、经络痹阻所致。症见下肢关节肿痛，痛处灼热，筋脉拘急，关节屈伸不利，小便热赤，舌质红，舌苔黄，脉滑数。类风湿性关节炎、风湿热、痛风性关节炎见上述证候者。

2. 痿证 湿热下注、浸淫筋脉，影响气血运行所致。症见下肢痿软，步履无力，两足麻木肿痛，或筋骨疼痛，小便赤涩热痛，舌苔黄腻，脉滑数。风湿性关节炎、重症肌无力见上述证候者。

【制法】以上四味，粉碎成细粉，过筛，混匀，用水泛丸，干燥，即得浅黄色至黄褐色的水丸。气微，味苦、涩。

【剂型规格】水丸，每 15 粒重 1g。

【用法用量】口服。1 次 6g，1 日 2 次。

【使用注意】孕妇慎用。风寒湿痹、虚寒痿证慎用。服药期间，饮食宜清淡，忌饮酒，忌食鱼腥、辛辣食物。

【不良反应】目前尚未检索到不良反应。

【现代研究】本品主要有抑菌、解热、抗炎、镇痛、抗变态反应等作用。《中国药典》规定本品每 1g 含黄柏以盐酸小檗碱（$C_{20}H_{17}NO_4 \cdot HCl$）计，不得少于 8.0mg。

【方歌】四妙丸能利湿热，黄柏苍术与薏米，牛膝引药达下焦，湿热痹除舒筋妙。

第三节　活血通痹类

活血通痹类中成药主要具有活血化瘀、通络止痛作用，适用于瘀血痹阻证。症见关节刺痛、疼痛夜甚、关节屈伸不利、皮下结节，舌暗苔白，脉迟或结代等。其处方以川芎、丹参、红花、乳香、没药等活血化瘀药与通络止痛药为主。代表成药有颈复康颗粒等。

颈复康颗粒

Jingfukang Keli《中国药典》2015 年版一部

【处方】羌活　川芎　葛根　秦艽　威灵仙　苍术　丹参　白芍　地龙（酒炙）　红花　乳香（制）　黄芪　党参　地黄　石决明　煅花蕊石　关黄柏　炒王不留行　燀桃仁　没药（制）　土鳖虫（酒炙）

【方义简释】方中黄芪、党参、白芍补中益气，养血荣筋，以扶正祛邪。威灵仙、秦艽祛风除湿，舒筋活络，止痛。羌活祛风胜湿，散寒止痛。丹参、花蕊石、王不留行、川芎、桃仁、红花、乳香、没药、土鳖虫活血化瘀，通络止痛。苍术燥湿健脾，祛风散寒。石决明平肝潜阳，以治头晕。葛根可除颈项僵痛。地龙通络止痛。生地黄清热养阴，黄柏清热燥湿，两药苦寒，可佐制诸辛热之品。诸药合用，共收活血通络、散风止痛之功。善治风湿瘀阻所致头晕、颈项僵硬、肩背酸痛、手臂麻木。

【功效】活血通络，散风止痛。

【应用】

骨痹　风湿痹阻所致。症见头晕、颈项僵硬、肩背酸痛、手臂麻木，日久者关节畸形僵硬，舌质淡白，脉缓。颈椎病见上述证候者。

【制法】以上二十一味，川芎、苍术、羌活、乳香、没药提取挥发油，挥发油用 β-环糊精包结，包结物干燥后备用；药渣及其余葛根等十六味加水煎煮二次，每次 2 小时，合并煎液，滤过，滤液减压浓缩，喷雾干燥。加入挥发油 β-环糊精包结物及适量乳糖、硬脂酸镁，混合均匀，制粒，即得黄褐色至棕褐色的颗粒。味微苦。

【剂型规格】颗粒剂，每袋装 5g。

【用法用量】开水冲服。1 次 1~2 袋，1 日 2 次。饭后服用。

【使用注意】孕妇禁用。消化道溃疡、肾性高血压患者慎服或遵医嘱，如有感冒、发烧、鼻咽痛等患者，应暂停服用。

【现代研究】本品主要有抗炎、镇痛、改善血液循环作用。《中国药典》规定本品每袋含葛根以葛根素（$C_{21}H_{20}O_9$）计，不得少于 8.0mg。

【方歌】颈复康活血止痛，芪芍党参威灵仙，秦艽丹参花蕊石，芫花乳没王不留，桃仁土元石决明，苍术葛根与地龙，黄柏生地制辛热，风湿瘀阻颈项舒。

第四节　补虚通痹类

活血通痹类中成药主要具有补益肝肾、强筋壮骨、祛风湿作用，适用于肝肾不足、气血两虚所致的痹证。症见肢体拘挛、手足麻木、腰膝酸痛、筋骨痿软，舌淡苔白，脉沉迟弱等。其处方以桑寄生、牛膝、杜仲、独活、防风等补益肝肾、强壮筋骨与祛风湿药为主。代表成药有独活寄生合剂、天麻丸等。

独活寄生合剂

Duhuo Jisheng Heji《中国药典》2015 年版一部

【处方】独活 98g　桑寄生 65g　秦艽 65g　防风 65g　细辛 65g　当归 65g　白芍 65g　川芎 65g　熟地黄 65g　盐杜仲 65g　川牛膝 65g　党参 65g　茯苓 65g　甘草 65g　桂枝 65g

【方义简释】方中独活辛苦微温入肾，善祛下焦与筋骨间风寒湿邪，通痹止痛；桑寄生归肝、肾经，益肝肾，强筋骨，两药相合，祛风除湿，补益肝肾，共为君药。防风、秦艽祛风胜湿；桂枝、细辛辛散温通，祛除风寒，且能止痛；肝肾、气血不足，风寒湿邪乘虚而入，痹着腰膝，故用牛膝、杜仲补益肝肾，强壮筋骨，兼祛风湿，以上共为臣药。当归、白芍、地黄、川芎养血和血；党参、茯苓、甘草补气健脾，扶助正气，使祛邪不伤正，共为佐药。甘草调和诸药，兼为使药。全方以祛风寒湿邪为主，辅以补肝肾、益气血之品，邪正兼顾，共奏祛风除湿、补益肝肾、养血舒筋之效。善治风寒湿闭阻、肝肾两亏、气血不足所致的腰膝冷痛、屈伸不利。

【功效】养血舒筋，祛风除湿，补益肝肾。

【应用】风寒湿闭阻，肝肾两亏，气血不足所致的痹病、腰痛。

1. 痹病　气血不足，肝肾两亏，风寒湿痹阻所致。症见腰膝痿软而痛，关节屈伸不利，入夜尤甚，或痹痛游走不定，或麻木不仁，舌质淡苔白，脉细弱。风湿性关节炎、类风湿性关节炎、坐骨神经痛、骨性关节炎见上述证候者。

2. 腰痛　寒湿所致腰部酸冷而痛，转侧不利，遇阴雨天则痛加剧，头晕耳鸣，四肢乏力，怕冷喜温，舌淡苔白，脉细无力。腰椎骨质增生、腰肌劳损、腰椎间盘突出症见上述证候者。

【制法】以上十五味，秦艽、白芍和盐杜仲，用 70% 乙醇作溶剂，浸渍，渗漉，收集渗漉液，回收乙醇；独活、细辛、桂枝、防风、川芎和当归提取挥发油；药渣与其余桑寄生等六味加水煎煮二次，第一次 3 小时，第二次 2 小时，煎液滤过，滤液合并，浓缩至适量，与上述浓缩液合并，静置，滤过，浓缩至约 760mL，放冷，加入乙醇 240mL 和上述挥发油，加水至1000mL，搅匀，即得棕黑色的澄清液体。气芳香，味苦。

【剂型规格】合剂，每瓶装 20mL 或 100mL。

【用法用量】口服。1 次 15~20mL，1 日 3 次。用时摇匀。

【其他剂型】本品还有大蜜丸剂、小蜜丸、颗粒剂等剂型。

【使用注意】孕妇禁用。热痹慎用。

【不良反应】有文献报道服用本品后，出现脸部潮热，头晕，恶心呕吐，咽喉部水肿，心跳加快，呼吸抑制，伴四肢麻木，两腿发软等不良反应。

【现代研究】本品主要有抗炎、镇痛、改善微循环作用。《中国药典》规定本品每 1mL 含白芍以芍药苷（$C_{23}H_{28}O_{11}$）计，不得少于 0.30mg。

【方歌】独活寄生艽防辛，归芎地芍桂苓均，牛膝杜仲党参草，风寒湿痹屈伸好。

天麻丸

Tianma Wan《中国药典》2015 年版一部

【处方】天麻 60g　羌活 100g　独活 50g　盐杜仲 70g　牛膝 60g　粉萆薢 60g　附子（黑顺片）10g　当归 100g　地黄 160g　玄参 60g

【方义简释】方中天麻甘平柔润，善祛风通络止痛，又平肝息风止痉，为君药。羌活、独活、粉萆薢祛风湿，止痹痛；杜仲、牛膝补肝肾，强筋骨，五药以助祛风湿，强筋骨，共为臣药。附子温经散寒，除湿止痛；地黄、玄参补肾阴；当归补血活血，行滞止痛，皆为佐药。诸药合用，标本兼顾，共奏祛风除湿、通络止痛、补益肝肾之功。善治风湿瘀阻、肝肾不足所致肢体拘挛、手足麻木、腰腿疫痛。

【功效】祛风除湿，通络止痛，补益肝肾。

【应用】风湿瘀阻、肝肾两亏之痹病、中风。

1. 痹病　风湿瘀阻，肝肾不足所致。症见筋脉挛痛，手足麻木，腰腿疼痛，行走不便；舌苔薄白或白腻，脉弦紧或濡缓。风湿性关节炎、类风湿性关节炎见上述证候者。

2. 中风　肝肾不足，风邪入络，血脉闭阻所致。症见半身不遂，肌肤不仁，或耳鸣，视物不清，肢体拘挛，或腰膝疫软，头晕目眩，舌苔白腻，脉弦缓；中风后遗症见上述证候者。

【制法】以上十味，粉碎成细粉，过筛，混匀。每 100g 粉末用炼蜜 40~50g 加适量的水泛丸，干燥，制成水蜜丸；或加炼蜜 90~110g 制成小蜜丸或大蜜丸，即得黑褐色的水蜜丸或黑色的小蜜丸或大蜜丸。气微香，味微甜、略苦麻。

【剂型规格】水蜜丸；小蜜丸，每 100 丸重 20g；大蜜丸，每丸重 9g。

【用法用量】口服。水蜜丸 1 次 6g，小蜜丸 1 次 9g，大蜜丸 1 次 1 丸；1 日 2~3 次。

【其他剂型】本品还有片剂。

【使用注意】孕妇禁用；湿热痹者慎用。服药期间，忌食生冷油腻食物。

【不良反应】有文献报道服用本品后，出现红色丘疹，伴瘙痒、眼睑浮肿等过敏反应。又有单独服用或与艾司唑仑合用出现过敏性紫癜的报道。

【现代研究】本品主要增加脑血流量作用。《中国药典》规定本品含羌活和独活以异欧前胡素（$C_{16}H_{14}O_4$）和蛇床子素（$C_{15}H_{16}O_3$）的总量计，水蜜丸每 1g 不得少于 0.2mg；大蜜丸每丸不得少于 1.2mg。

【方歌】天麻丸有羌独活，膝仲草薢黑顺片，当归地黄与玄参，祛风除湿补肝肾。

表 24-1　其他蠲痹中成药

名称	组成	功能	主治	用法用量	使用注意
风湿骨痛丸	制川乌、制草乌、麻黄、红花、木瓜、乌梅肉、甘草	祛风湿，通经活络	用于寒湿痹阻经络所致的痹病，症见腰脊疼痛、四肢关节冷痛；风湿性关节炎见上述证候者	口服。水丸：1 次 10~15 粒，1 日 2 次	所含制川乌、制草乌有大毒，故孕妇禁用，不可过量或久服。阴虚火旺或湿热痹痛者慎用
痛风定胶囊	秦艽、黄柏、川牛膝、延胡索、赤芍、泽泻、车前子、土茯苓	清热祛湿，活血通络定痛	用于湿热瘀阻所致的痹病，症见关节红肿热痛、伴有发热、汗出不解、口渴心烦、小便黄、舌红苔黄腻、脉滑数；痛风见上述证候者	口服。1 次 4 粒，1 日 3 次	孕妇慎用。风寒湿痹者慎用。因含土茯苓，故服药后不宜立即饮茶。服药期间，宜食清淡食品、忌食肉类、鱼虾、豆类、辛辣之品，忌饮酒
仙灵骨葆胶囊	淫羊藿、续断、补骨脂、丹参、知母、地黄	滋补肝肾，活血通络，强筋壮骨	用于肝肾不足，瘀血阻络所致的骨质疏松症，症见腰脊疼痛、足膝酸软、乏力	口服。1 次 3 粒，1 日 2 次，4~6 周为 1 疗程。或遵医嘱	孕妇及肝功能失代偿者禁用。对本品过敏者禁用。过敏体质、湿热痹者慎用。高血压、心脏病、糖尿病、肝病、肾病等慢性病严重者慎用。感冒时不宜服用。服药期间，忌食生冷油腻食物
尪痹颗粒	熟地黄、地黄、续断、淫羊藿、骨碎补、狗脊（制）、羊骨、附片（黑顺片）、独活、桂枝、防风、伸筋草、威灵仙、红花、皂角刺、知母、白芍	补肝肾，强筋骨，祛风湿，通经络	用于肝肾不足、风湿痹阻所致的尪痹，症见肌肉、关节疼痛、局部肿大、僵硬畸形、屈伸不利、腰膝酸软、畏寒乏力；类风湿关节炎见上述证候者	口服。颗粒剂：开水冲化，1 次 6g，1 日 3 次	孕妇禁用，湿热实证者慎用。服药期间，忌食生冷食物
壮腰健肾丸	狗脊（制）、桑寄生（蒸）、黑老虎根、牛大力、菟丝子（盐制）、千斤拨、女贞子、金樱子、鸡血藤	壮腰健肾，祛风活络	用于肾亏腰痛，风湿骨痛，症见膝软无力，小便频数，神经衰弱，遗精梦泄	口服。丸剂：1 次 1 丸，1 日 2~3 次	风湿热痹者慎用

复习思考题

1. 简述蠲痹中成药的分类及主要适应证。

2. 比较小活络丸、木瓜丸、四妙丸、独活寄生合剂、天麻丸、颈复康颗粒的功用异同。

3. 简述小活络丸、木瓜丸、颈复康颗粒、天麻丸的使用注意。

4. 患者，男，60 岁。关节炎 8 年，腰膝冷痛，屈伸不利。诊为风寒湿邪闭阻所致，处方小活络丸。请判断诊断是否正确？应选用哪种中成药？并说明选药的依据。

5. 患者，女，45 岁。足膝红肿疼痛半月余，诊为湿热下注，应选用哪种中成药？并说明选药的依据。

第二十五章　外科、皮肤科常用中成药

　　外科、皮肤科常用中成药包括治疮疡类、治烧伤类、治瘰核乳癖类、治痔肿类、治疹痒类五种。外科、皮肤科中药制剂有丸剂、散剂、膏剂、片剂、颗粒剂等多种剂型，既有内服，亦有外用。

　　外用膏剂、散剂多含有毒药物，注意用量且不可久用；凡属外用药，不可内服。

第一节　治疮疡类

　　凡以清热解毒、消肿生肌、清热消痤为主要作用，治疗热毒疮疡或疮疡溃烂不敛、粉刺等的成药，称为治疮疡中成药。

　　本类中成药适用于热毒所致的疮疡丹毒，红肿热痛，或溃烂流脓，脓腐将尽，以及湿热瘀血所致的粉刺、酒皶等。按其功效与适应范围，可分为解毒消肿、生肌敛疮和清热消痤等三类。

　　解毒消肿类主要具有清热解毒、活血祛瘀、消肿止痛等作用，主治热毒蕴结肌肤，或痰瘀互结所致的疮疡，或丹毒流注、瘰疬发背等。其处方以金银花、连翘、蒲公英、乳香等清热解毒、活血药为主。代表成药有连翘败毒丸、牛黄醒消丸、如意金黄散等。生肌敛疮类主要具有祛腐生肌、拔毒止痛等作用，主治疮疡溃烂，脓腐将尽，或腐肉未脱，脓液稠厚，久不生肌等。其处方以轻粉、紫草、白芷、当归等祛腐、凉血活血解毒药为主。代表成药有生肌玉红膏、紫草膏、拔毒生肌散等。

　　清热消痤类主要具有活血、清热、燥湿的作用，主治湿热瘀阻所致的颜面、胸背的粉刺疙瘩，皮肤红赤发热等。其处方以苦参、当归等清热燥湿、活血药为主。代表成药有当归苦参丸等。

　　本类中成药大多苦寒清泄，阴性疮疡脓水清稀、疮面凹陷者不宜应用；脾胃虚寒者慎用。

连翘败毒丸

Lianqiao Baidu Wan《卫生部药品标准中药成方制剂》第十九册

　　【处方】金银花40g　连翘40g　蒲公英30g　紫花地丁30g　大黄40g　栀子30g　黄芩30g　赤芍30g　白芷30g　浙贝母30g　桔梗30g　玄参30g　木通30g　防风30g　白鲜皮30g　甘草30g　蝉蜕20g　天花粉20g

　　【方义简释】方中金银花、连翘、蒲公英、紫花地丁清热解毒，消肿散结止痛；大黄、栀子、黄芩、白鲜皮、木通清热泻火，燥湿解毒，直折火热邪毒，且可泄热通便使火热之邪随二便而解；防风、白芷、蝉蜕其性疏散，可使邪热透表而除；玄参、浙贝母、桔梗、赤芍、天花粉凉血消肿，活血散结；甘草清热解毒，调和诸药。全方配伍，共奏清热解毒、消肿止痛之功。善治热毒蕴结肌肤所致局部红肿热痛、未溃破者。

【功效】清热解毒，消肿止痛。

【应用】热毒蕴结肌肤所致的疮疡。

疮疡 风热毒邪蕴结肌肤所致。症见局部肌肤红赤、肿胀、微热、疼痛、舌尖红，脉浮数。体表急性感染性疾病见上述证候者。

【制法】以上十八味，粉碎成细粉，过筛，混匀，用水泛丸，干燥，即得棕色的水丸。味甘苦。

【剂型规格】水丸。

【用法用量】口服。1次9g，1日1次。

【其他剂型】本品还有片剂、膏剂的剂型。

【使用注意】孕妇禁用。疮疡属阴证者慎用。肝功能不良者须在医生指导下使用。忌食辛辣、油腻食物及海鲜等发物。

【不良反应】有文献报道服用本品可致亚急性重型药物性肝炎。

【现代研究】本品主要有抑菌、抑制钩端螺旋体、抗病毒等作用。

【方歌】连翘败毒金银花，公英地丁共为君，大黄栀芩臣助力，热毒疮疡肿痛消。

牛黄醒消丸

Niuhuang Xingxiao Wan《卫生部药品标准中药成方制剂》第四册

【处方】牛黄6g 麝香30g 乳香（制）200g 没药（制）200g 雄黄100g

【方义简释】方中牛黄善清热解毒以消肿，又能化痰以散结，故为君药。麝香活血散瘀消肿止痛，制乳香、没药香窜温通，行气活血，祛瘀止痛。三药相合，活血散瘀、消肿止痛，故为臣药。雄黄有毒，解毒消肿止痛，为佐药。全方配伍，清泄与散瘀并用，共奏清热解毒，活血祛瘀，消肿止痛之功。善治热毒瘀滞、痰瘀互结所致的痈疽发背、瘰疬流注、乳痈乳岩、无名肿毒。

【功效】清热解毒，消肿止痛。

【应用】热毒郁滞、痰瘀互结所致的痈疽、发背、瘰疬、流注、乳痈、无名肿毒。

1. 痈疽 热毒郁滞肌肤所致的阳性疮疡，症见肌肤局部红赤、肿胀高凸、灼热、疼痛；体表急性感染性疾病见上述证候者。

2. 发背 热毒郁滞肌肤所致，症见肌肤局部红赤、肿胀高凸、有多个脓头、灼热、疼痛；西医的痈见上述证候者。

3. 瘰疬 痰瘀互结，热毒郁滞所致，症见颈项及耳前耳后结核肿大，见于一侧或两侧，或颌下、锁骨上窝、腋部、一个或数个、成脓时皮色红、皮温高且有鸡啄样疼痛；淋巴结结核成脓见上述证候者。

4. 流注 痰瘀互结，热毒瘀滞肌肤所致，症见疮形高凸、皮色红、皮温高且有鸡啄样疼痛，可见一处或多处发生。体表多发性脓肿成脓期见上述证候者。

5. 乳痈　痰气瘀结，热毒瘀滞所致。症见乳房肿胀疼痛、皮肤红热。急性乳腺炎见上述证候者。

6. 无名肿毒　痰瘀互结，热毒瘀滞所致。症见肢端关节红肿热痛、疼痛剧烈。

【制法】以上五味，雄黄水飞或粉碎成极细粉；另取黄米 80~96g，蒸熟烘干，与乳香、没药粉碎成细粉；将麝香、牛黄研细，与上述粉末配研，过筛，混匀，用水或酒泛丸，低温干燥，即得棕黄色至暗黄色的水丸。气芳香，味微苦。

【剂型规格】水丸。

【用法用量】用黄酒或温开水送服。1 次 3g，1 日 1~2 次。患在上部，临睡前服；患在下部，空腹时服。

【使用注意】孕妇禁用。疮疡属阴证者禁用。脾胃虚弱、身体虚者慎用。不宜长期使用。若用药后出现皮肤过敏反应应及时停用。忌食辛辣、油腻食物及海鲜等发物。

【现代研究】本品主要有抑菌、抗炎、镇痛等作用。

【方歌】牛黄醒消消肿痛，麝香乳没与雄黄。

当归苦参丸

Danggui Kushen Wan 《卫生部药品标准中药成方制剂》第三册

【处方】当归 500g　苦参 500g

【方义简释】方中当归辛散温通，活血补血止痛；苦参苦寒清燥降利，清热燥湿，祛风杀虫止痒，二药相伍，寒温并用，一开一泄，共奏活血化瘀，燥湿清热，祛风杀虫、止痒止痛之功。

【功效】活血化瘀，燥湿清热。

【应用】湿热毒瘀阻所致的粉刺、酒齄鼻。

1. 粉刺　湿热瘀阻所致。症见颜面、胸背多发粉刺、炎性丘疹、脓疱或硬结，常伴有疼痛。痤疮见上述证候者。

2. 酒齄鼻　湿热瘀阻所致。症见鼻、颊、额、下颌部先出现红斑，日久不退，继之起炎性丘疹，脓疱，久而鼻头增大，高突不平，其形如赘。酒齄鼻见上述证候者。

【制法】以上二味，粉碎成细粉，过筛，混匀。每 100g 粉末加炼蜜 120~130g 制成黄褐色的大蜜丸。气微，味苦。

【剂型规格】大蜜丸，每丸重 9g。

【用法用量】口服。1 次 1 丸，1 日 2 次。

【使用注意】孕妇及哺乳期妇女慎用。脾胃虚寒者慎用。服药期间不宜同时服用热性药物，忌吸烟，忌饮酒，忌食辛辣、油腻食物及腥发物。切忌用手挤压患处，特别是鼻唇周围。

【现代研究】本品主要有抗菌、抗炎及改善微循环作用。

【方歌】当归苦参化瘀血，燥湿清热粉刺消。

生肌玉红膏

Shengji YuhongGao《卫生部药品标准中药成方制剂》第一册

【处方】轻粉24g 紫草60g 白芷60g 当归60g 血竭24g 甘草60g 虫白蜡210g

【方义简释】方中轻粉辛寒有毒，外用祛腐生肌，善治疮痈溃烂，为君药。紫草活血、凉血、解毒消肿，白芷消肿排脓止痛，血竭外用收敛，能生肌敛疮；虫白蜡止血生肌。合而用之，能助君药解毒消肿、生肌敛疮之功，共为臣药。当归补血活血、散瘀止痛，以助疮痈愈合；甘草清热解毒，调和药性，共为佐使药。诸药合用，清敛同用，共奏解毒消肿、生肌止痛之功。用治疮疡肿痛，乳痈发背，溃烂流脓，浸淫黄水。

【功效】解毒消肿，生肌止痛。

【应用】热毒壅盛所致的疮疡、乳痈。

1. 疮疡 热毒壅盛所致。症见疮面脓液渗出、脓腐将尽或久不收口，舌质红，脉滑数。体表急性化脓性疾病溃后见上述证候者。

2. 乳痈 乳络不通，郁久化热，热盛肉腐所致。症见肿消痛减、脓水将尽。急性化脓性乳腺炎溃后见上述证候者。

此外，有报道本品用于瘙痒性皮肤病、臁疮、溃疡性结肠炎、创伤性皮肤缺损、Ⅰ～Ⅱ期肛裂、肛门术后、顽固性溃疡、带状疱疹、小面积电灼伤、萎缩性鼻炎等。

【制法】以上七味，除血竭、轻粉分别研细，混匀外；甘草、白芷、当归三味酌予碎断，用芝麻油960g同置锅内炸枯，去渣；将紫草用水湿润，置锅内炸至油呈紫红色，去渣，滤过；另加虫白蜡搅匀，放冷，加入上述粉末搅匀，即得紫红色的软膏。气微。

【剂型规格】软膏剂，每盒装12g。

【用法用量】疮面洗清后外涂本膏。1日1次。

【使用注意】孕妇慎用。溃疡脓腐未清者慎用。不可久用。不可内服。若用药后出现皮肤过敏反应需及时停用。忌食辛辣、油腻食物及海鲜等发物。

【现代研究】本品主要有促进创面愈合、改善创面微循环作用。

【方歌】生肌玉红可生肌，轻粉紫草与白芷，当归血竭虫白蜡，甘草调和疮疡收。

第二节 治烧伤类

凡以清热解毒、化瘀生肌，治疗水、火、电灼烫伤为主要作用的中药制剂，称为治烧伤中成药。

本类中成药为外用制剂，常用为清热收敛类，其主要具有清热解毒、凉血化瘀、消肿止痛、收湿生肌等作用，主治水火烫伤或电灼伤，兼治疮疡肿痛、皮肤损伤、创面溃烂等。其处方以黄连、大黄、地榆、当归等清热解毒、凉血化瘀止痛药为主。代表成药有京万红软膏等。本类中成药为外用制剂，不可内服。

京万红软膏

Jingwanhong Ruangao《中国药典》2015 年版一部

【处方】黄连　黄芩　黄柏　苦参　胡黄连　栀子　大黄　地榆　槐米　白蔹　紫草　地黄　赤芍　半边莲　金银花　桃仁　红花　当归　川芎　血竭　木鳖子　土鳖虫　乳香　没药　木瓜　白芷　苍术　罂粟壳　五倍子　乌梅　棕榈　血余炭　冰片

【方义简释】方中药物可分四类，一类由黄连、黄芩、黄柏、栀子、大黄、地榆、槐米、半边莲、金银花、紫草、苦参、胡黄连、白蔹、地黄组成，以清热凉血解毒。一类由桃仁、红花、当归、川芎、血竭、赤芍、木鳖子、土鳖虫、乳香、没药、木瓜组成，以活血破瘀，溃痈生肌，消肿止痛。一类由罂粟壳、五倍子、乌梅、棕榈、血余炭组成，以收涩止血，敛疮消肿，促进成脓和溃脓，以达毒随脓泄之目的。另用白芷、苍术、冰片三药辛香走窜，散结止痛，与收敛诸药收散并用。诸药合用，共奏清热解毒、凉血化瘀、消肿止痛、祛腐生肌之功。

【功效】活血解毒，消肿止痛，去腐生肌。

【应用】轻度水、火烫伤、疮疡肿痛、创面溃烂

1. 烧、烫伤　外来热源损伤所致。症见局部皮肤色红或起水疱，或疱下基底部皮色鲜红，疼痛。Ⅰ度、浅Ⅱ度烧、烫伤见上述证候者。

2. 疮疡　热毒瘀滞或热盛肉腐所致。局部红肿热痛、日久成脓、溃破。体表急性化脓性感染见上述证候者。

另有报道用于治疗慢性溃疡及褥疮、蛇串疮、带状疱疹、冻疮、新生儿尿布皮炎、皮肤缺损、骨感染及骨外露。

【制法】取以上 33 味，依法制成深棕色的软膏；具特殊的油腻气。

【剂型规格】软膏剂。每支装 10g、20g 或 30g、50g。

【用法用量】用生理盐水清理创面，涂敷本品或将本品涂于消毒纱布上，敷盖创面，用消毒纱布包扎。1 日 1 次。

【使用注意】烧、烫伤感染者禁用。若用药后出现皮肤过敏反应需及时停用。不可内服。不可久用。忌食辛辣、海鲜食物。

【现代研究】本品主要有促进烧伤创面愈合、抑菌作用。《中国药典》规定本品每 1g 含冰片以龙脑（$C_{10}H_{18}O$）计，应为 4.1～8.2mg；每 1g 含血竭以血竭素（$C_{17}H_{14}O_3$）计，不得少于 52μg。

【方歌】京万红治烧烫伤，清热凉血解毒药，活血止血肿痛消，敛疮生肌促愈合。

第三节　治瘰核乳癖类

凡以软坚散结或清热活血，治疗瘰疬或乳癖为主要作用的中药制剂，称为治瘰核乳癖类中成药。

本类中成药常用的为散结消核类成药，其主要具有化痰软坚或温阳散结、软坚清热活血之

功，适用于痰湿或痰气凝滞所致的瘰疬；脾肾阳虚、痰瘀互结的阴疽、瘰疬未溃，或痰热互结所致的乳癖、乳痛。症见结节大小不一，质地柔软，以及产后乳房结块，红肿疼痛等证。兼治瘿瘤、乳岩等。其处方组成以夏枯草、海藻、浙贝母等散结、化痰软坚药为主。代表成药有内消瘰疬丸、小金丸、乳癖消胶囊等。

本类中成药均含有活血祛瘀药，故孕妇慎用。部分治瘰疬的中成药含有辛香或温通之品，故热毒炽盛者忌用。治乳癖的中成药大多寒凉，故脾胃虚寒者慎用。

小金丸

Xiaojin Wan 《中国药典》2015 年版一部

【处方】麝香或人工麝香 30g　木鳖子（去壳去油）150g　制草乌 150g　枫香脂 150g　醋乳香 75g　醋没药 75g　五灵脂（醋炒）150g　酒当归 75g　地龙 150g　香墨 12g

【方义简释】方中麝香辛香走窜，温通行散，活血祛瘀、消肿止痛；木鳖子性温有毒，消肿散结，二药合用，具散结消肿、化瘀止痛之功，故为君药。制草乌力强毒大，尤善止痛；枫香脂活血解毒止痛，且能祛痰；醋炒五灵脂活血通脉而止痛；地龙清热通络祛痰，四药合用，祛痰、活血、止痛，以增君药之功，故共为臣药。醋乳香、醋没药活血化瘀、消肿止痛；当归活血通经、化瘀止痛；香墨消肿解毒，合而用之，可助君臣药活血消肿止痛之功，故共为佐使药。诸药合用，专以行散，共奏散结消肿，化瘀止痛之功。善治痰气凝滞所致肌肤或肌肤下肿块一处或数处，推之能动，或骨及骨关节肿大，皮色不变，肿硬作痛。

【功效】散结消肿，化瘀止痛。

【应用】痰气凝滞所致的瘰疬、瘿瘤、乳岩、乳癖

1. 瘰疬　痰气凝滞所致。症见颈项及耳前耳后结核，一个或数个，皮色不变，推之能动，不热不痛者。淋巴结结核见上述证候者。

2. 瘿瘤　痰气凝滞所致。症见颈部正中皮下肿块，不热不痛，随吞咽上下活动；甲状腺腺瘤、结节性甲状腺肿见上述证候者。

3. 乳癖　肝郁痰凝所致。症见乳部肿块，一个或数个，皮色不变，经前疼痛。乳腺增生病见上述证候者。

【制法】以上十味，除麝香或人工麝香外，其余木鳖子等九味粉碎成细粉，将麝香或人工麝香研细，与上述粉末配研，过筛。每 100g 粉末加淀粉 25g，混匀，另用淀粉 5g 制稀糊，泛丸，低温干燥，即得黑褐色的糊丸。气香，味微苦。

【剂型规格】糊丸。①每 100 丸重 3g 或 6g。

【用法用量】打碎后口服。1 次 1.2~3g，1 日 2 次。小儿酌减。

【其他剂型】本品还有片剂、胶囊剂。

【使用注意】孕妇、哺乳期妇女禁用。疮疡阳证者禁用。脾胃虚弱者慎用。不宜长期使用。肝、肾功能不全者慎用。

【不良反应】有文献报道小金丸可引起比较严重的皮肤过敏性反应。

【现代研究】本品主要有抗炎、镇痛作用。《中国药典》规定本品每 1g 含麝香以麝香酮（$C_{16}H_{30}O$）计，不得少于 0.18mg；含人工麝香以麝香酮（$C_{16}H_{30}O$）计，不得少于 0.63mg。

NOTE

【方歌】小金丸它治瘰疬，草乌地龙木鳖归，灵脂乳没枫香脂，香墨麝香消肿痛。

乳癖消颗粒

Rupixiao Keli《中国药典》2015 年版一部

【处方】鹿角 66.8g　蒲公英 44.5g　昆布 173.5g　天花粉 17.8g　鸡血藤 44.5g　三七 44.5g　赤芍 13.4g　海藻 86.8g　漏芦 26.7g　木香 35.6g　玄参 44.5g　牡丹皮 62.3g　夏枯草 44.5g　连翘 17.8g　红花 26.7g

【方义简释】方中蒲公英苦寒，清热解毒、消散痈肿，尤为治乳痈要药；鹿角活血散瘀消肿之功，二药合用，能清热散结、活血消肿，故共为君药。昆布、海藻咸软寒清，软坚散结；天花粉清热消肿；夏枯草散痰火之郁结；三七活血化瘀止痛，又不伤正气；鸡血藤温补通散，活血与补血并能，六药合用，既清热消痰、软坚散结，又活血消肿止痛，以助君药散结、活血之功，故共为臣药。赤芍、牡丹皮既清血分之热，又活血化瘀止痛；玄参清热降火、凉血散结；连翘清热解毒、散结消痈；漏芦解毒散结、通经下乳，为治乳痈、乳癖、乳胀之要药，合而用之，能助君臣药散结活血、清热解毒、消痈之功，故共为佐药。红花活血以畅血行；木香行气滞以利气行，二药合用，可助药势，共为使药。全方合用，咸软散结，辛散瘀滞，苦泄清热，共奏软坚散结，活血消痈，清热解毒之功。善治痰热互结所致的乳癖、乳痈，或产后乳房结块、红热疼痛。

【功效】软坚散结，活血消痈，清热解毒。

【应用】痰热互结所致的乳癖、乳痈。

1. 乳癖　痰热互结所致。症见单侧或双侧乳房胀痛、肿块明显、皮温微热。乳腺增生病见上述证候者。

2. 乳痈　痰热互结或乳汁淤积所致。症见产后乳房结块无波动、皮肤微红、胀痛。急性乳腺炎见上述证候者。

此外，有报道本品用于甲状腺囊肿。

【制法】以上十五味，鹿角、三七、玄参粉碎成细粉，其余蒲公英等十二味加水煎煮二次，合并煎液，滤过，滤液浓缩至稠膏，与适量蔗糖及糊精混匀，制成 1000g 颗粒，干燥，即得棕褐色至棕黑色的颗粒。气微，味微甜。

【剂型规格】颗粒剂。每袋装 8g。

【用法用量】开水冲服。1 次 1 袋，1 日 3 次。

【其他剂型】本品还有片剂、胶囊剂、丸剂、颗粒剂、贴膏等剂型。

【使用注意】孕妇慎用。若用药后引起全身不适者需及时停用。

【不良反应】有文献报道有患者连续服用常规剂量的本品后出现颜面、双眼睑水肿、上下肢凹陷性水肿，伴全身不适感和胸闷。

【现代研究】本品主要有抑制乳腺增生、抗炎、镇痛等作用。《中国药典》规定每袋含三七以人参皂苷 Rg_1（$C_{42}H_{72}O_{14}$）、人参皂苷 Rb_1（$C_{54}H_{92}O_{23}$）和三七皂苷 R_1（$C_{47}H_{80}O_{18}$）的总量计，不得少于 7.0mg；每袋含玄参以哈巴俄苷（$C_{24}H_{30}O_{11}$）计，不得少于 0.70mg。

【方歌】乳癖消它治增生，复方合力功用强，软坚散结与活血，乳痈亦退热毒清。

第四节 治痔肿类

凡以凉血止血、消肿止痛，治疗痔疮肿痛、出血为主要作用的中药制剂，称为治痔肿类中成药。

本类成药以清肠消痔类为常用，其主要有疏风凉血止血、泻热润燥或清热燥湿、活血消肿之功，可内服或外用，分别适用于脏腑实热、大肠火盛所致的肠风下血、痔疮肛瘘，以及湿热瘀滞所致的各类痔疮、肛裂，可见大便出血，痔疮疼痛、有下坠感等证。其处方组成以地榆、槐花、槐角、大黄、牛黄等凉血止血、泻热润燥药为主。代表成药有地榆槐角丸、马应龙麝香痔疮膏等。

本类中成药大多性寒，易伤阳损脾，故脾胃虚寒者慎用。

地榆槐角丸

Diyu Huaijiao Wan《中国药典》2015 年版一部

【处方】地榆炭 72g　蜜槐角 108g　炒槐花 72g　大黄 36g　黄芩 72g　地黄 72g　当归 36g　赤芍 36g　红花 9g　防风 36g　荆芥穗 36g　麸炒枳壳 36g

【方义简释】方中地榆、槐角、槐花清热解毒，凉血止血，为君药。黄芩清热燥湿解毒，大黄泻火凉血止血，祛瘀生新，导滞通便，为臣药。当归、红花养血活血；地黄清热养阴；赤芍凉血祛瘀，防风、荆芥穗祛风止血，枳壳破气消积，共为佐药。全方共奏疏风凉血，泻热润燥之功。善治脏腑实热、大肠火盛所致的肠风便血、痔疮肛瘘、湿热便秘、肛门肿痛。

【功效】疏风凉血，泻热润燥。

【应用】脏腑实热、大肠火盛所致痔疮、肛瘘。

1. 痔疮　脏腑实热，大肠火盛所致。症见大便出血，或有痔核脱出，可自行回纳或不可自行回纳、肛缘有肿物，色鲜红或青紫、疼痛。内痔 Ⅰ、Ⅱ、Ⅲ 期，炎性外痔，血栓外痔等见上述证候者。

2. 肛瘘　脏腑实热，大肠火盛所致。症见肛旁渗液或流脓，或时有时无。

【制法】以上十二味，粉碎成细粉，过筛，混匀。每 100g 粉末加炼蜜 140~160g，制成大蜜丸，或加炼蜜 30~40g 及适量水制成水蜜丸，干燥，即得黑色的大蜜丸或水蜜丸。气微，味苦、涩。

【剂型规格】水蜜丸，每 100 丸重 10g；大蜜丸，每丸重 9g。

【用法用量】口服。水蜜丸 1 次 5g，大蜜丸 1 次 1 丸；1 日 2 次。

【使用注意】孕妇禁用。脾胃虚寒者慎用。忌食辛辣、油腻食物及海鲜等发物。

【不良反应】有文献报道服用槐角丸可发生过敏反应，停药后消失。

【现代研究】本品主要有抗炎、镇痛、止血、泻下等作用。《中国药典》规定本品含蜜槐角以槐角苷（$C_{21}H_{20}O_{10}$）计，水蜜丸每 1g 不得少于 4.0mg；大蜜丸每丸不得少于 20mg。

【方歌】地榆槐角治痔疮，大黄芩归赤芍防，地黄红花荆芥壳，大肠火盛实热清。

第五节 治疹痒类

凡以清热祛风，治疗皮肤疹痒为主要作用的中药制剂，称为治疹痒类中成药。

本类中成药以祛风止痒类常用，其主要具有清热除湿、消风止痒，或凉血养血、祛风止痒之功，分别用治风湿热邪蕴阻肌肤所致的风疹瘙痒，皮肤丘疹、水疱或风团；以及血热或血虚风燥白疕瘙痒，皮疹表面覆有银白色鳞屑，瘙痒较甚等。其处方以防风、蝉蜕、当归、地黄等祛风止痒、滋养阴血药为主。代表成药有消风止痒颗粒、消银颗粒等。

本类中成药大多辛散苦燥，有伤阴耗血或损伤脾胃之弊，故阴虚血少或脾胃虚弱者慎用。

消银胶囊

Xiaoyin Jiaonang《中国药典》2015 年版一部

【处方】地黄91g　牡丹皮46g　赤芍46g　当归46g　苦参46g　金银花46g　玄参46g　牛蒡子46g　蝉蜕23g　白鲜皮46g　防风23g　大青叶46g　红花23g

【方义简释】方中地黄甘润苦泄寒清，善滋养阴血、清解血分之热；玄参苦寒清泄味咸，善清热凉血，滋阴解毒；牡丹皮苦泄，能清热凉血，活血化瘀，三药合用，凉血清热，滋养阴血，共为君药。金银花疏散风热，清热解毒；大青叶凉血解毒；当归活血祛风，补血润肤；赤芍活血散瘀；红花活血化瘀，五药合用，助君凉血、养血，又兼疏散风热，共为臣药。苦参、白鲜皮清热燥湿，祛风杀虫止痒；防风祛风胜湿止痒；牛蒡子散风清热解毒；蝉蜕疏风清热止痒，合而用之，既助君臣药清热，又能祛风止痒，共为佐药。全方配伍，共奏清热凉血、养血润肤、祛风止痒之功。善治血热风燥或血虚风燥所致，症见皮疹点滴状、基底鲜红色、表面覆有银白色鳞屑，或皮疹表面覆有较厚的银白色鳞屑、较干燥、基底淡红色、瘙痒较甚。

【功效】清热凉血，养血润肤，祛风止痒。

【应用】血热风燥型白疕和血虚风燥型白疕

白疕　血热风燥或血虚风燥所致。症见皮疹色鲜红或淡红，呈点滴状或片状，表面覆有白色鳞屑或鳞屑较厚，刮之可见薄膜现象，筛状出血，瘙痒。银屑病见上述证候者。

【制法】以上十三味，金银花、红花粉碎成细粉；其余地黄等十一味酌予碎断，用 7 倍量70%乙醇浸渍 12 小时，滤过，滤液备用；药渣再加 70%乙醇适量，加热回流 12 小时，滤过，合并滤液，回收乙醇至无醇味，浓缩成稠膏，与上述细粉混匀，低温干燥，粉碎成细粉，加入适量辅料，混匀，制粒，干燥，装入胶囊，制成 1000 粒，即得硬胶囊，内容物为棕褐色的颗粒及粉末。味苦。

【剂型规格】硬胶囊。每粒装 0.3g。

【用法用量】口服。1 次 5~7 粒，1 日 3 次。1 个月为 1 疗程。

【其他剂型】本品还有颗粒剂、片剂剂型。

【使用注意】孕妇禁用。脾胃虚寒者慎用。忌食辛辣、油腻食物及海鲜等发物。儿童用量宜减或遵医嘱。

【不良反应】有文献报道患者服用常规剂量消银片后可出现丙氨酸转氨酶升高、诱发急性白血病、出现男性性功能障碍，长期服用可引起光感性皮炎。

【现代研究】本品主要有抗过敏作用。《中国药典》规定本品每粒含赤芍和牡丹皮以芍药苷（$C_{23}H_{28}O_{11}$）计，不得少于 0.60mg；每粒含苦参以苦参碱（$C_{15}H_{24}N_2O$）计，不得少于 0.30mg。

【方歌】消银颗粒地黄玄，丹皮双花大青叶，归芍红花苦鲜皮，防蝉牛子白疕消。

表 25-1　其他外科、皮肤科中成药

名称	组成	功能	主治	用法用量	使用注意
如意金黄散	黄柏、大黄、姜黄、白芷、天花粉、陈皮、厚朴、苍术、生天南星、甘草	清热解毒，消肿止痛	用于热毒瘀滞肌肤所致疮疡肿痛、丹毒流注，症见肌肤红、肿、热、痛，亦可用于跌打损伤	外用。红肿，烦热，疼痛，用清茶调敷；漫肿无头，用醋或葱酒调敷；亦可用植物油或蜂蜜调敷。1 日数次	疮疡阴证者禁用。孕妇慎用。皮肤过敏者慎用。不可内服。忌食辛辣、油腻食物及海鲜等发物
紫草膏	紫草、当归、地黄、白芷、防风、乳香、没药	化腐生肌，解毒止痛	用于热毒蕴结所致的溃疡，症见疮面疼痛、疮色鲜活、脓腐将尽	外用。摊于纱布上贴患处，每隔 1~2 日换药 1 次	孕妇慎用。若用药后出现皮肤过敏反应需及时停用。不可内服。忌食辛辣、油腻食物及海鲜等发物
拔毒生肌散	黄丹、红粉、轻粉、龙骨（煅）、炉甘石（煅）、石膏（煅）、冰片、虫白蜡	拔毒生肌	用于热毒内蕴所致的溃疡，症见疮面脓液稠厚、腐肉未脱、久不生肌	外用适量。撒布疮面，或以膏药护之。每日换药 1 次	孕妇及溃疡无脓者禁用。溃疡过大、过深者不可久用。皮肤过敏者慎用。不可久用。不可内服。用药期间忌食辛辣、油腻食物及海鲜等发物
内消瘰疬丸	夏枯草、海藻、蛤壳（煅）、连翘、白蔹、大青盐、天花粉、玄明粉、浙贝母、枳壳、当归、地黄、熟大黄、玄参、桔梗、薄荷、甘草	化痰，软坚，散结	用于痰湿凝滞所致的瘰疬、痰核，或肿或痛。	口服。1 次 9g，1 日 1~2 次	疮疡属阳证者禁用。孕妇慎用。忌食辛辣、油腻食物及海鲜等发物
阳和解凝膏	肉桂、牛附子、生川乌、生草乌、鲜牛蒡草（或干品）、荆芥、防风、白芷、鲜凤仙透骨草（或干品）、乳香、没药、五灵脂、大黄、当归、赤芍、川芎、续断、桂枝、地龙、僵蚕、人工麝香、苏合香、木香、香橼、陈皮、白蔹、白及	温阳化湿，消肿散结	用于脾肾阳虚、痰瘀互结所致的阴疽、瘰疬未溃、寒湿痹痛	外用。加温软化，贴于患处	孕妇禁用。疮疡阳证者慎用。不可久用。不可内服。用药后出现皮肤过敏反应者需及时停用。忌食辛辣、油腻食物及海鲜等发物

NOTE

续表

名称	组成	功能	主治	用法用量	使用注意
马应龙麝香痔疮膏	人工麝香、人工牛黄、珍珠、煅炉甘石、硼砂、冰片、琥珀	清热燥湿，活血消肿，祛腐生肌	用于湿热瘀阻所致的各类痔疮、肛裂，症见大便出血，或疼痛、有下坠感；亦用于肛周湿疹	外用。涂擦患处	不可内服。孕妇慎用或遵医嘱。用药后如出现皮肤过敏反应或月经不调者需及时停用。忌食辛辣、油腻食物及海鲜等发物
消风止痒颗粒	荆芥、防风、石膏、蝉蜕、苍术（炒）、地骨皮、木通、亚麻子、当归、地黄、甘草	清热除湿，消风止痒	用于风湿热邪蕴阻肌肤所致的湿疮、风疹瘙痒、小儿瘾疹，症见皮肤丘疹、水疱、抓痕、血痂，或见梭形或纺锤形水肿性风团、中央出现小水疱、瘙痒剧烈；湿疹、皮肤瘙痒症、丘疹性荨麻疹见上述证候者	口服。1岁以内1日15g；1～4岁1日30g；5～9岁1日45g；10～14岁1日60g；15岁以上1日90g。分2～3次服用；或遵医嘱	孕妇禁用。阴虚血亏者不宜服用。服药期间，饮食宜清淡，易消化，忌辛辣、海鲜食物，若出现胃脘疼痛或腹泻时应及时停用

复习思考题

1. 简述外科、皮肤科常用中成药的分类及主要适应证。

2. 比较连翘败毒丸、牛黄醒消丸、当归苦参丸，生肌玉红膏、京万红、小金丸、乳癖消颗粒、地榆槐角丸、消银胶囊的功用异同及使用注意。

3. 患者，男，23岁。一周前背部发疮肿，色红，肿痛。诊为热毒蕴结所致，处方小金丸。请判断诊断是否正确？应选用哪种中成药？并说明选药的依据。

4. 患者，男，30岁。患痔疮半年，诊为脏腑实热，连翘败毒丸与地榆槐角丸何药更适合应用？并说明选药的依据。

第二十六章　妇科常用中成药

妇科常用中成药是用以治疗妇科常见病的成药，妇科常见病多见月经病、带下病、胎动不安（包括滑胎、胎漏）、产后恶露不绝、产后腹痛、缺乳和癥瘕等，故本类成药常分为调经、止带、产后康复、活血消癥等类别。

第一节　调经类

以活血、行气、养血、益气、温经和止血药为主组成，具有调理月经作用，常用以治疗月经不调的成药，称为调经类中成药。

月经病多因外感邪气，内伤七情，房劳多产，饮食不节，导致脏腑功能失调，气血不和，冲任损伤。临床表现以月经的周期、经期、经量、经色、经质等发生异常，或于经断前后出现明显症状为特征。根据病因病机的特点，本类中成药常分为活血行气调经、补虚扶正调经、温经活血调经、固崩止血、安坤除烦等五类。

活血行气调经类主要具有活血化瘀、疏肝行气、调经止痛等作用，适用于瘀滞所致的癥瘕、闭经、月经不调，以及产后瘀滞腹痛等证。症见月经量少色黑，或行经腹痛、有瘀块等，以及肝郁气滞兼血虚或血瘀的月经不调、痛经等证。症见经前乳房胀痛，行经腹痛，或月经量少。其处方以当归、丹参、益母草、桃仁、红花等活血化瘀药，以及柴胡、香附等疏肝行气药为主。代表成药有大黄䗪虫丸、益母草颗粒、七制香附丸等。

补虚扶正调经类主要具有滋阴清热、益气养血、补虚调经的作用，适用于阴虚血热的月经先期等证。症见经期提前，月经量多，五心烦热等，以及气血两虚兼有气滞或血瘀的月经不调等。其处方以生地黄、鳖甲、龟甲等滋阴清热药，党参、白术等益气药，熟地黄、白芍、阿胶等补血药，以及益母草、川芎、丹参等活血药为主。代表成药有八珍益母胶囊、乌鸡白凤丸、安坤颗粒、女金丸等。

温经活血调经类主要具有温经散寒、暖宫祛瘀的作用，主治寒凝血滞的月经不调、痛经等。症见行经时少腹冷痛，喜温畏寒，或少腹疼痛等。其处方以肉桂、吴茱萸、炮姜、干姜、艾叶等温经药和活血药为主。代表成药有少腹逐瘀丸、艾附暖宫丸等。

固崩止血类主要有滋阴清热、凉血止血作用，主治阴虚血热的月经先期、量多，以及血热崩漏等。症见月经量多，或血色鲜红等。其处方组成以龟甲、白芍、棕榈炭等滋阴清热、固经止血药为主。代表成药有固经丸、宫血宁胶囊等。

安坤除烦类主要有滋阴清热、除烦安神的作用，主治绝经前后诸证。症见烘热汗出，烦躁易怒，夜眠不安等。其处方以熟地黄、制何首乌、淫羊藿等补肾药，地黄、玄参、麦冬、牡丹皮等滋阴清热药，珍珠母、酸枣仁等安神药为主。代表成药有更年安、坤宝丸等。

调经中成药部分含活血甚则破血之品，不宜过量久服，孕妇及气体弱者当慎用。对服药后出血不止，或出血急迫者，应结合其他方法治疗。本类成药临床以丸剂、片剂和膏剂较为常用。

现代研究表明调经类中成药具有镇痛，改善血液流变性，雌激素样作用，调节子宫平滑肌的收缩，止血，促进造血功能，抗炎，镇静，提高耐疲劳能力、抗氧化等作用。功能性子宫出血、月经不调、闭经、痛经、经前期综合征、绝经前后诸证、子宫肌瘤等，临床上可结合辨证选用不同类型的调经类中成药治疗。

大黄䗪虫丸

Dahuang Zhechong Wan《中国药典》2015 版一部

【处方】熟大黄 300g　土鳖虫（炒）30g　水蛭（制）60g　虻虫（去翅足，炒）45g　蛴螬（炒）45g　干漆（煅）30g　桃仁 120g　苦杏仁（炒）120g　黄芩 60g　地黄 300g　白芍 120g　甘草 90g

【方义简释】方中熟大黄苦寒，专于下瘀血，破癥积聚，推陈致新，善行血分；土鳖虫咸寒，逐瘀通经，消癥，二者相须为用，破血逐瘀、通经消癥，共为君药。水蛭、虻虫破血逐瘀消癥；蛴螬、干漆、桃仁破血逐瘀，祛瘀消癥，通经止痛，共为臣药。地黄、白芍养血凉血，敛阴生津；黄芩清热解毒，苦杏仁破壅降逆，润燥结，共为佐药。甘草益气补中，调和药性，为使药。诸药合用，共奏活血破瘀，通经消癥之功。故善治瘀血内停所致的闭经、癥瘕。

【功效】活血破瘀，通经消癥。

【应用】瘀血内停所致的闭经、癥瘕。

1. 闭经　因瘀血内停，冲任受阻，血海空虚所致。症见面色暗黑、肌肤甲错、潮热羸瘦、经闭不行、舌质紫黯、脉弦涩。

2. 癥瘕　因血瘀不行，积结日久所致。症见腹部肿块、面色晦暗、肌肤甲错、舌质紫黯、有瘀斑、脉沉涩。子宫肌瘤见上述证候者。

另见报道，本品还可用于瘀血内停所致的乳癖、子宫内膜异位症、闭经、黄素化未破裂卵泡综合征、异位妊娠、慢性丙型肝炎肝硬化、室性早搏。

【制法】以上十二味，粉碎成细粉，过筛，混匀。每 100g 粉末用炼蜜 30~45g 加适量的水泛丸，干燥，制成水蜜丸；或加炼蜜 80~100g 制成小蜜丸或大蜜丸，即得黑色的水蜜丸、小蜜丸或大蜜丸；气浓，味甘、微苦。

【剂型规格】水蜜丸；小蜜丸；大蜜丸。

【用法用量】口服。水蜜丸 1 次 3g，小蜜丸 1 次 3~6 丸，大蜜丸 1 次 1~2 丸；1 日 1~2 次。

【使用注意】孕妇禁用。皮肤过敏者停服。气虚血瘀者慎用。体弱年迈者慎用。体质壮实者当中病即止，不可过量、久服。服药期间忌食寒凉食物。

【现代研究】本品主要有镇痛、抑制肝纤维化、抗脑出血以及抗动脉硬化等作用。《中国药典》规定本品每 1g 含大黄以总大黄酚（$C_{15}H_{10}O_4$）和总大黄素（$C_{15}H_{10}O_5$）的总量计，水蜜丸每1g不得少于1.1mg，小蜜丸每1g不得少于0.8mg，大蜜丸每丸不得少于2.4mg；以游离大黄酚（$C_{15}H_{10}O_4$）和游离大黄素（$C_{15}H_{10}O_5$）的总量计，水蜜丸每1g不得少于0.7mg，小蜜丸每1g不得少于0.5mg，大蜜丸每丸不得少于1.6mg。

【方歌】大黄䗪虫芩芍桃，地黄杏草漆蛴螬，水蛭虻虫和丸服，去瘀生新功独超。

七制香附丸

Qizhi Xiangfu Wan《中国药典》2015 版一部

【处方】醋香附 550g　地黄 20g　茯苓 20g　当归 20g　熟地黄 20g　川芎 20g　炒白术 20g　白芍 20g　益母草 20g　艾叶（炭）10g　黄芩 10g　酒萸肉 10g　天冬 10g　阿胶 10g　炒酸枣仁 10g　砂仁 7.5g　醋延胡索 7.5g　艾叶 5g　粳米 5g　盐小茴香 5g　人参 5g　甘草 5g

【方义简释】方中醋香附舒肝解郁，行气散结，调经止痛，为君药。当归补血活血，调经止痛；熟地黄、阿胶益精补血养血；白芍养血柔肝，缓急止痛；益母草、延胡索、川芎活血祛瘀，行气止痛；艾叶、艾叶炭温经止血，散寒止痛，调经，共为臣药。茯苓、白术、人参、粳米健脾益气以补气生血；鲜牛乳温中补虚，砂仁、小茴香温中行气；地黄、天冬、食盐养阴凉血；山茱萸补肝肾益精；黄芩清热燥湿止带；酸枣仁养血宁心安神，共为佐药。甘草调和诸药，为使药。诸药合用，共奏舒肝解郁，养血调经之功，善治气滞血虚所致的痛经、闭经、月经量少、经水数月不行等。

【功效】疏肝理气，养血调经。

【应用】气滞血虚所致的痛经、闭经、月经量少。

1. 痛经　多因情志抑郁，肝气郁结，冲任气血郁滞，血海气机不利，经血运行不畅；或因肝旺克脾，脾失健运，血虚不能濡养经脉所致。症见行经前后小腹胀痛，月经量少，经色紫黯有块，胸胁胀痛，烦躁易怒，经前双乳胀痛，面色萎黄，周身乏力，舌质淡黯有瘀点，脉沉弱弦。

2. 闭经　多因肝气郁结，气血瘀滞，冲任瘀阻，经水阻隔不行；或因肝旺克脾，脾虚则化源不足，血海空虚所致。症见经水数月不行，精神抑郁，烦躁易怒，胸胁胀满，面色萎黄，食少乏力，舌质淡黯有瘀点，脉沉弦弱。

3. 月经量少　多因肝气郁结，脾气虚弱，气虚血少，冲任失养所致。症见经行血水量少，或有血块，面色萎黄，烦躁易怒，经前双乳胀痛，舌质黯淡或有瘀点，脉沉细弦。功能性月经不调见上述证候者。此外，本品还用于治疗子宫肌瘤。

【制法】以上二十二味，艾叶、粳米、盐小茴香加水煎煮二次，滤过，合并滤液并浓缩至适量，加鲜牛乳35g，混匀，再加食盐3.5g，溶化后浸伴醋香附，微炒；其余地黄等十八味，与上述醋香附粉碎成细粉，过筛，混匀。每100g粉末用黄酒50g泛丸，干燥，即得黄棕色至棕色的水丸；味咸、苦。

【剂型规格】水丸，每袋装6g。

【用法用量】口服。1 次 6g，1 日 2 次。

【使用注意】孕妇禁用。湿热为患者慎用。服药期间宜清淡易消化饮食，忌食生冷食物。

【现代研究】本品主要有镇痛、调节子宫平滑肌等作用。《中国药典》规定本品每1g含白芍以芍药苷（$C_{23}H_{28}O_{11}$）计，不得少于 0.36mg。

【方歌】七制香附砂仁茴，胶米八珍含二地，芡冬益母延苓枣，艾叶艾炭同用好。

八珍益母胶囊

Bazhen Yimu Jiaonang《中国药典》2015 版一部

【处方】益母草 273g　党参 68g　炒白术 68g　茯苓 68g　甘草 34g　当归 137g　酒白芍 68g　川芎 68g　熟地黄 137g

【方义简释】方中重用益母草，活血化瘀，调经止痛，为君药。熟地黄、当归、白芍、川芎养血和血；党参、白术、茯苓、甘草益气健脾，共为臣药。益母草与上药合用，消补兼施，共奏益气养血，活血调经之功。常用治气血不足兼有瘀滞之月经不调。

【功效】益气养血，活血调经。

【应用】气血两虚兼有血瘀所致的月经不调。

月经不调　因先天禀赋不足，或劳倦内伤太过，气血亏虚，冲任瘀滞，血海不足，经血运行不畅所致。症见月经周期错后，行经量少，淋沥不断，精神不振，肢体乏力，面色无华，舌淡苔白，脉缓弱。功能性月经不调见上述证候者。

此外，文献报道本品可用于治疗人流出血、药流后出血。

【制法】以上九味，茯苓 22.5g 与酒白芍粉碎成粗粉；当归、川芎、炒白术蒸馏提取挥发油；药渣与其余党参等四味及剩余茯苓加水煎煮二次，煎液合并，与蒸馏后的水溶液合并浓缩，加入上述粗粉，干燥，粉碎，加淀粉，混匀，用 90% 乙醇制颗粒，干燥，喷入上述挥发油，装入胶囊，制成 1000 粒，即得内容物为深棕色的颗粒和粉末的硬胶囊；气微香，味微苦。

【剂型规格】硬胶囊，每粒装 0.28g。

【用法用量】口服。1 次 3 粒，1 日 3 次。

【其他剂型】本品还有丸剂、片剂、膏剂、颗粒剂等剂型。

【使用注意】孕妇、月经过多者禁用；湿热蕴结致月经不调者慎用。

【不良反应】据文献报道，八珍益母丸的不良反应有四肢、口唇、颈部出现大小不等紫红色的斑疹及水疱等超敏反应，局部轻度瘙痒，稍有全身不适。

【现代研究】本品有雌激素样作用、调节子宫平滑肌的收缩以及促进造血功能等作用。《中国药典》规定本品每粒含酒白芍以芍药苷（$C_{23}H_{28}O_{11}$）计，不得少于 0.90mg。

【方歌】八珍益母胶囊剂，四物四君益气血，活血调经益母草，月经不调宜用早。

乌鸡白凤丸

Wuji Baifeng Wan《中国药典》2015 版一部

【处方】乌鸡（去毛爪肠）640g　鹿角胶 128g　醋鳖甲 64g　煅牡蛎 48g　桑螵蛸 48g　人参 128g　黄芪 32g　当归 144g　白芍 128g　醋香附 128g　天冬 64g　甘草 32g　地黄 256g　熟地黄 256g　川芎 64g　银柴胡 26g　丹参 128g　山药 128g　芡实（炒）64g　鹿角霜 48g

【方义简释】方中重用乌鸡，补阴血，滋肝肾，清虚热，为君药。人参、黄芪、山药补气健脾；熟地黄、当归、白芍、川芎、丹参养血调经；鹿角霜、鹿角胶补肝肾、益精血；鳖甲、地黄、天冬滋补阴液，清虚热，共为臣药。香附疏肝理气，调经止痛；银柴胡清退虚热；芡实、桑螵蛸、牡蛎收敛固涩止带，为佐药。甘草调和诸药，为使药。诸药合用，共奏补气养血、调经止带之功。善治气血两虚，身体瘦弱，腰膝酸软，月经不调，崩漏带下。

【功效】补气养血，调经止带。

【应用】气血两虚所致的月经不调、崩漏、带下病。

1. 月经不调　因气血双亏，阴虚有热，热扰冲任所致。症见经水先期而至，经量多或经量少，午后潮热，盗汗，腰腿酸软，心烦失眠，舌质偏红，脉细数。功能性月经不调见上述证候者。

2. 崩漏　因气血不足，阴虚有热，热迫血行所致。症见经乱无期，月经量多，或淋沥不尽，头晕，乏力，腰腿酸痛，心烦易怒，舌质偏红，脉细数。功能性子宫出血见上述证候者。

3. 带下病　由气血虚弱，肝肾不足，虚热内扰，带脉不固，津液下夺所致。症见带下量多，黄白相兼，腰酸腿软，虚热盗汗，舌质偏红，脉细数。

此外，文献报道乌鸡白凤丸可用于药物流产后出血、血小板减少、再生障碍性贫血、精液不液化症。

【制法】以上二十味，熟地黄、地黄、川芎、鹿角霜、银柴胡、芡实、山药、丹参粉碎成粗粉，其余乌鸡等十二味，碎断，置罐中，加黄酒1500g，加盖封闭，隔水炖至酒尽，与上述粗粉混匀，低温干燥，再粉碎成细粉，过筛，混匀。每100g粉末加炼蜜30~40g和适量的水制成水蜜丸；或加炼蜜90~120g制成小蜜丸或大蜜丸，即得黑褐色至黑色的水蜜丸、小蜜丸或大蜜丸；味甜、微苦。

【剂型规格】水蜜丸；小蜜丸；大蜜丸（每丸重9g）。

【用法用量】口服。水蜜丸1次6g，小蜜丸1次9g，大蜜丸1次1丸；1日2次。

【其他剂型】本品还有浓缩丸、片剂、颗粒剂、口服液、膏剂、硬胶囊、软胶囊等剂型。

【使用注意】月经不调或崩漏属血热实证者慎用；服药期间少食辛辣刺激食物；服药后出血不减，或带下量仍多者请医生诊治。

【不良反应】文献报道，乌鸡白凤丸可引起过敏反应。

【现代研究】本品有促进造血功能、止血、性激素样作用、抑制子宫平滑肌收缩、保肝、抗炎、镇痛以及降血脂等作用。《中国药典》规定本品含白芍以芍药苷（$C_{23}H_{28}O_{11}$）计，水蜜丸每1g不得少于0.35g；小蜜丸每1g不得少于0.22mg；大蜜丸每丸不得少于2.0mg。总氮（N）水蜜丸每1g不得少于16mg，小蜜丸每1g不得少于10mg；大蜜丸每丸不得少于90mg。

【方歌】乌鸡白凤蜜丸剂，鹿角胶霜鳖甲蛎，归芍芎丹桑螵蛸，山药芡实草参芪，天冬香附银柴胡，滋阴养血有二地。

少腹逐瘀丸

Shaofu Zhuyu Wan《中国药典》2015版一部

【处方】当归300g　蒲黄300g　五灵脂（醋炒）200g　赤芍200g　小茴香（盐炒）100g　延胡索（醋制）100g　没药（炒）100g　川芎100g　肉桂100g　炮姜20g

【方义简释】方中当归甘辛性温，养血活血，调经止痛；蒲黄活血化瘀，调经止痛，相须为用，共为君药。五灵脂、赤芍、延胡索、没药、川芎活血化瘀，理气止痛，增强君药之力，共为臣药。肉桂、炮姜、小茴香温经散寒，通络止痛，共为佐药。诸药合用，共奏温经活血、散寒止痛之功。善治寒凝血瘀所致月经后期、痛经、产后腹痛。

【功效】温经活血，散寒止痛。

【应用】寒凝血瘀所致的月经后期、痛经、产后腹痛。

1. 月经后期　多因寒凝胞宫，冲任瘀阻，阴血不能按时下注胞宫引起。症见月经周期后错7天以上，甚至四五十日一行，并连续发生2个月以上，经血色黯红，有血块，月经量少，经行不畅，或伴少腹冷痛，腹胀喜温，畏寒肢冷，舌质紫黯，或有瘀斑瘀点，苔薄白，脉沉迟或沉涩；功能紊乱性月经失调见上述证候者。

2. 痛经　经期感寒饮冷，寒凝胞宫，经脉阻滞所致，症见经期将至或经行之时小腹冷痛喜温，拒按，甚则腹痛难忍。经血或多或少，血块较多，块下痛减，腰腹胀，四末不温，舌质淡黯或有瘀斑瘀点，脉沉迟。

3. 产后腹痛　因产后受寒，胞脉阻滞所致。症见小腹冷痛喜温，得温痛减，恶露淋漓不止，色黯，畏寒肢冷，面色萎黄，舌质淡黯，脉沉迟。此外，文献报道本品可用于寒凝血滞型月经量少，药流后子宫出血。

【制法】以上十味，粉碎成细粉，过筛，混匀。每100g粉末加炼蜜100～110g制成大蜜丸，即得棕黑色的大蜜丸；气芳香，味辛、苦。

【剂型规格】大蜜丸，每丸重9g。

【用法用量】温黄酒或温开水送服。1次1丸，1日2～3次。

【其他剂型】本品还有颗粒剂、胶囊剂等剂型。

【使用注意】孕妇禁用。湿热为患、阴虚有热者慎用。治疗产后腹痛应排除胚胎或胎盘组织残留。服药后腹痛不减轻时应请医生诊治。服药期间忌食寒凉食物。

【现代研究】本品有镇痛、抗炎作用。《中国药典》规定本品应符合丸剂项下各项规定。

【方歌】少腹茴香与炮姜，玄胡灵脂没芎当，蒲黄肉桂赤芍药，调经种子第一方。

艾附暖宫丸

Aifu Nuangong Wan　《中国药典》2015 版一部

【处方】艾叶（炭）120g　醋香附240g　制吴茱萸80g　肉桂20g　当归120g　川芎80g　白芍（酒炒）80g　地黄40g　炙黄芪80g　续断60g

【方义简释】方中当归养血活血，调经止痛，为君药。地黄、白芍、川芎滋阴养血，和营调经，增强君药养血调经之力；黄芪补脾益气，可助有形之血化生，共为臣药。艾叶炭、吴茱萸、肉桂、续断温热之品温暖胞宫，补肾固冲，散寒止痛；香附理气解郁，调经止痛，合为佐药。诸药合用，共奏养血理气、暖宫调经之功，善治血虚气滞、下焦虚寒所致的月经不调、痛经。

【功效】理气养血，暖宫调经。

【应用】血虚气滞、下焦虚寒所致的月经后期、月经过少、痛经。

1. 月经后期　因阴血不足，胞宫虚寒，冲任阻滞所致。症见月经逾期 7 天以上，经血色黯，有血块，小腹畏寒疼痛，腹胀，喜温按，四末不温，面色无华，肢体乏力，舌质淡黯，脉弦细。功能紊乱性月经失调见上述证候者。

2. 月经过少　气血两虚，胞宫不温，冲任瘀阻所致。症见月经量渐少，经血淡黯，有血块，小腹冷痛，得温痛减，腰酸腹胀，畏寒肢冷，倦怠乏力，舌质淡黯或有瘀斑，脉弦细。功能紊乱性月经失调见上述证候者。

3. 痛经　寒凝胞宫，血虚不荣，气滞血阻所致。症见经期小腹冷痛坠胀，喜温按，经血色黯，有血块，腰疼肢冷，乏力，面黄，舌质淡黯或有瘀斑，脉沉细或弦细。

另见文献报道治疗慢性腹泻。

【制法】以上十味，粉碎成细粉，过筛，混匀。每 100g 粉末加炼蜜 110~130g 制成小蜜丸或大蜜丸，即得深褐色至黑色的小蜜丸或大蜜丸；气微，味甘而后苦、辛。

【剂型规格】丸剂。小蜜丸；大蜜丸，每丸重 9g。

【用法用量】口服。小蜜丸 1 次 9g，大蜜丸 1 次 1 丸；1 日 2~3 次。

【使用注意】孕妇禁用。热证、实证者慎用。忌食寒冷食物。

【现代研究】本品具有镇痛、改善血液流变性等作用。《中国药典》规定本品含白芍以芍药苷（$C_{23}H_{28}O_{11}$）计，小蜜丸每 1g 不得少于 0.45mg；大蜜丸每丸不得少于 4.0mg。

【方歌】艾附暖宫四物配，吴萸续断芪肉桂，温经养血暖子宫，止带调经腹痛退。

固经丸

Gujing Wan《中国药典》2015 版一部

【处方】盐关黄柏 300g　酒黄芩 200g　麸炒椿皮 150g　醋香附 150g　炒白芍 300g　醋龟甲 400g

【方义简释】方中龟甲甘咸性寒，专补肾阴，滋阴清热，固经止崩，治崩漏不止，为君药。白芍酸寒，养血敛阴，凉血清热，以助君药养阴清热之功，为臣药。黄柏、黄芩、椿皮苦寒，均能清热泻火、燥湿止带；香附疏肝理气，调经止痛，为佐药。诸药合用，主以滋阴，兼以清热，共奏滋阴清热、固经止带之功，善治阴虚血热所致月经先期、赤白带下。

【功效】滋阴清热，固经止带。

【应用】阴虚血热所致月经先期、月经过多、带下病。

1. 月经先期　因阴液亏损，虚热内生，热扰冲任，迫血下行所致，症见月经先期，经量少或正常（亦有量多者），经色深红，质稠，手足心热，心烦不寐，或咽干口燥，舌质红少苔，脉细数。

2. 月经过多　由阴虚水亏，火热内炽，扰及冲任，迫血妄行所致。症见经水量多，色深红，质黏稠，或伴月经周期提前，颧红，潮热，盗汗，心烦不寐，咽干口燥，舌红少苔，脉细数。

3. 带下病　因素体阴虚或年老真阴渐亏，虚火妄动，任带失固；或阴虚复感湿热之邪，伤及任带所致，症见带下量多色黄，或量虽不多，但赤白相兼，质黏稠，或阴道有灼热感，心烦少寐，手足心热，咽干口燥，舌红少苔，脉细数。

此外，临床报道本品用于药物流产后、放环后出血、人流术后月经过多。

NOTE

【制法】以上六味，粉碎成细粉，过筛，混匀，用水泛丸，干燥，即得黄色至黄棕色的水丸；味苦。

【剂型规格】水丸。

【用法用量】口服。1次6g，1日2次。

【使用注意】脾胃虚寒者慎用，有瘀者不宜使用。服药期间饮食宜清淡，忌食辛辣、油腻食物。孕妇服用，请向医生咨询。

【现代研究】本品具有抗菌、抗炎、增强免疫功能等作用。《中国药典》规定本品每1g含盐关黄柏以盐酸小檗碱（$C_{20}H_{17}NO_4 \cdot HCl$）计，不得少于1.20mg。

【方歌】固经丸用龟板君，黄柏椿皮香附群，黄芩芍药为丸服，阴虚血热崩漏宁。

更年安片

Gengnian an Pian《中国药典》2015版一部

【处方】地黄　泽泻　麦冬　熟地黄　玄参　茯苓　仙茅　磁石　牡丹皮　珍珠母　五味子　首乌藤　制何首乌　浮小麦　钩藤

【方义简释】方中地黄、熟地黄、制首乌、玄参、麦冬滋养肝肾，补益阴血，清热除烦，为君药。茯苓、泽泻、牡丹皮健脾利水、泻火降浊，为臣药。珍珠母、磁石重镇安神除烦；钩藤平肝息风而止眩晕；首乌藤养血安神除烦；五味子、浮小麦滋阴敛汗，养心安神；仙茅壮阳益肾，旨在阳中求阴，阳生阴长，共为佐药。诸药合用，主以滋阴，兼以清敛，标本同治，共奏滋阴清热、除烦安神之效，故治肾阴虚所致的绝经前后诸证及更年期综合征属肾阴虚者。

【功效】滋阴清热，除烦安神。

【应用】肾阴虚所致的绝经前后诸证。

绝经前后诸证　妇女经断前后，因肾阴不足、虚阳上浮所致。症见烘热出汗，眩晕，耳鸣，腰腿痠软，急躁易怒，心胸烦闷，手足心热，头痛，两胁胀痛，失眠多梦，心悸，口渴，舌红苔少，脉细数。更年期综合征见上述证候者。

【制法】以上十五味，浮小麦、磁石、珍珠母粉碎成细粉；地黄、熟地黄、玄参、茯苓、仙茅、麦冬加水煎煮二次，滤过，浓缩至适量；其余五味子等六味用乙醇渗漉，收集渗漉液，浓缩，与上述地黄等六味的浓缩液及浮小麦等三味的细粉混匀，制粒，低温干燥，加入硬脂酸镁，混匀，压制成片，包糖衣或薄膜衣，即得糖衣片或薄膜衣片，除去包衣后显黑灰色；味甘。

【剂型规格】薄膜衣片，每片重0.31g；糖衣片，片心重0.3g。

【用法用量】口服。1次6片，1日2~3次。

【其他剂型】本品还有丸剂、胶囊剂等剂型。

【使用注意】孕妇禁用。脾肾阳虚证者慎用。服药期间应忌辛辣食物；糖尿病患者慎用。

【现代研究】本品有镇静、雌激素样作用、提高耐疲劳能力、抗氧化等作用。《中国药典》规定本品每片含大黄素（$C_{15}H_{10}O_5$）不得少于25μg。

【方歌】更年安中二地黄，玄麦仙乌苓泽丹，磁珠五味首乌藤，浮麦钩藤共安神。

第二节　止带类

凡以健脾补肾、清热利湿、燥湿解毒药物组成，具有减少或制止带下的作用，常用以治疗带下病的成药，称为止带类中成药。

带下病是由脾肾不足，湿浊下注，带脉失约所致。临床表现为带下量明显增多或减少，色、泽、气味发生异常，或伴有全身或局部症状者等。根据病因病机的特点，本类成药常分为健脾祛湿止带类、清热祛湿止带类。

健脾祛湿止带类成药主要具有健脾补肾、祛湿止带作用，适用于脾肾两虚所致的带下证。症见带下量多、色白清稀、腰酸乏力等。其处方以党参、白术、山药、苍术、芡实等健脾除湿药，地黄、杜仲、续断、补骨脂等补肾药，以及海螵蛸、煅牡蛎、白果、椿皮、鸡冠花等收涩止带药为主。代表成药有千金止带丸等。

清热祛湿止带类成药主要具有清热利湿、燥湿解毒、杀虫止痒等作用，适用于湿热下注或湿热瘀滞所致的带下病。症见带下色黄腥臭、外阴瘙痒等。其处方以黄柏、穿心莲、千金拔、功劳木、两面针、土茯苓、苦参、蒲公英、忍冬藤、大青叶、黄芩、栀子、紫珠等清热燥湿药为主。代表成药有白带丸、妇科千金片等。

在使用止带类成药时，需辨别病变的虚实，合理选用。本类成药有内服、外用之别，需按照成药用法选用。外用制剂须清洁阴部，避开经期使用；内服制剂中部分清热祛湿类成药所含苦寒清热药较多，应注意苦燥伤阴。本类成药临床以丸、片、胶囊、膏、洗液、软膏、泡腾片等剂型较为常用，其中洗液、软膏、泡腾片为外用剂。

现代研究表明，止带类中成药具有抗炎、镇痛、提高免疫力等作用。西医学的阴道炎、宫颈炎、盆腔炎、附件炎等，临床上可结合辨证选用不同类型的止带类中成药治疗。

千金止带丸

Qianjin Zhidai Wan《中国药典》2015 版一部

【处方】党参 50g　炒白术 50g　当归 100g　白芍 50g　川芎 100g　醋香附 200g　木香 50g　砂仁 50g　小茴香（盐炒）50g　醋延胡索 50g　盐杜仲 50g　续断 50g　盐补骨脂 50g　鸡冠花 200g　青黛 50g　椿皮（炒）200g　煅牡蛎 50g

【方义简释】方中党参补气健脾；白术益气健脾，燥湿止带；杜仲、续断、补骨脂补肾助阳，固冲止带；当归、白芍、川芎、延胡索养血活血，调经止痛；香附、木香、小茴香疏肝理气，调经止痛；青黛清热解毒，以除留恋之邪；鸡冠花、椿皮清热燥湿，收涩止带；煅牡蛎收涩固经止带；砂仁和胃健脾，行气化湿。诸药合用，共奏健脾补肾、调经止带之功。善治脾肾两虚所致的月经先后不定期、色淡无块，或带下量多、色白清稀、神疲乏力等。

【功效】健脾补肾，调经止带。

【应用】脾肾两虚所致的月经先后不定期、带下病。

1. 月经先后不定期　因脾肾两虚所致。症见月经先后不定期，量多或淋沥不止，色淡无块，腰膝痠软，舌质淡，苔薄白，脉弱或沉弱；功能性月经不调见上述证候者。

2. 带下病　因脾肾两虚所致。症见带下量多，色白清稀，神疲乏力，腰膝痠软，无臭气，绵绵不断，面色无华，纳少便溏，舌质淡，苔薄白，脉弱或沉弱。慢性盆腔炎见上述证候者。

【制法】以上十七味，粉碎成细粉，过筛，混匀，用水泛丸，干燥，即得灰黑色的水丸；气微香，味涩、微苦。

【剂型规格】水丸。

【用法用量】口服。1次6~9g，1日2~3次。

【其他剂型】本品还有大蜜丸等剂型。

【使用注意】孕妇禁用。肝郁血瘀证、湿热证、热毒证者慎用。

【现代研究】本品有抗炎、抑菌等作用。《中国药典》规定本品每1g含白芍以芍药苷（$C_{23}H_{28}O_{11}$）计，不得少于0.30mg。

【方歌】千金止带参术附，香砂茴延归芍芎，杜续冠黛椿蛎脂，脾肾两虚定见功。

白带丸

Baidai Wan 《中国药典》2015版一部

【处方】黄柏（酒炒）150g　椿皮300g　白芍100g　当归100g　醋香附50g

【方义简释】方中黄柏苦寒沉降，专入下焦，善除下焦湿热，燥湿止带，为君药。椿根皮善于清热燥湿止带，助黄柏清下焦湿热，为臣药。当归、白芍养血活血；香附疏肝理气，气行血行则湿自化，共为佐药。诸药合用，共奏清热、除湿、止带之功，善治湿热下注所致的带下量多、色黄、有味。

【功效】清热，除湿，止带。

【应用】湿热下注所致的带下病。

带下病　因脾虚肝郁，湿瘀化热，流注下焦所致。症见带下量多，色黄质黏稠，有臭味，阴道色红，阴痒，伴下腹坠痛，尿黄或尿频尿涩，舌红苔黄腻，脉滑数。慢性盆腔炎见上述证候者。

此外，文献报道本品还可用于慢性化脓性中耳炎。

【制法】以上五味，除椿皮外，其余黄柏等四味粉碎成细粉，过筛，混匀。椿皮加水煎煮二次，合并煎液，滤过，滤液浓缩至适量，上述细粉用浓缩液（酌留部分包衣）与适量的水制丸，用留下的浓缩液包衣，干燥，打光，即得黄棕色至黑棕色的浓缩水丸；味苦。

【剂型规格】浓缩丸。

【用法用量】口服。1次6g，1日2次。

【其他剂型】本品还有片剂等剂型。

【使用注意】肝肾阴虚证者慎用。饮食宜清淡，忌食辛辣食物。

【现代研究】本品有抗炎、抑菌等作用。《中国药典》规定本品每1g含黄柏以盐酸小檗碱（$C_{20}H_{17}NO_4 \cdot HCl$）计，不得少于1.5mg。

【方歌】白带丸中黄柏君，臣以椿皮湿热祛，归芍香附理气血，湿热带下指日清。

妇科千金片

Fuke Qianjin Pian《中国药典》2015 版一部

【处方】千斤拔　金樱根　穿心莲　功劳木　单面针　当归　鸡血藤　党参

【方义简释】方中千斤拔、功劳木清热解毒，燥湿止带，共为君药。穿心莲清热解毒，以止带下；党参益气养血；当归、鸡血藤既补血以生气，又活血以化瘀，四药合用，既助君药清热燥湿，又能益气化瘀，故为臣药。金樱根固涩止带；单面针善运脾、行气止痛，助君臣药止带，又能止痛，共为佐药。诸药相合，清中兼涩，补中兼散，共奏清热除湿、益气化瘀、止带之功，善治湿热瘀阻所致的带下量多、色黄，小腹疼痛。

【功效】清热除湿，益气化瘀。

【应用】湿热瘀阻所致的带下病、妇人腹痛。

1. 带下病 因湿热瘀阻所致。症见带下量多，色黄质稠，有臭味，或小腹作痛，或阴痒，伴纳食较差，小便黄少，舌苔黄腻或厚，脉滑数。慢性盆腔炎见上述证候者。

2. 妇人腹痛 因湿热瘀阻所致。症见妇人腹痛，伴带下量多，色黄质稠，有臭味，或阴痒，小便黄少，舌苔黄腻或厚，脉滑数。慢性盆腔炎见上述证候者。

此外，本品还可用于慢性前列腺炎、放环后出血。

【制法】以上八味，穿心莲、党参、当归粉碎成细粉，过筛，其余千金拔等五味加水煎煮二次，合并煎液，滤过，滤液浓缩成清膏，加入上述细粉及辅料适量，混匀，制成颗粒，压制成 1000 片，包糖衣或薄膜衣，即得糖衣片或薄膜衣片，除去包衣后显灰褐色；味苦。

【剂型规格】糖衣片，薄膜衣片。

【用法用量】口服。1 次 6 片，1 日 3 次。

【其他剂型】本品还有丸剂、胶囊剂等剂型。

【使用注意】孕妇慎用。气滞血瘀证、寒凝血瘀证者慎用。饮食宜清淡，忌辛辣食物；糖尿病患者慎用。

【不良反应】有报道服用本品可引起药疹和脸面嘴唇青紫，皮肤瘙痒，烦躁不安。

【现代研究】本品还有抗炎、镇痛、抑菌等作用。《中国药典》规定本品每片含穿心莲以穿心莲内酯（$C_{20}H_{30}O_5$）和脱水穿心莲内酯（$C_{20}H_{28}O_4$）的总量计，不得少于 0.80mg。

【方歌】妇科千金千斤拔，金樱穿心功劳木，归参鸡血单面针，湿热瘀阻带下珍。

第三节　产后康复类

凡以补虚活血、通络下乳药为主组成，具有产后调理或通下乳汁，常用于治疗产后恶露不尽或乳汁不下的成药，称为产后康复类中成药。

按其功效及适应范围，本类成药常分为化瘀生新类和调理通乳类二类。化瘀生新类主要具有养血活血、祛瘀通经作用，适用于寒凝瘀滞或气虚血瘀所致的产后恶露不绝，或行而不畅，或淋漓不断等。其处方以益母草、当归、赤芍、川芎、桃仁、红花、延胡索、乳香、没药、川牛膝、三棱等活血药物为主，配伍补益气血药物组成。如生化丸等。调理通乳类主要具有下乳作用，适用于产后肝郁乳汁不通，或气血亏虚的少乳、无乳或乳汁不通等。其处方组成以王不留行、穿山甲、通草、路路通等通乳药为主，配伍养血益气药物组成。如通乳颗粒等。

本类成药中的化瘀生新类大多为辛温活血之品，故血热所致的恶露不尽，或产后出血量多且不止者不宜使用。服用调理通乳类成药时，应注意饮食清淡，忌食辛辣。

现代研究表明，产后康复中成药具有收缩子宫平滑肌、促进造血、催乳等作用。西医学的产后子宫复旧不全、药物流产后阴道出血、乳腺炎等，临床上可结合辨证选用本类成药治疗。

生化丸

Shenghua Wan 《卫生部药品标准中药成方制剂》第一册

【处方】当归 800g　川芎 300g　桃仁 100g　干姜（炒炭）50g　甘草 50g

【方义简释】方中当归补血活血，祛瘀生新，调经止痛，为君药。川芎活血祛瘀，行气止痛；桃仁活血祛瘀通经，二药助君药活血祛瘀，调经止痛，共为臣药。干姜炒炭，微涩收敛，温经散寒止痛，为佐药。甘草补中缓急止痛，调和诸药，为使药。诸药合用，共奏养血祛瘀、温经止痛之功，善治产后受寒、寒凝瘀滞所致的产后病。

【功效】养血祛瘀。

【应用】

产后恶露不绝　因产后血虚，寒邪乘虚而入，寒凝血瘀，留阻胞宫所致。症见产后恶露过期不止，淋沥量少，色紫黯或有血块，小腹冷痛拒按，块下痛减，舌紫黯，或有瘀点，脉涩。产后子宫复旧不全见上述证候者。

另见文献报道用于防治药物流产后阴道出血。

【制法】以上五味，除桃仁外，当归等四味粉碎成细粉，混匀，将桃仁打烂，与上述粉末配研，过筛，混匀；每 100g 粉末加炼蜜 120~130g 制成大蜜丸，即得。

【剂型规格】大蜜丸，每丸重 9g

【用法用量】口服，1 次 1 丸，1 日 3 次。

【使用注意】血热证者不宜使用。产后出血量多者慎用。

【其他剂型】本品还有颗粒剂等剂型。

【现代研究】本品有收缩子宫平滑肌、促进造血等作用。

【方歌】生化汤是产后方，归芎桃草酒炮姜，养血祛瘀功独擅，止痛温经效亦彰。

通乳颗粒

Tongru Keli 《中国药典》2015 版一部

【处方】黄芪 44.44g　熟地黄 33.33g　通草 44.44g　瞿麦 44.44g　天花粉 33.33g　路路通 44.44g　漏芦 44.44g　党参 44.44g　当归 44.44g　川芎 33.33g　白芍（酒炒）33.33g　王不留行 66.67g　柴胡 33.33g　穿山甲（烫）3.17g　鹿角霜 22.22g

【方义简释】方中黄芪甘补微温，补气生血；当归甘温补润辛散，养血活血通脉；王不留行苦泄甘平，活血通经、下乳，三药合用，益气补血、通下乳汁功著，故为君药。熟地黄甘润微温滋补，补血滋阴；酒炒白芍甘酸微寒，养血柔肝；党参补气养血；鹿角霜甘咸而温，益精血、温阳，兼散瘀血；通草甘淡微寒，通气下乳；路路通辛散苦泄，性平善走，通经下乳，六药合用，既助君药补气养血、通经下乳之功，又能散结消肿，故为臣药。柴胡苦辛微寒，芳香疏泄，疏肝解郁；川芎辛香温散，活血行气、祛瘀通络；瞿麦苦寒清泄通利，破血通经；烫穿山甲咸而微寒走窜，活血通经下乳；漏芦苦泄寒清，既清热解毒散结，又通经下乳；天花粉甘润清泄，既清热生津消肿，又"补虚安中"，六药合用，既疏理气血、通下乳汁，又清热消肿，故为佐药。诸药合用，共奏益气养血、通络下乳之功。故善治产后气血亏虚所致的乳少、无乳、乳汁不通等。

【功效】益气养血，通络下乳。

【应用】产后气血亏损的缺乳。

缺乳 因气血虚弱所致。症见产后乳少，或全无，乳汁清稀，乳房柔软，无胀满痛，面色无华或萎黄，神疲，食少，倦怠乏力，心悸，气短，舌淡苔白，脉细弱。

【制法】以上十五味，除漏芦、当归、川芎、柴胡外，其余黄芪等十一味，加水煎煮二次，合并滤液浓缩成稠膏。取漏芦等四味，加 6 倍量 70% 乙醇加热回流二次，滤过，回收乙醇并浓缩，与上述稠膏合并。加入蔗糖适量，制成颗粒 1000g；或加入适量的可溶性淀粉、糊精、甜菊素，制成颗粒 333g（无蔗糖），即得棕黄色至棕褐色的颗粒；味甜，或味微苦（无蔗糖）。

【剂型规格】颗粒剂。含蔗糖型，每袋装 15g、30g；无蔗糖型，每袋装 5g。

【用法用量】口服。含蔗糖型 1 次 30g，无蔗糖型每次 10g；1 日 3 次。

【使用注意】孕妇禁用。产后缺乳属肝郁气滞证者慎用。调和情志，保持心情舒畅，以免影响泌乳。饮食宜营养丰富，忌食生冷及辛辣食物。

【不良反应】目前尚未检测到不良反应报道。

【现代研究】本品有催乳、提高血红蛋白和红细胞等作用。《中国药典》规定本品每袋含白芍以芍药苷（$C_{23}H_{28}O_{11}$）计，含蔗糖型每袋装 15g 与无蔗糖型每袋装 5g 不得少于 1.5mg；含蔗糖型每袋装 30g 不得少于 3.0mg。

【方歌】通乳颗粒用四物，参芪通瞿柴漏芦，花粉路通鹿角霜，山甲下乳不留行。

第四节 活血消癥类

活血消癥类中成药具化瘀消癥等作用，适用于妇科癥瘕。症见妇人下腹部有肿块，兼有或胀满，或疼痛，或月经不调，或带下异常等。其处方以桃仁、红花、桂枝、丹皮、三棱、莪术、蟅虫等活血药为主。代表成药有桂枝茯苓丸。

本类中成药大多为活血之品，易致堕胎，孕妇及月经量过多者禁用。

现代研究表明活血消癥成药具有调节内分泌、改善血液流变性、改善微循环、抗凝血、抗炎、镇痛、镇静等作用。西医学的子宫肌瘤、卵巢囊肿、慢性盆腔炎性包块、子宫内膜异位症结节包块、结核性包块、陈旧性宫外血肿等，临床可结合辨证选用活血消癥成药。

桂枝茯苓丸

Guizhi Fuling Wan《中国药典》2015 版一部

【处方】桂枝 100g　茯苓 100g　牡丹皮 100g　赤芍 100g　桃仁 100g

【方义简释】方中桂枝辛甘性温，温经通脉、行散瘀滞；茯苓甘淡渗补性平，健脾利湿，以利行瘀，故共为君药。桃仁行血滞，破恶血，消癥瘕；牡丹皮、赤芍微苦微寒，散血行瘀，凉血清热；赤芍苦酸微寒，兼能和血养血，使消而不伤正；三药合用，既活血祛瘀消癥，又可防瘀结日久化热，以增君药活血消癥之力，故为臣佐药。诸药合用，寒温并用，消散兼清，共奏活血、化瘀、消癥之功，故善治妇人宿有癥块，或血瘀经闭、行经腹痛，以及产后恶露不尽等。

【功效】活血，化瘀，消癥。

【应用】妇人瘀血内阻所致的癥瘕、痛经、闭经、产后恶露不尽。

1. 癥瘕　因瘀血内停，瘀阻冲任所致。症见下腹包块，推之可移，界限清楚，妇女月经不畅，血色暗紫，有小血块，腹痛如刺，痛处拒按，舌黯，有瘀斑，脉沉弦或沉涩，按之有力。子宫肌瘤、慢性盆腔炎性包块、卵巢囊肿见上述证候者。

2. 痛经　因瘀血内阻所致。症见经前或经期小腹刺痛拒按，量多或少，色黯红有血块，血块下后痛减，舌黯或有瘀点，脉沉弦或涩。原发性痛经、子宫内膜异位症见上述证候者。

3. 闭经　由瘀血内阻所致。症见闭经不行，小腹刺痛拒按，舌暗或有瘀点，脉沉涩。继发性闭经见上述证候者。

4. 产后恶露不尽　因瘀血阻滞胞脉所致。症见产后恶露淋漓不爽，量少，色紫黯有块，小腹疼痛拒按，舌紫黯或边有瘀点，脉弦涩。产后子宫复旧不全见上述证候者。

此外，有报道本品还可用于治疗输卵管囊肿、前列腺增生症、乳房结块、慢性肾炎、肝硬化、尿路结石、药流后出血者。

【制法】以上五味，粉碎成细粉，过筛，混匀。每 100g 粉末加炼蜜 90～110g 制丸，即得棕褐色的大蜜丸；味甜。

【剂型规格】大蜜丸，每丸重 6g。

【用法用量】口服。1 次 1 丸，1 日 1～2 次。

【其他剂型】本品还有片剂、胶囊剂等剂型。

【使用注意】孕妇忌用；体弱、阴道出血量多者禁用；素有癥瘕，妊娠后漏下不止，胎动不安者需遵医嘱，以免误用伤胎；经期及经后 3 天禁用；忌食生冷、油腻、辛辣食物。

【现代研究】本品有调节内分泌、改善血液流变性和微循环、抗凝血、抗炎、镇痛、镇静等作用。《中国药典》规定本品每丸含牡丹皮以丹皮酚（$C_9H_{10}O_3$）计，不得少于 6.0mg；每丸含桂枝以肉桂酸（$C_9H_8O_2$）计不得少于 72μg。

【方歌】金匮桂枝茯苓丸，芍药桃仁与牡丹，等分为末蜜丸服，胞宫瘀血皆可散。

表 26-1　其他妇科中成药

名称	组成	功能	主治	用法用量	使用注意
益母草颗粒	益母草	活血调经	血瘀所致的月经不调、痛经、产后恶露不绝，症见经水量少、淋漓不净、产后出血时间过长、舌质黯，或有瘀点、脉涩；产后子宫复旧不全见上述证候者	开水冲服。1 次 15g，1 日 2 次	孕妇禁用。月经量多者慎用；气血不足，肝肾亏虚所致月经不调者不宜单用；不宜过量服用
妇科调经片	当归、醋香附、白芍、醋延胡索、大枣、川芎、麸炒白术、赤芍、熟地黄、甘草	养血柔肝，理气调经	肝郁血虚所致的月经不调、经期前后不定、行经腹痛、舌淡红、苔薄白，脉细弦	口服。1 次 4 片，1 日 4 次	孕妇禁用；湿热蕴结所致月经不调者慎用；服药期间忌食油腻食物
妇科十味片	醋香附、当归、白术、大枣、赤芍、碳酸钙、川芎、醋延胡索、甘草、白芍、熟地黄	养血舒肝，调经止痛	血虚肝郁所致月经不调、痛经、月经前后诸证，症见行经后错、经水量少、有血块，行经小腹疼痛、血块排出痛减，经前双乳胀痛、烦躁、食欲不振、舌质黯淡，脉弦	口服。1 次 4 片，1 日 3 次	孕妇禁用。气血不足所致月经失调者慎用；用药期间宜少食辛辣刺激食物
安坤颗粒	牡丹皮、栀子、当归、白芍、墨旱莲、女贞子、白术、茯苓、益母草	滋阴清热，健脾养血	阴虚血热所致的月经先期、月经量多、经期延长，症见月经期提前、经水量较多、行经天数延长、经色红质稀、腰膝酸软、五心烦热、口干喜饮、舌红少苔，脉细数；放节育环后出血见上述证候者	开水冲服。1 次 10g，1 日 2 次	孕妇禁用；脾胃虚寒者禁用；服药期间饮食宜清淡易消化，忌食辛辣刺激食物；本药中病即止，不可过量、久服
女金丸	当归、白芍、川芎、熟地黄、党参、炒白术、茯苓、甘草、肉桂、益母草、牡丹皮、没药（制）、醋延胡索、藁本、白芷、黄芩、白薇、醋香附、砂仁、陈皮、煅赤石脂、鹿角霜、阿胶	益气养血，理气活血，止痛	气血两虚、气滞血瘀所致的月经不调，症见月经提前、月经错后、月经量多、神疲乏力、经水淋漓不净、行经腹痛、舌黯淡、脉弦涩无力；功能性月经不调及原发性痛经见上述证候者	口服。水蜜丸1次5g，小蜜丸1次9g，大蜜丸1次1丸，1日2次	对本品过敏者禁用，过敏体质者慎用。孕妇慎用。湿热蕴结者不宜使用。忌食辛辣、生冷食物。感冒时不宜服用。平素月经正常突然出现月经过少或经期错后，或阴道不规则出血者应去医院就诊。治疗痛经，宜在经前3~5天开始服药，连服一周；服药后痛经不减轻或重度痛经者，应到医院诊治
宫血宁胶囊	重楼	凉血止血，清热除湿，化瘀止痛	崩漏下血，月经过多，产后或流产后宫缩不良出血及子宫功能性出血属血热妄行证者，以及慢性盆腔炎之湿热瘀结所致的少腹痛、腰骶痛、带下增多、舌红，脉数	月经过多或子宫出血期：口服。1 次 1~2 粒，1 日 3 次，血止停服。慢性盆腔炎：口服。1 次 2 粒，1 日 3 次，4 周为 1 疗程	脾虚、肾虚、血瘀证出血者不宜使用；饮食忌肥甘厚味及辛辣食物；妊娠期出血者不宜使用；暴崩者慎用；胃肠道疾病、脾胃虚寒者慎用

续表

名称	组成	功能	主治	用法用量	使用注意
坤宝丸	酒女贞子、覆盆子、菟丝子、枸杞子、制何首乌、龟甲、地骨皮、南沙参、麦冬、炒酸枣仁、地黄、白芍、赤芍、当归、鸡血藤、珍珠母、石斛、菊花、墨旱莲、桑叶、白薇、知母、黄芩	滋补肝肾，养血安神	肝肾阴虚所致绝经前后诸证，症见烘热汗出、心烦易怒、少寐健忘、头晕耳鸣、口渴咽干、四肢疲楚、舌红少苔，脉细数；更年期综合征见上述证候者	口服。1次50丸，1日2次；连续服用2个月或遵医嘱	孕妇禁用；脾肾阳虚者慎用；服药期间忌食辛辣食物
妇炎平胶囊	苦参、蛇床子、苦木、冰片、薄荷脑、硼酸、珍珠层粉、盐酸小檗碱、枯矾	清热解毒，燥湿止带，杀虫止痒	湿热下注所致的带下病、阴痒，症见带下量多、色黄味臭、阴部瘙痒、口苦咽干、舌红苔黄腻；滴虫、霉菌、细菌引起的阴道炎、外阴炎见上述证候者	外用。睡前洗净阴部，置胶囊于阴道内，1次2粒，1日1次	孕妇禁用。脾肾阳虚所致带下者慎用；月经期前至经净3天内停用。切忌内服。饮食宜清淡，忌食辛辣食物
花红颗粒	一点红、白花蛇舌草、鸡血藤、桃金娘根、白背叶根、地桃花、菥蓂	清热解毒，燥湿止带，祛瘀止痛	湿热瘀滞所致带下病、月经不调，症见带下量多、色黄质稠、小腹隐痛、腰骶酸痛、经行腹痛，舌红苔黄腻；慢性盆腔炎、附件炎、子宫内膜炎见上述证候者	开水冲服。1次10g，1日3次，7天为1疗程，必要时可连服2~3疗程，每疗程之间停药3天。	孕妇禁用。气血虚弱所致腹痛、带下者慎用。饮食宜营养丰富，忌食生冷、厚味及辛辣食物
消糜栓	人参茎叶皂苷、紫草、黄柏、苦参、枯矾、冰片、儿茶	清热解毒，燥湿杀虫，祛腐生肌	湿热下注所致的带下病，症见带下量多、色黄、质稠、腥臭、阴部瘙痒，舌红苔黄腻；滴虫性阴道炎、霉菌性阴道炎、非特异性阴道炎、宫颈糜烂见上述证候者	阴道给药。1次1粒，1日1次	妊娠期忌用；孕妇禁用。月经期前至经净3天内停用。饮食宜清淡，忌食辛辣食物
保妇康栓	莪术油、冰片	行气破瘀，生肌止痛	湿热瘀滞所致的带下病，症见带下量多、色黄、时有阴部瘙痒；霉菌性阴道炎、老年性阴道炎、宫颈糜烂见上述证候者	洗净外阴部，将栓剂塞入阴道深部；或在医生指导下用药。每晚1粒	孕妇禁用。脾肾阳虚所致带下者慎用。月经期前至经净3天内停用。饮食宜清淡，忌食辛辣食物
产复康颗粒	益母草、当归、人参、黄芪、何首乌、桃仁、蒲黄、熟地黄、醋香附、昆布、白术、黑木耳	补气养血，祛瘀生新	气虚血瘀所致的产后恶露不绝，症见产后出血过多，淋漓不断，神疲乏力，腰腿酸软，舌淡，脉细弱	开水冲服。1次20g或5g（无蔗糖），1日3次；5~7日为一疗程，产褥期可长期服用	血热证者慎用。若阴道出血时间长或量多应进一步查找出血原因，采取其他止血方法。产后大出血者禁用
下乳涌泉散	柴胡、当归、白芍、地黄、川芎、王不留行（炒）、穿山甲（烫）、通草、漏芦、麦芽、天花粉、白芷、桔梗、甘草	养血催乳	肝郁气滞所致的产后乳汁过少，症见产后乳汁不行，乳房胀硬作痛，胸闷胁胀，情绪抑郁，舌苔白或薄黄，脉弦细	水煎服。1次1袋，水煎2次，煎液混合后分2次服	孕妇禁用。产后缺乳属气血虚弱者慎用。调和情志，保持心情舒畅，以免郁怒伤肝，影响泌乳。饮食宜营养丰富，忌食生冷及辛辣食物

复习思考题：

1. 简述妇科常用中成药的分类及主要适应病证。

2. 简述调经类中成药的分类及主要适应病证。

3. 应用四类妇科常用中成药应分别注意哪些事项？

4. 简述大黄䗪虫丸、七制香附丸、八珍益母胶囊、乌鸡白凤丸、少腹逐瘀丸、艾附暖宫丸、固经丸、更年安片、千金止带丸、白带丸、妇科千金片、生化丸、通乳颗粒、桂枝茯苓丸的功效及临床应用。

5. 患者，女。症见下腹包块，推之可移，界限清楚，月经不畅，血色暗紫，有小血块，腹痛如刺，痛处拒按，舌黯，有瘀斑，脉沉弦或沉涩，按之有力。诊为瘀血内停所致癥瘕。请判断诊断是否正确？应选用哪种中成药？并说明选药的依据是什么？

6. 患者，女。自诉经期小腹冷痛坠胀，喜温喜按，经血色黯，有血块，腰痠肢冷，乏力，面黄，舌质淡黯或有瘀斑，脉沉细或弦细。中医辨证后处方艾附暖宫丸。请结合艾附暖宫丸的功效、主治说明选药是否合理？

7. 患者，女。自诉烘热出汗，眩晕，耳鸣，腰腿痠软，急躁易怒，心胸烦闷，手足心热，头痛，两胁胀痛，失眠多梦，心悸，口渴，舌红苔少，脉细数。诊为肾阴虚所致的绝经前后诸证。请判断诊断是否正确？应选用哪种中成药？并说明选药的依据是什么？

8. 患者，女。产后恶露过期不止，淋沥量少，色紫黯或有血块，小腹冷痛拒按，块下痛减，舌紫黯，或有瘀点，脉涩。诊为产后血虚寒凝血瘀所致的产后恶露不绝。请判断诊断是否正确？应选用哪种中成药？并说明选药的依据是什么？

第二十七章　儿科常用中成药

儿科用中成药主要是指用于治疗儿科常见病证如外感表证、发热、腹泻、食积、咳喘、虚损证和急惊风等儿科病的中成药。

根据儿科患者病证的不同，儿科常用中成药可分为解表、清热、止泻、消导、止咳喘、补虚和镇惊息风等七类。

小儿脏腑虽全，但全而未壮，脏腑柔嫩，形气未充，其发病后易寒易热，易虚易实，故小儿用药与成人有别。首先应当优先选用儿童专用药；根据疗效，应尽量缩短儿童用药疗程，及时减量或停药，以免用药太过产生不良反应和蓄积中毒；每次使用中成药的种类不宜多，应尽量采取口服或外用途径给药，慎重使用中药注射剂；含有较大的毒副作用成分的中成药，或者含有对小儿有特殊毒副作用成分的中成药，一般应当慎重使用；服药期间，应注意忌食生冷、油腻、辛辣及不易消化的食物。

第一节　解表类

凡以发散表邪，治疗小儿外感表证为主要作用的成方制剂，称为儿科解表类中成药。本类中成药主要有疏散风热、发散风寒之功，兼有泻火利咽、宣肺化痰等功效，用于儿科外感表证。按其功效和适用范围，本类中成药又分为疏散风热、发散风寒两类。

疏散风热类主要具有辛凉透表、解肌清热作用，适用于外感风热表证。症见发热。微恶风寒、鼻塞、流浊涕或黄涕、头项强痛、肢体疼痛，舌淡苔白，脉浮数等。其处方以柴胡、葛根、金银花、连翘等辛凉解表药为主，代表成药有小儿热速清口服液等。发散风寒类中成药主要具有发汗解表、祛风散寒作用，适用于外感风寒表证。症见恶寒发热、鼻塞、流清涕、项强痛、肢体疼痛，舌淡苔白，脉浮紧等。其处方以苏叶、荆芥、防风等发散风寒药为主，代表成药有解肌宁嗽丸等。

解表中成药大多辛散，有伤阳耗气伤津之弊，故忌大汗过汗，应该中病即止。

小儿热速清口服液

Xiao'er Resuqing Koufuye《中国药典》2015 年版一部

【处方】柴胡　黄芩　板蓝根　葛根　金银花　水牛角　连翘　大黄

【方义简释】方中柴胡善于解肌透热；黄芩清肺泻火，除上焦实热，二药表里双解，共为君药。金银花、连翘清热解毒，辛凉透表；葛根解肌清热，生津止渴；板蓝根、水牛角清热凉血解毒，利咽消肿，共为臣药。大黄泻热通便，导热下行，给邪气以出路，为佐药。全方配伍，表里双解，清上泻下，共奏清热解毒，泻火利咽之功。

【功效】清热解毒，泻火利咽。

【应用】

小儿感冒　因风热犯肺，肺失清肃，气机不利所致。症见高热、头痛、咽喉肿痛、鼻塞流涕、咳嗽、大便干结。上呼吸道感染见上述证候者。此外，文献报道本品可治疗化脓性扁桃体炎。

【制法】以上八味，柴胡、金银花、连翘蒸馏提取挥发油，蒸馏后的水溶液另器收集；水牛角加水煎煮 3 小时后，再与柴胡等三味的药渣及其余黄芩等四味加水煎煮二次，合并煎液，滤过，滤液与上述水溶液合并，浓缩至相对密度为 1.20~1.25（85℃），放冷，加乙醇使含醇量达 65%，搅匀，静置，取上清液，回收乙醇，浓缩至适量，与挥发油合并，加入矫味剂，调节 pH 值至规定范围，加水至 1000mL，混匀，静置，滤过，灌装，灭菌，即得红棕色的澄清液体；气香，味甜、微苦。

【剂型规格】口服液，每支装 10mL。

【用法用量】口服。1 岁以内 1 次 2.5~5mL，1~3 岁 1 次 5~10mL，3~7 岁 1 次 10~15mL，7~12 岁 1 次 15~20mL；1 日 3~4 次。

【其他剂型】本品还有颗粒剂型、糖浆等剂型。

【使用注意】感冒风寒，大便次数多者忌用。

【不良反应】曾有服药后出现皮疹的报道。

【现代研究】本品有抗病毒、解热、抗炎、镇咳、祛痰、调节免疫等作用。《中国药典》规定本品每 1mL 含黄芩以黄芩苷（$C_{21}H_{18}O_{11}$）计，不得少于 2.2mg。

【方歌】小儿外感热速清，柴胡黄芩蓝根增；葛根银翘水牛角，大黄加入效更灵。

解肌宁嗽丸

Jieji Ningsou Wan《中国药典》2015 年版一部

【处方】紫苏叶 48g　葛根 80g　前胡 80g　苦杏仁 80g　桔梗 80g　浙贝母 80g　陈皮 80g　半夏（制）80g　茯苓 64g　木香 24g　枳壳 80g　玄参 80g　天花粉 80g　甘草 64g

【方义简释】方中紫苏叶发表散寒、理气宽中；葛根解肌发表；桔梗，开宣肺气、祛痰利咽，三药合用，既辛散解表，又宣肺祛痰，故共为君药。前胡宣散风热，降气祛痰；苦杏仁降气止咳平喘，兼能宣肺；浙贝母清热化痰；制半夏、陈皮燥湿化痰；五药合用，既宣肺开泄，又化痰止咳，以助君药解表、宣肺，故共为臣药。茯苓渗利健脾以去痰湿，枳壳行气化痰除痞，与茯苓合用，能增强化痰之力。木香行脾胃气滞以利于消痰，天花粉清肺热、润肺燥，玄参清热降火解毒，与天花粉同用，可防寒郁化火，并能泄热润燥，五药合用，可助君臣药化痰止咳，故共为佐药。甘草既祛痰止咳，又能调和诸药，故为使药。全方配伍，既能疏散风寒，发汗解表；又可以宣肺止咳，理气化痰，故善治外感风寒、痰浊阻肺所致的小儿感冒发热、咳嗽痰多。

【功效】解表宣肺，止咳化痰。

NOTE

【应用】外感风寒、痰浊阻肺所致的小儿感冒、咳嗽。

1. 小儿感冒　小儿外感风寒所致。症见恶寒发热，鼻塞流涕，喷嚏，咽痛，咳嗽，舌淡红，脉浮。上呼吸道感染见上述证候者。

2. 咳嗽　小儿外感风寒，肺失宣肃，痰浊内阻所致。症见咳嗽痰稀，痰多色白，或见有恶寒发热，鼻塞流涕，舌苔白，脉浮。上呼吸道感染见上述证候者。

【制法】以上十四味，粉碎成细粉，过筛，混匀。每100g粉末加炼蜜100~120g制成大蜜丸，即得黑绿色或棕褐色的大蜜丸；味微苦、辛。

【剂型规格】大蜜丸，每丸重3g。

【用法用量】口服，小儿周岁1次半丸，2~3岁1次1丸，1日2次

【其他剂型】本品还有口服液、片剂等剂型。

【使用注意】痰热咳嗽者慎用。

【现代研究】本品主要有镇咳、祛痰、抗炎、解热、镇痛、镇静等作用。《中国药典》规定本品每丸含枳壳以柚皮苷（$C_{27}H_{32}O_{14}$）计，不得少于3.7mg。

【方歌】解肌宁嗽有二陈，苏叶前胡苦杏仁，贝桔香枳葛花粉，玄参加入防伤阴。

第二节　清热类

凡以清解里热，治疗小儿热毒炽盛证为主要作用的中药成方制剂，称为儿科清热类中成药。

本类中成药以清热解毒为主要功效，兼有利咽、凉血、消肿、止痛等作用，多用于治疗小儿外感之后，表证渐解而里热炽盛。症见以发热、咽痛、口渴、口苦、烦躁、小便短赤、舌红苔黄、脉数等。其处方以金银花、连翘、玄参等清热解毒药为主。代表成药有小儿咽扁颗粒等。

本类成药多由苦寒之品组成，故脾胃虚弱者慎用，且中病即止，不可久服。

小儿咽扁颗粒

Xiao'er Yanbian Keli《中国药典》2015年版一部

【处方】金银花109.4g　射干62.5g　金果榄78.1g　桔梗78.1g　玄参78.1g　麦冬78.1g　人工牛黄0.31g　冰片0.16g

【方义简释】方中金银花清热解毒，疏邪透表；射干清热解毒，祛痰利咽，二者合用，清热解毒，透表利咽，共为君药。金果榄清热解毒，利咽止痛；桔梗开宣肺气，祛痰利咽；玄参、麦冬，清热养阴，利咽止痛，共为臣药。人工牛黄清热解毒，豁痰开窍；冰片清热止痛，共为佐药。诸药合用，共奏清热解毒，利咽止痛之功。

【功效】清热利咽，解毒止痛。

【应用】小儿肺卫热盛所致的急喉痹、急乳蛾。

1. 急喉痹　因外感风热，邪客咽喉所致。症见咳嗽，咽干、灼热疼痛，吞咽不利，咽喉

红肿，伴有恶寒发热、头痛、咳嗽痰黄等。急性咽炎见上述证候者。

2. 急乳蛾　因外感风邪，肺胃蕴热，邪客喉核所致。症见咽部肿痛，吞咽不利，咽喉干燥，有灼热感，喉核红肿，伴有发热无汗，头痛鼻塞，咳嗽有痰。急性扁桃腺炎见上述证候者。

【制法】以上八味，除人工牛黄、冰片外，其余金银花等六味加水煎煮二次，滤过，滤液合并，减压浓缩至清膏，加入蔗糖、糊精及人工牛黄，混匀，制成颗粒，干燥，加入冰片，混匀，制成 1000g，即得状黄棕色至棕褐色的颗粒；味甜、微苦。或加入甜菊素、糊精及人工牛黄，混匀，制成颗粒，干燥，加入冰片，混匀，制成 500g，即得状黄棕色至棕褐色的颗粒；味微甜、微苦（无蔗糖）。

【剂型规格】颗粒剂。含蔗糖型每袋 8g；无蔗糖型每袋 4g。

【用法用量】开水冲服。1~2 岁 1 次 4g 或 2g（无蔗糖），1 日 2 次；3~5 岁 1 次 4g 或 2g（无蔗糖），1 日 3 次；6~14 岁 1 次 8g 或 4g（无蔗糖），1 日 2~3 次。

【使用注意】虚火乳蛾、喉痹者慎用。

【现代研究】本品主要有祛痰、抗炎、抗病毒、镇痛等作用。《中国药典》规定本品每袋含金银花异绿原酸（$C_{16}H_{18}O_9$）计，不得少于 3.0mg。

【方歌】小儿咽扁金银花，金果射干桔梗加；玄参麦冬冰片入，牛黄解毒力堪夸。

第三节　止泻类

凡以制止泄泻，治疗小儿泄泻为主要作用的中药成方制剂，称为小儿止泻类中成药。

本类中成药根据功效和主治的不同，常分为清利止泻和健脾止泻两类。清利止泻类主要具有清热、利湿、止泻的作用，主治湿热蕴结大肠所致的小儿泄泻。症见便稀如水，腹痛，纳呆等。代表成药有小儿泻速停颗粒等。健脾止泻类主要具有健脾益气、养胃消食、渗湿止泻的作用，主治脾虚所致的小儿泄泻。症见大便溏泄，食少腹胀，面黄肌瘦、倦怠乏力等。代表成药有止泻灵颗粒、健脾康儿片等。临证使用本类中成药应该区分湿热泄泻和脾虚泄泻。

小儿泻速停颗粒

Xiao'er Xiesuting Keli《中国药典》2015 年版一部

【处方】地锦草　儿茶　乌梅　焦山楂　茯苓　白芍　甘草

【方义简释】方中地锦草清热利湿而止泻，为君药。茯苓渗湿健脾而止泻，为臣药。儿茶、乌梅涩肠止泻，与君臣药物相配伍，收涩而不留邪；焦山楂消食导滞；白芍、甘草缓急止痛，共为佐药。甘草调和诸药，为使药。诸药合用，清利兼收涩，补虚兼缓急，共奏清热利湿，健脾止泻，缓急止痛之功，故善治小儿湿热壅遏大肠所致的泄泻，以及小儿秋季腹泻及迁延性、慢性腹泻属湿热型者。症见大便稀薄如水样、腹痛、纳差。

【功效】清热利湿，健脾止泻，缓急止痛。

NOTE

【应用】湿热泄泻。

泄泻 小儿湿热蕴结脾胃,运化失职,升降失调所致。症见大便稀溏,或便下不爽,气味臭秽,腹痛,纳差,或肛门灼热。小儿秋季腹泻及迁延性、慢性腹泻见上述证候者。

【制法】以上七味,乌梅、焦山楂、白芍加水煎煮1小时,滤过,药渣加入地锦草,再加水煎煮二次,滤过,滤液合并,滤液浓缩至适量,加乙醇使含醇量达60%,静置,取上清液,回收乙醇至无醇味。儿茶加水煎煮二次,煎液滤过,滤液合并,或浓缩至适量,冷藏,滤过;茯苓、甘草加水煎煮二次,煎液滤过,滤液合并,浓缩至适量,冷藏,滤过,滤液与上述药液合并,浓缩至适量,加蔗糖500g与适量糊精、甜菊素,制颗粒;或合并药液经喷雾干燥制得浸膏粉,加蔗糖500g与适量糊精及阿司帕坦,混匀,制成颗粒,干燥,制成1000g。即得棕黄色的颗粒,味甜、微涩。

【剂型规格】颗粒剂,每袋3g、5g、10g。

【用法用量】口服。6个月以下,1次1.5~3g;6个月至1岁以内,1次3~6g;1~3岁,1次6~9g;3~7岁,1次10~15g;7~12岁,1次15~20g,1日3~4次。或遵医嘱。

【使用注意】忌食生冷油腻;腹泻严重,有较明显脱水表现者应及时就医。

【现代研究】本品有抑制胃肠蠕动、镇痛、改善肠功能等作用。《中国药典》规定本品每1g含儿茶以儿茶素($C_{15}H_{14}O_6$)和表儿茶素($C_{15}H_{14}O_6$)的总量计,不得少于7.0mg。

【方歌】小儿泄泻须速停,地锦儿茶并茯苓;芍甘乌梅焦山楂,湿热为患涩兼清。

止泻灵颗粒

Zhixieling Keli 《卫生部药品标准中药成方制剂》第十七册

【处方】党参100g 白术(炒)100g 陈皮100g 白扁豆(炒)100g 甘草100g 薏苡仁(炒)100g 山药100g 莲子100g 泽泻100g 茯苓100g

【方义简释】方中党参健脾益气,不燥不腻,故为君药。炒白术补气健脾,燥湿利水;炒薏苡仁、炒白扁豆、茯苓健脾益气,渗湿止泻;山药、莲子益气健脾,固肠止泻,共助君药健脾止泻,六药合用,既补气健脾,以助君药之力,又渗湿涩肠止泻,故为臣药。陈皮燥湿健脾,行气开胃;泽泻利水渗湿,利小便以实大便,共为佐药。甘草健脾益气,和中调药,为使药。诸药合用,共奏健脾益气,渗湿止泻之功,故善治脾胃虚弱所致大便溏泄、饮食减少、腹胀、倦怠懒言。

【功效】健脾益气,渗湿止泻。

【应用】

泄泻 因脾胃虚弱夹湿所致。症见腹泻,四肢无力,形体羸瘦,饮食不化,或吐或泻,胸脘痞塞,倦怠无力。慢性肠炎、小儿腹泻病见上述证候者。

【制法】以上十味,粉碎成细粉,过筛,混匀。剩余未过筛的60%粗粉,加水煎煮二次,第一次3小时,第二次2小时,合并煎液,滤过,滤液浓缩至稠膏状,加入上述细粉和适量的辅料,制成1500g,即得棕色或棕褐色颗粒,味甜、为辛。

【剂型规格】颗粒剂,每袋6g、12g。

【用法用量】口服。1次12g;6岁以下儿童减半或遵医嘱;1日3次。

【使用注意】感受外邪、内伤饮食或湿热腹泻者慎用。

【现代研究】本品有明显的止泻作用。

【方歌】止泻灵中用四君，扁豆山药炒苡仁；泽泻莲子通涩补，行气燥湿有广陈。

第四节　消导类

凡以消食导滞，治疗小儿食积停滞为主要作用的中药成方制剂，称为儿科消导类中成药。

本类中成药主要具有消食化滞之作用，兼有健脾、和胃、通便等作用，适用于伙食积滞肠胃和脾虚不化之食积证。故按其功效与适用范围，本类成药又常分为消食导滞类和健脾消食类。消食导滞类主要具有消食化积、通便导滞的作用，主治小儿食积停滞证。症见食少、腹胀，以及小儿食积便秘。症见厌食、腹胀、便秘等。多以消食药物如山楂、神曲、麦芽、莱菔子、鸡内金、谷芽等为主组成。代表成药有小儿消食片、小儿化食丸等。健脾消食类主要有健脾和胃、消食除积、驱虫等作用，主治小儿脾胃气虚、食积不化所致的疳积。症见乳食停滞、食欲不振、面黄肌瘦，以及小儿消化不良，虫积腹痛等。主要以健脾益气药如党参、白术等配伍消食药物如山楂、神曲、麦芽等消补兼施为主。代表成药有肥儿丸、健脾消食片等。本类中成药功效虽缓，但毕竟属于攻伐之剂，故不宜长期服用，脾胃虚弱或无食积者慎用。

小儿消食片

Xiao'er Xiaoshi Pian《中国药典》2015 年版一部

【处方】炒鸡内金 4.7g　山楂 93.3g　六神曲（炒）85.5g　炒麦芽 85.5g　槟榔 23.3g　陈皮 7.8g

【方义简释】方中山楂消食导滞，善消一切饮食积滞，尤善肉食油腻之积；炒鸡内金运脾健胃、消食化积，二药合用，能消食积、健脾胃，故为君药。炒神曲、炒麦芽消食健脾，善化酒食陈腐之积，二药能增君药消食化积之力，故共为臣药。陈皮理气健脾，槟榔行气导滞，二药合用，既行气又消食，以助君臣药消积滞、健脾胃之功，故为佐药。诸药合用，共奏消食化滞，健脾和胃之功。故善治食滞肠胃所致的积滞，食少、便秘、脘腹胀满、面黄肌瘦。

【功效】消食化滞，健脾和胃。

【应用】

积滞　乳食宿久，停滞不消所致。症见食少、便秘、脘腹胀满、面黄肌瘦，苔腻，脉滑；小儿消化功能紊乱见有上述证候者。

【制法】以上六味，山楂粉碎成细粉；槟榔、陈皮加水煎煮二次，合并煎液，滤过；炒鸡内金、六神曲、炒麦芽加水温浸提取二次，合并提取液，滤过，滤液与上述滤液合并，减压浓缩成稠膏，加入上述细粉及适量糠粉，制成颗粒，干燥，压制成 1000 片；或压制成 750 片，包薄膜衣，即得浅棕色的片；或为异型薄膜衣片，除去包衣后显浅棕色；气微，味甘、微酸。

【剂型规格】素片，每片重0.3g；薄膜衣片，每片重0.4g。

【用法用量】口服或咀嚼。素片1~3岁1次2~4片，3~7岁1次4~6片；薄膜片1~3岁1次2~3片，3~7岁1次3~5片；1日3次。

【使用注意】脾胃虚弱，内无积滞者不宜使用。

【不良反应】文献报道可因过量服用小儿消食片而出现腹部剧痛、面红耳赤等不良反应。

【现代研究】本品有促进胃肠蠕动、促进消化液分泌、利胆等作用。《中国药典》规定本品每片含山楂以熊果酸（$C_{30}H_{48}O_3$）计，素片不得少于0.14mg，薄膜衣片不得少于0.18mg。

【方歌】小儿消食重山楂，六曲内金炒麦芽；槟榔陈皮导气滞，瘥后忌服用勿差。

肥儿丸

Fei'er Wan《中国药典》2015年版一部

【处方】煨肉豆蔻50g　木香20g　六神曲（炒）100g　炒麦芽50g　胡黄连100g　槟榔50g　使君子仁100g

【方义简释】方中六神曲、炒麦芽健脾和胃，消食导滞为君药。使君子、槟榔杀虫消积，散结导滞为臣药。木香、肉豆蔻和中止泻，行气止痛；胡黄连清泻疳积之热，共为佐药。诸药合用，共奏健脾消积、驱虫之功。

【功效】健胃消积，驱虫。

【应用】蛔虫病、疳积。

1. 蛔虫病　多因蛔虫内扰肠胃导致的腹部疼痛。症见食欲不振，面色萎黄，形体消瘦，大便下虫等。

2. 疳积　多因虫积成疳，脾虚胃热而成形体消瘦，腹痛腹胀，发热口臭，大便稀溏等症。用于小儿消化不良，虫积腹痛，面黄肌瘦，食少腹胀泄泻。

【制法】以上七味，粉碎成细粉，过筛，混匀。每100g粉末加炼蜜100~130g制丸，即得黑棕色至黑褐色的大蜜丸，味微甜、苦。

【剂型规格】大蜜丸，每丸重3g。

【用法用量】口服。1次1~2丸，1日1~2次。3岁以内小儿酌减。

【其他剂型】本品还有片剂剂型。

【使用注意】脾气虚弱者慎用。

【不良反应】目前尚未检索到有关该药的不良反应。

【现代研究】本品有促进胃肠蠕动、促进消化液分泌和增长体重等作用。

【方歌】肥儿丸内用使君，胡连肉蔻曲六神；木香槟榔麦芽炒，杀虫消积两法循。

第五节　止咳喘类

凡以止咳平喘，治疗儿科咳喘为主要作用的中药成方制剂，成为儿科止咳喘类中成药。

本类方剂主要具有止咳平喘作用，治疗由外感、痰热或痰浊郁肺导致儿科咳喘病证。症见咳嗽气急，甚或喘息，不得平卧，无痰或有白痰、黄痰，若有外感者还会出现恶寒、发热等表证，常以麻黄、杏仁、半夏、前胡、瓜蒌等止咳化痰平喘药物为主组成。代表性成药有小儿咳喘灵颗粒、清宣止咳颗粒、鹭鸶咯丸等。

本类中成药多以祛邪为主，主要治疗实证的咳喘，对于虚证咳喘应当慎用。

小儿咳喘灵颗粒

Xiao'er Kechuanling Keli《卫生部药品标准中药成方制剂》第四册

【处方】麻黄 25g　板蓝根 250g　瓜蒌 125g　金银花 250g　石膏 375g　苦杏仁 125g　甘草 125g

【方义简释】方中麻黄宣肺解表而平喘；石膏清泄肺热，二者相伍，宣肺而助热，清肺而不留邪，共为君药。苦杏仁降气平喘而止咳；瓜蒌清热化痰，润肺宽胸，共为臣药。金银花辛凉解表，清热解毒；板蓝根清热解毒，利咽消肿，二者共为佐药。生甘草和中调和诸药，又润肺止咳，利咽喉。诸药合用，宣清相兼，共奏宣肺清热，止咳祛痰，平喘之功。

【功效】宣肺清热，止咳祛痰，平喘。

【应用】小儿外感风热所致的感冒、喘证。

1. 感冒　风热犯肺，肺气郁闭，肺卫失和，气机不利，灼津为痰，阻滞气道所致。症见发热，恶风，微有汗出，咳嗽有痰。上呼吸道感染见上述症状者。

2. 喘证　由风热闭肺，痰热壅盛于气道，肺失宣降所致。症见发热不退，咳嗽痰浓，喘息气促。急性支气管炎、肺炎见上述证候者。

【制法】以上七味，石膏、苦杏仁、甘草、板蓝根、瓜蒌，加水煎煮 1 小时。药渣与麻黄、金银花加水煎煮 1 小时，滤过，合并滤液，静置，取上清液，浓缩成流浸膏，加乙醇一倍量，搅匀，冷藏 12~48 小时，滤取上清液，回收乙醇，浓缩成稠膏，加入适量的糊精及蔗糖粉颗粒，干燥，制成 400g，即得黄棕色颗粒，味甜，微苦、辛。

【剂型规格】颗粒剂，每袋 10g。

【用法用量】颗粒剂，开水冲服。2 岁以内 1 次 1g；3~4 岁，1 次 1.5g；5~7 岁，1 次 2g。1 日 3~4 次。

【其他剂型】本品还有口服液、合剂、泡腾片、泡腾颗粒等剂型。

【使用注意】风寒感冒者慎用。

【现代研究】本品有解热、平喘、镇咳、抗菌等作用。

【方歌】小儿咳喘效最灵，麻杏石甘加苦杏；双花瓜蒌板蓝根，表里痰热一并清。

清宣止咳颗粒

Qingxuan Zhike Keli《新药转正标准》（中药第五十二册）

【处方】桑叶　薄荷　苦杏仁（炒）　桔梗　紫菀　陈皮　白芍　枳壳　甘草

【方义简释】方中桑叶疏散风热，宣肺、润肺而止咳；薄荷疏散风热，清利咽喉，共为君药。桔梗宣肺化痰，利咽止咳；杏仁降润肺气，止咳平喘；紫菀润肺下气，止咳化痰；陈皮理气燥湿而化痰，四者加强君药的止咳之力，又可宣降肺气，化痰平喘，共为臣药。白芍养阴敛阴，可防辛散药物伤阴之弊；枳壳行气宽胸，气行则痰消，共为佐药。甘草润肺止咳，又可调和诸药，是为佐使之用。诸药合用，共奏疏风清热，宣肺止咳之功。故善治小儿外感风热所致的咳嗽。

【功效】疏风清热，宣肺止咳。

【应用】

咳嗽　小儿外感风热所致的咳嗽。症见咳嗽，咯痰，发热，鼻塞，流涕，微恶风寒，咽红或痛，苔薄黄，脉浮数。

【制法】取上述九味，依法制成浅褐色或棕褐色的颗粒；气芳香，味甜、微辛。

【剂型规格】颗粒剂，每袋 10g。

【用法用量】开水冲服。1~3 岁，每次 1/2 袋；4~6 岁，每次 3/4 袋；7~14 岁，每次 1 袋。1 日 3 次。

【使用注意】糖尿病患儿禁服。脾虚易腹泻者慎服。服药期间，禁生冷、辛辣、油腻食物。

【现代研究】本品有抗炎、抗菌等作用。《新药转正标准》规定本品每袋含芍药以芍药苷（$C_{28}H_{28}O_{11}$）计，不得少于 8.0mg。

【方歌】清宣止咳苦杏仁，桑叶薄荷风热存；陈皮枳壳白芍入，甘桔紫菀清中润。

鹭鸶咯丸

Lusika Wan《中国药典》2015 年版一部

【处方】麻黄 12g　石膏 60g　细辛 6g　炒芥子 12g　瓜蒌皮 60g　青黛 30g　天花粉 60g　苦杏仁 60g　甘草 12g　炒紫苏子 60g　炒牛蒡子 30g　射干 30g　蛤壳 60g　栀子（姜炙）60g　人工牛黄 5g

【方义简释】方中麻黄开宣肺气，止咳平喘，为君药。石膏、天花粉清泻肺热，并可润肺；栀子、青黛，清肝宁肺，共为臣药。杏仁苦降肺气，止咳平喘；紫苏子、白芥子，辛润而降，降利肺气，止咳化痰；牛蒡子、射干清热化痰，解毒利咽；瓜蒌皮、海蛤壳宽胸行气，化痰散结；细辛宣肺通窍；人工牛黄清热解毒，豁痰开窍，共为佐药。甘草润肺止咳，调和诸药。诸药合用，共奏宣肺、化痰、止咳之功。

【功效】宣肺、化痰、止咳。

【应用】痰浊阻肺所致的顿咳、咳嗽。

1. 顿咳　因外感时行疠气侵入肺气，化热夹痰交结肺气所致。症见咳嗽阵作，痉咳不已，痰鸣气促，咽红肿痛，伴有胁痛、呕吐，痰中带血，舌苔白或黄，脉滑数。百日咳见上述证候者。

2. 咳嗽　因痰热蕴肺所致。症见咳嗽痰多，黏稠难咳，面赤唇红，烦躁不宁，尿赤，便干，舌红苔黄，脉滑数。急性支气管炎见上述证候者。

【制法】以上十五味，除人工牛黄外，其余麻黄等十四味粉碎成细粉；将人工牛黄研细与上述粉末配研，过筛，混匀。每 100g 粉末加炼蜜 90~100g 制成丸，即得黑绿色的大蜜丸；气微，味甜、苦。

【剂型规格】大蜜丸，每丸重1.5g。

【用法用量】梨汤或温开水送服。1次1丸，1日2次。

【使用注意】体虚久咳者慎用；百日咳患儿应隔离治疗。

【现代研究】本品有抗炎、抗菌、祛痰等作用。《中国药典》规定本品每丸含栀子以栀子苷（$C_{17}H_{24}O_{10}$）计，不得少于1.4mg。

【方歌】鹭鸶咯丸小细辛，麻杏石甘天花粉；苏子牛蒡黛蛤散，白芥瓜蒌苦杏仁，栀子射干除痰热，牛黄加入热毒深；百日咳嗽疬气侵，外感温病两相因。

第六节　补虚类

凡以扶正补虚，治疗小儿虚损病为主要作用的制剂，称为儿科补虚类中成药。

本类中成药主要具有补益气血、滋阴等作用，适用于小儿因脾胃气虚、阴亏导致的小儿发育不良的病证。症见面色萎黄，发稀，坐立、行走、语言功能发育迟缓；或身体消瘦，神疲不振，心烦少寐，动则多汗，盗汗，夜啼等。其处方以补脾益气药物如人参、白术、茯苓等为主组成，酌加滋阴潜阳之品。代表成药有龙牡壮骨颗粒。

本类中成药多由滋腻之品组成，对于湿热或邪实之证要慎用。

龙牡壮骨颗粒

Longmu Zhuanggu Keli《中国药典》2015年版一部

【处方】党参　山麦冬　黄芪　醋龟甲　炒白术　山药　醋南五味子　龙骨　煅牡蛎　茯苓　大枣　甘草　乳酸钙　炒鸡内金　维生素D_2　葡萄糖酸钙

【方义简释】本品为中西药合方制剂。方中党参健脾益气，生津养血；黄芪补中益气，升阳固表，共为君药。炒白术、山药、茯苓、大枣健脾益气养血，加强君药的补益之力；鸡内金健脾消食导滞；麦冬滋养胃阴，醋龟甲滋养肾阴；五味子、龙骨、牡蛎潜阳安神，敛阴止汗，共为佐药。甘草调和诸药为使药。另入乳酸钙、葡萄糖酸钙可以补钙，维生素D_2可以促进钙磷的吸收。中西药合用，共奏强筋壮骨，和胃健脾之功，故可治疗和预防小儿佝偻病、软骨病。

【功效】强筋壮骨，和胃健脾。

【应用】先后天不足所致的小儿五迟、小儿汗证、软骨病。

1. 小儿五迟　先天不足，肝肾亏损，后天失养，气血虚弱所致。症见面色萎黄，发稀，坐立、行走、语言等发育迟缓，骨骼软弱。小儿佝偻病、软骨病、钙缺乏症等见有上述证候者。

2. 小儿汗症　小儿脾肾虚弱，气阴不足，卫外不固所致。症见身体消瘦，神疲不振，心烦少寐，动则多汗，晚间尤甚，多梦，惊惕不安，夜间烦哭；小儿佝偻病、软骨病、钙缺乏症等见有上述证候者。

3. 厌食　小儿脾胃虚弱，运化不及所致。症见不思饮食，消化不良，肌肉松弛；小儿钙缺乏症等见有上述证候者。

文献报道本方还可以治疗小儿迁延性肺炎、老年性骨质疏松症、心悸、失眠等。

【制法】以上十六味，炒鸡内金粉碎成细粉，党参、黄芪、山麦冬、炒白术、山药、醋南五味子、茯苓、大枣、甘草加水煎煮三次，煎液滤过，滤液合并；醋龟甲、龙骨、煅牡蛎加水煎煮四次，滤过，滤液与党参等提取液合并，浓缩至稠膏。取炒鸡内金粉、维生素 D_2、乳酸钙、葡萄糖酸钙和上述稠膏，加入蔗糖粉、香精适量，混匀，制颗粒，干燥，制成 1000g；或加入适量的糊精、枸橼酸、阿司帕坦，混匀，制颗粒，干燥，放冷，加橙油，混匀，制成600g，即得淡黄色至黄棕色的颗粒，气香，味甜。

【剂型规格】颗粒剂。含蔗糖型每袋 5g，无蔗糖型每袋装 3g。

【用法用量】开水冲服。2 岁以下 1 次 5g 或 3g（无蔗糖），2~7 岁 1 次 7.5g 或 4.5g（无蔗糖），7 岁以上 1 次 10g 或 6g（无蔗糖）；1 日 3 次。

【其他剂型】本品还有龙牡壮骨咀嚼片剂型。

【使用注意】实热者慎用。

【不良反应】有文献报道服用该药出现荨麻疹和过敏性皮疹。

【现代研究】本品有抗骨质疏松的作用。《中国药典》规定本品每袋含钙（Ca）不得少于 45.0mg。

【方歌】龙牡壮骨有四君，黄芪麦冬五味珍；大枣山药乳酸钙，龟板醋制炒内金。

葡糖酸钙维生素 D，中西合璧出精品；五迟五软身不健，疳积夜啼求脾肾。

第七节　镇惊息风类

凡以镇惊息风，治疗小儿惊风抽搐为主要作用的中药制剂，称为儿科镇惊息风类中成药。

镇惊息风类中成药主要具有平肝镇惊，息风止痉作用，常用治疗痰食、痰热生风导致的急惊风。症见高热昏迷，惊厥抽搐，或喉间痰鸣气急，或神志不清等。其处方组成琥珀、朱砂、天竺黄、牛黄、麝香等以清热平肝，镇惊豁痰，开窍醒神的药物为主组成。代表成药有琥珀抱龙丸。

本类中成药主要适用于实证的急惊风，脾虚慢惊风病证不宜使用。

琥珀抱龙丸

Hupo Baolong Wan《中国药典》2015 年版一部

【处方】山药（炒）256g　朱砂 80g　甘草 48g　琥珀 24g　天竺黄 24g　檀香 24g　枳壳（炒）16g　胆南星 16g　茯苓 24g　枳实（炒）16g　红参 24g

【方义简释】方中琥珀清心凉肝，镇惊安神；朱砂清热解毒，重镇安神；炒山药补脾益肾、益气养阴，《药性论》谓其能"镇心神"，《日华子本草》谓其能"长志安神"，三药合用，能清心镇心安神，故共为君药。胆南星、天竺黄清心豁痰，凉肝定惊；枳实、枳壳行气破气，消痰散痞；茯苓健脾运、除痰湿；红参补中益气，助益心脾而化痰安神，合而用之，能助君药化痰、定惊，故共为臣药。檀香行气和中，为佐药。甘草调和药性，为使药。诸药合用，共奏清热化痰，镇静安神之功。故治饮食内伤所致的痰食型急惊风，症见发热抽搐、烦躁不安、痰喘气急、惊痫不安。

【功效】清热化痰，镇静安神。

【应用】饮食内伤所致的痰食型急惊风、痰痫、咳嗽。

1. 急惊风 因痰火湿浊蒙蔽心包，引动肝风所致。症见纳呆，呕吐，腹痛，便秘，痰多，继而发热，神呆，迅即昏迷，惊厥，喉间痰鸣，腹部胀满，呼吸气粗。高热惊厥见有上述证候者。

2. 痰痫 小儿脾常不足，内伤枳滞，痰浊内阻，阴阳不相接续，清阳蒙蔽所致。症见发作时痰涎壅盛，喉间痰鸣，口角流涎，瞪目直视，神志模糊，犹如痴呆，失神，面色黄而不华，手足抽搐不明显，舌苔白腻，脉弦滑。小儿癫痫、手足搐搦症见有上述证候者。

3. 咳嗽 小儿正气虚弱，痰湿内伏，肺气闭阻所致。症见发热，咳嗽而喘，呼吸困难，气急鼻煽，面赤，口渴，喉间痰鸣，胸闷胀满，泛吐痰涎，舌红苔黄，脉弦滑。上呼吸道感染、气管炎见有上述证候者。

【制法】以上十一味，琥珀研成极细粉，朱砂水飞成极细粉；其余檀香九味粉碎成细粉与上述粉末配研，过筛混匀。100g 粉末加炼蜜 90~110g 制成小蜜丸或大蜜丸，即得棕红色的小蜜丸或大蜜丸，味甘、微苦、辛。

【剂型规格】蜜丸。小蜜丸每 100 丸 20g；大蜜丸每丸重 1.8g。

【用法用量】口服。小蜜丸 1 次 1.8g（9 丸），大蜜丸 1 次 1 丸，1 日 2 次；婴儿小蜜丸每次 0.6g（3 丸），大蜜丸每次 1/3 丸，化服。

【其他剂型】本品还有胶囊剂的剂型。

【使用注意】慢脾风者不宜使用；寒痰停饮咳嗽慎用；脾胃虚弱、阴虚火旺者慎用；本品含有朱砂，不宜长期服用；小儿高热惊厥不止者，应及时送医院抢救。

【现代研究】本品有镇静、抗惊厥、解热、抗菌、抗炎等作用。《中国药典》规定本品含朱砂以硫化汞（HgS）计，小蜜丸每 1g 应为 59.4~80.0mg，大蜜丸每丸应为 107~144mg。

【方歌】琥珀抱龙天竺黄，南星朱砂并檀香；参苓药草枳实壳，痰食急惊病痫狂。

表 27-1 其他儿科中成药

名称	组成	功能	主治	用法用量	使用注意
儿感清口服液	紫苏叶、荆芥穗、薄荷、黄芩、桔梗、化橘红、法半夏、甘草	解表清热，宣肺化痰	小儿外感风寒，肺胃蕴热证，症见发热恶寒、鼻塞流涕、咳嗽有痰、咽喉肿痛、口渴	口服。1~3 岁，1 次 10mL，1 日 2 次；4~7 岁，1 次 10mL，1 日 3 次；8~14 岁，1 次 10mL，1 日 3 次	服药 3 天症状无改善或加重者，应及时就医
小儿化毒散	人工牛黄、珍珠、雄黄、大黄、黄连、甘草、天花粉、川贝母、赤芍、乳香（制）、没药（制）、冰片	清热解毒，活血消肿	用于热毒内蕴、毒邪未尽所致的口疮肿痛、疮疡溃烂、烦躁口渴、大便秘结	口服。1 次 0.6g，1 日 1~2 次；3 岁以内小儿酌减。外用，敷于患处	服药 3 天症状无改善或加重者，应及时就医

续表

名称	组成	功能	主治	用法用量	使用注意
健脾康儿片	人参、白术（麸炒）、茯苓、山药（炒）、山楂（炒）、鸡内金（醋炒）、木香、陈皮、使君子肉（炒）、黄连、甘草	健脾养胃，消食止泻	脾胃气虚所致的泄泻，症见腹胀便泻、面黄肌瘦，食少倦怠，小便短少	口服。口服。1岁以内1次1~2片，1~3岁1次2~4片，3岁以上1次5~6片，1日两次	湿热泄泻者慎用。服药期间，饮食宜清淡，选择易消化食物，注意补充体液，防止脱水
小儿化食丸	六神曲（炒焦）、焦山楂、焦麦芽、焦槟榔、醋莪术、三棱（制）、牵牛子（炒焦）、大黄	消食化滞，泻火通便	用于食滞化热所致的积滞，症见厌食、烦躁、恶心呕吐、口渴、脘腹胀满、大便干燥	口服。1岁以内1次1丸，1岁以上1次2丸，1日2次口服	忌食辛辣油腻
一捻金胶囊	大黄、炒牵牛子、槟榔、人参、朱砂	消食导滞，祛痰通便	用于脾胃不和、痰食阻滞所致的积滞，症见停食停乳、腹胀便秘、痰盛喘咳	口服，或倾出内容物，温水冲服。1岁以内1次1粒，1~3岁1次2粒，4~6岁1次3粒，1日1~2次，6岁以上请遵医嘱	不宜久用
儿童清肺丸	麻黄、石膏、蜜桑白皮、黄芩、橘红、炒紫苏子、浙贝母、细辛、蜜枇杷叶、前胡、天花粉、炒苦杏仁、甘草、瓜蒌皮、板蓝根、法半夏、葶苈子、紫苏叶、薄荷、白前、石菖蒲、煅青礞石	清肺，解表，化痰，止嗽	用于小儿风寒外束、肺经痰热所致的面赤身热、咳嗽气促、痰多黏稠、咽痛声哑	口服。水蜜丸1次1袋，大蜜丸1次1丸，1日2次；3岁以下1次半袋或半丸	阴虚燥咳、体弱久嗽慎用
小儿消积止咳口服液	炒山楂、枳实、瓜蒌、炒葶苈子、连翘、槟榔、蜜枇杷叶、炒莱菔子、桔梗、蝉蜕	清热肃肺，消积止咳	用于小儿饮食积滞、痰热蕴肺所致的咳嗽、夜间加重、喉间痰鸣、腹胀、口臭	口服。1岁以内1次5ml，1~2岁1次10mL，3~4岁1次15ml，5岁以上1次20ml，1日3次；5天为1疗程	体质虚弱、肺气不足、肺虚久咳、大便溏薄者慎用。三个月以下婴儿不宜服用
牛黄抱龙丸	牛黄、胆南星、天竺黄、茯苓、琥珀、人工麝香、全蝎、炒僵蚕、雄黄、朱砂	清热镇惊，祛风化痰	用于小儿风痰壅盛所致的惊风，症见高热神昏、惊风抽搐	口服。1次1丸，1日1~2次；1岁以内小儿酌减	慢惊风或阴虚火旺致虚风内动者慎用，方中含有雄黄、朱砂，不可久服

复习思考题

1. 简述儿科中成药的分类及主要适应病证及使用注意。

2. 患儿，女，6岁。昨日受凉后开始恶寒发热，鼻塞，流涕，喷嚏，咽喉肿痛，咳嗽，痰白而黏，舌淡红，脉浮。中医辨证后处方以解肌宁嗽丸治疗。请结合解肌宁嗽丸的功效、主治说明选药的是否合理？

3. 患儿，男，7岁。主诉泄泻、大便溏泻、饮食减少、腹胀、倦怠懒言，舌淡苔白，脉弱。中医辨证后处方以止泻灵颗粒治疗，请结合止泻灵颗粒的功效、主治说明选药的是否合理?

4. 患儿，女，5 岁。身体消瘦，神疲不振，心烦少寐，动则多汗，晚间尤甚，多梦，惊惕不安，夜间烦哭，坐立、行走、语言等发育迟缓，中医辨证后处方以龙牡壮骨颗粒治疗，请结合龙牡壮骨颗粒的功效、主治说明选药的是否合理?

第二十八章　眼科常用中成药

眼科常用中成药以明目为主要作用，因导致目视不明的病因病机不同，故选用及配伍药物各异，可分为清热类、扶正类二类。

眼科制剂主要用于眼科感染性疾病（急性细菌性结膜炎、眼睑炎、沙眼、眼睑湿疹、流行性角膜结膜炎、球后视神经炎、急性睑腺炎、单纯性角膜溃疡、匐行性角膜溃疡）、视神经萎缩、翼状胬肉、老年性白内障、单纯性青光眼、青少年假性近视、视网膜中央静脉阻塞、视网膜色素变性、泪囊吸引功能不良、角膜结膜干燥症、中心性浆液性脉络膜视网膜病变等。

第一节　清热类

凡以清热散风或清热泻火，治疗风热或火热上攻所致的各种目疾为主要作用的中药制剂，称为眼科清热类中成药。

本类中成药主要具有清热散风明目或清热泻火明目之功，兼有退翳、消肿、止痛、利尿或通便等作用，适用于风热上攻、外感风热内郁化火、火热上攻等引发的眼科疾病。按其功效与适用范围，本类中成药又可分为清热散风明目剂与清热泻火明目剂两类。清热散风明目剂主要具有清热散风、明目退翳、止痒止泪等作用，主治风热上攻所致的胞睑红肿，白睛红赤，灼痛痒涩，羞明多泪，或眵多胶结，口干，尿黄，舌红，苔黄，脉浮数等。其处方组成以菊花、蒺藜、蝉蜕、决明子等清热散风、明目退翳药为主。代表成药有明目蒺藜丸、明目上清片等。清热泻火明目剂主要具有清热泻火、明目退翳、止痒等作用，主治火热上攻所致的胞睑红肿、白睛赤肿或溢血、沙涩灼痛、黑睛生星翳、畏光流泪、口渴引饮、尿赤、便干、舌红、苔黄、脉数等。其处方组成以熊胆、黄连、龙胆、珍珠、炉甘石等清热泻火、清肝明目、止痒药为主。代表成药有八宝眼药散、黄连羊肝丸等。

本类中成药大多辛散苦凉清泄或苦寒清泄，有伤阳伤津之弊，故脾胃虚寒或阴虚津亏者慎用。

明目蒺藜丸

Mingmu Jili Wan《卫生部药品标准中药成方制剂》第六册

【处方】蒺藜（盐水炙）108g　蔓荆子（微炒）72g　菊花108g　蝉蜕36g　防风36g　荆芥75g　薄荷36g　白芷36g　木贼36g　决明子（炒）36g　石决明36g　密蒙花36g　连翘36g　黄连4g　栀子（姜水炙）36g　黄芩72g　黄柏36g　当归72g　赤芍36g　地黄72g　川芎36g　旋覆

花 36g　甘草 36g

【方义简释】方中蒺藜、菊花、蔓荆子、蝉蜕疏风明目，止痒退翳，为君药。炒决明子、石决明清泻肝火、平肝明目；薄荷、木贼、密蒙花、炒蔓荆子均入肝经，疏散风热、清利头目而明目退翳止痒；黄连、姜栀子、黄芩、黄柏苦寒直折三焦实火而退翳明目，此十味相合，助君药之功，为臣药。连翘、荆芥、防风、白芷清散头面部风热、除湿止痒；当归、赤芍、地黄、川芎养血行血，凉血清热，为佐药。旋覆花主入肺胃经，善下气降逆，以利清泄上中焦实热火毒；甘草调和药性，为使药。诸药合用，清泄与疏散并施，共奏清热散风，明目祛翳之功。善治上焦火盛引起的暴发火眼、云蒙障翳、羞明多眵、眼边赤烂、红肿痛痒、迎风流泪。

【功效】清热散风，明目退翳。

【应用】上焦火盛引起的暴风客热、黑睛障翳、睑弦赤烂。

1. 暴风客热　外感风热，入里化热，上焦火盛所致。症见白睛红赤肿胀高起，眼睑肿胀，眵多如脓，晨起眼眵封闭眼睑，伴有口渴，便秘，舌红苔黄，脉数。急性卡他性结膜炎见上述证候者。

2. 黑睛障翳　风热上扰黑睛所致。黑睛表面溃破，生星翳或如银星，或如凝脂翳状，伴有疼痛，羞明，流泪，白睛抱轮红赤，甚则视力下降，头额疼痛；单纯性角膜溃疡、匐行性角膜溃疡见上述证候者。

3. 睑弦赤烂　风热夹湿，上犯眼睑所致。症见睑弦生鳞屑样痂皮，睫毛周围生脓点、脓痂，刺痒不适，甚则溃烂延及眼睑皮肤，脓水浸淫成疮。鳞屑性睑缘炎、化脓性睑缘炎、眼睑湿疹见上述证候者。

【制法】以上二十三味，粉碎成细粉，过筛，混匀。用水泛丸，干燥，即得黄褐色的水丸。气微，味微辛、苦。

【剂型规格】水丸，每 20 粒重 1g。

【用法用量】口服。1 次 9g，1 日 2 次。

【使用注意】阴虚火旺及年老体弱者慎用。服药期间忌食辛辣、肥甘厚味之品，禁吸烟饮酒。

【现代研究】本品主要有抗病毒、抗炎、抑菌等作用。

【方歌】明目蒺藜大复方，清热散风明目强，上焦火盛暴发眼，云蒙障除肿痛消。

八宝眼药

Babao Yanyao《卫生部药品标准中药成方制剂》第六册

【处方】炉甘石（三黄汤飞）300g　地栗粉 200g　熊胆 9g　硼砂（炒）60g　冰片 20g　珍珠 9g　朱砂 10g　海螵蛸（去壳）60g　麝香 9g

【方义简释】方中炉甘石收湿止痒，退赤去翳，为君药。地栗粉、熊胆、硼砂、冰片清热散火，消肿退翳，为臣药。珍珠、朱砂、海螵蛸清热退翳，收涩生肌，为佐药。麝香芳香走窜通闭，能引药入肌肤腠理，通行诸窍，为使药。诸药合用，主以清泄消散，兼以收敛，共奏消肿止痛，退翳明目之功。善治肝胃火盛所致的目赤肿痛、眼缘溃烂、畏光怕风、眼角涩痒。

【功效】消肿止痛，退翳明目。

【应用】肝胃火盛所致的天行赤眼、眦帷赤烂。

1. 天行赤眼 风热时疫之气所感而发，发病急骤，传染性强，双眼白睛红赤，水肿隆起，有点片状出血，灼热涩痛，畏光流泪。适用于急性出血性结膜炎、流行性角膜结膜炎见上述证候者。

2. 眦帷赤烂 风热夹湿，浸淫眼睑肌肤所致。自觉畏光，眦角及睑缘潮红，刺痛涩痒，有灰白色鳞屑，或在睫毛根部及周围有黄色脓点及痂皮，或并发眼睑湿疹，甚则常渗脓水，湿烂浸淫。适用于眦部睑缘炎、溃疡性睑缘炎见上述证候者。

【制法】以上九味，珍珠、朱砂分别水飞或粉碎细粉；海螵蛸、硼砂粉碎成极细粉；将麝香、冰片、熊胆研细，与上述粉末及地栗粉、炉甘石粉末研配，过九号筛，混匀，即得淡橙红色至淡红色的极细粉末。有明显的冰片香气。

【剂型规格】散剂。

【用法用量】取少许，点于眼角，1 日 2~3 次。点药后，轻轻闭眼 5 分钟以上。

【使用注意】孕妇慎用。睑内涂用时，适量即可，否则有干涩刺痛等不适。忌食辛辣食物，忌吸烟，忌饮酒。用药后应将药管或瓶口封紧，以免药气逸散。用于眼睑赤烂溃疡时，需用温开水将脓痂洗净，暴露疮面后涂敷。因方中含质重沉降之朱砂，如用水调滴眼时，宜摇匀后再用。

【现代研究】本品主要有抑菌等作用。

【方歌】八宝眼药炉甘石，地栗熊胆硼砂冰，珍珠朱砂海螵蛸，麝香止痛退翳明。

第二节　扶正类

凡以补虚扶正，治疗正气虚弱等所致的各种目疾为主要作用的中药制剂，称为眼科扶正类中成药。

本类中成药主要具有补虚扶正明目之功，兼有退翳、降火、活血、消肿等作用，适用于肝肾亏虚、气阴两虚（或兼血瘀）等引发的眼科疾病。按其功效与适用范围，本类中成药又可分为滋阴养肝明目剂与益气养阴化瘀明目剂两类。滋阴养肝明目剂主要具有滋肾养肝（或滋阴降火）、明目退翳等作用，主治肝肾亏虚或阴虚火旺所致的内障目暗、视物昏花、目干目涩、腰膝酸软、口干、舌红少苔、脉沉或细数等。其处方组成以熟地黄、枸杞子、白芍、菊花等滋养肝肾、明目药为主。代表成药有明目地黄丸、石斛夜光丸、障眼明片等。益气养阴化瘀明目剂主要具有补气养阴、活血化瘀、明目等作用。主治气阴两虚与瘀血阻脉所致的视力下降或视觉异常，眼底瘀血，神疲乏力，咽干，口干，舌红少苔，脉沉细等。其处方组成以黄芪、玄参、丹参等补气、养阴、活血药为主。代表成药有复方血栓通胶囊等。

本类中成药大多甘润滋补，有腻膈碍胃恋邪之弊，故脾胃虚弱者慎用，痰湿、食积、气滞者忌用。

明目地黄丸

Mingmu Dihuang Wan《中国药典》2015 年版一部

【处方】熟地黄 160g 酒萸肉 80g 牡丹皮 60g 山药 80g 茯苓 60g 泽泻 60g 枸杞子 60g 菊花 60g 当归 60g 白芍 60g 蒺藜 60g 煅石决明 80g

【方义简释】方中熟地黄滋补肾阴，填精益髓，精气充则目明，故为君药。制山茱萸、枸杞子、山药、当归、白芍助君药补精养血，血盛则形强，以充养神光，共为臣药。蒺藜、石决明散风清热，益阴平肝，祛翳明目止泪；牡丹皮凉血散瘀，治血中郁热，又制山茱萸之温涩；泽泻泄热利湿，配熟地黄以泻浮火、降浊；茯苓淡渗脾湿，配山药健运脾气而益肾，此五味共为佐药。菊花清热散风，除头痛目赤，升发阴精，为佐使药。诸药合用，滋补中兼清泄，可达滋肾养肝，益精明目之功。善治肝肾阴虚，目涩畏光，视物模糊，迎风流泪。

【功效】滋肾，养肝，明目。

【应用】肝肾阴虚所致视瞻昏渺、干涩昏花、溢泪症。

1. 视瞻昏渺 劳神竭视，血少，元气弱或精血亏损所致。眼外观端好，无异常人，自觉视力渐降，蒙昧不清。一些慢性视神经视网膜疾病如慢性球后视神经炎，轻度视神经萎缩、视网膜黄斑部的退行性病变见上述证候者。

2. 干涩昏花 劳瞻竭视，过度思虑，或房劳过度，致伤神水，目干涩不爽，视物昏花，甚则黑睛枯干光损。常伴口干鼻燥，妇女月经不调，白带稀少。角膜结膜干燥症见上述证候者。

3. 溢泪症 年老体衰，精血不足，筋肉弛缓，眼液失约所致。初起迎风流泪，甚则时时泪下，但冲洗泪道检查，仍然通畅。泪囊吸引泪液下行的功能减弱见上述证候者。

【制法】以上十二味，粉碎成细粉，过筛，混匀。每 100g 粉末用炼蜜 35~50g 加适量的水制丸，干燥，制成水蜜丸；或加炼蜜 90~110g 制成小蜜丸或大蜜丸，即得黑褐色至黑色的水蜜丸、黑色的小蜜丸或大蜜丸。气微香，味先甜而后苦、涩。

【剂型规格】水蜜丸；小蜜丸；大蜜丸（每丸重 9g）。

【用法用量】口服。水蜜丸 1 次 6g，小蜜丸 1 次 9g，大蜜丸 1 次 1 丸；1 日 2 次。

【其他剂型】本品还有浓缩丸、胶囊的剂型。

【使用注意】肝经风热、肝胆湿热、肝火上扰者慎用；脾胃虚弱，运化失调者慎用。服药期间不宜食用油腻肥甘、辛辣燥热之物。

【现代研究】本品主要有抗氧化损伤等作用。《中国药典》规定本品含酒萸肉以马钱苷（$C_{17}H_{26}O_{10}$）计，水蜜丸每 1g 不得少于 0.30mg；小蜜丸每 1g 不得少于 0.22mg；大蜜丸每丸不得少于 2.0mg；含牡丹皮以丹皮酚（$C_9H_{10}O_3$）计，水蜜丸每 1g 不得少于 0.50mg；小蜜丸每 1g 不得少于 0.40mg；大蜜丸每丸不得少于 3.6mg；含白芍和牡丹皮以芍药苷（$C_{23}H_{28}O_{11}$）计，水蜜丸每 1g 不得少于 0.80mg；小蜜丸每 1g 不得少于 0.60mg；大蜜丸每丸不得少于 5.4mg。

【方歌】明目地黄滋肾阴，归芍枸杞养肝血，蒺藜菊花石决明，目涩模糊诸证除。

石斛夜光丸

Shihu Yeguang Wan 《中国药典》2015 年版一部

【处方】石斛 30g　人参 120g　山药 45g　茯苓 120g　甘草 30g　肉苁蓉 30g　枸杞子 45g　菟丝子 45g　地黄 60g　熟地黄 60g　五味子 30g　天冬 120g　麦冬 60g　苦杏仁 45g　防风 30g　川芎 30g　麸炒枳壳 30g　黄连 30g　牛膝 45g　菊花 45g　盐蒺藜 30g　青葙子 30g　决明子 45g　水牛角浓缩粉 60g　山羊角 300g

【方义简释】方中石斛、天冬、麦冬、地黄清热凉血，养阴生津，以清虚热；熟地黄、枸杞子、肉苁蓉、菟丝子、五味子、牛膝补益肝肾，益精明目；人参、山药、茯苓、甘草补脾益气，以助气血生化之源；以上诸药补肝肾，益精血，益气养阴，濡养眼目。水牛角、羚羊角、黄连、决明子、青葙子清热泻火，凉血明目；菊花、蒺藜、川芎、防风、苦杏仁、枳壳活血行气，疏风明目。诸药合用，融滋补、清泄、润降为一体，共奏滋阴补肾，清肝明目之功。善治肝肾两亏，阴虚火旺，内障目暗，视物昏花。

【功效】滋阴补肾，清肝明目。

【应用】肝肾两亏，阴虚火旺所致圆翳内障、视瞻昏渺、青盲。

1. 圆翳内障　肝肾不足，阴虚火旺所致。多发于 50 岁以上的人群，双眼同时或先后发病，早期眼前有黑影，随眼球转动而动，视物昏花，不能久视，老花眼的度数减低，或变为近视，或单眼视物时有复视或多视，以后视力逐渐减退，最后只能辨别手动或光感。年龄相关性白内障的早、中期见上述证候者。

2. 视瞻昏渺　肝肾不足，精血亏虚，目失所养而致。眼外观正常，自觉视力逐渐下降，视物昏花不清的眼内病变。其区别于云雾移睛，视瞻有色，视物变形等视觉异常的眼底病变。视神经萎缩轻症见上述证候者。

3. 青盲　肝肾不足，虚火上炎所致。眼内外无障翳气色可寻，只是自视不见者，为视瞻昏渺之重症。一眼或双眼之视力逐渐下降，视物昏矇，直至不辨人物，年轻人多为双眼同时或先后发病，瞳神内无任何气色可辨，伴见头晕耳鸣，腰膝酸软，双目干涩。视神经萎缩重症见上述证候者。

此外，有文献报道可治疗中心性浆液性脉络膜视网膜病变、各种慢性葡萄膜炎引起的低眼压、干燥综合征、青光眼。

【制法】以上二十五味，除水牛角浓缩粉外，山羊角挫研成细粉；其余石斛等二十三味粉碎成细粉，将水牛角浓缩粉与上述粉末配研，过筛，混匀。每 100g 粉末用炼蜜 35~50g 加适量的水制丸，干燥，制成水蜜丸；或加炼蜜 95~120g 制成小蜜丸或大蜜丸，即得棕色的水蜜丸、棕黑色的小蜜丸或大蜜丸。味甜而苦。

【剂型规格】水蜜丸，小蜜丸，大蜜丸（每丸重 5.5g）。

【用法用量】口服。水蜜丸 1 次 7.3g，小蜜丸 1 次 11g，大蜜丸 1 次 2 丸；1 日 2 次。

【其他剂型】本品还有颗粒剂的剂型。

【使用注意】肝经风热、肝胆湿热、肝火上扰者慎用；脾胃虚弱，运化失调者慎用。孕妇慎用。服药期间不宜食用油腻肥甘、辛辣燥热之物。

【现代研究】本品主要有抑制白内障形成、改善微循环、增强免疫及抗疲劳等作用。《中国药典》规定本品含黄连以盐酸小檗碱（$C_{20}H_{17}NO_4 \cdot HCL$）计，水蜜丸每 1g 不得少于 0.41mg；小蜜丸每 1g 不得少于 0.27mg；大蜜丸每丸不得少于 1.5mg。

【方歌】石斛夜光肝肾阴，更兼清肝又明目，阴虚火旺致圆翳障，视瞻昏渺青盲除。

表 28-1 其他眼科中成药

名称	组成	功能	主治	用法用量	使用注意
明目上清片	菊花、连翘、黄芩、黄连、薄荷脑、荆芥油、蝉蜕、蒺藜、栀子、熟大黄、石膏、天花粉、麦冬、玄参、赤芍、当归、车前子、枳壳、陈皮、桔梗、甘草	清热散风，明目止痛	用于外感风热所致的暴发火眼、红肿作痛、头晕目眩、眼边刺痒、大便燥结、小便赤黄	口服。1 次 4 片，1 日 2 次	孕妇慎用。脾胃虚寒者忌用。服药期间忌食辛辣燥热、油腻黏滞之物
黄连羊肝丸	黄连、龙胆、胡黄连、黄芩、黄柏、密蒙花、木贼、茺蔚子、夜明砂、决明子（炒）、石决明（煅）、柴胡、青皮（醋炒）、鲜羊肝	泻火明目	用于肝火旺盛，目赤肿痛，视物昏暗，羞明流泪，胬肉攀睛	口服。1 次 1 丸，1 日 1~2 次	本品苦寒，故阴虚火旺、体弱年迈及脾胃虚寒者慎用，不可过量或持久服用。服药期间忌食辛辣肥甘之物
障眼明片	熟地黄、菟丝子、枸杞子、肉苁蓉、山茱萸、蕤仁（去内果皮）、决明子、密蒙花、菊花、车前子、青葙子、蔓荆子、党参、黄芪、黄精、白芍、川芎、石菖蒲、升麻、葛根、关黄柏、甘草	补益肝肾，退翳明目	用于肝肾不足所致的干涩不舒、单眼复视、腰膝酸软，或轻度视力下降；早、中期年龄相关性白内障见上述证候者	口服。薄膜衣片：每片重 0.21g，1 次 4 片，1 日 3 次；每片重 0.42g 者，1 次 2 片，1 日 3 次。糖衣片：（片心重 0.21g）1 次 4 片，1 日 3 次	脾胃虚寒者慎用。治疗过程中不宜食用辛辣烧烤、黏腻肥甘食物
复方血栓通胶囊	三七、黄芪、丹参、玄参	活血化瘀，益气养阴	用于血瘀兼气阴两虚证的视网膜静脉阻塞，症见视力下降或视觉异常、眼底瘀血征象、神疲乏力、咽干、口干等；以及血瘀兼气阴两虚的稳定性劳累型心绞痛，症见胸闷痛、心悸、心慌、气短、乏力、心烦、口干等	口服。1 次 3 粒，1 日 3 次	孕妇及痰瘀阻络、气滞血瘀者慎用。用药期间，不宜食用辛辣厚味、肥甘滋腻食物

复习思考题

1. 简述眼科常用中成药的分类及主要适应证。

2. 比较明目蒺藜丸、八宝眼药散、明目地黄丸、石斛夜光颗粒的功用异同及使用注意。

3. 患者，男，25 岁。一周连日熬夜打电脑游戏，诊双眼红肿疼痛、畏光怕风、眼角涩痒，舌红苔黄，脉数。诊为肝胃火盛所致，明目蒺藜丸与八宝眼药散，何药更适用？并说明选药的依据。

NOTE

第二十九章　耳鼻喉、口腔科常用中成药

本章主要介绍临床常用于治疗耳病、鼻病、咽喉病及口腔科常见疾病的中成药。

第一节　治耳病类

凡以清肝利耳或滋肾聪耳药物为主组成，具有清泻肝胆实火，清利肝胆湿热，滋补肝肾，聪耳通窍等作用，常用以治疗耳病的中成药，称为治耳病类中成药。

耳病主要是因肝火上扰，肝胆湿热或肝肾亏虚所致，临床表现为耳鸣、耳聋、耳内流脓等。因耳病主要从虚实辨证，故本类成药常分为清肝利耳、益肾聪耳两类。

清肝利耳类中成药主要具有清泻肝胆实火、清利肝胆湿热的作用，适用于肝火上扰或肝胆湿热所致的突发耳聋、耳鸣，耳内如闻潮声或风雷声，伴面红目赤、烦躁易怒、口苦口干、便秘尿黄，舌红苔黄，脉弦数。其处方组成以龙胆、黄芩、羚羊角、栀子等清泻肝胆药为主。代表成药有耳聋丸、通窍耳聋丸。

益肾聪耳类中成药主要具有滋肾平肝等作用，适用于肾精亏虚所致的听力逐渐下降、耳鸣如闻蝉鸣声，昼夜不息，夜间较重，头晕目眩，视物不清，腰膝酸软，舌红少苔，脉细弱或细数等。其处方组成以熟地黄、山茱萸、磁石、石菖蒲等补益肝肾、聪耳开窍药为主。代表成药有耳聋左慈丸。

清肝利耳类中成药性多苦寒，有伤阳败胃或伤津之弊，故脾胃虚寒或阴虚津亏者慎用；益肾聪耳类中成药多滋腻碍胃，故脾胃虚弱及痰壅湿滞者慎用。治耳病类中成药口服多为丸剂，外用有滴耳油、滴耳液两种制剂。

现代研究表明治耳病类中成药具有镇痛、抑菌、抗炎、防治药物性耳损伤等作用。西医学的外耳道炎和疖、急慢性化脓性中耳炎、分泌性中耳炎、感音神经性耳聋、耳鸣等，临床上可结合辨证选用。

耳聋丸

Erlong Wan《中国药典》2015 年版一部

【处方】　龙胆 500g　黄芩 500g　地黄 500g　泽泻 500g　木通 500g　栀子 500g　当归 500g　九节菖蒲 500g　甘草 500g　羚羊角 25g

【方义简释】　方中龙胆苦寒清泄沉降，既善清泻肝胆实火，又能清利肝胆湿热，恰对病

机，为君药。黄芩、栀子性苦寒，清热燥湿、泻火解毒，增强君药清泻肝火、清除湿热之功，为臣药。泽泻、木通导湿热下行；地黄清热凉血，养阴生津；当归补血活血；九节菖蒲芳香化湿、宣通耳窍；羚羊角咸寒清降，清泻肝火、平肝阳，六药相伍，既助君、臣药泻肝胆实火、清肝经湿热，又能滋阴养血，防苦燥伤肝阴，故为佐药。甘草清热解毒、缓急止痛、调和诸药，为使药。诸药合用，共奏清肝泻火、利湿通窍之效，故善治肝胆湿热所致的头晕头痛、耳聋耳鸣、耳内流脓等症。

【功效】清肝泻火，利湿通窍。

【应用】肝胆湿热所致耳聋、脓耳。

1. 耳聋 肝胆火盛，循经上扰所致。症见听力下降，耳鸣伴头痛，眩晕，面红目赤，口苦咽干，烦躁易怒，舌红苔薄黄，脉弦数。神经性耳聋见上述证候者。

2. 脓耳 肝经湿热，邪毒蕴结所致。症见耳内生疮，肿痛刺痒，破流脓水，久不收敛，听力下降，伴头痛眩晕，面红目赤，口苦咽干，烦躁易怒，舌红苔黄，脉弦数。化脓性中耳炎见上述证候者。

【制法】以上十味，羚羊角镑丝，用羚羊角重量30%的淀粉制成稀糊，与羚羊角丝拌匀，干燥；再与其余九味混合，粉碎成细粉。每100g粉末加炼蜜150~170g，制成小蜜丸或大蜜丸，即得黑褐色的蜜丸。味苦。

【剂型规格】小蜜丸，每45丸重7g；大蜜丸，每丸重7g。

【用法用量】口服。小蜜丸1次7g，大蜜丸1次1丸；1日2次。

【其他剂型】本品还有片剂、胶囊剂等剂型。

【使用注意】脾胃虚寒者及孕妇慎用。

【现代研究】本品主要有镇痛、抗炎、抑菌等作用。《中国药典》规定本品含黄芩以黄芩苷（$C_{21}H_{18}O_{11}$）计，小蜜丸每1g不得少于2.6mg；大蜜丸每丸不得少于18.0mg。

【方歌】耳聋丸内地黄归，龙胆栀芩泽泻襄，木通菖蒲羚角草，耳病实证此方良。

耳聋左慈丸

Erlong Zuoci Wan《中国药典》2015年版一部

【处方】磁石（煅）20g 熟地黄160g 山茱萸（制）80g 牡丹皮60g 山药80g 茯苓60g 泽泻60g 竹叶柴胡20g

【方义简释】方中熟地黄质润甘补微温，入肝肾经，滋阴补肾、补益精血，精血充足则耳聪目明，故重用为君药。山茱萸补养肝阴，山药补益脾阴，共为臣药。泽泻利湿泄浊；茯苓健脾渗湿，并助山药之健运；牡丹皮清泄相火，并制山茱萸之温涩；竹叶柴胡疏肝解郁；煅磁石重镇平肝、潜纳浮阳、聪耳明目，均为佐药。诸药合用，共奏滋补肾阴、平肝潜阳、宣通耳窍之功，故善治肝肾阴虚所致的耳聋耳鸣、头晕目眩。

【功效】滋肾平肝。

【应用】肝肾阴虚所致耳鸣、耳聋。

1. 耳鸣 肝肾阴虚，阴虚阳亢，肝火上扰清窍所致。症见耳内蝉鸣，伴头晕头痛，面红目赤，口苦咽干，烦躁不宁，或手足心热，盗汗，腰膝酸软，舌红，苔少，脉弦细数。神经性耳鸣见上述证候者。

2. 耳聋 肝肾阴虚,阴虚阳亢,肝火上扰清窍所致。症见听力下降,伴头晕头痛,面红目赤,口苦咽干,烦躁不宁,或手足心热,盗汗,腰膝酸软,舌红,苔少,脉弦细数。神经性耳聋见上述证候者。

【制法】 以上八味,粉碎成细粉,过筛,混匀。每100g粉末用炼蜜30~50g加适量的水制成水蜜丸,干燥;或加炼蜜90~110g制成大蜜丸,即得棕黑色的水蜜丸,或黑褐色的大蜜丸。味甜,微酸。

【剂型规格】 水蜜丸,每10丸重1g;小蜜丸,每15丸重3g;大蜜丸,每丸重9g。

【用法用量】 口服。水蜜丸1次6g,小蜜丸每次6g,大蜜丸1次1丸;1日2次。

【其他剂型】 本品还有浓缩丸等剂型。

【使用注意】 痰瘀阻滞者慎用。

【现代研究】 本品主要有镇静、防治药物性耳损害等作用。《中国药典》规定本品含山茱萸以马钱苷($C_{17}H_{26}O_{10}$)计,水蜜丸每1g不得少于0.47mg;大蜜丸每丸不得少于3.0mg。

【方歌】 耳聋左慈地萸山,丹泽苓磁五味菖,功专力强治聋鸣,耳聪心宁睡眠香。

第二节 治鼻病类

凡以解表、清热、化湿药为主组成,具有发散风寒或风热、宣肺、通鼻窍、清热解毒或化湿浊等作用,常用以治疗鼻病的中成药,称为治鼻病类中成药。因鼻病临床常见病证为鼻鼽、鼻渊,故又称为治鼻鼽鼻渊类中成药。

鼻病主要因风寒或风热犯及鼻窍,或胆腑郁热上蒸鼻窍,脾胃湿热上结鼻窍所致,临床常见症状为鼻痒、鼻塞、流涕,头痛等。根据功效及适用范围,所选的中成药可分为清宣通窍、清化通窍、散风通窍三类。

清宣通窍类中成药主要具有清热散风、宣通鼻窍等作用,适用于风热邪毒袭肺犯鼻所致的鼻鼽鼻渊,症见鼻痒,鼻塞,喷嚏,流清涕或浊涕、量多,舌红,苔微黄,脉浮数。其处方组成以苍耳子、辛夷、细辛等散风寒、通鼻窍药物,及金银花、黄芩、野菊花、薄荷、连翘等清肺或疏散风热药为主。代表成药有千柏鼻炎胶囊、鼻炎康片。

清化通窍类中成药主要具有芳香化浊、清热通窍等作用,适用于湿浊内蕴、胆经郁火所致的鼻塞,流清涕或浊涕,前额痛,舌红,苔微黄,脉滑数。其处方组成以芳香化湿之广藿香叶及清胆经郁热之猪胆汁为主。代表成药有藿胆丸。

散风通窍类中成药主要具有散风、益气固表、宣通鼻窍等作用,适用于肺经风热、胆腑郁热所致的鼻塞,流黄涕、量多,头痛,舌红,苔微黄,脉数;或肺气不足、风邪外袭所致的鼻痒,喷嚏,流清涕,易感冒,乏力,舌淡红,苔白,脉弱。其处方组成是以苍耳子、辛夷、细辛、白芷等宣通鼻窍药物,以及柴胡、金银花、薄荷等发散风热药物,黄芪、白术等益卫固表药为主。代表成药有辛芩颗粒、鼻渊舒胶囊、香菊胶囊。

本类中成药,大多辛散苦泄,或芳香清泄,有伤阳、耗气、伤津之弊,故脾胃虚弱者、津液耗损者酌情慎用。本类成药有口服和外用的剂型可选用,口服以片剂、丸剂、颗粒剂、胶囊剂等为主，外用常用滴鼻剂。

现代研究表明治鼻病类中成药具有抗炎、抗过敏、抗菌、调节免疫等作用。西医学的急慢性鼻炎、急慢性鼻窦炎、过敏性鼻炎、萎缩性鼻炎等，临床上可结合辨证选用。

千柏鼻炎胶囊

Qianbai Biyan Jiaonang《中国药典》2015 年版一部

【处方】千里光 4848g 卷柏 808g 羌活 32g 决明子 484g 麻黄 162g 川芎 16g 白芷 16g

【方义简释】方中重用千里光苦寒清泄，清热解毒、凉血消痈、利湿，为君药。卷柏活血散瘀；川芎活血行气、祛风止痛；麻黄、白芷配伍苦寒之千里光，祛风解表而不助热，且能通透鼻窍，共为臣药。决明子清热泻火，兼能润肠通便而引热下行；羌活辛温升散，解肌表风邪，共为佐药。诸药合用，共奏清热解毒、活血祛风、宣通耳窍之功。故善治风热犯肺、内郁化火、凝滞气血所致的鼻病。

【功效】清热解毒，活血祛风，宣肺通窍。

【应用】风热犯肺、内郁化火、凝滞气血所致的鼻塞、鼻窒、鼻渊。

1. 伤风鼻塞 风热犯肺，内郁化火，凝滞气血所致。症见鼻塞较重，鼻流黏稠黄涕，擤出不爽，鼻黏膜色红肿胀，鼻道有黄色脓涕积留，伴发热，头痛，微恶风寒，口渴，咳嗽，痰黄黏稠，舌尖红，苔薄黄，脉浮数。急性鼻炎见上述证候者。

2. 鼻窒 风热犯肺，内郁化火，凝滞气血所致。症见鼻塞时轻时重，或交替发作，遇冷塞解，鼻涕色黄量少，鼻气灼热，嗅觉减退；鼻黏膜与鼻甲色红肿胀，鼻甲柔软，表面光滑；伴头昏不清，咳嗽痰黄，时胸中烦热，舌尖红，苔薄黄，脉浮有力。慢性鼻炎见上述证候者。

3. 鼻渊 风热犯肺，内郁化火，凝滞气血所致。症见鼻塞，涕黄或白黏，量少，检查见鼻内黏膜红肿，中鼻道有稠涕，窦窍部位压痛，多伴头痛，发热，畏寒，咳嗽，舌质红，苔薄黄，脉浮数。急、慢性鼻窦炎见上述证候者。

【制法】以上七味，羌活、川芎、白芷粉碎成细粉，其余四味加水煎煮二次，合并煎液，滤过，浓缩至适量或干燥成干膏，与上述羌活等细粉混匀，制成颗粒，干燥，加辅料，混匀，装入胶囊，制成 1000 粒，即得内容物为棕褐色至棕黑色的粉末和颗粒。气微香，味苦。

【剂型规格】硬胶囊，每粒装 0.5g。

【用法用量】口服。1 次 2 粒，1 日 3 次，15 天为 1 个疗程。症状减轻后，减量维持或遵医嘱。

【其他剂型】本品还有片剂等剂型。

【使用注意】外感风寒、肺脾气虚者慎用；含千里光，不宜过量、久服。

【不良反应】服用本品偶有胸痛、口干及肝脏损害等不良反应。

【现代研究】本品主要有抗炎、抗过敏、抗菌等作用。《中国药典》规定本品每粒含千里光以金丝桃苷（$C_{21}H_{20}O_{12}$）计，不得少于 0.24mg。

【方歌】千柏鼻炎用决明，麻黄羌芷与川芎，活血祛风通鼻窍，清热解毒力量强。

藿胆丸

Huodan Wan《中国药典》2015 年版一部

【处方】广藿香叶 4000g 猪胆粉 315g

【方义简释】方中广藿香叶辛散芳化微温，化湿浊而通鼻窍；猪胆粉苦寒清泄通利，清热解毒，清解胆经郁热，化痰浊；辅料滑石粉，甘寒清利湿热。三药配伍，芳化、辛散、清泄，共奏芳香化浊、清热通窍之功。故善治湿浊内蕴、胆经郁火所致的鼻塞、流清涕或浊涕、前额头痛。

【功效】芳香化浊，清热通窍。

【应用】湿浊内蕴、胆经郁火所致的鼻窒、鼻渊。

1. 鼻窒 湿浊内蕴、胆经郁火所致。症见鼻塞时轻时重，或交替发作，流清涕或浊涕，量多，伴头昏不清。慢性鼻炎见上述证候者。

2. 鼻渊 湿浊内蕴、胆经郁火所致。症见鼻塞时轻时重，流清涕或浊涕，色黄，伴前额头痛。急、慢性鼻窦炎见上述证候者。

【制法】广藿香叶粉碎成细粉，过筛；取猪胆粉用乙醇加热回流、滤过，滤液回收乙醇，减压干燥，磨成细粉，与广藿香叶细粉混匀，用水泛丸，干燥，以滑石粉-黑氧化铁（1∶1）包衣，干燥，即得黑色的包衣水丸，除去包衣后显灰棕色至棕褐色。气特异，味苦。

【剂型规格】丸剂，包衣水丸。

【用法用量】口服。1 次 3~6g，1 日 2 次。

【其他剂型】本品还有滴丸、片剂等剂型。

【使用注意】对本品过敏者禁用；过敏体质者慎用；儿童、孕妇、哺乳期妇女、年老体弱、脾虚便溏者应在医师指导下服用；有高血压、心脏病、肝病、糖尿病、肾病等慢性病严重者应在医师指导下服用；不宜在服药期间同时服用滋补性中药。

【不良反应】本品有致过敏的不良反应报道。

【现代研究】本品主要有抗菌、抗炎、抗过敏等作用。《中国药典》规定本品每 1g 含猪胆粉以猪去氧胆酸（$C_{24}H_{40}O_4$）和鹅去氧胆酸（$C_{24}H_{40}O_4$）的总量计，不得少于 12.0mg。

【方歌】藿胆丸中辅滑石，芳化清泄通鼻窍。

辛芩颗粒

Xinqin Keli《中国药典》2015 年版一部

【处方】细辛 200g 黄芩 200g 荆芥 200g 防风 200g 白芷 200g 苍耳子 200g 黄芪 200g 白术 200g 桂枝 200g 石菖蒲 200g

【方义简释】方中以黄芪补气升阳、益卫固表；白术补气固表、健脾除湿；防风引芪、术走表而御风邪，补而不滞，而无恋邪之弊，三药合而为君药。细辛疏风散寒、通窍止痛；荆芥、桂枝发表疏风、调达营卫，共为臣药。白芷解表散风、通窍止痛、消肿排脓；苍耳子散风化浊、通窍止痛；黄芩清热燥湿、泻火解毒；石菖蒲芳香化浊通窍，四药共为佐药。诸药合用，甘温补固，辛温宣散，共奏益气固表、祛风通窍之功，故善治肺气不足、风邪外袭所致的鼻鼽、鼻窒、喷嚏、流清涕，易感冒等症。

【功效】益气固表，祛风通窍。

【应用】肺气不足、风邪外袭所致的鼻鼽、鼻窒。

1. 鼻鼽　肺气虚弱，卫表不固，风寒乘虚而入，肺受寒邪，肺气不宣，鼻窍不利所致。症见鼻窍奇痒，喷嚏连连，继则流大量清涕，鼻塞，平素恶风怕冷，易感冒，每遇风冷易发作，反复不愈；伴倦怠懒言，气短声低，或自汗，舌质淡红，苔薄白，脉虚弱。过敏性鼻炎见上述证候者。

2. 鼻窒　肺气虚弱，卫表不固，肺失清肃，风寒外袭所致。症见鼻塞时轻时重，或交替发作，鼻涕清稀，遇寒加重。伴咳嗽痰稀、气短、面色白，舌质淡红，苔薄白，脉缓或浮无力。慢性鼻炎见上述证候者。

此外，尚有治疗鼻息肉术后复发、喉源性咳嗽、上呼吸道感染、春季性结膜炎的报道。

【制法】以上十味，加水煎煮二次，煎液滤过，滤液合并，浓缩至适量，加入适量的蔗糖粉和糊精，制成颗粒，在80℃以下干燥，制成4000g；或滤液浓缩至适量，喷雾干燥，加入适量的糊精和矫味剂，制成颗粒，干燥，制成1000g。即得灰黄色至棕黄色的颗粒，味甜、微苦；或棕黄色至棕褐色的颗粒味微甜、微苦（无蔗糖）。

【剂型规格】颗粒剂。含蔗糖型每袋20g；无蔗糖型每袋装5g。

【用法用量】开水冲服。1次1袋，1日3次，20天为1疗程。

【其他剂型】本品还有片剂、胶囊剂等剂型。

【使用注意】外感风热或风寒化热者慎用；本品含苍耳子、细辛，不宜过量、久用。

【现代研究】本品主要有抗炎、抗过敏作用。《中国药典》规定本品每袋含黄芩以黄芩苷（$C_{21}H_{18}O_{11}$）计，不得少于 30.0mg。

【方歌】辛芩颗粒用荆防，桂枝白芷合苍耳，黄芪白术并菖蒲，固表祛风兼通窍。

第三节　治咽喉病类

凡以疏散风热、清热解毒、滋阴降火药为主组成，具有疏散风热、清热解毒、化腐消肿、化痰散结、滋阴降火、利咽开音等作用，常用以治疗咽喉病的中成药，称为治咽喉病类中成药。

咽喉病主要是因为风热上攻兼肺胃热盛，或热毒蕴结、火毒内盛，或阴虚内热、虚火上炎所致。临床主要表现为咽喉肿痛、声音嘶哑。按照药物功效及适用范围，本节中成药可分为清解利咽、滋润利咽、化腐利咽、开音利咽四类。

清解利咽类中成药主要具有清热散风或清热解毒、消肿利咽作用，适用于风热或火毒上攻所致的咽痛音哑。症见咽喉肿痛，声音嘶哑，口干，尿黄，舌红苔黄，脉数等。其处方组成以薄荷、牛蒡子、蝉蜕等发散风热药，以及黄芩、黄连、山豆根、射干、板蓝根、大青叶、金银花、连翘等清热解毒利咽药为主。代表成药有冰硼散、六神丸、桂林西瓜霜、复方鱼腥草片。

滋润利咽类中成药主要具有滋阴降火、润喉利咽作用，适用于阴虚火旺、虚火上炎所致的咽痛音哑。症见咽喉肿痛，口鼻干燥，口渴，舌红少苔，脉细数等。其处方组成以清解利咽药的基础上配伍玄参、麦冬、地黄等甘寒养阴药为主。代表成药有玄麦甘桔含片、清音丸。

化腐利咽类中成药主要具有解毒利咽、化腐敛疮作用，适用于火毒蕴结、腐脓烂喉所致的咽肿咽痛。症见咽痛，咽部红肿糜烂，舌红，苔黄，脉滑数等。其处方组成以清解利咽药的基础上配伍冰片、珍珠粉、牛黄等解毒、敛疮药为主。代表成药有锡类散、珠黄散。

开音利咽类中成药主要具有清热疏风、化痰散结、利咽开音作用，适用于风热外束、痰热壅结所致的咽痛音哑。症见咽喉肿痛，声音嘶哑，咽干灼热，咽中有痰，舌红苔黄，脉数等。其处方组成以清解利咽药的基础上配伍胖大海、诃子、桔梗、蝉蜕等长于利咽开音药为主。代表成药有黄氏响声丸、清咽滴丸。

本类成药中清解利咽与化腐利咽类多药性寒凉，有伤阳败胃之弊，故脾胃虚寒者慎用；滋润利咽类多甘寒，有滋腻伤阳碍胃，故脾胃虚弱者慎用，湿滞痰壅者不宜服；开音利咽类辛散苦泄，阴虚火旺及脾胃虚弱者慎用。

为保证药物直接作用于病变部位以增强疗效，临床多采用含服或口腔喷敷，故以含片、片剂、散剂为治咽喉病类的中成药常用剂型。

现代研究表明治咽喉病类中成药具有镇痛、抗炎、抗菌、抗溃疡等作用。西医学的急慢性咽炎、急慢性喉炎、急慢性扁桃体炎、咽峡炎等，临床上可结合辨证合理选用。

冰硼散

Bingpeng San 《中国药典》2015 年版一部

【处方】冰片 50g　朱砂 60g　硼砂（煅）500g　玄明粉 500g

【方义简释】方中冰片辛散苦泄，芳香走窜，性偏寒凉，外用清热泻火、消肿止痛、生肌敛疮见长，故为君药。煅硼砂清热解毒、防腐生肌，加强君药功效，为臣药。朱砂消疮毒肿痛，玄明粉清热消肿，二药合用清热利咽、散结消肿，共为佐药。诸药合用，共奏清热解毒、消肿止痛之功。善治热毒蕴结所致的咽喉疼痛、牙龈肿痛、口舌生疮。

【功效】清热解毒，消肿止痛。

【应用】热毒蕴结所致的喉痹、牙宣、口疮。

1. 喉痹　热毒蕴结，火毒上灼咽喉所致。症见咽部红肿，咽痛，吞咽困难，口干渴，小便黄赤，大便秘结，舌红苔黄，脉数。急性咽炎见上述证候者。

2. 牙宣　胃热壅盛，循经上攻所致。症见牙龈红肿疼痛，烦渴多饮，大便秘结，舌红苔黄，脉数。牙周炎见上述证候者。

3. 口疮　热毒蕴结，火毒上攻所致。症见口舌溃烂，疼痛灼热，心烦，失眠，大便秘结，舌红苔黄，脉数。口腔炎、口腔溃疡见上述证候者。

【制法】以上四味，朱砂水飞成极细粉，硼砂粉碎成细粉，将冰片研细，与上述粉末及玄明粉配研，过筛，混匀，即得粉红色的粉末。气芳香，味辛凉。

【剂型规格】散剂。

【用法用量】吹敷患处。每次少量，1 日数次。

【其他剂型】本品还有含片剂型。

【使用注意】孕妇及哺乳期妇女禁用；虚火上炎者慎用；不宜长期大剂量使用，以免引起蓄积中毒。

【不良反应】本品可致过敏性休克、严重过敏性口炎、腹部剧痛、新生儿中毒死亡等不良反应发生。

【现代研究】本品主要有抗溃疡、镇痛、抗炎、抗菌等作用。《中国药典》规定本品每 1g 含冰片以龙脑（$C_{10}H_{18}O$）和异龙脑（$C_{10}H_{18}O$）的总量计，不得少于 30mg；每 1g 含朱砂以硫化汞（HgS）计，应为 40~60mg。

【方歌】冰硼散治咽肿痛，口疮白点满口生，冰硼朱砂玄明粉，研末搽之立见功。

玄麦甘桔含片

Xuanmai Ganjie Hanpian 《中国药典》2015 年版一部

【处方】玄参 275g 麦冬 275g 甘草 275g 桔梗 275g

【方义简释】方中玄参甘寒养阴，苦寒清热，具有清热解毒、滋阴降火、散结消肿之功，针对阴虚火旺、热毒蕴结为主要病机，故为君药。麦冬甘苦微寒，清泄滋润，善滋肺养阴、益胃生津；桔梗辛苦泄散，既能宣肺祛痰利咽，又能载药上行直达病所，合麦冬共为臣药。甘草甘平，清热解毒利咽，调和诸药，为佐使之用。诸药合用，共奏清热解毒、滋阴降火、祛痰利咽之效。善治阴虚火旺，虚火上浮，口鼻干燥，咽喉肿痛。

【功效】清热滋阴，祛痰利咽。

【应用】阴虚火旺，虚火上浮所致喉痹、乳蛾。

1. 喉痹 热病伤阴，阴虚火旺，虚火上炎，熏灼咽喉所致。症见咽部红肿，干燥灼热，痒痛不适，咽内异物感，口鼻干燥，干咳少痰，舌红少津，脉细数；慢性咽炎见上述证候者。

2. 乳蛾 邪热灼伤肺阴，阴亏津伤，咽窍失于濡养，虚火上攻喉核所致。症见喉核红肿，咽喉干燥，微痒微痛，干咳少痰，鼻干，舌红干，脉细数。慢性扁桃体炎见上述证候者。

此外，本品还有用治上呼吸道感染见上述证候的报道。

【制法】以上四味，加水煎煮三次，合并煎液，滤过，滤液静置 12 小时，取上清液减压浓缩至稠膏，再干燥成干膏，与适量蔗糖、淀粉混匀，制粒，干燥，喷入 0.3% 薄荷油及 1% 硬脂酸镁，混匀，制成 1000 片；或包薄膜衣，即得浅棕色至棕色的片或薄膜衣片，薄膜衣片除去包衣后显浅棕色至棕色。味甜，有清凉感。

【剂型规格】片剂。素片，每片重 1.0g；薄膜衣片，每片重 1.0g。

【用法用量】含服。1 次 1~2 片，1 日 12 片，随时服用。

【其他剂型】本品还有颗粒、胶囊等剂型。

【使用注意】喉痹、乳蛾属风热者慎用；脾虚便溏者慎用。

【现代研究】本品主要有抗炎、镇咳、祛痰和镇痛等作用。《中国药典》规定本品每片含甘草以甘草酸（$C_{42}H_{62}O_{16}$）计，不得少于 1.3mg；每片含玄参以哈巴俄苷（$C_{24}H_{30}O_{11}$）计，不得少于 44μg。

【方歌】玄麦甘桔组方良，养阴清热又化痰，慢性喉痹阴虚证，此方常服咽喉康。

六神丸

Liushen Wan《卫生部药品标准中药成方制剂》第十八册

【处方】人工麝香　蟾酥　雄黄　冰片　珍珠粉　牛黄

【方义简释】方中牛黄苦凉清泄，善清热解毒为君药。臣以珍珠粉清热解毒、化腐生肌；麝香活血化瘀、消肿止痛。佐以蟾酥、雄黄解毒、消肿止痛；冰片清热散结、消肿止痛、化腐生肌。以上六药合用，共奏清热解毒、消肿止痛之功。善治烂喉丹痧，咽喉肿痛，喉风喉痈，乳蛾，小儿热疖，痈疡疔疮，乳痈发背，无名肿毒。

【功效】清热解毒，消肿利咽，化腐止痛。

【应用】热毒所致喉痹、喉风、喉痈、乳蛾、疖肿。

1. 喉痹　热毒炽盛，上灼咽喉所致。症见咽部红肿，咽痛较剧，吞咽困难，伴发热，口渴，心烦，尿赤，便秘，舌红苔黄，脉数有力。急性咽炎见上述证候者。

2. 喉风　风热搏结于外，火毒炽盛于内，痰火邪毒停聚咽喉所致。症见咽喉红肿，疼痛，连及项颊，或痰涎壅盛，语声难出，吞咽、呼吸困难。急性会厌炎见上述证候者。

3. 喉痈　火热毒邪壅盛，上灼咽喉，气血凝滞所致。症见咽痛剧烈，吞咽时疼痛难忍，语言含糊，口涎外溢，张口受限，痈肿鲜红高突，触之较硬，伴高热，口臭，口渴，便秘，尿赤，舌红苔黄，脉数。扁桃体周围脓肿见上述证候者。

4. 乳蛾　肺胃热盛，热毒循经上攻咽喉所致。症见咽核红肿胀大，咽部疼痛剧烈，痛连耳根及颌下，吞咽时疼痛加重，有堵塞感，发热，口渴，口臭，便秘，尿赤，舌红，苔黄，脉洪数。急性扁桃体炎见上述证候者。

5. 疖肿　脏腑蕴热，火毒结聚，热毒蕴蒸肌肤所致。症见患处皮肤红肿热痛，发热，口渴，便秘，尿赤，舌红苔黄，脉数。疖、痈见上述证候者。

此外，还有用治睑腺炎、急性智齿冠周炎见上述证候的报道。

【制法】本品由麝香等药味经适宜加工制成的黑色有光泽的小水丸。味辛辣。

【剂型规格】水丸，每1000粒重3.125g。

【用法用量】口服，温开水吞服。1岁1次服1粒，2岁1次服2粒，3岁1次服3~4粒，4~8岁每次服5~6粒，9~10岁每次服8~9粒，成年人每次服10粒；1日3次。另可外敷在皮肤红肿处，取丸十数粒，用冷开水或米醋少许，盛食匙中化散，敷搽四周，每日数次，常保潮润，直至肿退为止。如红肿已将出脓或穿烂，切勿再敷。

【其他剂型】本品还有胶囊剂。

【使用注意】孕妇及对本品过敏者禁用；过敏体质及阴虚火旺者慎用；老人、儿童及素体脾胃虚弱者慎用；本品含蟾酥、雄黄有毒药物，不可过量、久服；外用不可入眼。

【不良反应】有文献报道，六神丸可引起喉头水肿及药物性肝炎。

【现代研究】本品主要有强心、抗炎、镇痛、抗病毒、抗肿瘤、增强免疫等作用。《卫生部药品标准中药成方制剂》规定本品含胆酸不得少于1%。

【方歌】六神丸用犀牛黄，冰片蟾酥共麝香，珍珠还与腰黄合，解毒消痈清热良。

黄氏响声丸

Huangshi Xiangsheng Wan《中国药典》2015 年版一部

【处方】薄荷　浙贝母　连翘　蝉蜕　胖大海　酒大黄　川芎　儿茶　桔梗　诃子肉　甘草　薄荷脑

【方义简释】方中桔梗辛散苦泄，主入肺经，功能开宣肺气、祛痰宽胸、利咽开音，为君药。薄荷、薄荷脑、蝉蜕辛凉宣散，利咽开音；诃子肉敛肺止咳、清咽开音；胖大海化痰利咽开音，兼有润肠通便之功；浙贝母清热化痰、散结消肿；儿茶清热解毒、化痰消肿，共为臣药。川芎活血行气、祛风止痛；酒大黄清热解毒、攻积导滞、引火下行；连翘清热解毒、疏散风热、散结利尿，共为佐药。甘草清热解毒，调和诸药，为使药。诸药合用，共奏疏风清热、化痰散结、利咽开音之功。

【功效】疏风清热，化痰散结，利咽开音。

【应用】风热外束，痰热内盛所致的急、慢性喉痹。

喉痹　风热外束，痰热内盛，壅结喉门所致。症见声音嘶哑，咽喉肿痛，咽干灼热，咽中有痰，或寒热，头痛，或便秘，尿赤，舌红苔黄，脉数。急慢性喉炎及声带小结、声带息肉初起见上述证候者。

此外，本品还有用于治疗习惯性便秘、带状疱疹属上述证候的报道。

【制法】以上十二味，除薄荷脑外，取酒大黄、川芎、诃子肉、浙贝母、薄荷、儿茶粉碎成粗粉，其余连翘等五味加水煎煮二次，合并煎液，静置沉淀，滤过，滤液浓缩至适量，与上述粗粉拌匀，干燥，粉碎成细粉，加入薄荷脑，混匀。包糖衣或炭衣，即得糖衣或炭衣浓缩水丸，除去包衣后显褐色或棕褐色。味苦、清凉。

【剂型规格】糖衣丸，每瓶 400 丸；炭衣丸，每丸重 0.1g、0.133g。

【用法用量】口服。糖衣丸 1 次 20 丸；炭衣丸 1 次 8 丸（每丸重 0.1g）或 1 次 6 丸（每丸重 0.133g）。1 日 3 次，饭后服用。儿童减半。

【其他剂型】本品还有含片、茶剂等剂型。

【使用注意】阴虚火旺者、素体脾胃虚弱者慎用；老人、儿童慎用。

【不良反应】有文献报道，本品可引起急性喉水肿的不良反应报道。

【现代研究】本品具有改善微循环作用，可增加实验动物局部微循环的毛细血管密度和改善其毛细血管血流状态。《中国药典》规定本品每 1g 含浙贝母以贝母素甲（$C_{27}H_{45}NO_3$）和贝母素乙（$C_{27}H_{43}NO_3$）的总量计，不得少于 0.20mg。

【方歌】黄氏响声开音良，蝉蜕诃子大海翘，大黄浙贝桔梗草，薄荷川芎儿茶脑。

第四节　治口腔病类

凡以清解消肿、滋阴降火药为主组成，具有清热解毒、消肿止痛、滋阴降火等作用，常用以治疗口舌生疮为主的中成药，称为治口腔病类中成药。因本节所讲述中成药主要治疗口舌生疮等病变，故又称为治口疮类成药。

口疮主要是因火热上炎或阴虚火旺所致。临床主要表现为口舌生疮，溃破红肿。因口疮主要从虚实辨证，故本类成药常分为清解消肿、滋阴清解两类。

清解消肿类口疮成药主要具有清热泻火、凉血解毒作用，适用于火热上炎所致的口疮。症见口疮溃破红肿，口渴，口臭，尿黄，便秘，舌红、苔黄，脉数。其处方组成以黄芩、黄连、黄柏、栀子、金银花、连翘、大黄等清热解毒泻火药为主。代表成药有栀子金花片、口腔溃疡散。

滋阴清解类口疮成药主要具有滋阴清热、解毒消肿等作用，适用于阴虚火旺所致的口疮。症见口疮溃破微红、日久不愈，口干，手足心热，或便干，舌红、少苔，脉细数。其处方组成以麦冬、天冬、玄参、知母等滋阴清热药为主。代表成药有口炎清颗粒。

本类中成药大多苦寒清泄或甘苦性寒清滋，有伤阳败胃或伤津之弊，故脾胃虚寒或阴虚津亏者慎用。治口腔病类成药除常用口服剂型外，以散剂外用最为普遍，以凉开水或淡盐水洗净口腔，取适量吹敷患处，使用便捷，取效较快。

现代研究表明治口腔病类中成药具有镇痛、抗炎、抗菌、抗溃疡、调节免疫等作用。现代医学的复发性口疮及急性口炎等，临床上可结合辨证选用治疗。

口炎清颗粒

Kouyanqing Keli《中国药典》2015 年版一部

【处方】天冬　麦冬　玄参　山银花　甘草

【方义简释】方中玄参苦寒清泄，甘咸滋润，善滋阴降火，清热凉血，解毒消肿为君药。天冬、麦冬二者皆滋润清泄，相须为用，滋阴清热，润肠通便，助君药滋阴降火，故为臣药。山银花清热解毒、消肿止痛，为佐药。甘草调和诸药，清热和中，为使药。诸药合用，共奏滋阴清热、解毒消肿之功。善治阴虚火旺所致的口腔炎症。

【功效】滋阴清热，解毒消肿。

【应用】阴虚火旺所致的口疮。

口疮　阴虚火旺所致。症见黏膜破溃，反复发作，口渴口干，失眠，乏力，手足心热，便干，尿黄，舌苔薄黄，脉沉细弦。复发性口疮见上述证候者。

【制法】以上五味，加水煎煮二次，合并煎液，滤过，滤液浓缩，加入乙醇使含醇量达50%，搅拌，静置，取上清液，滤过，滤液回收乙醇并浓缩成稠膏，加入适量蔗糖、糊精，制成颗粒，干燥成 1000g；或加入适量可溶性淀粉、糊精及蛋白糖，制成颗粒，干燥成 300g（无蔗糖）。即得棕黄色至棕褐色的颗粒；味甜、微苦；或味甘、微苦（无蔗糖）。

【剂型规格】颗粒剂。含蔗糖型每袋 10g；无蔗糖型每袋 3g。

【用法用量】口服。1 次 2 袋，1 日 1~2 次。

【其他剂型】本品还有片剂、含片、咀嚼片、胶囊等剂型。

【使用注意】脾胃虚寒者慎用；老人、儿童慎用。

【现代研究】本品主要有抗炎、抗溃疡作用。《中国药典》规定本品每袋含山银花以绿原酸（$C_{16}H_{18}O_9$）计，不得少于 4.0mg。

【方歌】口炎清用天麦冬，山银花草合玄参，滋阴清热又解毒，阴虚口疮此方良。

口腔溃疡散

Kouqiang Kuiyang San《中国药典》2015 年版一部

【处方】青黛 240g　枯矾 240g　冰片 24g

【方义简释】方中青黛味咸性寒，咸可入血，寒能清热，凉血消肿，为君药。枯矾解毒杀虫、燥湿止痒、收敛生肌，为臣药。冰片味辛苦，性微寒，辛散苦泄，芳香走窜，散郁热，清热止痛，消肿生肌，为佐药。诸药共用，共奏清热消肿止痛之功，善治口舌生疮，黏膜破溃，红肿灼痛。

【功效】清热，消肿，止痛。

【应用】火热内蕴所致的口疮。

　　口疮　火热内蕴，蕴久火毒结聚，循经上发于口所致，口腔黏膜充血水肿，破溃有渗出，局部疼痛，口干灼热，口渴喜冷饮，便干，尿黄，舌红苔黄，脉弦数。复发性口疮、急性口炎见上述证候者。

【制法】以上三味，分别研成细粉，过筛，混匀，即得淡蓝色的粉末。气芳香，味涩。

【剂型规格】散剂，每瓶装 3g。

【用法用量】用消毒棉球蘸药擦患处。1 日 2~3 次。

【其他剂型】本品还有含片的剂型。

【使用注意】阴虚火旺者慎用；老人、儿童及脾胃虚弱者慎用。

【现代研究】本品主要有抗炎、抗溃疡、止痛等作用。《中国药典》规定本品每 1g 含青黛以靛玉红（$C_{16}H_{10}N_2O_2$）计，不得少于 0.54mg。

【方歌】外用口腔溃疡散，青黛白矾配冰片，清热消肿兼止痛，善治口疮火热证。

表 29-1　其他治耳鼻喉、口腔科中成药

名称	组成	功能	主治	用法用量	使用注意
通窍耳聋丸	龙胆、黄芩、栀子（姜炙）、芦荟、青黛、天南星（矾炙）、当归、熟地黄、柴胡、木香、青皮（醋炙）、陈皮	清肝泻火，通窍润便	用于肝经热盛所致的耳鸣耳聋、听力下降、耳底肿痛、头目眩晕、目赤口苦、胸膈满闷、大便秘结、舌红苔黄、脉弦数	口服。1 次 6g，1 日 2 次	孕妇慎用；脾胃虚寒者慎用
鼻炎康片	广藿香、鹅不食草、野菊花、黄芩、薄荷油、苍耳子、麻黄、当归、猪胆粉、马来酸氯苯那敏	清热解毒，宣肺通窍，消肿止痛	用于风邪蕴肺所致的急、慢性鼻炎，过敏性鼻炎	口服。1 次 4 片，1 日 3 次	孕妇及高血压患者慎用；运动员慎用；用药期间不宜驾驶车辆、管理机器及高空作业等；所含苍耳子有小毒，不宜过量、久服
鼻渊舒胶囊	苍耳子、辛夷、薄荷、白芷、黄芩、栀子、柴胡、细辛、川芎、黄芪、川木通、桔梗、茯苓	疏风清热，祛湿通窍	用于鼻炎、鼻窦炎属肺经风热及胆腑郁热证	口服。1 次 3 粒，1 日 3 次。7 天为一疗程或遵医嘱	肺脾气虚或气滞血瘀者慎用；孕妇慎用；所含细辛、苍耳子均有小毒，不宜过量、久服
香菊胶囊	化香树果序（除去种子）、夏枯草、黄芪、防风、辛夷、野菊花、白芷、川芎、甘草	辛散祛风，清热通窍	用于风热袭肺，表虚不固所致的急慢性鼻窦炎、鼻炎	口服。1 次 2~4 粒，1 日 3 次	虚寒者及胆腑郁热所致鼻渊慎用

NOTE

续表

名称	组成	功能	主治	用法用量	使用注意
桂林西瓜霜	西瓜霜、煅硼砂、黄柏、黄连、山豆根、射干、浙贝母、青黛、冰片、无患子果（炭）、大黄、黄芩、甘草、薄荷脑	清热解毒，消肿止痛	用于风热上攻、肺胃热盛所致的乳蛾、喉痹、口糜，症见咽喉肿痛、喉核肿大、口舌生疮、牙龈肿痛或出血；急、慢性咽炎，扁桃体炎，口腔炎，口腔溃疡，牙龈炎见上述证候者及轻度烫伤（表皮未破）者	外用，喷、吹或敷于患处，1次适量，1日数次；重症者兼服，1次1~2g，1日3次。	孕妇禁用；虚寒者及脾胃虚弱者及老人、儿童慎用；本品含有山豆根，不宜过量或长期服用；口腔用药需清除食物残渣，且用药后禁食30~60分钟
复方鱼腥草片	鱼腥草、黄芩、板蓝根、连翘、金银花	清热解毒	用于外感风热所致的急喉痹、急乳蛾，症见咽部红肿、咽痛、舌红、苔薄黄、脉浮数；急性扁桃体炎见上述证候者	口服。1次4~6片，1日3次	虚火喉痹、乳蛾者慎用
锡类散	牛黄、象牙屑、青黛、珍珠、壁钱炭、人指甲（滑石粉制）、冰片	解毒化腐，敛疮	用于心胃火盛所致的咽喉糜烂肿痛	每用少许，吹敷患处，1日1~2次	孕妇、老人、儿童、虚火上炎及素体脾胃虚弱者慎用
清音丸	诃子肉、川贝母、百药煎、乌梅肉、葛根、茯苓、甘草、天花粉	清热利咽，生津润燥	用于肺热津亏，咽喉不利，口舌干燥，声哑失音	口服，温开水送服或噙化。水蜜丸1次2g，大蜜丸1次1丸，1日2次	喉痹属实热证慎用
珠黄散	人工牛黄、珍珠	清热解毒，祛腐生肌	用于热毒内蕴所致的咽痛、咽部红肿、糜烂、口腔溃疡久不收敛	取药少许吹患处，1日2~3次	虚火喉痹、口疮者慎用；孕妇、老人、儿童及素体脾胃虚弱者慎用
清咽滴丸	人工牛黄、薄荷脑、青黛、冰片、诃子、甘草	疏风清热，解毒利咽	用于外感风热所致的急喉痹，症见咽痛咽干、口渴，或微恶风，发热，咽部红肿，舌边尖红，苔薄白或薄黄，脉浮数或滑数；急性咽炎见上述证候者	含服，1次4~6粒，1日3次	虚火喉痹、口疮者慎用；孕妇、老人、儿童及素体脾胃虚弱者慎用
栀子金花丸	栀子、黄连、黄芩、黄柏、大黄、金银花、知母、天花粉	清热泻火，凉血解毒	用于肺胃热盛，口舌生疮，牙龈肿痛，目赤眩晕，咽喉肿痛，吐血衄血，大便秘结	口服。1次9g，1日1次	孕妇禁用；阴虚火旺者及体弱年迈者慎用

复习思考题

1. 简述治耳病类、治鼻病类中成药的分类、主要适应病证及代表中成药？

2. 说出冰硼散、六神丸、玄麦甘桔含片、黄氏响声丸的功效及临床应用，临床如何区别使用？

3. 患者，女，36岁。来诊时自诉患者主诉口腔溃疡反复发作多年，伴时发潮热盗汗，口干不欲饮，便秘，小便偏黄，失眠，舌红少苔，脉细数。中医辨证后处方口炎清颗粒。请结合口炎清颗粒的功效、主治说明选药的是否合理？

4. 患者，男，23岁。因3日前暴怒后致双侧耳鸣，如闻雷声，耳窍胀塞，伴面红目赤，口苦胁痛，舌红，脉弦。请在明确中医诊断的基础上，选择合适的中成药治疗，并说明选药的依据是什么?

5. 患者，女，39岁。教师。患者素有慢性咽炎病史，时觉咽干、咽痛，近日加重，伴心烦易怒，口鼻干燥，干咳少痰，舌红少津，脉细数，诊断为喉痹，阴虚火旺证，处方玄麦甘桔颗粒。请从配伍组成的角度说明处方玄麦甘桔颗粒是否合理?

第三十章　骨伤科常用中成药

凡以活血接骨疗伤药为主组成，具有活血化瘀、接骨续筋、消肿止痛等作用，常用以治疗皮肉、筋骨、气血、脏腑经络损伤疾患的中成药，称为骨伤科常用中成药。

骨伤科疾病主要是因外伤或内伤等引发所致，临床表现为跌打瘀肿、骨折筋伤、闪腰岔气等。按功效和使用范围，本类成药常分为接骨续伤及化瘀消肿两类。

接骨续伤类中成药主要具有活血消肿、接骨续筋等作用，适用于外伤所致的骨折筋伤。症见骨断裂、筋扭伤、脱臼等。其处方组成以自然铜、骨碎补、续断、土鳖虫等接骨药，配伍三七、乳香、没药、血竭、儿茶、红花等活血化瘀药物为主。代表成药有接骨丸、接骨七厘片。

化瘀消肿类中成药主要具有活血化瘀、消肿止痛作用，适用于外伤所致的跌打损伤、闪腰岔气。症见局部瘀血，肿胀疼痛等。其处方组成以乳香、没药、川芎、血竭、延胡索、姜黄等活血化瘀止痛药为主。代表成药有七厘散、跌打丸、活血止痛散、云南白药，舒筋活血片。

本类中成药大多辛苦泄散，善活血通脉，有伤津、堕胎之弊，故孕妇及月经过多者禁用，阴虚津亏者慎用。个别有毒，不宜过量或久服。接骨续伤类中成药常用丸剂、散剂等口服剂型；化瘀消肿类成药临床常用外用制剂，包括擦剂、膏剂、酊剂、气雾剂等。

现代研究表明骨伤科常用中成药具有镇痛、抗炎、改善血流变、促进骨痂生长，加速骨折愈合等作用。现代医学的急慢性软组织损伤、急性腰扭伤、脱臼、骨折等，临床上可结合辨证选用。

接骨丸

Jiegu Wan《卫生部药品标准中药成方制剂》第一册

【处方】甜瓜子100g　土鳖虫100g　地龙（广地龙）100g　桂枝（炒）100g　郁金100g　骨碎补100g　续断100g　自然铜（煅醋淬）100g　马钱子粉100g

【方义简释】方中土鳖虫破血逐瘀，续筋接骨，通络，为伤科接骨之要药，为君药。自然铜散瘀止痛、接骨续筋，用于治疗跌打损伤，筋断骨折，血瘀疼痛，亦为伤科接骨之要药；续断补肝肾，行血脉，续筋骨，合而为臣药。骨碎补补肾强骨、活血续伤；桂枝温通经脉、活血止痛；马钱子散结消肿、通络止痛；甜瓜子散结消瘀、舒筋壮骨；郁金行气解郁、凉血破瘀，血得气则行，共为佐药。地龙清热通络、舒筋活血，引药直达病所，为使药。诸药合用，主行散，兼补虚，共收活血散瘀、消肿止痛、接骨续筋之功，故善治跌打损伤，闪腰岔气，筋伤骨折，瘀血肿痛。

【功效】活血散瘀，消肿止痛。

【应用】跌打损伤，闪腰岔气，骨折筋伤。

1. 跌打损伤 外伤扭挫，瘀血阻滞，经络不通所致。症见局部疼痛，皮肤青肿，活动受限，舌质紫黯，脉弦涩。软组织损伤见上述证候者。

2. 闪腰岔气 局部跌打损伤，瘀血阻滞，经络不通所致。症见腰痛，活动受限或胸胁胀痛，痛呈走窜，胸闷气急，呼吸说话时有牵掣痛。急性腰扭伤见上述证候者。

3. 骨折筋伤 外力跌打所致。症见伤处剧烈疼痛，肢体畸形，活动受限，肿痛，青紫斑块，舌红或黯，脉弦或弦数。骨折、脱臼见上述证候者。

【制法】以上九味，除马钱子粉外，甜瓜子等八味粉碎成细粉，过筛，混匀，与马钱子粉配研，过筛，混匀。用水泛丸，干燥，包衣，打光，即得黑褐色的水丸。味苦。

【剂型规格】水丸，每100粒重12g。

【用法用量】口服。1次3g，1日2次。

【使用注意】本品所含马钱子有大毒，故应在医生指导下使用，切勿过量或持久服用；孕妇禁用；骨折、脱臼者应先复位后再用本品治疗。

【现代研究】本品主要有促进骨折愈合的作用。

【方歌】接骨丸为骨伤方，土元续断骨碎补，郁金马钱甜瓜子，桂枝地龙自然铜。

七厘散

Qili San《中国药典》2015年版一部

【处方】血竭500g 乳香（制）75g 没药（制）75g 红花75g 儿茶120g 冰片6g 人工麝香6g 朱砂60g

【方义简释】方中血竭，既能活血止痛、散瘀消肿，又能止血生肌敛疮，重用为君药。乳香、没药、红花活血祛瘀，消肿止痛；儿茶解毒敛疮、生肌止血，共为臣药。冰片、麝香辛香走窜，除瘀滞而止疼痛；朱砂清热解毒、镇心安神，尚可防腐，合为佐药。诸药合用，行散与涩敛并施，共奏化瘀消肿，止痛止血，生肌敛疮之效。善治跌仆损伤、血瘀疼痛、外伤出血。

【功效】化瘀消肿，止痛止血。

【应用】跌仆损伤，外伤出血。

1. 跌打损伤 外伤、扭挫所致。症见伤处肿胀疼痛，青紫，活动受限。软组织损伤见上述证候者。

2. 外伤出血 外力如跌打、刀伤所致。症见出血，肢体局部肿痛，畸形，活动受限，舌质紫黯，脉弦涩。脱臼、骨折、切割伤见上述证候者。

【制法】以上八味，除人工麝香、冰片外，朱砂水飞成极细粉；其余血竭等五味粉碎成细粉。将人工麝香、冰片研细，与上述粉末配研，过筛，混匀，即得朱红色至紫红色的粉末或易松散的块。气香，味辛、苦，有清凉感。

【剂型规格】散剂。

【用法用量】口服。1次1~1.5g，1日1~3次。外用，调敷患处。

【其他剂型】本品还有胶囊剂。

【使用注意】孕妇禁用；骨折、脱臼者宜手法先复位后，再用本品治疗；不宜过量或长期服用；饭后服用可减轻肠胃反应；皮肤过敏者不宜使用。

【现代研究】本品主要有抗炎、镇痛、改善血液流变性等作用。《中国药典》规定本品每1g含血竭以血竭素（$C_{17}H_{14}O_3$）计，不得少于5.5mg。

【方歌】七厘散是伤科方，血竭红花冰麝香，乳没儿茶朱共末，活血行瘀定痛良。

跌打丸

Dieda Wan《中国药典》2015年版一部

【处方】三七64g　当归32g　白芍48g　赤芍64g　桃仁32g　红花48g　血竭48g　北刘寄奴32g　烫骨碎补32g　续断320g　苏木48g　牡丹皮32g　乳香（制）48g　没药（制）48g　姜黄24g　醋三棱48g　防风32g　甜瓜子32g　枳实（炒）32g　桔梗32g　甘草48g　木通32g　煅自然铜32g　土鳖虫32g

【方义简释】方中三七活血止血，消肿止痛，为伤科要药。当归、白芍、赤芍、牡丹皮、桃仁、红花活血祛瘀、消肿止痛。自然铜、土鳖虫、甜瓜子、血竭活血祛瘀、疗伤止痛。骨碎补、续断、北刘寄奴善补肝肾、续筋骨，兼活血化瘀。乳香、没药、苏木、姜黄、三棱共奏活血行气、伸筋止痛之功。防风祛风止痛止痉；木通通利关节血脉，合而通经络消肿痛，又祛风止痉而预防破伤风的发生。桔梗宣散肺气，引药上行；枳实破气消胀而促进瘀血消散，又助通便而防伤后便秘。甘草调和诸药。诸药合用，辛散涩敛兼补虚，既活血散瘀、消肿止痛，又接骨续筋、生肌止血，凡伤损瘀血肿痛，无论有无骨折皆可选用。

【功效】活血散瘀，消肿止痛。

【应用】跌打损伤，筋断骨折，瘀血肿痛，闪腰岔气。

1. 跌打损伤　外力诸如跌打、扭挫所致。症见受损局部肿胀，疼痛，活动受限而未见皮肤破损。急性闭合性软组织损伤见上述证候者。

2. 骨折筋伤　外伤所致。症见伤处剧烈疼痛，肢体畸形，活动受限，肿痛，青紫斑块，舌红或黯，脉弦或弦涩。脱臼、骨折见上述证候者。

3. 闪腰岔气　外力诸如挑担负重，搬物屏气所致。症见腰痛甚则连及下肢，活动受限或胸胁胀痛，痛呈走窜，胸闷气急，呼吸说话时有牵掣痛。急性腰扭伤、胸胁迸伤见上述证候者。

此外，本品还有用于治疗静脉炎、肌内注射后硬结的报道。

【制法】以上二十四味，粉碎成细粉，过筛，混匀。每100g粉末加炼蜜100~120g，制成小蜜丸或大蜜丸，即得黑褐色至黑色的小蜜丸或大蜜丸。气微腥，味苦。

【剂型规格】小蜜丸，每10丸重2g；大蜜丸，每丸重3g。

【用法用量】口服。小蜜丸1次3g，大蜜丸1次1丸；1日2次。

【其他剂型】本品还有片剂的剂型。

【使用注意】孕妇禁用；骨折、脱臼者宜手法先复位后，再用本品治疗；饭后服用可减轻胃肠反应，脾胃虚弱者慎用。

【不良反应】据文献报道，本品有导致过敏性休克、皮肤过敏的不良反应报道。

【现代研究】本品主要有镇痛、抗炎、止血、促进骨折愈合及软组织损伤修复等作用。《中国药典》规定本品含血竭以血竭素（$C_{17}H_{14}O_3$）计，小蜜丸每 1g 不得少于 0.10mg，大蜜丸每丸不得少于 0.30mg。

【方歌】跌打二木续骨血，丹黄乳没草梗归，桃红赤白枳防铜，二三甜瓜寄土元。

活血止痛散

Huoxue Zhitong San《中国药典》2015 年版一部

【处方】当归 400g　三七 80g　乳香（制）80g　冰片 20g　土鳖虫 200g　煅自然铜 120g

【方义简释】方中土鳖虫破血逐瘀，续筋接骨，疗伤止痛，为君。自然铜活血散瘀，消肿止痛；当归补血活血，通经止痛，二药辅助君药增强疗伤止痛之效，为臣药。三七散瘀止血，消肿定痛；乳香活血行气、消肿止痛；冰片清热消肿止痛，三药辅助君臣药以增强活血消肿、疗伤止痛之功，为佐使药。诸药合用，专于行散，共奏活血散瘀、消肿止痛之功。故善治跌打损伤，瘀血肿痛。

【功效】活血散瘀，消肿止痛。

【应用】

跌打损伤　外受损伤，瘀血阻滞所致。症见伤处青红紫斑，痛如针刺，焮肿闷胀，不敢触摸，活动受限，舌质紫黯，脉弦涩。软组织损伤见上述证候者。

【制法】以上六味，除冰片外，其余当归等五味粉碎成最细粉；将冰片研细，与上述粉末配研，过筛，混匀，即得灰褐色的粉末。气香，味辛、苦、凉。

【剂型规格】散剂。

【用法用量】用温黄酒或温开水送服。1 次 1.5g，1 日 2 次。

【其他剂型】本品还有片剂、胶囊剂等剂型。

【使用注意】宜于饭后半小时服用；脾胃虚弱者及妇女经期和哺乳期慎用；不宜大剂量使用；孕妇禁用。

【现代研究】本品有镇痛、抗炎、抗凝血、抗血栓形成及扩张血管等作用。《中国药典》规定本品每 1g 含当归以阿魏酸（$C_{10}H_{10}O_4$）计，不得少于 0.10mg。

【方歌】活血止痛散剂方，当归三七合乳香，冰片鳖虫自然铜，散瘀消肿止痛良。

表 30-1　其他骨伤科常用中成药

名称	组成	功能	主治	用法用量	使用注意
接骨七厘片	自然铜（煅）、土鳖虫、骨碎补（烫）、乳香（炒）、没药（炒）、大黄（酒炒）、血竭、当归、硼砂	活血化瘀，接骨续筋	用于跌打损伤，闪腰岔气，骨折筋伤，瘀血肿痛	口服。1 次 5 片，1 日 2 次。黄酒送下	孕妇禁用；骨折、脱臼者宜手法先复位后，再用本品治疗；脾胃虚弱者慎用

续表

名称	组成	功能	主治	用法用量	使用注意
云南白药	三七等（保密处方）	化瘀止血，活血止痛，解毒消肿	用于跌打损伤，瘀血肿痛、吐血、咳血、便血、痔血、崩漏下血，手术出血，疮疡肿毒及软组织挫伤，闭合性骨折，支气管扩张及肺结核咳血，溃疡病出血，以及皮肤感染性疾病	刀、枪、跌打诸伤，无论轻重，出血者用温开水送服；瘀血肿痛与未流血者用酒送服；妇科各症，用酒送服；但月经过多、血崩，用温水送服。毒疮初起，服0.25g，另取药粉，用酒调匀，敷患处，如已化脓，只需内服。口服。1次0.25~0.5g，1日4次（2~5岁按1/4剂量服用；6~12岁按1/2剂量服用）。凡遇较重的跌打损伤可先服保险子一粒，轻伤及其他病症不必服	孕妇忌用；妇女月经期及哺乳期慎用；过敏体质及有用本品过敏者慎用；服药1日内，忌食蚕豆、鱼类及酸冷食物
舒筋活血片	鸡血藤、红花、泽兰叶、伸筋草、自然铜（煅）、络石藤、狗脊（制）、香加皮、槲寄生、香附（制）	舒筋活络，活血散瘀	用于筋骨疼痛，肢体拘挛，腰背酸痛，跌打损伤	口服，1次5片，1日3次	孕妇忌用；妇女月经期慎用；因所用香加皮含强心苷有毒，故不宜过量或持久服，禁与强心苷类的西药通用
回生第一丹	土鳖虫、当归尾、血竭、乳香（醋炙）、自然铜（煅醋淬）、麝香、朱砂	活血散瘀，消肿止痛。	用于跌打损伤，闪腰岔气，伤筋动骨，皮肤青肿，血瘀疼痛	口服，1次1g，1日2~3次。用温黄酒或温开水送服	孕妇禁用；骨折、脱臼后应先复位后，再行药物治疗；不可过量、久用；心、肝、肾等脏器功能不全者慎用

复习思考题

1. 简述骨伤科常用中成药的分类、主要适应病证及代表药物？

2. 简述接骨丸、七厘散、跌打丸的功效及临床应用？

3. 患者，男，40岁。来诊时自诉因下雪路滑，骑自行车不慎摔倒在地，全身多处擦伤出血，以左肘膝关节周围为甚，伤处青红紫斑，肿痛难忍，活动尚可，舌质紫黯，脉弦涩。常规清创处理后，中医辨证后处方活血止痛散。请结合活血止痛散的功效、主治说明选药是否合理？此外，患者要求处方跌打丸外用，请结合跌打丸的功效、主治说明选药的是否合理？

4. 患者，男，27岁。因摔伤时右手撑地致右腕部剧烈疼痛，关节畸形，活动受限，X光确诊为左前臂尺骨骨折，骨科常规接骨固定后，处方接骨丸口服。请结合接骨丸的功效、主治说明选药的是否合理？

附录：临床常见病证用中成药简介

1. 感冒常用中成药

（1）风寒感冒：九味羌活颗粒、表实感冒颗粒、桂枝合剂、正柴胡饮颗粒、感冒清热颗粒、风寒感冒颗粒、荆防合剂、午时茶颗粒、川贝止咳糖浆、风寒感冒宁颗粒、复方感冒片、复方四季青片、感冒清热胶囊（颗粒）、感冒疏风颗粒（片、丸）、姜枣祛寒颗粒、神曲茶、参苏胶囊、四季感冒片、外感风寒颗粒、小儿至宝丸、杏苏二陈丸、杏苏止咳口服液。

（2）风热感冒：银翘解毒片、桑菊感冒片、双黄连口服液、羚羊感冒片、连花清瘟胶囊、安儿宁颗粒、川贝清肺糖浆、复方板蓝根胶囊、复方板蓝根颗粒、复方穿心莲片、复方大青叶颗粒、复方感冒灵颗粒、复方金黄连颗粒、复方金连颗粒、复方忍冬野菊感冒片、感冒清胶囊、感冒舒颗粒、金菊感冒片、抗感解毒片、抗感解毒颗粒、羚翘解毒丸、桑菊感冒颗粒、三金感冒片、山蜡梅叶颗粒、小儿感冒颗粒、小儿清肺丸、银柴颗粒、银翘解毒片。

（3）暑湿感冒：保济丸、香苏正胃丸。

（4）体虚感冒：参苏丸、人参败毒胶囊、参苏丸。

2. 咳嗽常用中成药

（1）外感咳嗽：通宣理肺丸、杏苏止咳颗粒、急支糖浆、川贝止嗽合剂、蛇胆川贝液、牛黄蛇胆川贝液、牛黄蛇胆川贝滴丸、牛黄蛇胆川贝胶囊、小儿宣肺止咳颗粒。

（2）内伤咳嗽：橘红丸、强立枇杷露、养阴清肺膏、二母宁嗽丸、润肺膏、蜜炼川贝枇杷膏、止嗽青果片。

3. 喘证常用中成药

（1）实喘：小青龙胶囊、桂龙咳喘宁胶囊、止嗽定喘口服液、降气定喘丸、止嗽定喘片（丸、口服液）、肺气肿片、橘红痰咳液、平喘抗炎胶囊。

（2）虚喘：人参保肺丸、苏子降气丸、七味都气丸、固本咳喘片、蛤蚧定喘丸、慢支固本颗粒、润肺止嗽丸、参芪膏、益气祛痰合剂。

4. 肺痈常用中成药　黛蛤散、勒马回注射液、止咳喘颗粒。

5. 肺痨常用中成药　麦味地黄丸、党参固本丸、蛤蚧养肺丸、健脾润肺丸、康复新液、勒马回片、利肺片。

6. 肺痿常用中成药　河车大造丸、儿感清口服液、白及膏（糖浆、颗粒、胶囊）、达肺草、玉竹颗粒（膏）。

7. 肺胀常用中成药　鹭鸶咯丸、平喘抗炎胶囊。

8. 痰饮常用中成药　小儿消积止咳口服液、玄麦甘桔含片、黄氏响声丸、人参再造丸、华佗再造丸、小活络、儿感清口服液、一捻金、小儿咳喘灵颗粒、鹭鸶咯丸、儿童清肺丸、琥珀抱龙丸、牛黄抱龙丸（片）、槟榔四消丸、复方蛤青片（胶囊）、桂附地黄口服液（胶囊、片、丸）、健胃宽胸丸、济生肾气片、橘半枳术丸、痰饮丸。

9. 心悸常用中成药　复方血栓通胶囊、四物合剂、归脾丸、十全大补丸、人参固本丸、养血安神糖浆、血府逐瘀口服液、通心络胶囊、脑心通丸、稳心颗粒、参松养心胶囊、益心舒颗粒。

10. 心痛常用中成药　丹七片、血塞通颗粒、血栓通胶囊、银杏叶胶囊、脑心通丸。

11. 不寐常用中成药　天王补心丸、柏子养心丸、枣仁安神胶囊、解郁安神颗粒（胶囊）、坤宝丸、脑立清丸。

12. 汗证常用中成药

（1）自汗：玉屏风颗粒、清暑益气丸、十全大补丸、通心络胶囊、六味地黄丸、百补增力丸、保儿宁颗粒、固本丸、黄芪健胃膏、黄芪精、生脉糖浆、参芪五味子片、参茸三肾胶囊（散）。

（2）盗汗：左归丸、河车大造丸、知柏地黄丸、麦味地黄丸、大补阴丸、人参固本丸、参松养心胶囊、百补增力丸、柏子仁丸、补肾益脑胶囊、党参固本丸、龟甲胶颗粒、六味地黄口服液、麦味地黄口服液、宁心补肾丸、锁精丸、乌鸡白凤丸、养心定悸膏、知柏地黄丸。

13. 血证常用中成药

（1）鼻衄：八宝五胆药墨、断血流胶囊、羚羊清肺胶囊、羚羊清肺颗粒、升血小板胶囊、血美安胶囊、血宁颗粒、益气补血片、云南红药散、止血片。

（2）齿衄：补肾固齿丸、清胃丸、升血小板胶囊、血美安胶囊、益气补血片。

（3）咳血：云南白药、八宝治红丸、地锦草片、羚羊清肺丸、麦味地黄片、三七伤科散、止嗽化痰丸、止血宁片。

（4）吐血：白及颗粒（膏、胶囊、糖浆）、断血流胶囊、阿胶胶囊、金衣万应丸、浓缩水牛角颗粒、清热丸、三黄丸、三七片、十灰散、西角地黄丸、云南白药、止血宝胶囊。

（5）便血：地锦草片、断血流胶囊、阿胶颗粒、归脾丸、归脾丸、花蕊石止血散、鹿角胶颗粒、三七片、云南白药、止红肠辟丸、痔康片、止血胶、止血宝颗粒。

（6）尿血：地锦草片、断血流颗粒、阿胶胶囊、荷叶丸、鹿角胶、震灵丸、止血宝胶囊。

（7）紫斑：血复生片、血康胶囊、血康颗粒。

14. 痴呆常用中成药　血府逐瘀口服液、复方活脑舒胶囊、痫症镇心丸。

15. 厥证常用中成药

（1）气厥：安康心宝丸、砂仁驱风油、参附注射液。

（2）血厥：安康心宝丸、丹羚心舒胶囊、羚羊清肺散。

（3）痰厥：大活络丸、苏合丸、通窍救心油、王氏保赤丸、卫生散、紫金锭。

（4）食厥：王氏保赤丸。

（5）暑厥：红灵散、砂仁驱风油、神犀丹、紫金锭。

16. 痫病常用中成药　琥珀抱龙丸、癫痫宁片（胶囊）。

17. 胃痛常用中成药　加味左金丸、元胡止痛片、六味安消散、左金丸、柴胡疏肝丸、三九胃泰颗粒、复方鲜石斛颗粒、参梅养胃颗粒、阴虚胃痛颗粒、沉香化气胶囊、胃益胶囊、胃力康颗粒、胃友新片、新健胃片、八味肉桂胶囊、丹桂香颗粒、丁蔻理中丸、复方春砂颗粒、附子理中丸、开郁老蔻丸、暖胃舒乐片、参芪健胃颗粒、香砂理中丸、小建中合剂、状元红药酒。

18. 痞满常用中成药　藿香正气水、气滞胃痛颗粒、柴胡疏肝丸、加味左金丸、木香顺气丸、越鞠丸、保和片、柴枳四逆散、沉香化气胶囊、丹桂香颗粒、胆石利通片、复方陈香胃片、健胃消炎颗粒、急肝退黄胶囊、开胸理气丸、克泻胶囊、宽中顺气丸、曲积枳术丸、山楂丸、胃乐宁片、胃脘舒颗粒、香砂养胃丸、小儿消食健胃丸、消积洁白丸、消积顺气丸、元胡胃舒胶囊。

19. 呕吐常用中成药

（1）实证：藿香正气水（颗粒、软胶囊）、保济丸、左金丸、木香顺气丸、三九胃泰颗粒、小儿化食丸、复方鸡内金片、六神曲、橘半枳术丸、柴胡舒肝丸。

（2）虚证：丁蔻理中丸、附子理中丸、开郁老蔻丸、参桂理中丸。

20. 呃逆常用中成药　四逆散、五苓片、沉香舒气丸、宽胸舒气化滞丸、蛇胆陈皮胶囊、参芪健胃颗粒、舒肝和胃丸、胃逆康胶囊。

21. 噎膈常用中成药　保济丸、食道平散、清涎快隔丸、珍香胶囊。

22. 腹痛常用中成药　芩连丸、葛根芩连片、六合定中丸、保济丸、复方芦荟胶囊、固本益肠片、四逆散、丹七片、香连丸、妇科调经片、宫血宁胶囊、妇科千金片（胶囊）、花红颗粒、桂枝茯苓丸、小儿泻速停颗粒、肥儿片。

23. 泄泻常用中成药　四神丸、葛根芩连片、藿香正气水（颗粒）、四神丸、固本益肠片、枳实导滞丸、五苓片、小儿泻速停颗粒、肥儿片、补脾益肠丸、苍苓止泻口服液、肠康胶囊（片）、复方苦参肠炎康片、藿香正气水。

24. 痢疾常用中成药　香连丸、复方黄连素片、败毒散、白连止痢胶囊、白蒲黄胶囊、肠康胶囊、肠康片、肠胃适胶囊、肠炎宁片、腹安颗粒、复方木麻黄片、黄芩片、菌痢平片、克泻灵片、莲胆消炎胶囊。

25. 便秘常用中成药

（1）实秘：通便宁片、导赤丸、一清颗粒、麻仁润肠丸、黄连解毒丸、清热养阴丸、西角地黄丸、宽中顺气丸、宽胸舒气化滞丸、清泻丸、

（2）虚秘：便秘通、补脾益肠丸、苁蓉通便口服液、当归南枣颗粒、黄精养阴糖浆、津力达口服液、轻舒颗粒、芪蓉润肠口服液、通便消痤胶囊、通乐颗粒。

26. 胁痛常用中成药　龙胆泻肝丸、元胡止痛片、草仙乙肝胶囊、穿金益肝片、大黄利胆胶囊、胆石片、复方大青叶合剂、肝达康颗粒、肝炎康复丸、利胆排石片、龙胆泻肝颗粒、舒肝消积丸、胃逆康胶囊、五灵止痛胶囊、消炎利胆胶囊。

27. 黄疸常用中成药　甘露消毒丸、茵陈五苓丸、板蓝解毒注射液。

28. 头痛常用中成药

（1）外感头痛：桂枝合剂、正柴胡饮颗粒、感冒清热颗粒（胶囊）、风寒感冒颗粒、荆防合剂、银翘解毒片、桑菊感冒片、羚羊感冒片、参苏丸、人参败毒胶囊、牛黄上清胶囊、芩连丸、牛黄至宝丸、防风通圣丸、保济丸、藿胆丸、黄氏响声丸。

（2）内伤头痛：耳聋丸、丹七片、逐瘀通脉胶囊、血府逐瘀口服液、半夏天麻丸、表虚感冒颗粒、补肝丸、当归南枣颗粒、丹黄颗粒、坤月安颗粒、鹿精培元胶囊、脑络通胶囊、脑心舒口服液、人参败毒胶囊、参七脑康胶囊、参茸天麻酒、天麻首乌片、参苏丸、通窍鼻炎片、

养血清脑颗粒、枣仁安神液、正天丸。

29. 眩晕常用中成药 牛黄上清胶囊、清火片、牛黄至宝丸、栀子金花丸、麦味地黄丸、杞菊地黄丸、二至丸、丹七片、逐瘀通脉胶囊、天麻钩藤颗粒、松龄血脉康胶囊、清脑降压片、更年安片、栀子金花丸、晕复静片。

30. 中风常用中成药

(1) 中经络：脑血栓片、石龙清血颗粒、天龙息风颗粒、卫生散、消栓再造丸、心脑静片、豨蛭络达胶囊、益脑复健胶囊、再造丸、大活络丸、化风丹、脑脉泰胶囊、偏瘫复元丸、散风活络丸、三乌胶、十香返生丸、苏合丸、通心络胶囊（片）、丹芪偏瘫胶囊、复方丹蛭片、复方地龙胶囊、脑络通胶囊、脑心安胶囊、软脉灵口服液。

(2) 中脏腑：天龙息风颗粒、消栓颗粒（口服液）、脉络通颗粒、脑心安胶囊。

(3) 后遗症：脑血康滴丸（胶囊、颗粒、片）、脑血疏口服液、培元通脑胶囊、偏瘫复元丸、芪棱片、芪龙胶囊、秦归活络口服液。

31. 郁病常用中成药 藿胆丸、鼻炎康片、鼻渊舒胶囊、解郁安神颗粒、逍遥丸、加味逍遥丸、四逆散、气滞胃痛颗粒、胃苏颗粒、加味左金丸、茵陈五苓丸、妇科调经片、妇科十味片、鼻渊舒胶囊、平肝舒络丸、乳宁颗粒、乳块消颗粒、乳癖康片。

32. 瘿病常用中成药 小金丸、抑亢丸。

33. 颤震常用中成药 麻钩藤颗粒。

34. 水肿常用中成药

(1) 阳水：复方热敷散、复方肾炎片、结石通片、肾复康胶囊、肾炎解热片、肾炎安胶囊。

(2) 阴水：八味肾气丸、附片液、虫草芪参胶囊、金匮肾气丸、济生肾气片、强肾颗粒、肾炎温阳胶囊、五苓胶囊、益肾消肿丸。

35. 淋证常用中成药

(1) 热淋：穿心莲胶囊（片、丸）、复方黄芩片、妇科分清丸、龟苓膏、黄柏胶囊、金钱草颗粒、克淋通胶囊、苦参片、勒马回片、癃清片、泌尿宁颗粒、蒲公英片、青叶胆片、热淋清胶囊（颗粒）、三黄清解片、三金胶囊、三金片、肾复康胶囊、石淋通片。

(2) 石淋：复方石淋通片、琥珀消石颗粒、金甲排石胶囊、尿路通片、排石颗粒、石淋通片、双金颗粒、双香排石颗粒、叶金排石胶囊。

(3) 血淋：大败毒胶囊、琥珀消石颗粒。

(4) 其他：八正合剂、气淋三金片、癃清片、萆薢分清丸、八珍益母胶囊、益母草颗粒、千金止带丸。

36. 癃闭常用中成药

(1) 实证：癃闭舒胶囊、金利油软胶囊、癃闭通胶囊、尿塞通片、前列桂黄片、清淋颗粒、五淋化石丸。

(2) 虚证：癃闭舒胶囊、前列癃闭通胶囊。

37. 消渴常用中成药

(1) 肺胃燥热：消渴安胶囊。

(2) 气阴两虚：益津降糖胶囊（颗粒）、玉盘消渴片、葛芪胶囊、枸杞消渴胶囊、降糖甲片、津力达口服液、金芪降糖片、渴乐宁胶囊、山药参芪丸、参芪山药膏、十味玉泉胶囊、消渴丸、消渴灵片。

38. 腰痛常用中成药

（1）寒湿腰痛：风湿关节酒、风湿骨康片、关节解痛膏、武力拔寒散、风湿骨康片。

（2）湿热腰痛：复肾宁片、宫颈炎康栓、金钱通淋口服液、克淋通胶囊、尿路通片、双金颗粒、消淋败毒散、叶金排石胶囊、银花泌炎灵片。

（3）瘀血腰痛：虫草芪参胶囊、活络镇痛片、肾元胶囊、乌金止痛丸、

（4）肾虚腰痛：八味肾气丸、苁蓉补肾丸、杜仲颗粒、回春胶囊、健肾生发丸、金锁固精丸、鹿骨胶、强力健身胶囊、强肾颗粒、强腰壮骨膏、全杜仲胶囊、沙苑子颗粒、参茸蛤蚧保肾丸、十香暖脐膏、五子衍宗口服液、五子衍宗丸、阳春口服液、壮腰消痛液。

39. 阳痿常用中成药

（1）命门火衰：巴戟口服液、三鞭温阳胶囊。

（2）心脾亏虚：人参片。

（3）抑郁伤肝：杜仲药酒、阿胶养血膏、复方虫草口服液、鹿角胶（颗粒）、媚灵丸、三鞭酒、疏肝益阳胶囊、益肾灵颗粒。

（4）惊恐伤肾：宁心补肾丸、人参补气胶囊、人参片、仙乐雄胶囊、滋补参茸丸。

（5）湿热下注：杜仲药酒、附片液、龟蛇酒、龙燕补肾酒。

40. 虚劳常用中成药 河车大造丸、人参固本丸、川贝散、川贝胶囊、阿胶补血口服液（颗粒）、二母安嗽片、蛤蚧党参膏、蛤蚧定喘丸、归参补血片、人参保肺丸、人参固本口服液、三七养血胶囊、参杞颗粒、维尔康胶囊。

41. 痹病常用中成药

（1）风寒湿痹：狗皮膏、木瓜丸、代温灸膏、祛风舒筋丸、祛风止痛片、伸筋活络丸、麝香风湿胶囊、疏风定痛丸、小活络丸。

（2）风湿热痹：三妙丸、四妙丸、克痹骨泰胶囊。

（3）痰瘀痹阻：定风止痛胶囊。

（4）久痹正虚：代温灸膏。

42. 痿病常用中成药 黛蛤散、萆薢分清丸、白及膏（颗粒、糖浆）。

43. 癌病常用中成药

（1）肺癌：艾迪注射液、复方斑蝥胶囊、复方红豆杉胶囊、鹤蟾片、化癥回生口服液、回生口服液、西黄丸。

（2）肝癌：艾迪注射液、西黄丸、得力生注射液、复方金蒲片、复方苦参注射液、复方木鸡颗粒、复生康胶囊、肝复乐片、肝宁片、槐耳颗粒、葫芦素片、金龙胶囊、软坚口服液、天芝草胶囊、乌头注射液、消癌平糖浆、养正消积胶囊。

（3）大肠癌：消癌平片、消癌平糖浆、抗癌平丸。

主要参考文献

1. 谢秀琼. 中药新制剂开发应用. 3 版. 北京：人民卫生出版社，2006

2. 王北婴，李仪奎. 中药新药研制开发技术与方法. 上海：上海科技出版社，2001

3. 张的风. 中成药学 1 版. 北京：中国中医药出版社，2009

4. 邵蓉，陈永法. 药品注册指导原则. 北京：中国医药科技出版社，2011

5. 邹节明. 中成药的药理与应用. 上海：复旦大学出版社，2005

6. 张家铨. 西医临床中成药手册. 北京：人民卫生出版社，2006

7. 陈馥馨. 新编中成药手册. 2 版. 北京：中国医药科技出版社，1998

8. 俞丽霞，沈映君. 中成药药理学. 杭州：浙江大学出版社，2007

9. 杨培民，孙洪胜，姚莉，等. 新编中成药手册. 3 版. 青岛：青岛出版社，2006

10. 金世元. 中成药的合理使用. 2 版. 北京：人民卫生出版社，2002

11. 刘华钢，刘汉清. 中成药学. 北京：人民卫生出版社，1998

12. 冷方南. 中国基本中成药. 北京：人民卫生出版社，1994

13. 邓中甲. 方剂学. 北京：中国中医药出版社，2006

14. 刘侠，孙美华. 常用中成药解析. 合肥：安徽科学技术出版社，2005

15. 国家食品药品监督管理总局. 执业药师考试指南. 北京：中国医药科技出版社，2016